PEITOS

O MANUAL DA PROPRIETÁRIA

PEITOS

O MANUAL DA PROPRIETÁRIA

O guia para reduzir o risco de câncer de mama e cuidar da saúde dos seios

DRA. KRISTI FUNK

Tradução:
Angela Melim

Planeta

Preparação: Fernanda Guerriero Antunes
Revisão: Amanda Fabbro e Diego Franco Gonçales
Revisão técnica: Karina Lima Lins de Souza
Diagramação: Felipe Romão
Capa: Adaptada do projeto gráfico da Thomas Nelson
Imagens de capa: Shutterstock e iStock Photo

Dados Internacionais de Catalogação na Publicação (CIP)
Angélica Ilacqua CRB-8/7057

Funk, Kristi
Peitos: o manual da proprietária / Kristi Funk. – São Paulo: Planeta do Brasil, 2019.
416 p.

ISBN: 978-85-422-1744-5
Título original: Breasts: The Owner's Manual

1. Não ficção. 2. Saúde 3. Mamas - Cuidado e higiene 4. Mamas - Câncer - Prevenção 5. Mamas - Câncer - Fatores de risco I. Título

19-1768 CDD 616.99449

Índices para catálogo sistemático:
1. Não ficção - Mamas: Saúde e cuidados

2019
Todos os direitos desta edição reservados à
EDITORA PLANETA DO BRASIL LTDA.
Rua Bela Cintra 986, 4º andar – Consolação
São Paulo – SP CEP 01415-002
www.planetadelivros.com.br
faleconosco@editoraplaneta.com.br

Para as mulheres e meninas
de todo este mundo maravilhoso
que têm – ou tiveram – peitos.

SUMÁRIO

PREFÁCIO

Fico envergonhada ao dizer que, na primeira vez em que fui a uma consulta com a dra. Kristi Funk, tive vontade de dar meia-volta e ir embora. Eu pensei: *Não tem como essa jovem, com essa beleza de rivalizar com a Jessica Simpson, ser a doutora de quem tanto ouvi minha ginecologista e meu médico falarem – muito conhecida por sua dedicação e especialização em cirurgia mamária*. Caramba! Como eu estava errada! E além do mais, aquela consulta foi uma das grandes bênçãos da minha experiência com o câncer. Não só ela era – e continua sendo – uma dentre os melhores cirurgiões de câncer que uma mulher pode encontrar, como também tem sido para mim uma inspiração e uma amiga desde que entrei no seu consultório.

Era fevereiro de 2006, data de fazer a mamografia anual. Naquele ano, o aborrecimento me parecia maior que no passado. Fazia cinco dias que meu noivado tinha desmoronado, e eu realmente não queria me chatear com algo que sabia que seria perda de tempo. Eu era saudável, estava em ótima forma física, havia passado a melhor parte dos últimos três anos pedalando por encostas de montanhas e não tinha histórico familiar de câncer de mama. Lambi as feridas e lá fui eu fazer de uma vez o que tinha de ser feito.

Poucos dias depois da mamografia, minha ginecologista me chamou e sugeriu que, ao invés de aguardar os seis meses recomendados para a revisão, eu fizesse 2 biópsias, só para responder a umas questões que tinham aparecido nas imagens. Foi então que ela me aconselhou a procurar Kristi Funk, que fez a minha cirurgia alguns dias depois.

Passei pelo doloroso processo de uma biópsia cirúrgica guiada por fio metálico e fui para casa retomar a vida. Quatro dias depois, voltei para a consulta pós-operatória com a dra. Funk. Nunca vou me esquecer da expressão de Kristi ao me contar que, apesar das chances extremamente mínimas de eu ter câncer invasivo, o meu *era* sim invasivo, e eu precisaria de tratamentos adicionais. Foi um golpe e tanto para quem, até aquele momento, tinha controle completo, total, sobre cada aspecto de minha vida – ou, pelo menos, pensava que tinha! Ao que pareceu, foi também um golpe para Kristi.

Agora que conheço a dra. Funk, acredito que ela também sentiu como um golpe cada resultado de exame de câncer com diagnóstico maligno que teve que dar.

Passei pelo tratamento sem maiores acontecimentos e parti para retomar a minha vida, pessoal e física. O câncer mudou o jogo, da melhor e mais dura das maneiras. Tive de aprender a me colocar em primeiro lugar e precisei desafiar o que significa na vida de uma mulher sempre cuidar dos outros, mas nunca permitir que alguém cuide dela. Foi necessário aprender a dizer não e ficar bem com isso, mesmo que não gostassem de mim ou não me respeitassem. Tive de aprender como os seios são, na verdade, simbólicos, e a aceitar essa realidade.

A aceitação dessas verdades me pareceu ser a lição que estava guardada para mim na experiência do câncer – e, pelo que ouvi de incontáveis mulheres encontradas ao acaso, que vieram compartilhar comigo suas experiências dessa doença, há nelas uma lição específica para todo mundo. Além disso, o câncer mudou o meu comportamento, pois aprendi sobre autocuidado e qualidade de vida por meio da alimentação e do alívio do estresse.

Um tempo depois, eu me encontrei com Kristi e seu marido, Andy, em razão do sonho que eles tinham de abrir um espaço único, oferecendo com perfeição e conforto exame, diagnóstico e tratamento de câncer de mama debaixo do mesmo teto. Eu mergulhei de cabeça no projeto, sonho que veio a se tornar o Pink Lotus, que também inclui assistência gratuita a mulheres carentes via Fundação Pink Lotus. Foi no Centro da Mama Pink Lotus que apareceram as primeiras mamografias produzidas por contraste na América do Norte. Lá, se combinam medicina ocidental com medicina complementar e alternativa, nutrição, psicologia, fisioterapia, avaliações genéticas e tecnologias inovadoras, oferecendo às mulheres uma visão completa, de saúde e bem-estar de todo o corpo.

Ao longo dos anos, eu aprendi muito sobre como viver uma vida mais saudável por meio da alimentação, dos exercícios e da meditação. Estremeço cada vez que escuto alguém (conhecido ou não) dizer que recebeu diagnóstico de câncer de mama ou outro tipo de câncer. Aparentemente, a estatística de 1 em 8 se mantém, mas estamos aprendendo cada vez mais sobre prevenção, e até que exista uma cura... bem, a detecção precoce é de grande ajuda, mas a prevenção é a maior esperança para todas nós.

Mais de uma década depois, permaneço grata a Kristi por continuar estimulada a aprender mais e ser mais esperta que essa doença traiçoeira. Viva você com ou sem mamas, há muito o que saber e muita coisa que se pode fazer. Às vezes é confuso navegar por tudo isso, especialmente por conta da quantidade de conselhos contraditórios por aí. O livro da dra. Funk é uma dádiva para mulheres de todas as partes do mundo que procuram respostas para questões ligadas a mama e a saúde em geral. Kristi compartilha o que aprende na esperança de eventualmente não mais trabalhar como cirurgiã de câncer de mama!

Sheryl Crow

NOTA DA AUTORA

Minha mãe tinha 36 anos e 5 filhos, todos com idades abaixo de 14 (na época, eu estava com 2 anos), em dezembro de 1971. Ela se encontrava no auge da forma física, era tenista nível A, participava de torneios e nadava diariamente quando sofreu um acidente vascular encefálico e inexplicavelmente entrou num coma que durou três semanas. Os médicos da Universidade da Califórnia, em Los Angeles, disseram a meu pai em várias ocasiões que não saísse de casa naquela noite, pois ela certamente morreria pela manhã. Um padre administrou os últimos sacramentos, que, eu acredito, chamaram a atenção no céu: "Ah, não! Ainda não estamos preparados para receber essa teimosa da MaryAnn! Vamos dar a ela mais uns 50 anos". Então, minha mãe acordou! (Se um dia você vier a me conhecer – e espero que isso aconteça –, me pergunte *como* ela acordou.) Ela passou um ano em processo de reabilitação antes de voltar para casa, reaprendendo a falar e a andar, uma vez que nunca mais tornou a movimentar o lado direito (a denominada hemiparesia). Todos os "amigos" dos meus pais desapareceram; meu pai reduziu a nossa casa, mas seu amor por ela nunca diminuiu – na verdade, cresceu. Até hoje, com 80 e muitos anos, ele a defende ferozmente e cuida dela com ternura. Como não querer uma guerreira que encarou a morte e venceu (e sem dizer uma palavra)?

É daí que eu venho, e é isso o que ofereço a você, leitora. Sou determinada como um cão e tenaz como minha mãe, qualidades misturadas com a empatia e a compaixão do meu pai. De modo que, quando você me atira desculpas e desesperança, eu rebato com a realidade. E quando você me chega temerosa e fragilizada, eu lhe abraço até você ficar inteira de novo.

Depois do meu relacionamento com Deus, só me preocupo de verdade com duas coisas nesta vida: amar a família e matar o câncer. Você pegou este livro, agora é da família. Então, vamos nessa!

INTRODUÇÃO

Desde os 4 anos de idade eu quis ser atriz. (Ah! Você pensou que eu ia dizer que queria ser médica, não é?). Atuei em todas as peças da escola, a começar por *A bela adormecida*, no segundo ano, e continuei por aí afora até a faculdade, quando estrelei *Édipo* numa produção só de mulheres. Entretanto, Hollywood nunca foi meu objetivo final. Na verdade, eu me imaginava ajudando crianças a se curarem de doenças, usando teatro e brincadeiras criativas para explorar os sentimentos e temores que a enfermidade traz.

Vamos pular para meu segundo ano na faculdade de Psicologia na Universidade Stanford, quando vivenciei uma epifania que iria me fazer mudar de rumo e me guiar até ao que faço hoje. Estudando para a prova final de Neuropsicologia, com grande dificuldade de memorizar que neurotransmissores do cérebro se conectam a que funções do corpo, experimentei um inequívoco e repetitivo "pensamento interruptor" que fez meus próprios neurotransmissores zumbirem. Veio de Deus.

"Você vai ser médica", ele dizia. Uau!

Ok, aquilo era interessante. *Incorreto*, porém interessante. Sabe, meus modelos de papéis femininos se casaram cedo, e tudo o que eu queria era criar uma família e trabalhar com terapia por meio do teatro. Era verão, e fui para a África uma semana depois, numa viagem missionária que vinha sendo planejada havia meses. Quando vi em primeira mão os desafios de saúde que milhões de homens, mulheres e crianças enfrentam, o propósito da minha vida mudou de forma – e não a forma do teatro ou da terapia. Senti uma nova inspiração para cuidar das pessoas da maneira que mais importa – ajudando-as a preservar o próprio vaso que as carrega por aí o dia todo: seus corpos. A doença rouba a alegria de muita gente, substituindo a esperança por doença crônica e morte. Não está certo. Sentada, de pernas cruzadas, numa cabana de estrume, com batatas na cabeça para divertir as crianças da tribo, tomei a decisão de fazer da minha vida algo que pudesse estancar o matador da alegria: atendi à voz de Deus e resolvi tornar-me médica.

Fui para a escola de Medicina, fiz minha residência em Cirurgia Geral e em seguida, com uma bolsa, completei o curso de Cirurgia da Mama no Centro Médico Cedars-Sinai. Continuei lá, como diretora de Educação de Pacientes, no Centro da Mama, onde eu dava uma série de palestras para a comunidade e os médicos. A maioria das mulheres não quer ouvir falar de câncer a não ser que tenha a doença e seja obrigada a tomar certas decisões, de modo que, em vez de aborrecê-las até as lágrimas com jargão médico, eu lançava desafios às plateias, discutindo estudos de impacto e incitando-as a mudar de comportamento. Investigando como reduzir riscos, descobri várias maneiras de mudar o jogo por meio do estilo de vida. Eu amava o trabalho e as pacientes respondiam como loucas. Eu não aguentava esperar para chegar ao consultório e passar o dia inteiro examinando e educando mulheres, realizando cirurgias para curá-las e usando a criatividade quando surgia um desafio diagnóstico ou estético. Tudo o que eu fazia naquele tempo e que continuo a fazer hoje – ajudar mulheres a impulsionar sua saúde, reduzir seus riscos de câncer de mama, interpretar o sentido de um diagnóstico ou encontrar um caminho após o tratamento – inspirou o livro que você está lendo agora.

Um problema com múltiplas camadas

Empinados ou caídos, cheios ou chatos, é muito louco pensar que a saúde de dois órgãos empoleirados na frente e no centro do peito permaneça um mistério para metade da população. A maior parte das mulheres não sabe grande coisa a respeito dos seus seios, quais os seus propósitos e como mantê-los saudáveis para que o *resto* do corpo floresça. Todo mundo sabe que as mamas podem desenvolver câncer, doença que é o assassino número 1 de mulheres com idades entre 20 e 59 anos; no entanto, não se ouve argumentação sólida e bem informada sobre como reduzir nossos fatores de risco e por que certas precauções podem nos ajudar.

Qualquer conversa sobre saúde das mamas precisa enfocar dois problemas: números e conhecimento. Em primeiro e principal lugar, o câncer de mama é uma preocupação pandêmica, e os números com certeza provam isso. Nos Estados Unidos, apenas 1 em 8 mulheres terá diagnóstico de câncer de mama em algum momento de sua vida, país em que há o diagnóstico de mais de 300 mil novos casos por ano (em meio a 1,7 milhão em todo o mundo). É interessante notar que as taxas de incidência variam 4 vezes pelo globo, indo de 27 por 100 mil na África Central e na Ásia Oriental a 93 nos EUA e 112 na Bélgica. E não é o clima que dá conta dessas disparidades globais... Se essa informação lhe assusta, você não é a única a se sentir assim.

Com base na minha experiência como cirurgiã de câncer de mama diplomada, ajudando dezenas de milhares de mulheres a navegar pelas águas da saúde das mamas, eu sei, para mim é *fato*: nós temos o poder de reduzir nosso risco de câncer de mama de maneiras acessíveis e efetivas. Entra aqui o nosso segundo grande problema em relação à conscientização sobre o câncer de mama: a percepção pública errônea. A maior parte das mulheres acredita que o histórico familiar e a genética determinam quem desenvolve câncer de mama, mas, para a maioria das pessoas, isso não acontece. Mutações herdadas, como BRCA, provocam apenas de 5% a 10% do câncer de mama; de fato, 87% das mulheres com diagnóstico de câncer de mama *não têm uma única parente de primeiro grau* com essa doença.[1]

Vou dar a você um minuto para que possa fechar a boca aberta de espanto.

Nos últimos trinta anos, a comunidade médica não corrigiu as falsas noções da maioria das sobreviventes de câncer de mama que atribuem sua doença *inteiramente* a histórico familiar, fatores ambientais, estresse ou destino – todos elementos que, predominantemente, *não* estão sob seu controle direto.[2] Entretanto, as pesquisas nos dizem que, se as mulheres, antes de alcançar a menopausa, abraçam um estilo de vida que prioriza exercícios físicos, não fumam, não ingerem álcool e consomem alimentos integrais e comida à base de plantas, além de se distanciarem da carne e dos laticínios, cortam pela metade suas chances de desenvolver câncer de mama. E, para mulheres mais idosas, há uma redução do risco de 80%.[3]

Pois é. A maneira de se comportar em relação aos seios influencia como eles respondem a esse comportamento. Ciência rigorosa e experiência em primeira mão nas trincheiras respaldam tudo o que eu tenho como verdadeiro sobre redução de risco e cuidados com o câncer de mama. As mulheres que trato são exatamente como você: compartilham preocupações a respeito de qualquer nova descoberta na mamografia, dor, caroço, coceira ou descarga mamilar. Elas querem saber se há algo de novo sob o Sol que possam fazer para afastar essa doença delas. A maioria das pacientes que presta atenção na minha dieta, no estilo de vida que sugiro levar e no aconselhamento médico sai das nossas conversas sentindo-se empoderada e aliviada, tendo adquirido clareza sobre "a coisa certa a se fazer". Dependendo das mudanças que implementarem, as mulheres podem também notar seus nódulos fibrocísticos e a dor desaparecerem, a obesidade ou diabetes melhorarem, além de se verem livres de câncer ano após ano.

Tenho que mencionar aqui que um estilo de vida *não saudável* não garante um futuro diagnóstico de câncer de mama; de modo similar, nunca poderemos saber com certeza que as escolhas de estilo de vida causaram o câncer que você pode já ter tido. Além do mais, mesmo mulheres que seguem um estilo de vida ideal desenvolvem câncer de mama (embora não com tanta frequência, como veremos, repetidamente) – e, caramba! Como ficam chateadas: "Eu fiz tudo certo!", elas afirmam.

Tendo dito isso, as mudanças que estou prestes a sugerir neste livro não servem só para as suas mamas, não senhora! Também resultam em redução das menores taxa de triglicerídeos, pressão adequada, menos ataques cardíacos, um corpo mais esbelto, redução de diabetes, articulações sem dores, mais energia, melhor qualidade de sono, melhora no humor e na vida sexual, mente mais afiada, menos demência, pele mais macia, funcionamento regular dos intestinos, pulmões mais limpos, menos câncer em qualquer órgão do seu corpo, um planeta mais saudável e uma vida mais longa. Se você praticar o que eu ensino, reduzirá radicalmente, se não prevenirá completamente, muitas das doenças que têm causado enfermidade crônica e ameaçado a vida. Você vai sentir um impulso de felicidade e satisfação e cumprirá facilmente os seus objetivos – sem nunca olhar para trás.

Uma abordagem pioneira à saúde das mamas

Desde que fundei o Centro da Mama Pink Lotus em Los Angeles, em 2007, junto com o meu marido, Andy Funk, nossa missão tem sido fundir o estado da arte das estratégias contra o câncer de mama com assistência holística, compassiva. Estamos aí para salvar vidas eliminando o medo, incutindo a confiança e provendo esperança, num momento de pânico. O Pink Lotus tem o objetivo de transformar a prestação de cuidados de saúde das mamas na América do Norte e ajudar tantas mulheres quanto for possível, independentemente de sua renda ou *status* social. Nós recebemos milhares de pacientes todo ano, com uma ampla escala de preocupações, e fazemos o possível para aceitar a maior parte dos seguros-saúde, incluindo Medicare*. Para mulheres de baixa renda sem cobertura ou com cobertura insuficiente de seguro-saúde, a Fundação Pink Lotus provê exames, diagnósticos, tratamento e apoio 100% grátis – essas pessoas, de outro modo, poderiam não conseguir receber qualquer assistência.

Sou incrivelmente grata pela oportunidade única de levar ao mundo minha mensagem sobre saúde da mama e redução de risco, pois trabalho ocasionalmente com celebridades e as vozes proeminentes delas me fazem ser ouvida. Três dias depois que removi o câncer de mama de Sheryl, ela chegou ao meu consultório com um papel na mão e revelou: "Quero tornar isso público. Você poderia, por favor, fazer uma revisão deste comunicado à imprensa?". E o artigo de Angelina Jolie no *New York Times*, "Minha opção médica", provocou um documentado aumento permanente de exames de BRCA em todo o mundo.[4] Considero uma honra e um dever continuar as conversas iniciadas por elas.

Embora eu seja mais conhecida como cirurgiã, minha missão final enquanto médica é chegar às pessoas *antes* de elas precisarem entrar na faca. Faço tudo o que posso para ensinar aos outros sobre saúde das mamas – apareço na televisão, contribuo para o nosso *blog* Pink Lotus Power Up, dou palestras, publico artigos, faço pesquisa e promovo campanhas. Quero empoderar a leitora com fatos e armá-la com estratégias para lhe ajudar a entender as suas mamas, reduzir o seu risco de câncer e abrir os seus olhos para intervenções e tratamentos transformadores da vida, no caso de receber o diagnóstico da doença.

Como usar este livro

Educar-se a respeito da saúde das mamas requer simplesmente um compromisso com viver a melhor vida possível. Nunca deveríamos morrer em decorrência de algo que podemos, em grande parte, controlar. Podemos controlar o câncer de mama? É preciso admitir que uma porcentagem dessa doença ocorre em mulheres que parecem ter dominado tudo aquilo que promete manter a saúde e o bem-estar por meio da vida. Enquanto

---

* *Medicare é um programa de saúde básica dos Estados Unidos direcionado a pacientes com mais de 65 anos de idade. (N.E.)*

não aparece aquela cura difícil de achar ou uma vacina preventiva, os nossos melhores esforços serão ocasionalmente frustrados por mutações incontroláveis e causas não reconhecidas. No entanto, você tem um significativo poder sobre essa enfermidade, então vamos usá-lo. Sólidos 50% – e talvez tanto quanto 80%, ou mais – de todo câncer de mama poderia ser eliminado do planeta Terra se as mulheres entendessem que as opções diárias como comida, bebida, exercícios físicos, peso, exposição a tóxicos e mentalidade criam no interior das próprias células dos nossos seios o ambiente que permite que elas ou permaneçam saudáveis ou se tornem malignas.[5] Todo santo dia fazemos incontáveis opções que nos aproximam do câncer ou nos afastam ainda mais dele, e o câncer mais fácil de curar é aquele que você nunca desenvolve.

Eis, então, o que você pode esperar ao atravessar estas páginas todas. Eu sugiro ler o livro inteiro para melhor compreender toda a importante informação que ele contém, mas com certeza entendo se quiser pular diretamente para as seções que se aplicam a você e seus interesses. Com esse fim, peço que a leitora me permita uma pequena orientação, de modo que possa navegar diretamente nos tópicos que mais a intrigam.

Na primeira metade do livro, meu foco é impulsionar uma experiência maior dos próprios seios e ensinar opções de estilo de vida que reduzem o risco de desenvolver o câncer de mama. Na parte 1, portanto, você vai aprender como cuidar das mamas e nunca mais se preocupará com os mitos que cercam as causas do câncer de mama. Passei boa parte das duas últimas décadas pesquisando a conexão entre estilo de vida e câncer, e muito daquilo que você ouviu dizer que provoca câncer de mama é falso. Na parte 2, vamos discutir o que mais você pode fazer, além de repetir a mamografia anual e desejar que não apareça um caroço nos trezentos e sessenta e quatro dias que se seguem. Vou lhe ajudar a reduzir seu risco de câncer com base na mudança de alimentação e de estilo de vida, particularmente naquilo que mantém o estrogênio sob controle, uma vez que esse hormônio alimenta 80% de todo câncer de mama. Adianto que as refeições mais saudáveis são à base de plantas, com baixo teor de gordura e alto teor de fibras, ou seja: abundantes em fruta e verdura fresca e legumes (preferivelmente orgânicos), compostas por grãos 100% integrais como arroz integral e aveia, proteínas não animais como lentilha, feijão e soja, e acompanhadas por uma xícara de chá-verde. Também vou falar sobre opções como suplementos, o hábito de fazer exercícios, o controle do peso e hormônios, que podem influenciar no risco de desenvolver a doença.

Na segunda metade do livro, exploro fatores de risco incontroláveis do câncer de mama, além de esboçar as suas opções médicas, caso você corra risco elevado, tenha recebido recentemente o diagnóstico, viva com ou navegue a vida após o câncer de mama. Na parte 3, especificamente, vou detalhar as operações e os medicamentos que mitigam o risco de câncer de mama. Nela, apresento muitas questões de pacientes sobre genética e mutações BRCA em particular, e compartilho a pesquisa mais recente a respeito de mutações e o que elas significam para você. A chave, no caso dos riscos incontroláveis, está em entendê-los e, então, usá-los para informar opções controláveis. E se você tem risco elevado, isso não quer dizer que há um protocolo tamanho único, que sirva para todas. Algumas pacientes optam por cirurgia profilática, por exemplo; outras, porém, não querem saber de faca, mas tomam medicamentos preventivos. Há ainda aquelas que decidem melhorar os fatores do estilo de vida, em combinação com um regime de exames agressivos. Se você está se debatendo entre escolhas médicas, na parte 4 vou ajudá-la a encontrar um caminho capaz de lhe dar sensação de conforto e confiança nas decisões. Eu revejo as opções cirúrgicas, explico as diferenças entre quadrantectomia e mastectomia, terapia endócrina e imunoterapia, radiação e quimioterapia, e abordo questões específicas que ouço repetidamente aqui no Pink Lotus.

Na Medicina acontece de abundarem acrônimos e, no interesse de manter sua movimentação fácil ao longo do nosso tempo juntas neste livro, eu uso uma série deles. Com esse fim, por favor, consulte o apêndice, uma utilidade à sua disposição que põe todos esses acrônimos numa pequena lista ordenada.

Então, vamos começar! Acredito firmemente que conhecimento é poder, e o poder substitui o medo por confiança e alegria, o que motiva você a implementar as mudanças, as quais eu sei que podem salvar a sua vida e, por sua vez, a vida de todos aqueles que você ama – e, em contrapartida, amam você com muito mais alegria.

PARTE 1

O BÁSICO NA SAÚDE DAS MAMAS

CAPÍTULO 1

ABC DOS CUIDADOS COM AS MAMAS

Passo o dia todo cercada por mamas, todos os dias, e à noite chego a sonhar com elas – portanto, acredite em mim: são muitas as emoções que as mulheres associam aos seios! É preciso ter personalidade muito forte – coisa que, espero, todas nos esforçamos por alcançar – para chegar a dizer: "Uma coisa sou eu; outra, meus seios". Porque os seios estão inegavelmente relacionados com a feminilidade, a sexualidade, a imagem que se tem do próprio corpo e a condição de mulher. Nossos sentimentos em relação às mamas vão desde orgulho de seu formato e tamanho até a reverência diante da função de produção de leite e afirmação da vida. Além disso, trememos de medo diante da possibilidade de um dia elas nos trazerem câncer. Quanto a esse último ponto, apesar dos nossos temores, são poucas até agora as diretrizes sólidas sobre como melhorar a saúde das mamas, reduzir o risco de vir a ter câncer, otimizar os resultados, caso nos deparemos com tal diagnóstico, e fazer escolhas médicas fundamentadas depois do tratamento.

Eu gostaria de partir daqui, com algumas noções básicas a respeito da saúde dos seios: suas partes e funções, fatos surpreendentes sobre "os meninos" e instruções a respeito de como cuidar bem deles, de modo que você venha a ter uma vida longa e vibrante. Entender os seios dos quais você cuida levará, em última instância, ao longo percurso de reduzir o risco de câncer. Embora não possa controlar todos os fatores de risco – alguns, como ser mulher e envelhecer, não são negociáveis –, você pode influenciar e reduzir mais do que pensa aqueles que *estão* sob seu controle, reconhecendo-os e então ajustando as suas opções de vida de acordo com eles.

Seios – O básico

Na anatomia geral do tórax, as mamas me lembram uma salada de frutas gelatinosa e dançante. Imagine um dos seus seios como vários cachos de uva que você segura por cima, pelas hastes maiores (no mamilo). Ao visualizá-los, você observa todas as hastes minúsculas que se conectam como tubos, fazendo sair o leite pelo mamilo durante a lactação (elas existem, engravide você um dia ou não). Essas hastes estão ligadas a uvas, que representam os lóbulos produtores de leite das suas mamas. O seio inteiro tem 15 ou 20 lóbulos (uvas em cachos) e todas as ramificações se juntam no mamilo, em cuja superfície abrem-se de 8 a 12 ductos lactíferos.

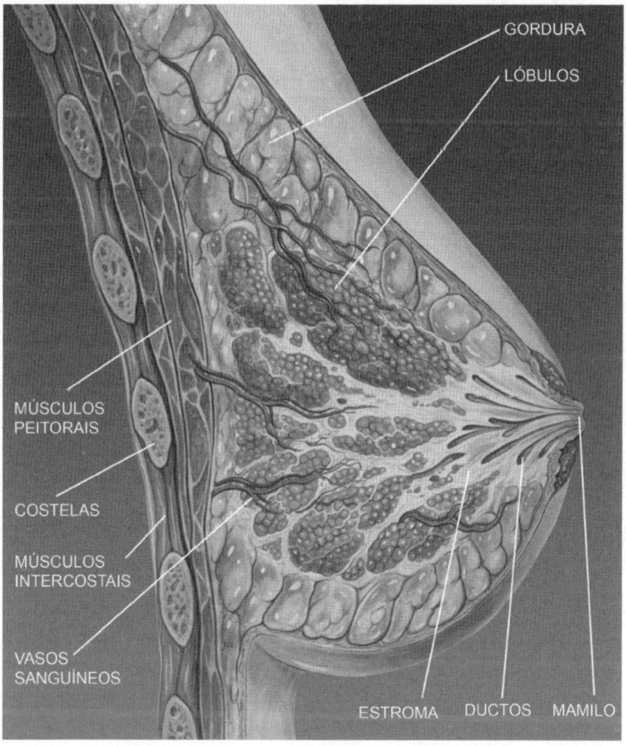

Patrick J. Lynch, ilustrador de Medicina; C. Carl Jaffe, mestre em Cardiologia. Disponível em: <https://commons.wikimedia.org/wiki/File:Breast_anatomy_normal.jpg>.

Agora, enfie esse cacho de uvas com hastes e tudo, que em conjunto compreendem o que chamamos de *tecido glandular*, numa fôrma de gelatina que tem o aspecto do seu seio e situa-se sobre os músculos da sua parede torácica. (A propósito, imagine se de *fato* a Tupperware fabricasse moldes de seios! Iam fazer sucesso em festas de "despedida das mamas" – ou, como uma das minhas pacientes chamou a dela: "Tchau, tchau, tetinhas!"). A gelatina representa as estruturas de suporte que envolvem a glândula mamária, compostas de estroma (uma espécie de tecido conectivo), tecido adiposo (gordura), ligamentos e vasos linfáticos e sanguíneos. Geralmente, lóbulos e ductos, ou uvas e hastes, são o que se torna canceroso (somente os ductos lactíferos são responsáveis por 75% de todo o câncer de mama), o que raramente ocorre com a gelatina. Um relatório da Clínica Mayo, por exemplo, mostrou que, de todo câncer de mama em mulheres acima de 59 anos, o câncer com base no estroma, chamado sarcoma primário de mama, respondeu por apenas 0,0006% dos tumores malignos das mamas.[1]

Em tamanho, os seios variam de ausentes, como ocorre com quem sofre de uma doença rara chamada Síndrome de Poland, aos que caem por sobre os joelhos. Os sutiãs vão de AAA a L (PP a EG) – sendo D (M no Brasil) o tamanho médio da taça norte-americana; na Rússia, na Suécia, na Noruega e na Finlândia os tamanhos das taças são maiores que D; na Austrália, na França, na Itália, no Reino Unido, no Canadá e na América do Sul a média é C; na África e na Ásia, por sua vez, as mulheres são A/B. * Poucas têm um equilíbrio perfeito; na maioria dos casos, o seio esquerdo é até 20% maior que o direito (mudanças repentinas de tamanho de um lado não são normais, então procure o seu médico se isso acontecer). O tamanho e a "vivacidade" dos seus seios decorrem em grande parte de um mosaico de indicadores advindos dos seus pais, somando-se a isso a nutrição e a influência do estrogênio, da progesterona e da insulina, além dos fatores de crescimento nos seus primeiros anos, na puberdade, gravidez, lactação e menopausa. Gordura, exercícios, idade, tipo de pele e uso de hormônio também influenciam o tamanho e a forma deles. Uma vez que as mamas contêm uma quantidade geneticamente predeterminada de gordura, elas se expandem quando você também se expande. E, ao contrário do que você pode ter ouvido dizer, não há conexão direta entre o tamanho dos seus seios e o risco de você vir a ter câncer.

* *Nos EUA, AAA é o menor tamanho de sutiã (medida da linha abaixo do busto); L equivale a large, isto é, grande. Já A, B, C e D são medidas que vão de 77 cm a 85 cm (linha do busto). (N.T.)*

Os seios ocupam mais espaço no seu corpo do que você provavelmente imagina – coisa que você deve ter em mente quando fizer seu exame mensal das mamas, como vou discutir a seguir. Os seus "meninos" não estão limitadas a duas elevações carnudas aninhadas no sutiã. Cada seio, tecnicamente, sobe até a clavícula (na parte superior), tendo ao centro o osso do tórax (o *esterno*) e descendo até a curva que você associa com a parte de baixo do seio (a dobra *inframamária*), seguindo ainda para a lateral da parede torácica (a borda anterior do músculo *latissimus dorsi*). Outro trecho de tecido mamário se estende como uma ponta de lágrima em direção à axila, sendo chamado cauda axilar, localizado bem embaixo da parte da sua axila coberta por pelos. Às vezes, esse tecido chega a se estender até a axila propriamente dita, sendo denominado tecido *axilar acessório da mama*. Quando proeminente, ele sobressai sob a pele, e dependendo do lado em que isso ocorre, ou se nos dois, você pode ter a sensação de possuir três ou quatro seios. É até mesmo possível um mamilo axilar acessório conectar esse tecido mamário à sua pele – e, sim, isso significa que você de fato seria capaz de um dia amamentar a partir do seu mamilo extra!

Todos os seios têm nódulos, não só os cancerosos. Alguém neste mundo já se referiu a seios como se fossem melões? Essa pessoa algum dia já apalpou um seio? Os melões são uniformemente firmes, redondos e muito macios – e não se mexem quando você os toca. O terreno natural do seio se parece mais com uma cadeia de montanhas, com picos e vales cobertos por um lençol de neve (gordura) envoltos em pele. Quando você corre os dedos por essa pele, a neve parece macia, até você afundá-los o suficiente para sentir o pico de uma montanha – e, com um vale de cada lado, esse pico certamente dará a sensação de um caroço. A única maneira de descobrir se aí está uma montanha, e não um intruso maligno, é consultar um médico, a não ser que você saiba que ela sempre esteve ali, e é simplesmente parte da sua anatomia. Todos os seios têm nódulos; os seios *são* nódulos, e dão a sensação de nódulos. Quanto mais denso o tecido da sua mama, mais você vai sentir caroços, e quem determina a densidade da mama, assim como os níveis de estrogênio no seu corpo, é a genética.

Temos, por fim, a superfície dos seios. Artérias e veias fazem circular o sangue para nutrir a pele das mamas e, em mulheres de pele mais clara, às vezes podemos ver as veias com bastante nitidez; situações que aumentam o fluxo sanguíneo também dilatam essas veias, tornando-as mais aparentes – especialmente depois de exercícios físicos, durante a gravidez ou na ocorrência de certos tipos de câncer. Os mamilos podem ser escuros ou claros; suaves ou ásperos; podem apontar para fora, para dentro ou ainda se mostrar planos; podem variar em volume, de rasos ao tamanho de uma borracha de lápis ou um cubo de açúcar – tudo isso é normal. A pele mais escura em torno da base do mamilo é chamada *aréola*, e seu diâmetro varia de moedas de 10 centavos a um pires, geralmente de 4 a 10 centímetros. Algumas pessoas têm mamilos adicionais, chamados supranumerários, que surgem sobre a "linha láctea" primitiva localizada ao longo de dois arcos verticais, partindo das axilas, passando pelos mamilos sequindo em direção à virilha, uma à esquerda e outra à direita. Ocorrendo em 1 de cada 8 mil pessoas, eles têm a aparência de pintas planas ou elevadas.[2] Entre as celebridades com mamilos extra encontram-se Mark Wahlberg (com 3) e Harry Styles (com 4), de modo que não há nisso vergonha alguma...

Dando um *zoom* em direção à aréola, quanta coisa a mais para se ver! Todas as mulheres têm pelos nascendo de folículos na orla aureolar. Temos 50 milhões de folículos na pele, então às vezes alguns perdidos e indesejados nascem bem ali, os quais, geralmente, surgem em reação a mudanças hormonais: puberdade, gravidez, menstruação, menopausa ou pílulas anticoncepcionais. É seguro extirpá-los com pinça ou eletrólise, porém a pinça às vezes faz que eles nasçam para dentro, provocando espinhas e sebo. Isso faz você se perguntar por que imaginou que os arrancar com pinça tornaria a área *mais* atraente. Os pequenos montes areolares chamados glândulas de Montgomery são glândulas sebáceas minúsculas, cuja função é lubrificar o mamilo (dizem os livros). Uma vez que essa parece ser uma função bastante inútil, que sequer faz sentido anatomicamente, já que as glândulas não se encontram sobre o mamilo, eu simplesmente digo às pessoas que essas glândulas são normais e benignas e não vão sumir, não importa quanto você as espremer. Você também pode ter cravos minúsculos em torno da aréola; apenas lave a região e ocasionalmente faça uma esfoliação, como faria no rosto, à noite. Se notar algum prurido que coce, solte escamas ou fissure, no mamilo ou na aréola, fale com o seu médico.

MAIS CURIOSIDADES SOBRE MAMILOS!

- Algumas pessoas nascem sem mamilos – isto se chama *atelia*. Existem cerca de 7 mil casos diagnosticados em todo o mundo.
- Estimular os mamilos ou a genitália afeta a mesma região do cérebro. Um terço das mulheres é capaz de atingir o orgasmo apenas com carícias nos mamilos.

- Examinando com lente de aumento, você vai encontrar pelos na borda da aréola em todos os seres humanos adultos vivos.
- Quando ocorrem fora da linha láctea, os mamilos supranumerários são chamados *ectópicos*, podendo situar-se tão distantes do tórax quanto a sola do pé.
- Por que os homens têm mamilos? Porque no ponto de partida da nossa formação todos nós somos meninas! Os mamilos surgem quando ainda estamos no útero de nossas mães antes mesmo dos nossos órgãos sexuais, e aí, simplesmente, permanecem (e despontam).

Praticidade em nome da saúde

Para se ter mamas saudáveis é necessário examiná-las periodicamente em casa, porém não deixe que isso se transforme em estresse para você. O objetivo é obter um levantamento do terreno e saber qual a sensação que dão todos os seus nódulos; dessa forma, caso desenvolva alguma coisa nova ou diferente, você mesma será a primeira a descobrir. Próxima à redução do risco, a detecção precoce aparece em segundo lugar enquanto arma de defesa contra o câncer. Sugiro que se dê início a uma rotina de autoexame na adolescência e que se faça um exame a cada mês. As adolescentes praticamente nunca têm câncer de mama, mas a familiaridade com os próprios seios agora lhes será útil mais tarde. Seja qual for a sua idade, agende os exames para uma semana depois da menstruação, uma vez que é aí que os seios estão menos encaroçados, macios e confusos. Caso você já não menstrue, escale o primeiro dia de cada mês para o seu exame, que deve tomar três minutos e pode muito bem se tornar o momento mais reconfortante do seu dia. Se algo parece fora do normal, confie na sua intuição e procure o médico. Pronta?

1. Em primeiro lugar, dê uma boa olhada nos seus seios. Tire a roupa da cintura para cima, fique em frente ao espelho e examine os seios sem deixar de se olhar. Avalie visualmente seu formato, tamanho ou mudanças de contorno, além das alterações na pele tais como espessamento, vermelhidão, covinhas, retração e saliências. Os mamilos têm de apontar para onde sempre apontam – bem à frente, para a esquerda ou para a direita, naturalmente invertidos ou voltados para baixo, em busca de moedas caídas pelo chão.

2. Em seguida, verifique se o tecido das mamas faz covinhas ou saliências enquanto você as observa no espelho em duas posições diferentes. Na primeira, ponha as mãos nos quadris e aperte de modo a flexionar os músculos do tórax. Algum amassado ou elevação? Na segunda pose, levante as duas mãos por sobre a cabeça, como se estivesse sendo presa. Está claro?

3. Hora do exame! Reclinada na cama ou de pé no chuveiro – o que for confortável para você –, ponha um pouco de creme ou gel de banho nos dedos para ajudá-los a deslizar por sobre o tecido da mama. Escolha um dos quatro padrões seguintes para tatear sobre o tecido do seio: (1) para cima e para baixo ao longo do seio verticalmente; (2) da esquerda para a direita por sobre o seio, como se seguisse palavras numa página; (3) em círculos concêntricos, tal qual numa tábua de tiro ao alvo; ou (4) radialmente, como os raios numa roda em direção ao mamilo. Seja qual for o padrão escolhido, os resultados serão os mesmos – apenas se certifique de estar usando a mesma técnica todo mês, de modo que seus dedos desenvolvam uma memória inconsciente do tecido.

4. Comece com a mama esquerda, levantando esse braço por trás da cabeça para aplanar o tecido o máximo que puder (eu sei, há seios grandes, que não se aplanam). Use as pontas carnudas dos três dedos médios da mão direita para fazer o exame. Você vai apalpar à procura de algum novo caroço ou espessamento. Parta da axila, passe para a parte superior externa da mama e faça círculos minúsculos deslizando pela mama até que você tenha avaliado o seio inteiro em qualquer um dos padrões escolhidos no item de número 3 desta lista. Em nenhum momento levante os dedos da pele da mama enquanto faz isso. Repita todo o exame três vezes – primeiramente com um toque suave, depois médio e, após isso, mais profundo ainda.

5. Delicadamente, aperte o mamilo por uns segundos. Em algum ponto da sua vida, é provável que isso provoque uma descarga devido às mínimas quantidades de fluido sempre presentes nos ductos mamários. É normal haver descarga quando se espreme ou estimula os mamilos, mas nunca deverá sair fluido por si, sem toque ou estímulo no mamilo (isto é, a ponto de manchar o sutiã ou o pijama). Se, ao apertar, você extrair líquido sanguinolento ou transparente feito água, ou caso haja descarga espontânea, fale com

o médico. Eu não me preocupo com descargas *não* espontâneas de qualquer outra cor que não seja de sangue ou transparente como água.

6. Repita a operação na mama direita. Pronto, você está livre por um mês!
7. Para uma demonstração em vídeo, acesse o *link*: <easybreastexam.com>.

O QUE PROCURAR DURANTE O AUTOEXAME DE MAMA (AEM)

Viralizou em 2017 uma imagem do Worldwide Breast Cancer, mostrando seios brilhantes e alegres numa cartela de ovos, com a legenda "Aparências & sensações que o câncer de mama pode ter".

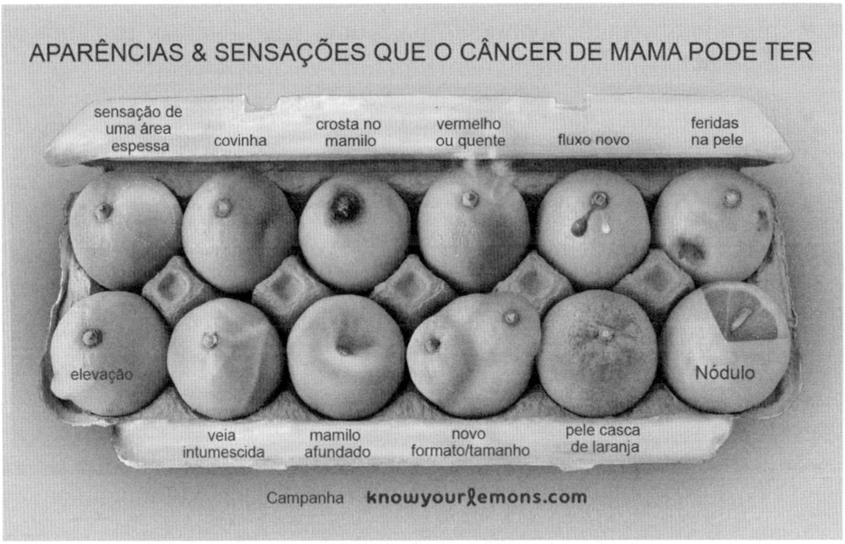

Worldwide Breast Cancer, "Aparências & sensações que o câncer de mama pode ter", © Worldwide Breast Cancer, 2017. Uso permitido. Knowyourlemons.org.

Bem bolado. Eu amo isso! Certos sinais do câncer de mama são vistos e não sentidos, de modo que têm de ser *vistos* (diz-se que uma imagem vale mais que 1.000 palavras). E além de essas frutas amarelas redondas serem facilmente associáveis à luz do Sol e limonada, olhar seios não faz ninguém sofrer nem sentir vergonha.

Veja a seguir a lista dos sinais que aparecem na figura:

- uma área espessa;
- uma covinha;
- mamilo com crosta, coceira, dor, erupção cutânea, rachaduras, descamação ou sangramento da pele;
- vermelhidão ou calor;
- fluxo novo do mamilo (em particular, marrom cor de sangue ou transparente como água);
- feridas na pele (que não sejam condições normais da pele);
- uma elevação;
- uma veia intumescida;
- mamilo afundado apontando para uma nova direção, tornando-se mais plano ou invertendo-se (retraindo-se para dentro);
- uma mudança de tamanho ou formato (especialmente de um lado só);
- pele com aparência de casca de laranja (poros maiores, descoloração laranja/vermelha);
- um nódulo duro mais profundo dentro do seio

Também vale a pena prestar atenção em:

- inchaço ou nódulos onde se localizam gânglios linfáticos: axila, em torno da clavícula, no pescoço;
- dor ou sensibilidade num ponto, constante, que não muda com os seus períodos menstruais.

Qualquer uma dessas descobertas é motivo suficiente para consultar o médico; ninguém vai achar que você é paranoica – e, na maioria das vezes, se descobre uma explicação não cancerígena por trás dos sinais. Se o seu seio lembrar a você um daqueles na cartela de ovos, dê uma verificada, porém não se preocupe achando que depende só de você descobrir um câncer de mama. Para isso, você faz mamografia e exames anuais com o médico.

Saúde das mamas por década

Embora seja possível melhorar a saúde das mamas em qualquer idade, com certeza os níveis de vigilância vão variar em função do seu momento de vida. Vamos dar uma olhada nas minhas recomendações para a saúde plena dos seios de acordo com as décadas da vida. A idade média para câncer de mama nos Estados Unidos é de 62 anos, de maneira que metade das mulheres recebe o diagnóstico aos 62 ou depois, e metade antes de 62; assim, se você tem 62, ou mais, ou quase 62, quero que preste atenção.

Quando adolescente, você se encontra num ponto tranquilo em relação à saúde dos seios. Com todo um tempo de vida de hábitos conscienciosos à frente, portanto, não quero que você se preocupe com as mamas no momento em que se desenvolvem. Aprenda a fazer um autoexame de mama (AEM) e realize-o todo mês, uma semana depois que tiver início a sua menstruação, porque quanto mais jovem você aprender a reconhecer nódulos e elevações, mais familiarizada estará com eles e reconhecerá quaisquer mudanças que ocorram no futuro. Minha inesquecível amiga Mary Ann Wasil criou a fundação Get In Touch para ajudar as jovens a desmistificar e conhecer seus seios, ensinando a elas a técnica potencialmente salvadora de vidas do autoexame de mama. Confira a página deles (getintouchfoundation.org) para aprender formas criativas de disseminar conhecimento e técnica sobre AEM.

Se você tem histórico familiar de câncer de mama anterior à idade de 50 anos, sua mãe ou seu pai (quem tiver laços de sangue com a pessoa que tem câncer) deve programar também uma consulta de aconselhamento genético e avaliação de riscos, cujo resultado vai informar você melhor sobre os seus próprios riscos. Saiba, porém, que câncer de mama em adolescente é um fenômeno digno de estudo, com chance menor que uma em 1 milhão.

As mulheres de 20 e 30 anos precisam levar a saúde dos seios mais a sério do que levavam quando eram mais jovens. Se esse é o seu caso, faça o seu AEM uma vez por mês, uma semana depois do início da menstruação, ou no primeiro dia do mês caso você não tenha menstruação. Vá ao ginecologista para um exame manual no consultório, chamado exame clínico das mamas (EMC), a cada três anos; além disso, marque uma consulta para aconselhamento genético e avaliação de riscos se isso se justificar devido a casos de câncer na família. As mulheres com menos de 40 anos com câncer de mama têm tumores mais agressivos, sendo, portanto, crucial estarem atentas.

Uma ou duas décadas depois, aos 40 anos, continue com o AEM mensal, mas passe a consultar o ginecologista *todo ano*, pelo resto da vida, para fazer o EMC. Além disso, adicione uma mamografia anual e, no caso de seios densos, também um ultrassom. E faça isso para sempre, estejam as senhoras com 50, 70 ou 90 anos de idade. Esse é o combinado.

Se você é considerada paciente de *alto risco*, agregamos um conselho extra. Entre os vários fatores que determinam o que torna uma mulher alto risco, o principal é a identificação de alguma lesão suspeita no tecido da mama e a quantidade de parentes que tiveram câncer de mama, em particular com menos de 50 anos. Converse com o médico para fazer testes mais frequentes, começando dez anos antes da idade da sua parente mais jovem com câncer. Informe-se sobre a possibilidade de EMC 2 vezes ao ano, mamografias anuais e talvez ultrassom e/ou ressonância magnética das mamas. Talvez também seja do seu interesse conhecer os benefícios de medicamentos ou operações que reduzam riscos. Saiba mais sobre isto na parte 3 deste livro.

O QUE SIGNIFICA REDUZIR FATORES DE RISCO

Vamos passar um bom tempo discutindo fatores de risco do câncer de mama neste livro. Assim, quero ter certeza de que você está entendendo do que estou falando desde já. Em termos simples, fator de risco é qualquer coisa que aumente a chance de você contrair uma doença, embora não seja a causa definitiva dela. Não sabemos tudo o que provoca câncer de mama, de maneira que é impossível eliminar todas as variáveis até a última e declarar "pronto, fiz a prevenção!", com a mesma segurança com que se grita: "Cinco numa linha! Bingo!". Nesse sentido, não existe prevenção, mas há redução de risco – e é você, minha amiga, quem está no assento do motorista!

Pense da seguinte forma: dirigir depressa não significa automaticamente que você sofrerá um acidente de carro; mas, com certeza, isso aumenta o risco. Os acidentes de carro são causados por colisão do veículo com alguma outra coisa, e dirigir depressa é apenas um fator de risco de colisões. Resolver dirigir depressa em marcha a ré quando se está digitando mensagens numa estrada escura debaixo de chuva é uma combinação de múltiplos fatores de risco de colisão; ainda assim, a inegável causa real seria o tronco de árvore esmagando o porta-malas do seu carro.

Então, como você evita colidir com o câncer de mama? Conheça os seus seios, entenda-os e cuide bem deles. Esse último ponto inclui fazer as melhorias estratégicas e bastante simples na dieta e no estilo de vida que delineio neste livro. Afinal, como mencionei na introdução, segundo mostram as pesquisas, as mulheres que, antes da menopausa, (1) fazem exercícios, (2) não bebem álcool, (3) não fumam e (4) passam a ingerir, no lugar de carne e laticínios, alimentos integrais, com uma dieta baseada em vegetais, cortam pela metade o risco de terem câncer de mama. Para as mulheres na pós-menopausa, há uma queda de 80% nos riscos. No mundo médico isso representa uma incrível vitória quando se leva em conta que mulheres que enfrentam quimioterapia conseguem melhora de meros 10%, em média, em termos de sobrevivência em relação às que não fazem quimioterapia.

Essas informações poderosas têm chegado ao seu conhecimento? Não, e a culpa não é sua. A informação fundamentada sobre saúde das mamas, em particular quando se trata de prevenção de câncer, é distribuída ao público em conta-gotas – um artigo de revista aqui, um quadro de programa matinal ali... E quando de fato ouvimos uma dica, ela é isolada, e se perde no tumulto do dia a dia. Você poderia, por exemplo, descobrir que o consumo de canela melhora a saúde das mamas. Mas que mulher, no meio da movimentação diária, vai se lembrar de incorporá-la à dieta cotidiana? E sem orientação! Quem é que de fato sabe como fazer isso? Nossos hábitos de todo dia estão gravados em pedra, ou nos trazem conforto – de forma que é difícil fazer mudanças numa rotina estabelecida. Mas eu vou mostrar a você como fazer.

Também preciso apontar o dedo (de unha pintada) para o nosso sistema de educação falho. Durante os meus quatro anos de estudante universitária, quatro anos de faculdade de Medicina, cinco anos de treinamento cirúrgico e especialização em cirurgia de mama, "nutrição" não passava de uma menção fugaz ao Ciclo de Krebs no meio de uma palestra – sendo que, para muitos de nós, médicos, isso foi de vinte a quarenta anos atrás. A maior parte dos médicos não explora a ciência da alimentação ou o impacto das opções de estilo de vida nem no sentido de usar esse conhecimento para o *próprio bem*, imagine para o seu! Sei que é assim porque, quando compartilhei parte do conteúdo deste livro com minhas pacientes de câncer, inúmeras vezes ouvi: "Nossa! Não fazia ideia! Sabe, perguntei aos meus médicos o que eu deveria fazer e comer agora que terminou o tratamento e eles simplesmente me disseram: 'Você fez tudo o que tinha de fazer. Você está ótima, não se preocupe com isso. Viva a sua vida'". Não é assim, amiga... Ainda não fez tudo.

Mesmo quando os médicos reconhecem a conexão nutrição-doença, não lhe dizem grande coisa em parte por uma questão de reembolso. Do mesmo modo que as empresas de seguro não pagam sua academia, seu programa de perda de peso ou o curso de controle do estresse, ninguém reembolsa a nós, médicos, o tempo gasto detalhando estratégias preventivas. Os médicos já têm de se atualizar naquilo que se espera deles, como buscar diretrizes e os melhores tratamentos para todas as doenças que tratam, o que não deixa tempo para pesquisar e dispensar brindes extras, do tipo: "Ei, sabia que 3 xícaras de chá-verde por dia cortam pela metade o risco de câncer de mama?". (A propósito, você sabia disso?)

Assim, quando se junta tudo isso, a pergunta não é como você não sabia – mas: de que maneira poderia ficar sabendo? Ninguém ensinou você a relacionar comida e estilo de vida à saúde dos seios da mesma maneira que se poderia fazer uma relação disso, digamos, ao vigor do seu coração ou do seu cérebro. O que é curioso, porque os seus seios coexistem no mesmo corpo que esses órgãos vitais. A boa notícia é que o ciêncico gastronômica agora tem mais importância do que nunca, à medida que a perspectiva global de saúde se torna cada vez mais sombria. Ambos, pacientes e médicos, vêm ficando mais interessados em como a nutrição e a vida saudável auxiliam na redução de riscos, causa e reversão de processos de doenças.

É claro, minha preocupação principal neste momento é com as suas mamas (bem, e com seu coração, já que o assassino número 1 das mulheres é a doença cardíaca – e, para sorte sua, meus conselhos ajudam nos dois problemas!). Até 90% dos fatores que determinam risco ou saúde plena dos seios estão inteiramente nas suas mãos – de modo que você é quem está no controle de si mesma. Não os médicos, os genes ou o destino. Você está com os seus seios durante o dia todo, todo santo dia. Se passasse esse tempo com qualquer outra coisa ou pessoa – filho, esposo, animal de estimação ou mesmo um automóvel –, iria garantir que estivessem em boa forma.

Por que tratar os seios de outra forma?

Verdade, isto é mentira

Nos capítulos a seguir vamos discutir como manter as mamas e o corpo o mais saudáveis possível; em primeiro lugar, porém, demarcaremos o que *não* causa câncer de mama. Por aí afora abundam mitos que intrigam minhas pacientes e o público em geral, mas que não se sustentam com estudo. (Por todas estas páginas você vai se deparar com citações de estudos, posto que esses mitos me incomodam particularmente.) Se o seu objetivo é uma ótima saúde dos seios, não pode haver espaço para falsas alegações.

DESFAZENDO MITOS SOBRE CÂNCER DE MAMA

CAPÍTULO 2

Neste livro, falaremos muito sobre como comer, beber, fazer exercício e se comportar de maneiras que otimizem a saúde dos seios e reduzam o risco de você ter câncer – tudo fundamentado em pesquisas de credibilidade, instigantes. Mas, do mesmo modo que existe tanta informação útil por aí, persistem mitos demais, que nos confundem e desviam do que precisamos saber. Impossível dizer com que frequência pacientes vêm a mim paralisadas de medo porque leram ou ouviram que algo que fizeram no passado – ou fazem atualmente – vai arruinar sua saúde. Mitos genéticos, mitos relacionados a hormônio, mitos com dietas, mitos ambientais: eu seria capaz de passar um dia inteiro jogando vôlei com as falsas ideias que estão no ar – preparar o saque, batendo, repetindo...

"Sei que não deveria botar o celular no bolso da camisa... A nutricionista me recomendou comer carne de boi alimentado com capim. Isso evita o câncer, não é? Foram os medicamentos para fertilização *in vitro* que me provocaram este nódulo na mama?"

Ora, gente! Libertem-se da ansiedade e da desinformação em que involuntariamente vieram a acreditar! Vamos começar a implementar as mudanças significativas que, como mostra a ciência, ajudam a viver uma vida mais longa e vibrante. É hora de desmascarar os mitos mais comuns sobre câncer de mama, responsáveis por sovacos malcheirosos e telefones celulares a metros de distância do sutiã.

A VERDADE SOBRE GENES, GÊNERO E DESTINO

Como mencionei, a genética desempenha um papel menos importante do que você provavelmente imagina. Pense neste fato: a gêmea idêntica de uma mulher com câncer de mama tem apenas 20% de chance de vir a desenvolver câncer de mama um dia – o que é, a propósito, o mesmo risco de qualquer outra que tenha uma irmã com câncer.[1] Como essas gêmeas compartilham exatamente o mesmo DNA, se a genética fosse responsável por todos os casos de câncer, o risco deveria se aproximar dos 100% – mas não é assim, porque os genes não são o começo e o fim de tudo, como muita gente pensa.

Uma paciente atrás da outra me diz que não existe caso de câncer em sua família e que, portanto, ela não corre risco real. No entanto, 87% das mulheres diagnosticadas com câncer de mama não têm uma *única* parente de primeiro grau com câncer de mama. Na verdade, só entre 5% e 10% do câncer de mama se revela hereditário, o que quer dizer que ocorre devido a mutações genéticas anormais passadas de genitor a prole.

É claro, uma parte importantíssima da sua avaliação de risco inclui pesquisa genética e histórico familiar. Se, porém, só podemos culpar o DNA dos nossos pais em 10% das vezes, então, fatores externos à genética são os causadores de câncer de mama em 90% das vezes. Um dos principais objetivos deste livro é ensinar você a ser proativa, fazendo escolhas diárias que reduzem o risco de câncer não genético. Por que esperar passivamente um diagnóstico de câncer de mama quando você pode agir para evitá-lo?

As pacientes também acreditam que o histórico familiar de câncer de mama da mãe tem muito mais importância que a do pai. Está claro que você é 50% o DNA do seu pai. Você herda genes dos dois lados – os históricos da sua família materna e paterna contam igualmente. Até os médicos erram aqui. Assim, quando estiver avaliando risco familiar, não dê atenção apenas à sua linhagem materna. Considere parentes de primeiro, segundo e terceiro graus dos dois lados: pais, irmãos e os seus próprios filhos; avôs, tios, sobrinhos, os seus próprios netos; bisavôs, tios-avôs, primos em primeiro grau, sobrinhos-netos e os seus próprios bisnetos. Ao verificar o lado do seu pai, procure câncer de mama e ovário escondidos nas mulheres de gerações mais distantes. Em particular, quando faltarem mulheres na árvore genealógica, atente para câncer associado a mutações que surgem nos homens com mais frequência do que o câncer de mama, tais como câncer precoce do cólon, próstata e pâncreas.

E falando dos homens, a maioria acha que não desenvolve câncer de mama; mas, posto que têm tecido mamário, na realidade, também são suscetíveis a ele. O câncer de mama masculino é responsável por aproximadamente 0,8% de todos os casos de câncer de mama, cerca de 2.470 homens por ano.[2] Entre os homens norte-americanos, o risco de câncer de mama durante a vida se aproxima de 1,3 em 100 mil.[3] É interessante notar que, estágio a estágio, os homens sobrevivem ao câncer nos mesmos índices que as mulheres; no entanto, devido à falta de consciência de que o câncer de mama masculino é até mesmo uma possibilidade, seus diagnósticos geralmente vêm em estágios mais avançados, aumentando as taxas gerais de mortalidade do sexo.

Outro mito errado sobre câncer de mama diz respeito à idade – de que só acontece com gente mais velha. Embora certamente seja menos comum entre mulheres antes da menopausa do que nas pós-menopausa, o câncer de mama não discrimina idade. Nos Estados Unidos, 19,7% de todo câncer de mama e 11% de todas as mortes por câncer de mama ocorreram em mulheres com menos de 50 anos (ou seja, 48.080 diagnósticos de câncer de mama invasivo, 14.050 diagnósticos de câncer *in situ* e 4.470 mortes por câncer de mama atingiram mulheres com menos de 50 anos de idade).[4] De fato, a idade média do câncer de mama nos EUA é de 62 anos, o que quer dizer que exatamente 50% do câncer de mama é diagnosticado em mulheres com menos de 62 anos, e 50% dos casos são diagnosticados aos 62 ou mais. Não importa qual a sua idade, as células do câncer se encolhem à vista de uma vida saudável, de modo que podemos empregar as estratégias anticâncer deste livro durante todas as décadas da vida.

Por fim, a afirmação equivocada de que todas as mulheres têm 1 chance em 8 de desenvolverem câncer de mama é uma das estatísticas mais comumente citadas por aí afora. Embora seja correta, para dizer a verdade, ninguém anda por aí todos os dias da vida correndo risco de 1 em 8 de ter câncer de mama! Se isso fosse verdadeiro, você provavelmente viria a ter câncer mês que vem. O risco do câncer de mama aumenta à medida que você envelhece. A chance de uma mulher receber o diagnóstico de câncer de mama aos 20 anos é de 1 em 1.567 (não 1 em 8); aos 30, de 1 em 220; aos 40, de 1 em 68; aos 50, de 1 em 43; aos 60, de 1 em 29; aos 70, de 1 em 25; afinal, alcançando a frequentemente citada chance de 1 em 8 como risco *cumulativo* em todo o tempo de vida quando ela chega aos 80.[5] Você já viu aquelas fotos que mostram 8 figuras de "mulher" em fila, dessas que se botam na porta dos banheiros públicos? Vêm com uma legenda em que se lê: "Uma em cada 8 mulheres desenvolverá câncer de mama em seu tempo de vida". Na realidade, os ícones não deveriam ser jovens em triângulos. Umas bengalas e cadeiras de rodas ali refletiriam mais precisamente o risco de acordo com a idade.

Fato: a sua dieta faz diferença – e muita!

Francamente, uma das mais perigosas falsidades que circulam por aí afirma que a dieta alimentar não interfere na saúde dos seios, coisa completamente sem noção, e errada. O que você introduz no seu corpo influencia os níveis de estrogênio, as inflamações, a formação dos vasos sanguíneos, a função celular e os radicais livres destrutivos, para mencionar alguns dos processos relacionados com o câncer. Além do mais, a mutação genética nuclear dentro de uma célula cancerosa mantém conversações cruzadas com centenas de outros genes, ligando-os ou desligando-os conforme a conveniência dos instintos de sobrevivência do câncer. O crescimento do câncer não é obra de um único gene; é produto de uma rede de genes. Um estudo de homens com câncer de próstata provou que *somente por meio de intervenções como dieta alimentar e estilo de vida saudável* as conversas do papo cruzado foram desligadas em 453 genes maus e ligadas em 48 bons.[6] Sim! A nutrição importa! Pode apostar a sua vida nisso. (Dediquei os dois próximos capítulos a alimentos que operam a favor da saúde das mamas ou simplesmente para sua destruição.) No entanto, surgem falsas regras com tanta facilidade, que eu gostaria de tirar um momento para derrubá-las.

Primeira coisa, desperte para o café. Encontro muitas mulheres que acreditam que café provoca câncer de mama, mas não existe absolutamente nenhuma ligação entre o seu santo cafezinho e essa doença.[7] Na verdade, é cada vez maior a evidência sugerindo que o café talvez tenha um efeito preventivo.[8] Tendo dito isso, a cafeína do café nem sempre é positiva para as mamas, na medida em que pode aumentar a dor nos seios e os cistos mamários, especialmente em jovens com alterações fibrocísticas nos seios – mas isto não é câncer. De modo que se as suas mamas não doem, não vai lhes fazer mal gostar de um *latte**.

E por falar em *latte*, a ideia de que laticínios causam câncer de mama não está provada. A evidência acumulada a partir de mais de 40 estudos de caso-controle e 12 estudos de coorte não dá suporte à associação entre o consumo de laticínios e o risco de câncer de mama.[9] Intuitivamente,

---

* *Café com leite.* (N.T.)

pode-se ficar tentado a dizer que a frequente presença de hormônios, fatores de crescimento, gordura, antibióticos e substâncias químicas contaminantes nos laticínios levaria à proliferação de células cancerígenas, particularmente as células sensíveis a hormônio do câncer de mama, mas a evidência contradiz nossa intuição. Dito isto, os laticínios *estão* entre as principais fontes de gordura saturada, de maneira que você tem de levar em conta como a gordura influencia o seu risco – o que será discutido no capítulo 4.

À primeira vista, a evidência parece apontar para o fato de que não existe relação causal entre câncer de mama e o consumo de carnes vermelha, branca e total ou peixe.[10] Pise nos freios e pare, mesmo derrapando e cantando pneu! Gente, para escrever estas páginas, foi preciso incorporar mais de 100 confusos e contraditórios estudos a respeito de mamas/carne e descobrir a verdade. A carne é *tão tóxica* para as mamas que até o mais *leve* consumo anula qualquer diferença mensurável entre "grandes" e "pequenos" consumidores de carne. Somente comparando o consumo de carne *zero total* com qualquer consumo de carne, você seria capaz de chegar à realidade. Minimize a carne. Vejo você no capítulo 4 para entender por quê.

Por fim, escuto de uma quantidade de minhas pacientes mais experientes em nutrição que alimentos ácidos alteram o equilíbrio do pH do corpo a tal ponto que poderiam provocar câncer de mama. Mas o negócio é o seguinte: o seu corpo regula com firmeza o pH do seu sangue em 7,35 a 7,45, não importa o que você coma, e mesmo uma mudança mínima desse padrão causaria sintomas graves e doença com risco de vida. De acordo com o American Institute for Cancer Research [Instituto Norte-Americano para a Pesquisa do Câncer], esse mito vai contra tudo o que a ciência ensina sobre a química do corpo humano. Não existe muito espaço de manobra, posto que um pH fora de 6,8 a 7,8 é morte na certa. E não se iluda com *kits* para testes que supostamente determinam a acidez do seu corpo pela urina. Se você checa o pH da urina e não encontra um 7,35 perfeito, é porque o seu corpo constantemente afina o excesso de ácido ou base para manter o equilíbrio do pH do sangue apropriado, e o faz isso excretando o excesso na urina.

Isto posto, é verdade que as células cancerígenas florescem em microambientes ácidos.[11] Entretanto, é o *próprio* câncer que cria o ácido em que se banha, de forma que consumir alimentos com pH baixo não cria ambiente favorável para o câncer; nem para isso o câncer precisa de você.[12] Além disso, os sucos estomacais são ácido puro com pH de 1,5 a 3,5. Sua água alcalina desliza pelo esôfago e mergulha diretamente num banho ácido; ela não vai modificar o pH do seu corpo e não vai neutralizar o mundinho ácido de uma célula cancerígena. Direi que os alimentos (nozes e vegetais) que você consumiria num (fútil) esforço para tornar o seu pH mais alcalino, na realidade, representam um forte ataque às células cancerígenas, mas via níveis elevados de antioxidante, controle de danos do DNA e apoio do sistema imunológico, e não por tornar você alcalina.

Falsas crenças sobre estilo de vida

Vamos cair de cabeça nas mudanças de estilo de vida que mais importam no capítulo 5, mas antes eu gostaria de colocar em pratos limpos certos mitos populares de maneira que você não pense que os estou deixando de lado.

Falemos de sutiãs. Eles não originam nem estimulam câncer de mama, felizmente, porque precisamos de seu *suporte* inabalável. Sutiãs com arame ou apertados, ou mesmo dormir de sutiã ou usá-lo por mais de doze horas ao dia, não têm conexão com risco de desenvolver a doença. Ouço as reivindicações e de início elas parecem tão plausíveis que se poderia acreditar que de fato têm fundamento. Escuto repetidamente duas escolas de pensamento: uma afirma que o sutiã apertado comprime o sistema linfático da mama, o que leva ao acúmulo de toxinas no próprio tecido do seio, alterando deleteriamente as células (isto não tem base na anatomia ou fisiologia do seio; nós tratamos o linfedema de mama – bloqueio dos fluidos linfáticos no interior da mama que ocorre, às vezes, após cirurgia de câncer e radiação) com, entre outras estratégias, *compressão dos seios*;[13] a outra hipótese aparentemente sabida propõe que o próprio arame do arco é condutor de campos eletromagnéticos do ambiente (CMAs). Como você vai ler em breve, mesmo se essa teoria de antena fosse verdadeira, os CMAs não causam câncer de mama.

Um estudo de 2014 comparou hábitos de uso do sutiã entre mulheres na pós-menopausa com e sem câncer de mama invasivo, e mostrou que detalhes como tamanho da taça, presença de arame, idade em que se começou a usar sutiã e média de horas de uso não estavam associados com um risco maior de câncer de mama.[14] Portanto, meninas, eu apoio o que acharem melhor em termos de apoio para os seios.

Próximos na lista: antitranspirante e desodorante. Você pode desacelerar oficialmente a sua busca pelo mais novo substituto natural porque não há evidência científica que fundamente a afirmação de que antitranspirante ou desodorantes causem câncer de mama devido à formação de toxina ou exposição ao alumínio ou parabeno.[15] Como lembrete, os antitranspirantes bloqueiam os poros com adstringentes como cloridrato de alumínio de modo que não liberem suor, impedindo a formação de bactérias e de odor. Por outro lado, os desodorantes não impedem o suor, mas neutralizam o cheiro do excesso de bactérias, combinando fragrâncias que mascaram o odor com propileno glicol, que cria um ambiente em que as bactérias não podem proliferar.

Uma das teorias que os associam ao câncer supõe que os compostos de alumínio que entopem os poros e são absorvidos perto dos seios contêm atividade semelhante à do estrogênio.[16] Como voltaremos a ver mais tarde, os estrogênios alimentam e lubrificam a maioria das células cancerígenas na mama. Portanto, a presença de compostos com comportamento de estrogênio poderia aumentar a divisão das células cancerígenas. Um segundo estudo sugere que o próprio alumínio afeta direta e negativamente as células do tecido mamário.[17] No entanto, em 2014, a revisão sistemática da literatura de colegas sobre esses dois riscos em potencial que o alumínio apresenta para a saúde levou à conclusão de que não existe tal relação.[18]

Talvez, então, não seja o alumínio? Uma publicação encontrou traços de um conservante chamado parabeno numa amostra minúscula de 20 tumores de câncer de mama.[19] Enquanto "desreguladores endócrinos", os parabenos demonstram propriedades de estrogênio leves, mas o estudo em questão não apontou relação causa e efeito entre parabenos e câncer de mama, nem identificou de modo conclusivo como eles chegaram lá, para início de conversa. Tem se encontrado parabeno nos tumores até mesmo quando as mulheres não usam qualquer produto nas axilas.[20] Além disso, a dose de parabeno necessária para dar início a uma mutação na mama humana seria bem mais elevada que a absorvida através da aplicação de um bastão ou borrifador. E a maior parte das marcas já não usa parabeno; se ainda assim isso lhe preocupa, opte por um produto cuja embalagem especifique: *sem parabeno*.

Outro boato de grande circulação afirma que os antitranspirantes impedem você de botar as toxinas para fora através do suor, as quais podem então se acumular nos nódulos linfáticos e causar câncer de mama. Para tirar conclusões que enxuguem o suor de nossas preocupadas testas (e axilas), necessitamos de estudos epidemiológicos que comparem dois grupos de pessoas similares, a não ser em relação ao fator desodorante. Felizmente, dispomos de alguns. Em 2002, no Fred Hutchinson Cancer Research Center [Centro de Pesquisa do Câncer Fred Hutchinson], em Seattle, foi conduzido um estudo epidemiológico com o fim de pesquisar a questão do suor e outras teorias sobre a toxicidade relacionada aos antitranspirantes. Os pesquisadores compararam 1.600 mulheres com e sem câncer de mama e não encontraram ligação entre essa doença e antitranspirante, com ou sem raspagem.[21] Um estudo similar, mas menor, no Iraque, de 104 mulheres com e sem câncer de mama também não mostrou ligação.[22]

O único estudo epidemiológico publicado com um ponto de vista diferente observou 437 sobreviventes do câncer de mama na área de Chicago, dividindo-as de acordo com os hábitos referentes às axilas.[23] O autor descobriu que mulheres que fizeram uso de antitranspirante/desodorante mais cedo na vida e com mais frequência, com raspagem embaixo dos braços, estavam estatisticamente mais propensas a desenvolver câncer de mama com menos idade. A teoria dele é que as substâncias do sal de alumínio encontradas nesses produtos entraram no sistema linfático através de cortes na pele causados pela raspagem. Entretanto, esse estudo não demonstrou um elo conclusivo entre hábitos de higiene das axilas e câncer de mama. Além do mais, comportava uma importante objeção: a omissão de um grupo de controle, de mulheres *sem* câncer de mama. Os estudos com maior crédito de pesquisa sempre têm um grupo de controle. E uma coisa mais: é provável que as meninas que usam desodorante e raspam as axilas mais cedo que as outras passem mais cedo pela puberdade. Há forte evidência mostrando que quanto mais cedo começa a menstruação (menarca), mais elevado é o risco de câncer de mama.

Nos relatórios dos National Institutes of Health (NIH) [Institutos Nacionais de Saúde], da American Cancer Society (ACS) [Sociedade Norte-Americana do Câncer], do National Cancer Institute (NCI) [Instituto Nacional do Câncer] e da Food and Drug Administration (FDA)* dos EUA não há evidência conclusiva que ligue o uso de antitranspirantes ou desodorantes nas axilas ao desenvolvimento de câncer de mama. Por outro lado, algumas pessoas argumentam que vemos menor incidência de câncer de mama nos países em desenvolvimento, onde as mulheres não utilizam tais produtos. Mas na Europa, onde antitranspirantes não são amplamente utilizados, o índice de câncer de mama é *mais alto* que nos Estados Unidos, de maneira que, aparentemente, estão em jogo fatores muito mais influentes que antitranspirantes bloqueadores do suor e desodorantes que acabam com o odor. [24]

Já que estamos falando de substâncias químicas, passemos aos produtos para alisar os cabelos, particularmente aqueles que as mulheres nor-

* *Agência do Ministério da Saúde Norte-Americano que trata de alimentos e remédios.* (N.T.)

te-americanas de descendência africana temem, achando que provocam câncer. Não há dúvida a respeito: abundam substâncias cancerígenas nos produtos para os cabelos, mas por sorte – para as afro-americanas que ostentam cabelo liso e sedoso – alisadores de cabelo não têm conexão com câncer. Os condicionadores ou alisadores de cabelo, na forma de loção ou creme, alisam quimicamente os fios encaracolados alterando sua estrutura interna. Os ingredientes do produto podem penetrar no corpo através de queimaduras ou cortes e feridas abertas no couro cabeludo. Uma vez que milhões de norte-americanas descendentes de africanos usam alisadores para reduzir os cachos – um estudo descobriu que 94% das afro-americanas pesquisadas com menos de 45 anos os tinham utilizado em algum momento de suas vidas –, esses produtos tornaram-se objeto de muito escrutínio, particularmente quanto podem ou não estar relacionados com a causa do câncer de mama.[25] Com patrocínio do National Cancer Institute (NCI) [Instituto Nacional do Câncer], mais de 48 mil afro-americanas foram acompanhadas durante seis anos por meio do estudo "Saúde das mulheres negras".[26] Uma série de parâmetros foi avaliada com respeito a saúde e hábitos. Entre as participantes encontravam-se mulheres que tinham usado alisadores de cabelos 7 ou mais vezes por ano durante períodos de 20 anos ou mais. Ao analisar os 574 novos casos de câncer de mama surgidos no decorrer do estudo, os pesquisadores não conseguiram encontrar qualquer associação entre risco dessa doença e duração do uso do alisador de cabelo, frequência do uso, idade do primeiro uso, número de queimaduras ocorridas durante o uso ou tipo de condicionador capilar usado.

Talvez não devêssemos estar examinando especificamente os alisadores, mas o fato de que existem numerosos e potencialmente cumulativos perigos para a saúde ocultos nos nossos produtos de cuidados pessoais – em particular, nas comunidades afro-americanas. Especificamente os produtos para os cabelos, incluindo xampus, condicionadores, óleos, tinturas, relaxantes e estimuladores das raízes, contendo estrogênios e extratos placentários, que são capazes de agir como estrogênio no nosso corpo, tanto que o uso desses produtos para os cabelos no início da vida tem sido considerado um dos principais responsáveis por ser cerca de 4 vezes maior a proporção de meninas afro-americanas que brancas com idade de 8 anos que experimentam cedo a puberdade (puberdade precoce): 48,3% e 14,7%, respectivamente.[27] Verifique os rótulos dos produtos para cabelos e evite usar os que contenham estrogênios, outros hormônios e placenta, em particular em crianças pequenas ou durante a gravidez.[28]

Piercings e tatuagens

Se você está preocupada com os *piercings* no mamilo e as tatuagens pelo corpo feitos durante a sua fase *punk* na faculdade, permita-me tranquilizá-la. *Piercing* no mamilo não causa câncer de mama. Os estudos mostram que eles podem causar infecções nos seios ou, teoricamente, criar dificuldades para o aleitamento, mas não são responsáveis por essa doença.[29]

Tatuagens também podem causar infecção e reações alérgicas; agulhas esterilizadas e tinta não contaminada minimizam esse risco. Diferentemente dos *piercings*, as tatuagens, em relação ao câncer, caem na categoria "não há certeza, então provavelmente tudo bem". Há estudos que mostram que o câncer de pele não ocorre com maior frequência que o normal em local onde haja tatuagem.[30] Assim, as pacientes de câncer de mama que recriam um mamilo e uma aréola com aspecto 3D na pele da mastectomia ou fazem maquiagem com tatuagem, antecipando a perda de sobrancelhas e cílios por conta da quimioterapia, podem ficar tranquilas. Por outro lado, quando removo nódulos linfáticos durante uma cirurgia de câncer em alguém com arte na parte superior do corpo, o patologista usualmente identifica pigmento de tatuagem preso no interior de um ou dois nódulos porque os vasos linfáticos da pele drenam a tinta para esse local. Não há relatos de descoberta de que a tatuagem aumente o risco de câncer na mama, ou de que os nódulos com tinta tenham mais probabilidade de conter câncer de mama metastático; porém, a tinta de fato contém ftalatos, hidrocarbonetos e uma série de outros potenciais agentes cancerígenos e desreguladores endócrinos,[31] os quais, enquanto parte de um todo maior, possivelmente impactam o risco de câncer de mama (ver o capítulo 5). Para as pacientes mastectomizadas que se preocupam com os alertas da FDA que instigam a "pensar antes de tatuar", existem próteses de mamilos reutilizáveis, de silicone, com aparência bem bonita, que vêm em cores, combinando com o tom de pele; é só colar no lugar que elas ficam.

Efeitos da radiação

Neste nosso mundo cada vez mais dependente da tecnologia, muitas pacientes se preocupam com a possibilidade de a radiação influenciar no risco de câncer de mama – especificamente a partir de telefones (celulares) e linhas de transmissão de energia elétrica. Com base nos estudos disponíveis, isso aparentemente não deve configurar uma preocupação. *Ufa!*

O número de telefones celulares registrados (6,8 bilhões) em 2018 aproximava-se do número de pessoas na Terra (7,5 bilhões). Uma vez que tais dispositivos emitem sinais de radiofrequência (FR) e campos eletromagnéticos (CEM), sua onipresença tem gerado preocupação generalizada sobre possíveis efeitos adversos para a saúde. A real controvérsia está centrada no uso do telefone celular e risco de câncer no cérebro, mas os seios também chamam atenção a seu jeito.

Podemos dizer que os telefones celulares não causam câncer de mama, mesmo se você os enfia no sutiã, porque não emitem o tipo certo de energia (ou uma quantidade de energia suficiente) para prejudicar o DNA no interior das células das mamas. Para se comunicarem com as torres de serviço, os celulares emitem CEM. Os tecidos do corpo absorvem parte dessa radiação durante o uso regular do telefone; em geral, os tecidos próximos serão o seu rosto e cérebro, não os seios, mas, precisando das mãos livres, muitas mulheres enfiam essa caixinha esperta no sutiã ou no bolso da camisa. Aqui está a chave: o CEM do telefone celular é não ionizante e, como tal, tem ondas de energia fraquinhas, incapazes de quebrar o DNA e outras ligações bioquímicas. Além do seu telefone, também constituem fontes não ionizantes de sinais de radiofrequência os micro-ondas, a televisão, o rádio e o infravermelho.[32]

Contrastando com os CEM não ionizantes, os raios X, os raios gama e a radiação ultravioleta (UV) emitem CEM ionizantes. Esses, sim, criam energia suficiente para mutações no DNA, as quais têm potencial de levar ao câncer. São fontes comuns ionizantes a exposição ao Sol (raios UV) e os raios X da Medicina, como tomografias computadorizadas ou mamografias. Para que a energia de um telefone celular passasse de não ionizante a ionizante teria de ficar 480 mil vezes mais forte do que é atualmente.[33]

Diversos estudos notáveis examinaram a conexão telefone celular/câncer no que diz respeito aos tumores cerebrais.[34] Só um entre seus autores observou aumento de tumores cerebrais com o uso de telefones celulares, e nenhum dos outros conseguiu reproduzir a correlação.[35] Nenhum estudo postulou que telefones celulares causam câncer de mama. Caso você costume levar o celular no sutiã, me preocuparia mais a possibilidade de você acidentalmente mandar para o seu chefe uma fotografia do peito do que a de danificar o DNA dos seios.

Viver perto de linhas de transmissão de energia também não causa câncer de mama: os fios emitem ambas, energia elétrica e magnética, mas fracas demais para provocar danos no DNA das mamas. Além disso, as paredes, os automóveis e outros objetos funcionam como escudos, enfraquecendo a energia das linhas de transmissão. Em 2003, quando os índices de câncer de mama feminino em Long Island figuraram entre os mais elevados do estado de Nova York, um estudo propôs como explicação possíveis razões ambientais.[36] Uma das teorias dizia que o CEM abria caminho para o câncer. Ao invés de tomar medidas indiretas da exposição ao CEM (como ocupação ou distância das linhas de transmissão), os pesquisadores fizeram avaliações domésticas extensivas da exposição ao campo magnético e somente observaram mulheres que viviam na mesma casa por pelo menos 15 anos. Compararam esses dados em quase 600 mulheres locais com e sem câncer de mama; no final, não encontraram ligação entre a doença e o CEM emitido pelas linhas de transmissão. Um estudo finlandês, abrangendo toda essa nação, e outro com base em Seattle também concluíram que o CEM residencial típico, gerado por linhas de transmissão de alta voltagem, não eleva o risco global de câncer em adultos.[37]

Como no caso do CEM dos telefones celulares, a energia magnética das linhas de transmissão produz uma forma não ionizante de radiação, de baixa frequência, que não prejudica as mamas. Afirmar que o CEM fraco derivado das linhas de transmissão de energia elétrica possa ter efeito biológico catastrófico soa plausível para a maior parte de nós porque não entendemos bem de física; mas, para um físico, é uma proposição risível.[38] Considere este fato: o campo magnético da própria Terra é de 150 a 250 vezes mais forte que os das linhas de transmissão de energia. Se o pequeno campo magnético de uma linha de transmissão de energia fosse capaz de provocar câncer de mama, então o simples fato de habitar a Terra por alguns anos deveria levar à total transformação do corpo pelo câncer.

Preocupações quanto à saúde relacionadas a hormônio

Grande quantidade de mulheres manifesta a preocupação de que certos hábitos de saúde aumentam o risco de câncer – a maioria girando em torno do que influencia os níveis de estrogênio, já que este alimenta quase todo câncer de mama. Muitas dessas preocupações, na realidade, não passam de mitos.

Ouvi repetidas vezes o popular boato segundo o qual as pílulas de contraceptivo – contraceptivos orais combinados (COC) – causam câncer de mama. Mas se o seu risco de ter câncer de mama é normal, uma gravidez inesperada acarretará muito mais preocupação à sua vida que as pílulas. Fortes evidências a partir de 54 estudos conclui que as usuárias de COC têm um aumento ínfimo de 24% no risco de receberem diagnóstico de câncer de mama *enquanto* estão tomando COC, sendo que entre um e quatro anos depois que param de tomar esse risco se transforma em 16%, de cinco a nove anos depois, em 7%, e de dez anos em diante, não há risco.[39] Por que o chamo de "ínfimo"? Permita-me colocar esta brilhante questão: se você tem 20 anos, a probabilidade de desenvolver câncer de mama até os 30 é de 1 em 1.567, de modo que basta *mais um* caso de câncer de mama (2 em 1.567) para que de repente se proclame que as taxas aumentaram 100%. E uma vez que os estudos dizem que é 24%, o seu novo risco, na verdade, será de 1,24 em 1.567 que tomam COC. Bastante ínfimo, não é?

Dependendo da sua taxa pessoal de risco, colidir com o câncer de mama poderia ser compensado pelo fato de que o COC reduz o câncer colorretal em 14% e o câncer do endométrio (uterino) em 43%.[40] E caso você seja portadora de mutação do gene BRCA, o COC também é uma boa para você. Depois de seis anos de uso, o COC reduz os riscos de câncer no ovário em 50% para BRCA1 e em 60% para BRCA2 – sem haver aumento do câncer de mama.[41] Todas as portadoras de BRCA que se encontrem antes da menopausa, tenham ovários e não estejam tentando engravidar deveriam tomar COC para reduzir o risco de câncer no ovário.

As mulheres que fizeram ou estão considerando fertilização *in vitro* (FIV) também não devem se preocupar que o procedimento cause câncer de mama. Dada a conexão causativa entre hormônios e câncer de mama, os tratamentos da fertilidade caíram sob suspeita, posto que envolvem exposições a estrogênio e progesterona 10 vezes maiores que o normal a cada vez que os ovários são estimulados.[42] Não há evidência que conecte fortemente drogas para fertilidade com aumento de risco. A conclusão a que chegam múltiplos estudos é que quem usa qualquer um dos medicamentos para estimulação do ovário associados à FIV para engravidar, incluindo citrato de clomifeno (Clomid), hormônio liberador de gonadotropina (antagonista de GnRH, Lupron), gonadotrofina coriônica humana (hCG), hormônio folículo estimulante (fsh), hormônio luteinizante (LH) e progesterona, não corre risco de câncer de mama mais elevado.[43] De fato, trabalhos publicados a partir de 2012 sobre a matéria não só sugerem falta de interação como até mesmo um papel protetor da estimulação ovariana, como enfatizam dois estudos de meta-análise, agrupando resultados de mais de 1,5 milhões de mulheres inférteis submetidas a FIV.[44] E para aquelas que suportaram mais de 7 ciclos de FIV, tenho novidades animadoras: o maior e mais abrangente estudo já feito acompanhou mais de 25 mil mulheres inférteis holandesas durante vinte e um anos, e adivinhe o que aconteceu? A tenacidade delas foi recompensada (espero que também com um bebê): o risco de câncer de mama foi significativamente *mais baixo* em mulheres submetidas a 7 ou mais ciclos em comparação com as que receberam de 1 a 2 ciclos.[45] Durante todos os vinte e um anos em que foram acompanhadas, o risco de câncer de mama entre mulheres que fizeram tratamento de FIV não foi diferente daquele da população holandesa em geral. Há exceções, naturalmente, mas são poucas. Por exemplo, um estudo notável da Austrália encontrou uma taxa aumentada em mulheres que iniciaram a FIV abaixo dos 24 anos de idade, mas não é usual um grupo tão jovem submeter-se à FIV; e, nos outros aspectos, o estudo não mostrou aumento global do risco.[46]

Abortos e natimortos também não causam câncer de mama, embora se tenha frequentemente suspeitado de uma ligação devido aos surtos de estrogênio que ocorrem com a gravidez. Quero que todas as leitoras que tenham sido pessoalmente afetadas por qualquer tipo de gravidez interrompida continuem com a leitura. Saibam que estas boas notícias se aplicam a *vocês*! A maioria das mulheres, quando ouve a palavra *aborto*, acha que se refere a aborto *induzido*, um procedimento médico realizado voluntariamente para interromper uma gravidez. Mas também existe o evento natural do aborto *espontâneo*, quando se diz que a mulher "perdeu o neném", o que significa a perda de um feto antes de 5 meses (20 semanas) de gravidez. Geralmente, resultado de problemas genéticos do feto que são incompatíveis com a vida, ou de problemas no meio ambiente em que se desenvolve a criança por nascer. E há ainda a questão do *natimorto*, que se refere à morte de um feto ainda dentro do útero após uma gestação de 5 meses. Embora a causa geralmente seja desconhecida, motivos identificáveis comuns incluem nicotina, álcool ou drogas que a mãe tenha tomado, trauma físico, problemas no cordão umbilical, doença hemolítica e radiação excessiva.

A pesquisa que examina se os abortos causam câncer de mama deve diminuir quaisquer preocupações que você possa ter. Os dados de 55 estudos envolvendo 16 países e incluindo 83 mil mulheres com câncer de mama não mostram conexão entre câncer de mama e abortos espontâneos ou induzidos.[47] Um painel com mais de 100 dos maiores especialistas do mundo convocados pelo National Cancer Institute (NCI) em 2003 fez um exame rigoroso das evidências científicas referentes a abortos e risco de câncer de mama.[48] Eles concluíram que não existe correlação entre câncer de mama e aborto, seja espontâneo ou induzido, e consideraram o nível da evidência científica dessas descobertas "bem fundamentado", que é o nível mais elevado que se pode alcançar.

Numa questão tão importante e carregada como o aborto, temos de estar certos quando proclamamos ou não uma conexão. Precisamos nos respaldar em dados que estejam livres de interpretações. Merecemos e dispomos do mais alto nível de evidência a partir da qual tirar conclusões. Consequentemente, as declarações consensuais de ambos, o relatório de 2003 do NIC e o relatório concorrente da Comissão de Prática Ginecológica do American College of Obstetricians and Gynecologists (ACOG) [Colégio Norte-Americano de Obstetras e Ginecologistas], baseiam-se apenas em pesquisas conduzidas com o maior rigor. Disputas éticas e políticas à parte, podemos ouvir nitidamente os proclames positivos: "A totalidade da evidência epidemiológica em todo o mundo indica que a interrupção da gravidez, seja espontânea ou induzida, não tem efeitos adversos, no sentido de risco subsequente de a mulher desenvolver câncer de mama".[49]

Mudar a sua anatomia causa câncer?

Fazer mudanças na sua anatomia natural não causa câncer, embora você possa se preocupar, achando que sim, baseada em informação equivocada, segundo a qual o trauma (acidental ou cirúrgico) perturba o estado natural das coisas.

Em primeiro lugar, vamos falar de implantes de mamas: se você fez, tem que se arrepender também? Seja salino ou de silicone, acima ou abaixo do músculo peitoral, com décadas de antiguidade ou tinindo de novo, texturizado ou liso, redondo ou anatômico, o implante não causa câncer de mama.[50] De fato, um estudo com 3.139 mulheres que aumentaram os seios entre 1953 e 1980 revela que, após uma média de 15,5 anos, elas têm 31% menos câncer de mama que o esperado.[51] E este não é o único estudo do tipo. Uma meta-análise de 17 estudos também mostrou a significativa redução de um terço da incidência de câncer entre as mulheres com implantes cosméticos.[52] Antes que você saia correndo para proteger os seus seios com implantes, a redução do risco provavelmente corresponde ao fato de que as mulheres com implantes geralmente têm um menor índice de massa corporal (IMC) que as sem implantes, e têm os filhos em idade anterior aos 30 , dois conhecidos fatores de redução do câncer de mama.[53] Tendo sido dito isso, os implantes podem complicar a detecção de um câncer de mama *existente*, de modo que recomendo exames mais rigorosos para quem os tem. De modo geral, as mulheres com implantes de mama que desenvolvem câncer de mama recebem os diagnósticos em estágios similares e têm taxas de sobrevivência equivalentes em comparação com as pacientes de câncer de mama sem implantes.[54]

É importante notar, porém, que a Organização Mundial da Saúde confirmou uma provável associação entre implantes de mamas e o desenvolvimento raro de linfoma anaplásico de grandes células (LAGC)*, um câncer do sistema imunológico – mas isso não é mama, e LAGC não é câncer de mama.[55] O LAGC associado ao implante ocorre em aproximadamente 1 a cada 5 mil mulheres que têm implantes com texturizado (raramente nos implantes lisos) e apresenta-se como formação de fluido em volta do implante em média 8 anos depois da colocação. Felizmente, basta remover o implante e a cápsula que se forma em torno dele, o que cura completamente 97,5% das mulheres. Se necessário, as afetadas podem receber um anticorpo-fármaco "dirigido", chamado brentuximabe; raramente se indica hemoterapia e radiação.

Nós sabemos também que, enquanto os implantes não causam câncer, o aumento dos seios ou o implante depois de mastectomia podem apresentar complicações a longo prazo, inclusive mudanças na sensibilidade do mamilo ou do seio, posição indesejável do implante, ruptura ou tecido cicatricial apertado em torno dele (contratura capsular), bem como dor persistente.

Na outra ponta do espectro – é bom que você saiba também –, não existe elo entre cirurgia de *redução* da mama (mamoplastia de redução) e câncer de mama. Na verdade, até se verifica *queda* no risco de câncer de mama. A literatura médica sustenta a noção de que a cirurgia de redução de mama diminui consistentemente o risco em torno de 30% a 40%, com números ainda mais elevados quando há remoção de 2 tamanhos de taça (acima de 600 gramas) de tecido por seio.[56] Removendo-se ductos e lóbulos adicionais que tenham potencial de tornarem-se cancerosos, não restará quantidade suficiente nas adjacências para causar problemas.[57] Outra teoria predominante sobre por que as reduções ajudam sugere que, removendo a gordura (isto é, tecido adiposo), modifica-se favoravelmente o mundo em que as células dos seios vivem, chamado de *microambiente*.[58]

Já que estamos falando do assunto, você deve saber que o tamanho dos seios também não afeta diretamente o risco; mulheres com seios pequenos não correm menos risco de câncer de mama que as que têm seios grandes. No entanto, há uma conexão entre tamanho dos seios e câncer quando

* *Sigla em inglês: LCAL. (N.T.)*

se analisa a *composição* do tecido do seu seio.[59] Lembre-se, quanto mais ductos e lóbulos você tiver (em oposição a tecido adiposo), mais células você possui que podem tornar-se cancerosas. Isso é demonstrado por um estudo prospectivo que comparou o tamanho do sutiã e o risco de câncer declarados pelas próprias mulheres – formando elas um total de 88.826, todas na pré-menopausa e com acompanhamento durante 8 anos.[60] Para isolar o efeito do tamanho dos seios, vários fatores foram mantidos constantes. Após a estratificação pelo índice de massa corporal (IMC), foi encontrada uma tendência significativa crescente entre tamanho da taça do sutiã e maior risco de câncer de mama em apenas um grupo – o das mulheres magras. Entre as mulheres acima do peso ou obesas, não apareceu associação entre tamanho da taça do sutiã e câncer de mama.

Em outras palavras, mulheres magras com seios generosos têm mais câncer de mama justamente porque têm muito pouca gordura e, portanto, muito mais tecido glandular. Mais tecido glandular simplesmente equivale a mais risco de câncer de mama. Neste grupo de 420 mulheres magras com câncer de mama, 96% usavam tamanho de sutiã menor que D**, de modo que o subgrupo de mulheres magras de seios grandes em risco devido apenas ao tamanho é pequeno. A vasta maioria dos seios grandes é grande por conta da quantidade de gordura em torno do tecido glandular (e, como colocado, é muito improvável que essa gordura se torne cancerosa). Ao contrário, seios pequenos geralmente têm menos gordura e, potencialmente, o mesmo volume líquido de tecido glandular que muitos seios maiores. Portanto, no fim das contas, as mulheres têm incidência similar de risco de câncer de mama, independentemente do volume das mamas. A maioria dos estudos tentando correlacionar tamanho e risco conclui que não existe tal associação.[61]

Atchim! Câncer de mama se "pega"?

Achar que se pode pegar câncer de mama ou passá-lo a outra pessoa – seja através da respiração, pelo ar, ou exposição a fluidos corporais tais como leite do peito, sangue e saliva, ou através do compartilhamento de utensílios, de beijos ou sexo – à primeira vista pode parecer ridículo, mas, na realidade, é uma pergunta que me fazem. De modo que aqui vai a resposta também real.

Quando o DNA no interior da célula da mama se modifica, essa célula começa a crescer, se dividir e espalhar sem controle ou ordem; é assim

** *Dos menores tamanhos do bojo do sutiã nos EUA. (N.T.)*

que o câncer acontece. E é a única maneira de ele começar. A exposição à célula mamária modificada de outra pessoa em nada afeta as suas próprias células de DNA. No entanto, diversos estudos mostraram que muita gente acredita que o câncer de mama é contagioso; essas descobertas, então, sugerem uma necessidade primaria de desenvolver programas educativos a respeito dessa doença.[62]

Em 1964, 20% dos moradores entrevistados em Perth, na Austrália, acreditavam que câncer é contagioso. É animador saber que, quando essa mesma entrevista foi repetida 40 anos depois, só 3% manifestaram a mesma crença.[63] Em outras palavras, uma melhor educação a respeito de assuntos de saúde pode impactar as crenças. Precisamos de intervenções efetivas nas comunidades, visando aos territórios mais vulneráveis a esses mitos e equívocos, comumente os de imigrantes recentes e pessoas com *status* socioeconômico mais baixo. Derrubar mitos pode mudar o comportamento e, por sua vez, melhorar os resultados do câncer.

Envie-me os mitos que você conhece a respeito de câncer

Ouviu falar de outro mito e não sabe qual é a verdade? Eu quero saber! Conte-me mais acessando: <pinklotus.com/breastmyths>. Eu escolho as melhores mensagens sobre mitos e desmascaro-os para você no nosso *blog* Pink Lotus Power Up.

PARTE 2

REDUZINDO O RISCO DE CÂNCER

CAPÍTULO 3

Coma isto!

"Oi, meu bem, vá ali na seção 5 e pegue um pote de flavonoides? Vai encontrá-lo junto dos polifenóis..." É claro, você ainda não tem essa capacidade de rastrear os antioxidantes da vida, que expulsam o câncer, mas vou facilitar seu trabalho mostrando onde encontrar os melhores nutrientes em forma de alimento, para o sustento dos seus seios e corpo. Acho que você vai amar saber que não é em comidas desconhecidas, repulsivas ou caras que eles estão. Gostosas, elas cabem no orçamento e são encontráveis em qualquer mercearia mundo afora.

Ao comer comida, em vez de suplementos, não consumimos nutrientes individualmente – como seria o caso se ingeríssemos uma colher de algum aminoácido essencial. Comemos refeições e lanches com combinações de ingredientes dentro de uma variedade de alimentos. Assim, surge uma dificuldade óbvia quando se tenta chegar a uma afirmação definitiva do tipo: "Sim, consumindo 5 mg *disto*, diminui-se o risco de câncer de mama em 50%". Apesar disso, quando se examina o corpo da literatura relacionada a esse tópico, vemos que existem fundamentos. Então, que tal nos fundamentar?

O PODEROSO FITOQUÍMICO (CONHECIDO COMO FITONUTRIENTE)

A chave do uso de alimento para você se proteger do câncer de mama está em compreender que a comida guarda o poder de alterar os seguintes fatores dentro de você: níveis de estrogênio, fatores de crescimento, formação de novos vasos sanguíneos (angiogênese), inflamações e funções do sistema imunológico. Cada um deles afeta o que chamamos de microambiente do tumor – os fluidos e células que banham, sustentam e alimentam o câncer – *ou buscam e conseguem destruí-lo*. Você escolhe.

Quando o seu microambiente grita "pró-câncer!", as células do câncer podem formar-se e multiplicar-se. Quero que você passe a ingerir regularmente alimentos que tornem o microambiente dos seus seios desagradável para os tumores, que gritem: "Anticâncer!". Aqueles que gritam mais alto são os que naturalmente trazem consigo os fitoquímicos, que são moléculas derivadas de plantas (*phyto* quer dizer "planta" em grego) conhecidas por possuírem profundas propriedades anticâncer e anti-inflamatórias, que têm como alvo direto justamente os processos que usam as células de câncer para desenvolver um tumor.

Imagine uma célula normal cantarolando alegremente vida afora quando, de repente, numa questão de dias, o que era normal passa por uma mutação, devido a fatores como raios solares UV, fumaça de cigarro ou alimentos carcinogênicos. Essa célula modificada se transforma numa *semente* de câncer. Se a semente se enraiza ou não, florescendo até o câncer totalmente desenvolvido capaz de destruir a sua vida, depende do microambiente – o solo em que a semente de câncer vinga ou falha. Em 1974, os National Institutes of Health (NIH) [Institutos Nacionais de Saúde] patrocinaram um estudo que mostrou que o câncer de mama implantado em camundongos fêmeas lançou células tumorais na corrente sanguínea a taxas vertiginosas. A partir de um centímetro cúbico de câncer de mama – tamanho de um M&M ou de um cubo de açúcar –, o câncer vai lançar 3,2 milhões de células malignas na corrente sanguínea a cada 24 horas.[1] Isso faz você respirar fundo, hein? Mas, então, como é que nem toda história de câncer tem final fatal? A maioria dessas células é rapidamente removida do sangue por um sistema imunológico que esteja funcionando bem, e se as células das mamas chegarem a uma terra estrangeira como o fígado, geralmente param de se dividir e morrem – a não ser que encontrem nesse solo condições de crescimento.

Como criar a engenharia de um solo que impeça de brotar as sementes de câncer? No mais abrangente estudo da nutrição humana já conduzido na história da ciência, o Estudo China, os autores observaram que a nutrição é infinitamente mais importante no controle do crescimento do câncer (o solo) que a dose do carcinógeno inicial (o que faz a semente).[2] Em outras palavras, as células saudáveis podem usar uma armadura nutricional que protege contra mutações quando são expostas a coisas ruins, de modo que não se transformam em sementes. Além disso, mesmo que algumas células se tornem sementes malignas, mantendo-se um microambiente anticâncer, as sementes morrem. No entanto, num corpo pró-câncer, aquela célula modificada se multiplica e se divide repetidamente e, como as semanas se transformam em anos, transforma-se em *décadas de crescimento* sem que o corpo tenha capacidade de controlar essas células do modo como controla as células normais que envelhecem. Eventualmente, esse pequeno zumbi cria seu próprio fornecimento de sangue, para trazer para si próprio ainda mais nutrientes dos que precisa e progredir rapidamente, tornando-se uma massa cancerosa de repente. Quando você a sente, na mama, fica boquiaberta: "Mas isto não estava aqui ontem!".

Peço a sua permissão, leitora, para apresentar-lhe alguns dos poderosos compostos de plantas que bloqueiam a ação carcinogênica – como sulforafano e indol-3-carbinol (brócolis, couve), genisteína (soja), sulfeto de dialila (alho) e ácido elágico (frutas vermelhas, nozes) – e ajudá-la a salvar a sua vida. As plantas precederam os seres humanos nesta Terra e desenvolveram algumas armas incríveis para a própria proteção – contra adversários tais como os raios UV do Sol, micro-organismos e insetos.[3] Assim, vamos prestar muita atenção nelas, tal como têm feito os cientistas há muitos anos. As plantas se comportam como pequenas farmácias, autoliberando moléculas que matam bactérias, vírus e fungos antes que estes atacantes as matem. Deixe eu lhe fazer uma pergunta: se você *comer* plantas, os poderes protetores delas se estenderiam a você, um ser humano? É claro que sim! A medicina popular não é folclore. As dádivas medicinais da selva amazônica proveem a base de incontáveis medicamentos vendidos pelas empresas farmacêuticas.[4]

Uma quantidade de substâncias químicas naturais conhecidas por bloquear ativamente o nascimento e crescimento de células cancerosas (carcinogênese) tem sido isolada de frutas e vegetais. Quando as sementes de câncer se formam, esses mesmos fitoquímicos habilitam ou desabilitam o microambiente do solo por *toda a parte*, dentro do seu corpo – nos seios, sim; mas também no fígado, no pulmão, no osso e no cérebro –, em todos os lugares para onde o câncer de mama gosta de migrar. Entre os fitonutrientes se incluem curcumina (cúrcuma), galato de epigalocatequina

(EGCG, no chá-verde), resveratrol (uva, vinho), ácidos gordos ômega 3 (semente de linhaça, abacate), procianidinas (bagas), genisteína (soja), licopeno (tomate), antocianinas (maçãs) e limoneno (laranjas). A pesquisa revela o forte poder anticarcinogênico dos fitoquímicos:[5]

- promovem atividade antioxidante e eliminam radicais livres, impedem que coisas prejudiciais que consumimos e com as quais nos deparamos (isto é, os agentes cancerígenos) transformem-se em células de câncer no interior dos nossos corpos;
- evitam danos ao DNA;
- reparam ruptura do DNA;
- destroem células malignas no interior do nosso corpo;
- moderam a taxa de crescimento das células cancerosas;
- inibem novos aportes de sangue às células tumorais (antiangiogênese);
- estimulam o sistema imunológico;
- regulam o metabolismo do hormônio;
- reduzem a inflamação;
- produzem efeitos antibacterianos e antivirais.

O ACLAMADO ANTIOXIDANTE

Os fitoquímicos mais famosos agem como antioxidantes, tal como as vitaminas C e E, o betacaroteno e o licopeno. Mas o que são antioxidantes, e o que fazem eles? Não se preocupe, isto não vai virar uma aula de bioquímica, mas você precisa entender o campo de batalha que denominamos de *estresse oxidativo*. Os radicais livres são moléculas de oxigênio más, que se comportam como um cachorro sem o osso. Porque necessitam de um elétron para se tornarem estáveis e felizes, roubam-no de qualquer célula próxima, o que, por sua vez, deixa as células adjacentes infelizes. Estas, então, roubam as vizinhas, e assim por diante. O que é capaz de acabar com toda essa loucura oxidativa? Os antioxidantes podem dar um basta nessa enxurrada de formação de radicais livres e dano celular devastador. O antioxidante, uma molécula de bom coração, doadora de vida, diz ao oxidante: “Ei, cão, fique com o meu elétron. Sou superestável mesmo sem esse osso. Você precisa dele e eu não”.

Os radicais livres na realidade são necessários até certo ponto, pois nos ajudam a respirar (úteis, eu diria); combatem a infecção e na verdade podem matar as células cancerosas que ajudam a provocar (irônicos, mas também úteis) e dão a partida na reação inflamatória a ferimentos, de modo que seu corpo possa se reparar (isso é simpático).[6] Mas se houver mais dos "maus" circulando do que "bons" para barrá-lo, o resultado é estresse oxidativo, e quando esse desequilíbrio persiste dia após dia, ano após ano, as células do seu corpo, bem como o DNA, ficam muito abatidas. Basicamente, os órgãos que esses radicais livres danificam com mais frequência, sejam quais forem, vão determinar que doenças você vai contrair. No caso de serem os vasos sanguíneos, olá, doença cardíaca! Se são os músculos, você terá fadiga crônica ou fibromialgia. Se é o cérebro – esqueci o que acontece... Lembrei: demência e mal de Alzheimer. Se são os seus intestinos, as entranhas ficam irritáveis. E se há dano excessivo de radicais livres no tecido das suas mamas, bem... elimine o estresse oxidativo e quem sabe você até poderá viver para sempre.

O papel dos antioxidantes na moderação do estresse oxidativo só arranha a superfície das capacidades anticâncer dos fitonutrientes, como evidencia o fato de a atividade antioxidante ser justamente a primeira nos 10 pontos que listamos anteriormente. Se você realmente quer derrotar o câncer de mama, então demonstre isso ao comer.

Preciso compartilhar algo que irá transformar a sua alimentação para sempre. No esforço de digerir a comida, toda refeição cria radicais livres prejudiciais; ou seja, o estresse oxidativo regula a chamada *fase pós-prandial* – pós-refeição. Na dieta padrão norte-americana (reconhecidamente INFELIZ[3])*, a oxidação prejudicial é tão elevada que a maioria das pessoas vai para a cama toda noite com menos antioxidantes do que quando acordou. Como você pode reverter isso? Bem, num estudo, deram às pessoas um café da manhã padrão e mediram seus níveis de colesterol LDL oxidado a cada hora.[7] O colesterol subiu, subiu e, lá pelo meio-dia, os participantes encontravam-se num estado hiperoxidado, prontos para deglutir a refeição INFELIZ seguinte. E o que aconteceu quando as pessoas comeram as mesmas refeições, mas com uma diferença: a adição de uma xícara de morangos? Bastou apenas *uma xícara de morangos embalados com antioxidantes* no mesmo café da manhã e os níveis de estresse oxidativo voltaram ao ponto de partida lá pelo meio-dia! Espero que os seus olhos tenham se arregalado e quase saltado das órbitas... Imagine, então, se a refeição não fosse panqueca com *bacon* ou bife e ovos mais aquela porção de morangos. Se, em vez disso, fosse aveia em flocos grossos mais morangos? Puxa! Aí sim você estaria construindo saúde, ao invés de ficar

* *Referência à propaganda da cadeia de fast-food McDonald's: "McLanche Feliz".* (N.T.)

neutro. O importante a se guardar: ingerir antioxidantes em cada refeição (apenas uma xícara de morangos pela manhã não será suficiente). Cada refeição cria uma batalha de oxidação, que luta contra uma alimentação rica em antioxidantes, provenientes verduras cada vez que você leva uma garfada à boca.

A dieta mediterrânea (MedDiet) muitas vezes aparece como uma maneira saudável de se comer, e não é de admirar que ela priorize fitonutrientes, com ênfase em frutas, vegetais, grãos integrais, azeite de oliva, peixe e vinho tinto – com moderação. Teoricamente, ela cria um microambiente que o câncer considera hostil... E o que ocorre quando você a testa? Recentemente, 19 estudos foram unânimes em mostrar os fortes benefícios da MedDiet para a redução do risco total de mortalidade de todas as doenças que tememos: ataque cardíaco, infarto, declínio cognitivo e câncer.[8] Seria essa a razão por que os índices de câncer de mama têm sido mais baixos nos países mediterrâneos (tais como Espanha, Itália, Grécia) do que nos Estados Unidos e nos países do norte e do centro da Europa (como Escócia, Inglaterra, Dinamarca)?[9] Num estudo multicêntrico da Espanha, a adesão a uma MedDiet reduziu a ocorrência de todos os subtipos de tumores nos seios e, de modo mais marcante, do agressivo câncer de mama triplo-negativo (CMTN; em inglês, TNBC), que caiu 68%.[10] Um estudo holandês de mais de 62 mil mulheres acompanhadas por 20 anos mostrou uma queda de 40% do CMTN com a MedDiet.[11] Por fim, um estudo de 10 países europeus acompanhou o número espantoso de 330 mil mulheres durante 11 anos e encontrou 20% menos CMTN com a MedDiet.[12] Bem, eu diria que a MedDiet passou gloriosamente (a glória antioxidante) no teste da longevidade.

O PRATO PERFEITO

Assim, qual a aparência de um prato cheio de antioxidantes e outros nutrientes que combatem câncer? A base da refeição ideal é em grande parte composta por plantas, com abundância de frutas e vegetais frescos, gorduras saudáveis, grãos integrais, legumes, peixe ou carne magra ocasionalmente (ou não, como discutimos mais adiante), com uma taça de chá-verde – e às vezes de vinho – do lado.

Coma isto

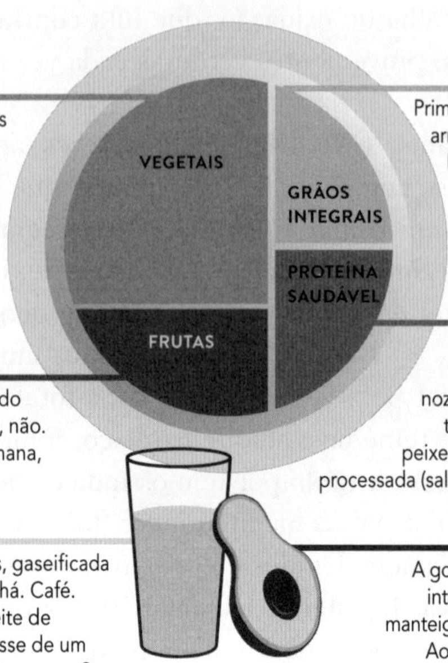

VEGETAIS

Consumo ilimitado de folhas verdes (couve, espinafre). Varie as cores para capturar mais fitonutrientes: brócolis de cor verde, tomates vermelhos, cogumelos brancos, abóbora cor de laranja, batata-roxa.

FRUTAS

Coma a fruta inteira, incluindo as cascas comestíveis. Suco, não. Frutas vermelhas, maçã, banana, frutas cítricas.

LÍQUIDOS

Água pura, sabores naturais, gaseificada (cítricos, hortelã, pepino). Chá. Café. Substitua leite animal por leite de amêndoa e de soja. Não passe de um drinque alcoólico por dia. Sem suco. Sem adicionar açúcar. Desculpe, refrigerante...

GRÃOS INTEGRAIS

Primeiro: pão de trigo integral, massa, arroz, aveia, quinoa, cevada, cuscuz. Dê adeus ao pão branco. Quando os grãos são 100% integrais, isso aparece no rótulo; o produto tem de listar os grãos integrais.

PROTEÍNA SAUDÁVEL

Soja (*tofu*, tempeh, edamame), seitan, lentilha, feijão, ervilha, nozes, quinoa, arroz-silvestre. Corte totalmente todas as carnes, aves, peixes, laticínios e ovos. Elimine carne processada (salsicha, frios). Mais tarde, o *bacon*.

GORDURA SAUDÁVEL

A gordura saudável vem de alimentos integrais: abacate, nozes, sementes, manteiga de nozes e sementes, azeitona. Ao usar óleo, priorize azeite de oliva extravirgem e óleo de canola extraído por pressão do bagaço.

O seu prato em qualquer refeição deve conter 70% de fruta fresca, legumes e folhas verdes (brócolis, espinafre, couve) e 30% de grãos integrais e proteína (legumes e soja). Não tenha medo de legumes ricos em amido como batata-doce e abóbora; opte por um arco-íris profundamente colorido de alimentos, já que a cor contém fitonutrientes (o clorofila faz um verde-médio; os carotenoides criam amarelo e laranja; os flavonoides, azul, vermelho e creme). Por exemplo, o extrato de arroz jasmim-vermelho reduziu a migração e invasão de células de câncer de mama humano numa placa de petri; a mesma coisa aconteceu quando se pingou extrato de farelo de arroz integral em células de câncer de mama. O extrato de arroz branco, porém, nada fez. E mais, extrato do arroz negro dado a camundongos com enxertos de câncer de mama humano (eu sei que a ciência pode ser cruel) nitidamente suprimiu o crescimento do tumor e a angiogênese.[13] Portanto, seja colorido. E, para seu conhecimento, os grãos integrais com broto, encharcados e fermentados, formam carboidratos mais digestivos.

Uma refeição típica para mim segue a regra 70/30 (aquela que diz que o prato em qualquer refeição deve conter 70% de fruta fresca, legumes e folhas verdes e 30% de grãos integrais e proteína). Como uma salada imensa com uma base espessa, deliciosa, de grão integral ocupando a metade do prato e legumes ocupando a outra metade. Por cima boto couve, rúcula e brócolis; e, aí, vario o que cobre tudo escolhendo de 5 a 10 diferentes alimentos que combinem com meu humor: brócolis cru (sempre), tomates-cereja, coração de alcachofra, pimentão amarelo doce, amoras frescas, abacate, um monte de *homus* e sementes de abóbora. O molho envolve uma mistura de vinagre de maçã, alho amassado, pimenta moída e ervas. Mas, sinceramente, caso este conceito lhe seja novo e você precise de um pouquinho de Thousand Island* ou do cremoso molho "do rancho" para poder curtir a salada, não se avexe, vá em frente! Estou tão empolgada com o seu prato cheio de antioxidantes que você já ganhou a batalha do estresse oxidativo desta refeição.

MINHA REFEIÇÃO IDEAL DECODIFICADA...

Todas conhecemos nossas frutas e legumes, e até temos uma série de favoritos, mas quando comecei a fazer dieta integral, à base de plantas, e procurei substitutos para a minha manteiga, ovos e filé de salmão, me deparei com um bocado de descobertas deliciosas. Eu, então, tenho o prazer de lhe apresentar...

- **Gorduras saudáveis:** abacate, nozes (noz comum, noz-pecã, pistache, castanha-de-caju, macadâmia, amêndoa), sementes (linhaça moída, chia, girassol, gergelim), manteiga de nozes e sementes (amêndoa, caju, girassol), azeitona, *tofu*, *edamame*, chocolate escuro com pelo menos 70% de cacau, azeite de oliva extravirgem, óleo de canola orgânico prensado mecanicamente.
- **Grãos 100% integrais:** trigo integral e pão e massa de grão integral, arroz integral/selvagem/negro/vermelho, aveias integrais, quinoa, *freekeh*, farro, pipoca, centeio integral, cevada integral, trigo-mourisco, cuscuz de trigo integral, triguilho, amaranto, sorgo, *teff*.
- **Legumes:** feijão (vermelho, grão-de-bico, lima, fava, mungo, preto, soja), ervilha (verde, neve, doce, seca, olho preto), nozes especiais (amendoim, grão de soja torrado) e lentilha (marrom, verde, vermelha, preta, amarela).

---

* *Thousand Island é um molho para salada à base de maionese e ketchup. Já o molho "do rancho" é feito à base de coalhada ou creme de leite. (N.T.)*

Como assim, relativo?

Antes de nos colocarmos à caça de um arco-íris de alimentos saudáveis, vamos precisar de um curso de estatística. Quero que você entenda dois termos importantes, *risco relativo* e *risco absoluto*, para poder digerir os números que uso ao explicar como a sua dieta e as suas opções de estilo de vida impactam o risco de câncer.

O risco relativo compara a chance de desenvolver uma doença em particular quando as pessoas são expostas a certos fatores com a chance de pessoas desenvolverem a doença *não* estando expostas a esse mesmo fator. A analogia mais imediata é fumo e câncer de pulmão; ninguém vai se surpreender ao ouvir que o risco relativo dos que fumam é bem mais elevado que o dos que não fumam. Então, vamos agora falar de câncer de mama e comparar não comer fibra suficiente com devorar quantidades de fibra. Fato: se você não come pelo menos 30 gramas de fibra por dia, o seu risco de câncer de mama sobe 50%. Isto significa que você tem um aumento de 50% do câncer de mama relativo a quem consome muita fibra. Mas o que você realmente quer saber é como isso afeta o risco absoluto. O risco absoluto tira você do contexto da fibra apenas e coloca você de volta, incluindo o seu fator fibra, no contexto de todas as mulheres. Os números mostram que as mulheres correm um risco de 1 em 8 de desenvolverem câncer de mama por volta do momento em que atingem a idade de 80 anos. Então, como os "50%" alteram o risco, no caso da mulher que consome pouca fibra? Bem, 50% de 1 é 0,5. Assim, um aumento de 50% do risco relativo modifica o seu risco absoluto de 1 em 8 para 1,5 em 8.

Perdoem-me, mas vou compartilhar mais duas maneiras interessantes de assimilar essa informação estatística. Primeira, a outra pessoa do nosso exemplo – a que gosta de fibra – tinha 50% *menos* câncer de mama, não é? De novo, 50% de 1 é 0,5; mas, desta vez, uma *redução* do risco relativo muda o risco absoluto de 1 em 8 para 0,5 em 8. À medida que entramos em tudo que aprendi e planejo mostrar a você, vamos usar essas potentes adições e subtrações ao nosso risco vitalício de câncer de mama para tentar otimizar a saúde. Segunda, os riscos podem aparecer e desaparecer, especialmente se intensificarmos o nosso jogo anticâncer e mudarmos nosso comportamento. Às vezes, é reconfortante olhar o seu risco absoluto num período de tempo mais curto do que olhar todo o tempo da vida. Por exemplo, se atualmente você tem 42 anos, acontece que o seu risco absoluto de desenvolver câncer de mama este ano é de 1 em 680.[14] Se você não consome muito farelo de cereal e fruta rica em fibra, seu risco torna-se 1,5 em 680 – veja, um "aumento de 50%" mal modificou o seu risco absoluto à idade de 42.

Quando você lê a respeito de um fator de risco, e vê que tem 300% mais probabilidade de desenvolver câncer de mama porque bebeu determinada coisa, lembre-se de relacionar a informação ao risco absoluto. Um aumento de 300% significa que a pessoa de 42 anos com 1 chance em 680 *sem beber a tal determinada* coisa agora tem 4 chances em 680. Duvido que em Las Vegas* você fosse querer correr tal risco! Que ninguém entre em pânico, porém. Lembre-se de que *eventualmente* todas as arvorezinhas do risco relativo (todas as escolhas diárias de cada alimento ou hábito) somadas terão criado uma floresta, que determina a saúde dos seus seios.

Conheça os seus "fitos"

Por mais difícil que seja reconhecer um único nutriente e confirmar seu poder de combater o câncer, os cientistas têm identificado dezenas de milhares de fitoquímicos e continuam a estudar suas complexas funções. Até aqui, esses nutrientes aparentemente são como pequenos mestres no jogo anticâncer. O poder exótico e de fato incompreensível embalado em alimentos como brócolis ou bagas e, depois, a complexa cascata de eventos que se desencadeia a partir do seu estômago, alcançando o interior de cada uma das suas células... tudo isso é estonteante! Se o papel principal nesse filme vai para um Big Mac, a coisa fica mais aterradora que estonteante, mas isso é assunto para o próximo capítulo.

O elenco de personagens a seguir representa os primeiros da lista, os mais fabulosos fitonutrientes da cidade, e deveriam marcar presença diária na história da sua vida. Comece incluindo esses alimentos no seu carrinho de supermercado hoje.[15]

* *Cidade de cassinos e jogos de azar localizada no estado norte-americano de Nevada. (N.T.)*

ESTES FITONUTRIENTES	SÃO ENCONTRADOS NESTES ALIMENTOS	E É POR ISTO QUE VOCÊ SE IMPORTA
Isotiocianatos, indóis, carotenoides, flavonoides.	Todos os vegetais crucíferos: brócolis, couve-flor, verduras folhosas (couve, espinafre, acelga chinesa, agrião, rúcula), couve-de-bruxelas, repolho, rabanete, rutabaga, nabo.	• Reduzem o câncer de mama. • Diminuem as inflamações. • Neutralizam agentes cancerígenos. • Retardam o crescimento das células do câncer. • Estimulam o suicídio das células de câncer. • Limitam o dano dos radicais livres. • Preservam a memória. • Reduzem a doença cardíaca.
Flavonoides, lignanas, ácidos fenólicos, ácido fítico, inibidores da protease, saponinas.	Grãos 100% integrais: arroz integral, arroz-silvestre, aveia integral, quinoa, centeio integral, cevada integral, massa de trigo integral, pipoca, trigo-mourisco, cuscuz de trigo integral, triguilho, *freekeh*, amaranto, sorgo, *teff*.	• Reduzem o câncer de mama. • Retardam o crescimento das células cancerígenas. • Reduzem a doença cardíaca.
Ellagitannins, flavonoides (antocianinas, catequinas, *kaempferol*, quercetina), pterostilbene, resveratrol.	Amora, *blueberry*, framboesa, morango, uva, vinho.	• Reduzem o câncer de mama. • Diminuem as inflamações. • Retardam o crescimento das células cancerígenas. • Estimulam o suicídio das células cancerígenas. • Limitam o dano dos radicais livres.

ESTES FITONUTRIENTES	SÃO ENCONTRADOS NESTES ALIMENTOS	E É POR ISTO QUE VOCÊ SE IMPORTA
Carotenoides: betacaroteno, licopeno.	Tomate.	• Reduzem o câncer de mama. • Retardam o crescimento das células cancerígenas. • Estimulam o suicídio das células cancerígenas. • Limitam o dano dos radicais livres.
Carotenoides: alfacaroteno, luteína, betacaroteno, zeaxantina, betacriptoxantina.	Tudo que é da cor laranja: abóboras (*butternut*, bolota, abóbora comum, espaguete), cenoura, batata-doce, damasco, melão *cantaloupe*, manga.	• Reduzem o câncer de mama. • Neutralizam os agentes cancerígenos. • Retardam o crescimento das células cancerígenas. • Estimulam o suicídio das células cancerígenas. • Limitam o dano dos radicais livres.
Compostos de Allium (alicina, sulfeto de alilo), flavonoides.	Alho, cebola, alho-poró, os vários tipos de cebolinha, chalota.	• Reduzem o câncer de mama. • Neutralizam os agentes cancerígenos. • Retardam o crescimento das células cancerígenas. • Limitam o dano dos radicais livres.
Isoflavonas (daidzeína, genisteína, gliciteína), ácidos fenólicos, inibiores de proteína quinase, esfingolipídeos.	Soja, *tempeh*, missô, *nattō* , feijão de soja, soybeans, edamame, leite de soja, *tofu*	• Reduzem o câncer de mama. • Retardam o crescimento das células cancerígenas. • Reduzem as ondas de calor. • Diminuem as dores nos seios.

ESTES FITONUTRIENTES	SÃO ENCONTRADOS NESTES ALIMENTOS	E É POR ISTO QUE VOCÊ SE IMPORTA
Lignanas.	Sementes de linhaça moídas.	• Reduzem o câncer de mama. • Diminuem as inflamações. • Retardam o crescimento das células cancerígenas.
Inositol, flavonoides, lignanas, polifenóis. Inibidores da protease, saponinas, esteróis, triterpenoides.	Feijão (vermelho, carioca, preto, branco, verde, grão-de-bico), ervilha (verde, neve, doce, seca, olho preto).	• Reduzem o câncer de mama. • Diminuem as inflamações. • Retardam o crescimento das células cancerígenas. • Estimulam o suicídio das células cancerígenas. • Reduzem o colesterol.
Flavonoides (betacaroteno, naringenina, licopeno), carotenoides, limonoides.	Frutas cítricas: toranja, laranja, tangerina, clementina, tangelo, limão, lima.	• Reduzem o câncer de mama. • Retardam o crescimento das células cancerígenas. • Estimulam o suicídio das células cancerígenas. • Limitam o dano dos radicais livres. • Protegem a visão. • Reduzem a doença cardíaca.
Flavonas, isoflavonas, polifenóis. L-ergotioneina.	Cogumelos: *shiitake*, *ostra*, *portobello*, *maitake*, *crimini*, brancos.	• Reduzem o câncer de mama. • Diminuem as inflamações. • Desencadeiam a função imunológica. • Retardam o crescimento das células cancerígenas.

ESTES FITONUTRIENTES	SÃO ENCONTRADOS NESTES ALIMENTOS	E É POR ISTO QUE VOCÊ SE IMPORTA
Ellagitannins, flavonoides, ácidos fenólicos, fitosteróis.	Nozes.	• Reduzem o câncer de mama. • Neutralizam os agentes cancerígenos. • Retardam o crescimento das células cancerígenas. • Estimulam o suicídio das células cancerígenas. • Limitam o dano dos radicais livres.
Flavonoides (antocianinas – maçãs vermelhas, epicatequina, quercetina), triterpenoides.	Maçãs.	• Reduzem o câncer de mama. • Retardam o crescimento das células cancerígenas.
Cafeína, flavonoides (galato de epigalocatequina – chá que não seja de ervas).	Chá: verde, *matcha*, hibisco, preto, branco, *rooibos*, *chai*, camomila.	• Reduz o câncer de mama. • Neutraliza os agentes cancerígenos. • Retarda o crescimento das células cancerígenas. • Estimula o suicídio das células cancerígenas. • Limita o dano dos radicais livres.
Cafeína, diterpenos, ácidos fenólicos (ácido clorogênico, ácido quínico).	Café.	• Reduz o câncer de mama. • Diminui as inflamações. • Neutraliza os agentes cancerígenos. • Retarda o crescimento das células cancerígenas. • Estimula o suicídio das células cancerígenas. • Reduz a doença cardíaca.

Em 2009, com dados de pesquisas que captam o que os norte-americanos comem diariamente (National Health and Nutrition Examination Surveys – NHANES) [Exames Nacionais de Saúde e Nutrição], bem como dados sobre o conteúdo dos nutrientes, do Ministério da

Agricultura dos Estados Unidos (United States Department of Agriculture – USDA) e outras fontes da literatura publicada, foi estimada por estudiosos a "lacuna de fitonutrientes" – ou seja, em que medida nos encontramos aquém das recomendadas 5 a 13 porções de frutas e legumes por dia.[16] Eles agruparam os mais importantes fitonutrientes – que estão na nossa lista anterior – em uma de 5 categorias de *cor*, dependendo do pigmento principal dos alimentos em que são encontrados. Com base nesse relatório, aqui está a decomposição, para seu divertimento e informação, do arco-íris que comemos (ou não comemos, como parece ser o caso):

- Verde: 69% aquém (*kiwi*, melão, brócolis, couve, espinafre, abacate, ervilha).
- Vermelho: 78% aquém (maçã, toranja, framboesa, tomate, beterraba, feijão-vermelho).
- Branco: 86% aquém (pera, couve-flor, grão-de-bico, alho, cebola, cogumelo).
- Roxo/azul: 88% aquém (ameixa, uva, mirtilo, beringela, nabo).
- Amarelo/laranja: 79% aquém (banana, abacaxi, pêssego, limão, cenoura, inhame).

Caramba! Para 8 entre 10 norte-americanos faltam fitonutrientes! Do ponto de vista ideal, você deveria consumir 10 porções de fruta e legume diariamente (essa quantidade faz uma média de 5 xícaras). Embora seja possível discutir o equilíbrio exato das porções em termos de cor, uma meta simples seria comer 2 porções de cada por dia. Escolha os alimentos de colorido mais rico, mais vibrante, sempre que possível, pois a cor geralmente reflete os fitonutrientes do conteúdo.

Os 10 superalimentos para os seios

Pronta para os 10 mais poderosos superalimentos, capazes de barrar o caminho do câncer de mama?

1: Vegetais crucíferos e verdes folhosos

Incluem brócolis, couve-flor, repolho, couve-de-bruxelas, nabo, rabanete, agrião, as espécies de couve e acelga e rúcula. A elevada exposição a isotiocianato dos vegetais crucíferos pode ser a principal razão para a redução do câncer de mama.[17] Para obter o maior retorno possível do seu brócolis, coma-o cozido ligeiramente no vapor ou cru, e mastigue bem, para romper as paredes celulares, o que permite, então, que as moléculas se misturem, criando (sim, ele não estava lá antes!) sulforafano, o astro entre os isotiocianatos. Os sulforafanos têm um talento incrível quando se trata de rastrear e destruir células de câncer de mama.[18] E os brotos de brócolis contêm 100 vezes o sulforafano do brócolis. Como se isso não bastasse, os verdes também proveem indol-3-carbinol, que faz sair o excesso de estrogênio pela via urinária.[19] Um estudo que observou cerca de 52 mil mulheres afro-americanas durante 12 anos, analisando seu consumo de alimentos, descobriu que os vegetais crucíferos cortam o câncer de mama em 41% entre as mulheres na pré-menopausa que consomem mais de 6 porções por semana.[20]

2: *Fibra dietética*

Pense em grãos integrais, feijão e legumes. O estrogênio é o combustível que alimenta 80% de todo o câncer de mama. Infelizmente, a maior parte das mulheres desconhece esse fato, assim como não tem a informação de que o estrogênio pode ser eliminado com uma dieta direcionada. A fibra acaba com os sonhos do câncer quando liga estrogênio e toxinas no seu trato gastrointestinal (você os defeca!), melhora a sensibilidade à insulina e libera uma série de vitaminas antioxidantes e substâncias anticâncer.[21] A absorção elevada de vegetais reprime até mesmo os mais agressivos tumores estrogênio-negativos.[22] Procure consumir mais que 30 gramas de fibra por dia para reduzir o risco de câncer de mama em até 50%.[23] Mesmo apenas 20 gramas lhe dão uma redução de 15% do câncer.[24]

Qual a aparência de 30 gramas? De 3 a 5 porções por dia de alimentos com muita fibra. Por exemplo:

- uma xícara de ervilha seca, lentilha, feijão-preto (15 gramas), feijão-de-lima (13 gramas), feijão cozido (10 gramas), ervilha verde (9 gramas);
- um abacate (13,5 gramas);
- meia xícara de maracujá (12 gramas);
- uma alcachofra média (10,3 gramas);
- uma xícara de framboesas (8 gramas);
- uma xícara de espaguete de trigo integral (6,3 gramas) ou cevada descascada (6 gramas);

- uma pera média (5,5 gramas);
- ¾ de xícara de farelo (5,5 gramas);
- uma xícara de brócolis (5 gramas)

Quantos norte-americanos adultos não consomem uma quantidade suficiente de fibra por dia? A resposta é: 97% deles![25] Você e eu estaremos incluídas nos 3%. Longa vida aos legumes (e a nós)!

3: *Frutas em bagas*

Em ordem decrescente de potência antioxidante e eliminação de radicais livres, estão o mirtilo selvagem, o oxicoco, a framboesa, o morango e a cereja. Substâncias como ácido elágico, antocianidinas e proantocianidinas interferem nos sinais das células cancerígenas e estimulam o suicídio delas (apoptose), além de inibirem a angiogênese.[26] As frutas de bagas congeladas liberam mais rapidamente esses polifenóis do que as frescas; mas, fresca ou congelada, jogue-as na aveia, no leite batido no liquidificador (vitamina de frutas) e nas saladas – e não tem ninguém olhando: vá, simplesmente coloque elas direto na boca! Eu também amo a groselha indiana, que tem 124 vezes o poder antioxidante do mirtilo e trabalha sinergicamente no interior do corpo para extinguir o dano oxidativo dos radicais livres.[27] Você pode usá-la na forma de pó, *amla*, como faço na minha receita de vitamina de fruta antioxidante, no final deste capítulo.

4: *Maçãs*

Uma maçã por dia é capaz de manter o câncer de mama a distância? Parece que sim! Os flavonóis e as catequinas na casca de toda maçã e as antocianinas nas maçãs *vermelhas* atuam contra qualquer via metabólica que o câncer tente tomar, pelo menos nos testes com animais.[28] Quem come maçã todo dia (torta de maçã não vale, gente!) tem 24% menos câncer do que quem come pouco dessa fruta.[29] No laboratório, os extratos da casca barram células de câncer com 10 vezes mais efetividade que a polpa das maçãs, então você deve consumi-las inteiras ou misturadas com outros alimentos, mas não em suco.[30]

5: *Tomates*

Um dos carotenoides, o licopeno, colore os tomates de vermelho-vivo, com maior concentração na pele. Poderoso antioxidante, o licopeno exibe efeitos anti-inflamatório e antiangiogênese, ambos constituindo razões plausíveis para a redução de câncer de mama relatada entre mulheres que ingerem muito tomate.[31] Diferentemente da maior parte dos fitoquímicos, que é melhor consumir no estado cru, aquecer os tomates por 15 minutos aumenta a biodisponibilidade de licopeno em 300%.[32] Eles são solúveis na gordura, portanto intensifique ainda mais a absorção preparando-os salteados ou tostando-os num fio de azeite de oliva.

6: Cogumelos

Tecnicamente, os cogumelos não são frutas, legumes ou sequer plantas – são fungos, mas são também deliciosos e nutritivos. Quem poderia adivinhar que cogumelos de espécies extravagantes como *portobello*, *chanterelle* e ostra têm menos flavonas e isoflavonas que o pequeno e conhecido cogumelo branco?[33] É verdade, dentre esses cogumelos todos, são os branquinhos que concentram os mais altos poderes de bloqueio do estrogênio, e inibem uma enzima, *aromatase*, que normalmente converte precursores de estrogênio em sua forma ativa, que causa o câncer. Uma porção diária de 10 gramas ou mais – o equivalente à *metade* de um cogumelo branco – fez cair as taxas de câncer de mama em 64%, em mulheres chinesas, em comparação com outras da mesma idade, mas que não eram "consumidoras de cogumelos", e em 89% quando elas tomavam meia xícara de chá-verde para dar a partida.[34] Os cogumelos medicinais, tais como *reishi*, *trametes*, *shiitake* e *maitake*, são amplamente utilizados na Ásia, e com sucesso, para tratar vários tipos de câncer. Os estudos creditam aos polissacarídeos dos cogumelos medicinais o estímulo às vias de resposta imunológica e a presença de verdadeiros poderes de ninja antitumor.[35]

7: Alho, cebola, alho-poró, chalota, alho japonês (nirá), cebolinha

Amassados, picados ou mastigados, esses bulbos promotores da imunidade precisam estar frescos para desencadear a proteção antiproliferativa e antioxidante do fitoquímico alicina.[36] Um estudo francês mostrou uma estonteante queda de 75% no câncer de mama após o consumo de 11 a 12 porções semanais dos vegetais que contêm *allium*, como o alho e a cebola.[37] E os vampiros também foram dados como desaparecidos.

8: Açafrão e especiarias

Seria a curcumina, o mais ativo ingrediente dessa erva amarela picante – o açafrão –, a razão para as taxas de câncer de mama na Índia serem 5 vezes menores que nos países ocidentalizados? A curcumina reduz o estrogênio, induz a apoptose da célula cancerígena, suprime inflamações (inibição de COX-2) e inibe radicais livres.[38] De fato, amostras de sangue humano foram expostas a radicais livres num laboratório por uma semana; quando essa exposição foi repetida com novas amostras das mesmas pessoas na semana seguinte, elas mostravam *metade* do dano oxidativo ao DNA. O que mudou em uma semana? Os pacientes do estudo meramente consumiram uma pitada diária de açafrão.[39] A piperina, encontrada na pimenta-do-reino, aumenta a biodisponibilidade de curcumina de mal detectável para 2.000% mais alta.[40] Descobriu-se que, por si só, a piperina suprimiu o crescimento de tumor de mama e a metástase em testes com animais.[41] A mistura de ¼ de colher de chá de pó de açafrão ou 0,635 cm de raiz de açafrão fresca com ¼ de colher de chá de pimenta-do-reino e uma colher de sopa de gordura, como sementes de linhaça moída, ajuda na absorção e evita a eliminação pelo fígado – além de compor um ótimo molho para salada, arroz ou pratos com legumes. Embora a curcumina pura seja poderosa, ela demonstra menor poder de inibição do câncer que o açafrão quando os dois, lado a lado, vão de encontro a células de câncer de mama numa placa de petri. Portanto, você também pode colher todo o benefício de tudo que tem a cor amarelo-ocre (como fiz, colorindo de amarelo-ocre o meu liquidificador) optando pelo açafrão.[42] Evite o açafrão caso você tenha cálculos biliares, pois ele estimula a contração da vesícula biliar, o que pode resultar numa dolorosa crise de vesícula.[43]

As especiarias contribuem com bem mais que cor e sabor para a comida; elas afetam de maneira benéfica as inflamações, a formação de radicais livres e a proliferação da célula cancerígena, a apoptose, a angiogênese e o sistema imunológico.[44] Assim, já que estamos nos sentindo "picantes", permitam-me também sugerir a cozinha anticâncer com cravo (que só perde para a groselha em matéria de poder antioxidante), gengibre, páprica, cominho, canela, sálvia, alecrim, orégano, tomilho e qualquer outra coisa que apareça no quadro a seguir e que você ache que traz aquele toque especial.[45] Aliás, a canela-da-índia contém muito mais daquela substância que afina o sangue, a cumarina, que a canela-do-ceilão; a cumarina também pode ser tóxica para o fígado em doses de 1 colher de chá ao dia, então priorize a canela-do-ceilão caso consuma canela regularmente.[46]

EI, ERVA, BORA TEMPERAR TUDO!

Uma pitadinha disto e um toque daquilo podem transformar o insosso e sem graça em: "Está gostoso, quero mais!". Mais de 180 fitonutrientes derivados de especiarias têm sido pesquisados em função dos seus benefícios para a saúde, de modo que os mais notáveis entre eles merecem algum espaço na dispensa, por favor![47] Se a sua noção de prateleira de temperos é sal e pimenta, tente incorporar à sua cozinha estas ervas e especiarias, as melhores amigas das mamas, e experimente o delicioso sabor do combate ao câncer:

- pimenta-da-jamaica;
- amoras;
- manjericão;
- folhas de louro;
- pimenta-do-reino;
- alcarávia;
- cardamomo;
- pimenta chili;
- chili em pó;
- cebolinha;
- coentro;
- canela-do-ceilão;
- cravo;
- sementes de coentro;
- cominho;
- caril em pó (curry);
- aneto;
- erva-doce;
- fenacho;
- alho;
- gengibre;
- rábano;
- *kokum*;
- alho-poró;
- erva-cidreira;
- manjerona;
- hortelã;
- mostarda em pó;
- cebola;

- orégano;
- noz-moscada;
- páprica;
- salsinha;
- alecrim;
- sálvia;
- açafrão;
- cebolinha;
- chalota;
- tomilho;
- açafrão-da-terra/raiz de açafrão-da-terra.

9: Algas marinhas

A alga marinha diminui o fardo que é o estrogênio dentro do corpo, promovendo a excreção urinária e alterando as bactérias intestinais.[48] Um estudo coreano mostrou que o consumo diário de *gim* (parecida com a folha de *nori*, que envolve o *sushi*) reduz o câncer de mama em mais de 50%.[49] As algas marinhas comuns incluem *nori*, *wakame*, *arame*, *mekabu*, *kombu*, *dulse*, musgo-irlandês e espirulina. Experimente folhas de *nori* como aperitivo, no lugar de batata frita, ou enrole numa folha dele alguns legumes e arroz colorido. Jogue uma colher de chá de espirulina em pó numa vitamina ou molho de salada, ou polvilhe flocos de algas marinhas (encontradas *on-line* ou na seção de produtos asiáticos nos mercados) em vez de sal, em qualquer refeição.

10: Cacau

Carregado de flavonoides e procianidinas, o cacau em pó (não aquele processado pelo método holandês) pode ser adicionado às vitaminas de frutas em bagas para satisfazer os que gostam de doce.[50] Consumir 40 gramas de chocolate preto sólido com mais de 70% de cacau equivale a um polegar para cima na cruzada anticâncer, pois ele libera mais antioxidantes que gordura e açúcar.[51]

A soja tem algo de especial... Não, na verdade não tem

É hora de botar os "pingos nos is" com relação a este ingrediente curativo que tem recebido injustamente uma má reputação. A soja contém isoflavonas, algumas das quais agem como fitoestrógenos (compostos similares a estrogênio com base de plantas), e o estrogênio alimenta quase todo câncer de mama. Assim, aposto que alguém, em algum lugar, lhe falou: "Diga não à soja!". E você, na mesma hora, cuspiu a sopa de missô que estava tomando. A maioria dos médicos acredita em que esse é um território não mapeado, de modo que erram em nome da precaução e lhe aconselham a evitar todo fitoestrógeno. Imagino que se desconheça a evidência; portanto, permita-me mostrá-la a você, leitora.

Em primeiro lugar, temos dois receptores de estrogênio totalmente diferentes (RE) no nosso corpo: RE alfa e RE beta. Quando o estrogênio de qualquer fonte estimula esses receptores, as células reagem de acordo com sua função programada. Na mama, o RE alfa envia sinais para as células cancerígenas se multiplicarem e dividirem, enquanto o RE beta é responsável por um verdadeiro *efeito antiestrógeno*. No fim das contas, nosso estrogênio natural ama os RE alfa (sim, os envolvidos no câncer); mas os fitoestrógenos da soja, como a genisteína, se ligam 1.600% mais a RE beta que a alfa.[52] Quando ligada a seu trono RE beta, a soja na verdade bloqueia o estrogênio, impedindo-o de se sentar na cadeira alfa. E, caso a soja aterrisse no RE alfa, tem em torno de 1/10 a 1/100 da capacidade de sinalização do estrogênio real, de modo que, essencialmente, a soja se comporta como um tamoxifeno – droga que se dá a pacientes de câncer, a qual ocupa, mas desativa, os receptores alfa.[53] Além disso, a soja barra a conversão de outros esteroides *em* estrogênio.[54] Ok, se isto é verdade, então as pessoas que consomem soja deveriam ter reduzido o estrogênio em circulação, certo? Certo. Um grupo de mulheres na pré-menopausa, no Texas, bebeu 3 xícaras de cerca de 355 ml de leite de soja por dia, durante um mês. Dependendo do estágio em que se encontravam no seu ciclo menstrual, os níveis de estrogênio no sangue caíram entre 30% e 80% em todas elas, além permanecerem mais baixos que os iniciais por mais 2 ou 3 meses.[55] Puxa! Então a soja realmente desacelera a produção de estrogênio.

Com menos estrogênio, em função de algumas porções diárias de soja, deveríamos então esperar menos formação de câncer de mama? Sim. Um estudo examinou a ingestão de soja na dieta de mais de 73 mil mulheres chinesas e concluiu que consumir soja durante a infância, a adolescência e a vida adulta protege contra o câncer de mama (especialmente na juventude).[56] A ingestão precoce de soja (mais de 1 vez por semana, não muito) durante a infância reduziu o câncer de mama adulto em 58% num estudo de mulheres asiáticas na Califórnia e no Havaí. Portanto, diga às suas filhas que caiam de boca na soja![57] Até mesmo entre coreanas portadoras da mutação do gene BRCA, que, em geral, se considera à mercê das quebras de DNA, notou-se redução de até 43% nas grandes consumidoras de soja.[58]

Ok, até aqui a soja bloqueia os efeitos do estrogênio no RE alfa; reduz os níveis de estrogênio no sangue; protege contra a formação de câncer de mama; mas... e se você já teve um câncer induzido por estrogênio, e agora está tomando um medicamento que bloqueia a ação do estrogênio no seu corpo, como o tamoxifeno? As isoflavonas da soja interferirão nesses medicamentos? Até 2009, nós não tínhamos certeza. No estudo epidemiológico Vida após o Câncer, 1.954 sobreviventes de várias etnias com tamoxifeno (câncer induzido por estrogênio) foram acompanhadas por mais de seis anos; aquelas que mais consumiam *tofu* e produtos com leite de soja tiveram redução de 60% na *recidiva* de câncer de mama, em comparação com mulheres que ingeriam menores quantidades de soja.[59] As isoflavonas não só lidam favoravelmente com o estrogênio, como exibem propriedades antiproliferativas, antioxidantes, antiangiogênese e anti-inflamatórias tais que a soja até mesmo mantém os tumores *negativos* longe.[60] O maior estudo referente à soja até hoje, para o caso de pacientes de câncer de mama, acompanhou mais de 6.200 mulheres de etnias diversas dos Estados Unidos e do Canadá por 9,4 anos.[61] Para as que consumiam apenas de 0,5 a 1,0 porção de soja *por semana*, os pesquisadores observaram uma queda de 21% na mortalidade por qualquer causa, em comparação com o consumo mais baixo; isto aumentou para 51% os casos de câncer negativo (estrogênio) e para 32% os de pacientes de câncer com estrogênio positivo que não recebiam terapia antiestrogênio. Outro estudo com mais de 5 mil pacientes de câncer de mama revelou 29% de redução da mortalidade e 32% de queda na recidiva para grande consumo de soja, independentemente do *status* do receptor.[62] Até apenas 1 xícara de leite de soja por dia provê fitoestrógenos em quantidade suficiente para reduzir a recidiva em 25%.[63] O consumo de soja após o câncer de mama, portanto, é seguro e traz proteção.

A soja não aumenta o câncer de mama; na verdade, reduz a ocorrência, a recidiva e as taxas de mortalidade em cada um dos estudos que exploram o assunto desde 2009.[64] Qual a soja que se pode consumir com segurança? Escolha produtos de soja com o rótulo específico do Ministério da Saúde dos Estados Unidos indicando orgânico, 100% orgânico ou não OGM. Embora 94% da soja venha de organismos geneticamente modificados (OGMs), não deve ser difícil encontrar produtos não GM; a maior parte da soja GM é dada ao gado, e não a você (a não ser que você coma a carne).[65] A soja é uma "proteína completa", o que quer dizer que contém todos os aminoácidos essenciais de que a função biológica necessita; procure, então, consumir de 2 a 3 porções de alimentos com soja todos os dias. A soja integral em muito excede os produtos processados, e os produtos de soja integral fermentados, como *tempeh, missô, tamari* (um molho de soja fermentada) e *nattō* são os melhores. O processo de fermentação cumpre duas funções: diminui gases e flatulência com probióticos bons para o intestino e converte as poderosas isoflavonas da soja na sua forma mais ativa, tornando esse superalimento mais súper ainda. *Tofu*, feijão de soja (*edamame*), grãos de soja tostados e leite de soja são ótimas opções prontas para consumir. Evite o leite de soja feito da proteína de soja ou proteína da soja isolada; você deve ver no rótulo do seu leite de soja o grão integral de soja orgânica como primeiro ingrediente. Os produtos processados da soja perdem parte do valor nutritivo encontrado nos alimentos integrais, mas proveem ótimos substitutos para a carne, as salsichas, molhos, queijo, ovos, iogurte e leite.

Essenciais: vitaminas, minerais e um pouco de informação suplementar

Se as suas células pudessem escrever um editorial, "Um dia na vida de um corpo", jorrariam palavras a respeito do quanto eles admiram cerca de 30 diferentes vitaminas e minerais essenciais que não são capazes de produzir por conta própria. As células usam essas matérias-primas para desempenhar centenas de funções que sustentam a vida. Suas células diriam que consumir alimentos integrais, e não suplementos ou pílulas com uma única vitamina, as expõe a pelo menos 25 mil fitoquímicos, cujas complexidades só compreendemos precariamente. Esses constituintes bioativos dos alimentos podem trabalhar individualmente, assim como um suplemento faz –, mas não quero que você perca todas as formas aditivas e sinérgicas que essa vasta comunidade de produtos químicos unida toma para impedir o desenvolvimento de doenças. Por exemplo, a vitamina C, com certeza, é um antioxidante; mas comer uma laranja inteira desencadeia outras armas, como o limoneno, que se acumula no interior das células dos seios, onde exerce uma atividade *similar à quimioterapia*.[66] A sua vitamina C mastigável nada sabe da quimio com sabor de limoneno! Com raras exceções – que aparecem nas seções sobre B12, folato e vitamina D, a seguir –, a alimentação equilibrada permanece sendo a maneira mais segura e eficiente de obter quantidades adequadas das vitaminas e minerais de que você precisa. Aqui estão os figurões:

Vitamina A: *fenretinida* (200 mg por dia), um análogo da vitamina A, promove uma redução de 35% na recidiva ou em novo câncer de mama em mulheres na pré-menopausa.[67] É encontrada na cenoura, na batata--doce, na couve, no espinafre, no brócolis e na abóbora-amarela.

Betacaroteno: a meta-análise de 11 estudos mostrou benefício de 18% para as mamas com betacaroteno.[68] Ele se transforma em vitamina A no interior do seu corpo, então acrescente damasco, melão *cantaloupe* e pimentão vermelho aos nossos alimentos ricos em vitamina A listados anteriormente.

Vitamina B_6: a vitamina B_6 confere redução de 30% na recidiva ou em novo câncer de mama.[69] Coma abacate, feijão-carioca, melaço, semente de girassol, semente de gergelim e pistache. Se você consome carne, vai encontrar vitamina B_6 no atum, no frango e no peito de peru.

Vitamina B_{12}: essa vitamina oferece vantagem de 64% às mamas para mulheres na pré-menopausa.[70] Você a encontra em marisco, peixe, carne, aves, fígado, laticínios, ovos, cereais fortificados. Para veganos e adultos com menos de 65 anos que não consomem quantidades adequadas de vitamina B_{12} a partir das fontes citadas: tomem suplemento de 2.500 mcg de cianocobalamina (não *metilcobalamina*) semanalmente.[71] E para aqueles que têm 65 anos ou mais: 1.000 mcg de cianocobalamina por dia.[72]

Ácido fólico (folato): o folato trabalha junto com B_6 e B_{12} para criar glutationa, o mais poderoso de todos os antioxidantes intracelulares, que desintoxica e elimina carcinógenos.[73] Você vai achar folato em alimentos como ervilha, feijão, nozes, espinafre, espécies de couve, aspargos e fontes de trigo integral fortificado. No Estudo da Saúde das Enfermeiras, altos níveis de folato sérico resultaram em 27% menos câncer de mama.[74] Entre as mulheres nesse estudo que bebiam uma média de um copo ou mais de álcool por dia, as que consumiam mais folato a partir da comida ou de suplementos viram seu risco de câncer despencar em 89%, em comparação com as que bebiam e tinham baixo folato. Veja, o álcool inibe a conversão do folato na sua forma útil, a que repara o DNA, chamada metilfolato. Assim, quem bebe moderadamente (um ou mais drinques por dia) deveria pensar em tomar metilfolato (não ácido fólico), 800 microgramas uma vez ao dia – ou parar de beber tanto.

Vitamina C: quando você pensa em vitamina C, pode pensar em suco de laranja; no entanto, as frutas cítricas – laranja, tangerina, toranja, limão e lima – concedem uma modesta redução de 10% ao câncer de mama.[75] Acrescentando outras fontes de vitamina C (e, portanto, de múltiplos fitonutrientes), como cenoura, batata-doce, folhas verdes e brócolis, você amplia a proteção para 31%.[76]

Vitamina D: a vitamina do brilho do Sol merece os holofotes que roubou. Em doses apropriadas, a vitamina D tem efeitos protetores: mais de 800 UI (Unidades Internacionais) por dia conferem uma redução de 34% no câncer de mama entre mulheres na pós-menopausa.[77] Aumente isso para 50% de proteção com uma dieta de doses diárias de 2.000 UI, combinadas com aproximadamente 3.000 UI sintetizadas na sua pele após doze minutos de banho de sol diário, sem protetor solar.[78] Uma vez diagnosticado o câncer, a vitamina D adequada corta a taxa de mortalidade do câncer de mama pela metade.[79] Excelentes fontes de vitamina D incluem leite fortificado e leite de soja, *tofu* e cereais fortificados, cogumelos expostos a UV (ponha-os no Sol por dois dias), sardinhas, salmão e a melhor fonte de todas: você + o Sol.

Se você vive em qualquer parte do mundo a 40 graus de latitude norte (por exemplo, Nova York, Barcelona, Roma, Toronto, Budapeste, Zurique, Viena, Munique, Paris) ou a 40 graus de latitude sul (como em Queenstown, Sidnei, Cidade do Cabo, Buenos Aires), caso tenha mais de 60 anos, ou se tem pele mais escura e gasta menos de trinta minutos por dia ao Sol, precisa de um impulso da vitamina D. Tome 4.000 UI diariamente durante os meses de inverno, quando o Sol não aparece.[80] A pesquisa mais recente sugere que você reduz o câncer ao máximo com um nível sérico de 40 a 80 nanogramas por mililitro, o que muitas vezes requer 5.000 UI ou mais, de modo que na sua próxima consulta médica você deve fazer uma checagem do nível da vitamina no seu sangue. Peça ao médico que otimize sua estratégia suplementar, se for o caso.[81]

Cálcio: uma dieta de 1.250 mg de cálcio por dia reduz o câncer de mama de 20% a 50%, e em até 74% para mulheres antes da menopausa,[82] provavelmente por diminuir a proliferação de células induzida por gordura, neutralizando os ácidos graxos e ligando ácidos biliares mutagênicos.[83] Você vai encontrá-lo na couve, no brócolis, em todas as verduras de folhas verde-escuras, no iogurte, no queijo, no leite, no feijão de soja, em cereais fortificados e grãos.

Ômega 3 de cadeia longa, ácido alfa-linolênico (AAL): aquelas que não consomem peixe podem não gerar suficiente AAL a partir do insumo de AAL de cadeia curta (ver a próxima seção sobre gordura). Garanta a obtenção de quantidade suficiente desse ácido graxo essencial para a saúde plena do cérebro com suplemento de óleos de peixe ômega

3 ou levedura sem peixe, ou ainda AAL de cadeia longa derivado de algas, 250 mg por dia.[84]

FALANDO DE GORDURAS...

Gordura costumava ser considerada palavrão, lembra? Pensávamos que se você não comesse gordura, não seria gorda. Acontece que se você não comer gordura, você morre. A gordura eficientemente armazena energia, supre energia e regula a temperatura do corpo. Além disso, ela envolve os seus nervos, o tecido do cérebro e dos globos oculares como xícaras de chá no plástico bolha, transporta vitaminas, fabrica esteroides, sustenta o crescimento e a função das células e impede que a sua pele se assemelhe à de um cão da raça *shar-pei*.[85] Mas você sabe a diferença entre gordura amiga e gordura inimiga? Vamos falar aqui de gorduras amigas.

Qual é a gordura mais saudável? A gordura não saturada, que contém ácidos graxos poli-insaturados conhecidos como PUFAs* ou, como costumo dizer: "PUFA! Lá se vai uma célula de câncer". Os PUFAs são líquidos à temperatura ambiente e são *essenciais*, o que quer dizer que o seu corpo não é capaz de fabricá-los, e você só pode encontrá-los na comida. Você precisa deles se planeja fazer coisas tais como mover os seus músculos ou parar de sangrar quando se corta. Você acha PUFAs ômega 3, também chamados de ácido *alfa*-linolênico (AAL), em sementes de linhaça, nozes, óleo de canola, óleo de soja não hidrogenado e peixes oleosos como salmão, arenque, sardinha e cavalinha.

As gorduras benéficas também incluem o ácido graxo monoinsaturado ou MUFA, como em: "MUFA! Queimar a mufa!". (Espero que minhas técnicas mnemônicas patetas ajudem você na leitura dos rótulos, que vamos discutir em breve.) Encontre MUFAs nos óleos tais como azeite de oliva, óleos de canola, gergelim e nozes, amendoim, amêndoa, linhaça, borragem, e nos altamente oleicos óleos de cártamo e de girassol. As fontes entre os alimentos integrais incluem abacate, azeitona, amêndoa, castanha-de-caju, noz-pecã, macadâmia e manteigas de nozes. A propósito, os óleos podem conter misturas de diferentes PUFAs e MUFAs e gordura saturada, de modo que podem estar em 3 lugares de uma vez.

Opte pelas gorduras não saturadas mais puras e consuma minimamente ou elimine as gorduras saturadas de fontes tais como carne, frango, óleo (evite cártamo, girassol, feijão de soja hidrogenado, milho, coco e óleos de palmeiras, discutidos em mais detalhe no capítulo 4), manteiga e queijo. Uma série de pesquisas confirma os benefícios dos MUFAs ômega 3 e PUFAs ômega 3.[86] No maior estudo a examinar a conexão gordura-

-câncer, pesquisadores europeus acompanharam 337.327 mulheres em 10 países no decorrer de mais de 11 anos,[87] e descobriram que as mulheres que comiam mais gordura saturada tinham cerca de 30% mais probabilidade de desenvolverem câncer de mama.

Você se lembra de quando a mamãe mandava você comer verdura? Mamãe está sempre certa. A evidência que surge confirma que comer mais gordura vegetal (PUFA, MUFA) e nozes na idade dos 10 aos 15 anos significativamente diminui o câncer de mama pós-menopausa, muitos anos mais tarde.[88] O Estudo da Saúde das Enfermeiras II mostrou uma redução de 42% para o consumo maior de gordura vegetal durante os anos do Ensino Médio.[89]

Para uma visão mais aprofundada do poder de uma gordura amiga, considere as sementes de linhaça (um MUFA), que oferecem a fonte mais concentrada de gordura ômega 3 *do planeta*, e mais de 100 vezes o conteúdo do fitonutriente lignana da maior parte dos outros alimentos.[90] As lignanas exibem todos os tipos de virtudes anticâncer de mama relacionadas com baixa do estrogênio e bloqueio do crescimento das células cancerígenas.[91] Num estudo, 45 mulheres fizeram biópsia dos seios, apresentando células pré-cancerígenas; com isso, colocaram-se na categoria de alto risco. Simplesmente, ingeriram uma colher de chá de sementes de linhaça moídas por dia durante um ano, e repetiram a biópsia. As células pré-cancerígenas reverteram ao normal em 32%, e um bioindicador da divisão celular, chamado Ki-67, caiu em 80% das mulheres.[92] Bote uma colher de chá de sementes de linhaça moídas na sua salada hoje no almoço (as sementes de linhaça inteiras saem diretamente pelo outro lado), ou misture-as numa vitamina, como eu faço. Se você mudar apenas um hábito depois de ler este capítulo, que a mudança tome a forma de 1 a 2 colheres de sopa de sementes de linhaça moídas diariamente. É a pura verdade.

Nem todo óleo é vilão: azeite de oliva extravirgem

Exatamente como com as vinhas, a qualidade das oliveiras varia de região a região, e o processamento das azeitonas resulta em diferentes qualidades de óleo. O azeite de oliva extravirgem (AOEV) ocupa o lugar supremo pela única razão de que contém os mais elevados níveis de antioxidantes que afastam o câncer: fenóis, polifenóis e lignanas. Ele também pode se gabar de seu elevado conteúdo de esqualeno, uma molécula que inibe o oncogene RAS.[93] Neste óleo dourado, nada abundantemente o fitonutriente oleocanthal, que tem semelhança química marcante com o ibuprofeno, o qual reduz as inflamações no seu corpo.[94] Além de despachar a inflamação, o AOEV também regula a secreção de insulina e baixa os níveis de açúcar no sangue, coisa que muito incomoda as células cancerígenas (você se lembra do microambiente?).[95]

A maior parte dos estudos que investigam se o AOEV exerce efeitos protetores contra o câncer de mama concluem que SIM, com todas as letras maiúsculas.[96] No único estudo prospectivo randomizado (o melhor tipo de estudo) que examinou a MedDiet, 4.152 mulheres (sem histórico pessoal de câncer) com idade de 60 a 80 anos foram alocadas ao acaso a uma MedDiet suplementada com AOEV, uma MedDiet com nozes mistas, ou uma dieta-controle (aconselhada para a redução de gordura).[97] Após 4,8 anos de acompanhamento, 35 desenvolveram câncer de mama (8 no grupo do óleo, 10 no de nozes, 17 no grupo de controle). O grupo MedDiet mais AOEV teve 68% menos probabilidade de desenvolver câncer de mama que o de controle. Tudo isso não me exime de fazer aqui uma advertência (manchada de óleo): enquanto nutriente isolado, concentrado, inteiramente despojado de suas vitaminas, minerais, fibras e outros fitoquímicos, o AOEV se torna pura gordura, sem os antigos poderes e funções dos seus dias ovais de azeitona. Sempre priorize alimentos integrais, pois são os melhores para os seios.

Não cozinhe com AOEV, porque você destruirá toda a sua grandiosidade; use canola orgânico ou experimente caldo, vinagre ou água para impedir que a comida grude na panela. Guarde o óleo longe da luz, para impedir que os nutrientes se degradem, e substitua o azeite de oliva aberto a cada 3 meses. Use em temperos de salada, molhos, pesto, vitaminas, pingue em comida já pronta e substitua por ele a manteiga ou margarina. E, acredite em mim, nem toda gordura deixa você gorda; na verdade, o consumo de azeite de oliva extravirgem ajuda na perda de peso.[98]

Pronta para mandar tudo água abaixo?

Vamos dar a partida com um teste surpresa. Qual a bebida mais comum no gosto dos centenários, também conhecidos como pessoas com mais de 100 anos de idade? Água, suco de laranja, chá ou vinho tinto?

Se você chutou chá, é espertinha![99] Quanto à saúde das mamas, suas bebidas preferidas devem incluir chá, café e a vencedora indiscutível, a água.

O chá não chateia

Para mim, chá é ouro líquido. Inibe os radicais livres que danificam as células e despacha os polifenóis que percorrem a corrente sanguínea, barrando a produção e invasão de tumores e as metástases.[100] O conteúdo elevado do antioxidante galato de epigalocatequina (EGCG) combate o câncer, e frequentemente vence. De todos os tipos de chá – verde, preto, branco, *oolong* e *pu'er* – você tira benefícios para a saúde. Portanto, aprecie o seu favorito, mas saiba que chá de *ervas* não vem da poderosa planta de chá *Camellia sinensis*. Ao chá de ervas faltam os flavonoides catequinas (EGCG), mas, mesmo assim, recebe nota boa em função de seus compostos fenólicos, que combatem o câncer, e sua atividade antioxidante.[101] No que diz respeito aos seios, o chá-verde supera todos os outros. Três xícaras de chá-verde por dia podem reduzir o câncer de mama em até 50%![102]

Os pesquisadores enlouquecem com o chá-verde. Mais de 500 mulheres norte-americanas de origem asiática do condado de Los Angeles com câncer de mama foram comparadas a 594 mulheres sem câncer. Aquelas que bebiam menos de 85,7 ml (um terço de xícara) de chá-verde diariamente tinham 29% menos probabilidade de desenvolver câncer de mama, e as que bebiam mais de 85,7 ml (um terço de xícara) tinham 47% menos probabilidade de desenvolver câncer de mama, em comparação com mulheres que não bebiam quantidade alguma de chá-verde.[103] Uma meta-análise combinando 7 estudos de incidência de câncer entre consumidores e não consumidores de chá-verde faz eco a essas descobertas.[104] Há ainda a questão da recidiva do câncer: o chá-verde é capaz de diminuir as chances de o câncer voltar? Um estudo impressionante mostrou que mulheres japonesas no estágio I do câncer de mama que bebiam mais de 3 xícaras de chá-verde por dia tinham 57% menos probabilidade de recidiva, e as pacientes no estágio II do câncer, 31% menos probabilidade de recidiva do que as em ambos os grupos que bebiam menos chá-verde.[105] Entre mulheres na pré-menopausa com câncer de mama, mais chá corresponde a menos nódulos positivos e sobrevivência melhorada.[106] Esse efeito revelou-se especialmente em subtipos agressivos de câncer, expressando receptores HER2.[107]

A fabricação dos chás preto e *oolong* destrói catequinas como EGCG; portanto, quando estiver combatendo o câncer de mama, abuse da variedade verde.[108] Se você não é grande fã de chá-verde, mesmo assim quero que colha suas recompensas. Tape o nariz e engula 3 xícaras ou adicione-as a uma vitamina (eu ponho *matcha* – pó de chá-verde – nas minhas e consumo a folha inteira). Três xícaras de chá-verde equivalem ao conteúdo de cafeína de uma xícara de café. Embora o chá-verde descafeinado só tenha um terço dos antioxidantes do cafeinado, beber algum chá é melhor que nenhum, ainda que você prefira descafeinado. Em termos de concentração de polifenol, da alta à baixa, o chá-verde quente, recém-preparado, em muito supera os preparados instantâneos, gelados e chás-verdes prontos para beber.[109] Os aficionados por chá lhe dirão que os saquinhos literalmente contêm o fundo do barril de chá, de qualidade inferior, conhecido como *pó* ou *poeira* de folha. Se o que importa é frescor, sabor e custo, hoje em dia você também pode encontrar folhas inteiras em saquinhos de chá. Para verificar qual é o barato do chá com folhas soltas, coloque uma colher de chá de folhas de chá-verde numa xícara, despeje pouco mais de 100 ml de água quente, cubra e deixe absorver durante três minutos; então, despeje na caneca passando por um coador. Não importa se você amassa e bate, ou se encharca e espreme, terá o precioso EGCG de qualquer maneira que prepare. Sempre adicione uns pingos de limão, já que o cítrico quintuplica a absorção antioxidante do seu chá-verde.[110] *P.S.*: o chá-verde também trata aterosclerose (artérias entupidas) e queima gordura.

A colher no café

O café é outra bebida poderosa, embora esteja em segundo lugar na lista, depois do chá, porque os dados não impressionam tanto quanto o meu *matcha*. O café foi falsamente acusado de desempenhar um papel no câncer de mama nos anos de 1970 e 1980, posto que a cafeína era capaz de causar doenças benignas nos seios (cisto, dor e transformação fibrocística). Desde aquela época, porém, estudos com animais mostraram que a cafeína ao mesmo tempo estimula e suprime os tumores mamários, dependendo da espécie de roedor e da fase do câncer em que a cafeína é administrada.[111] Então, ela é segura para seres humanos? Os resultados do estudo variam quanto a se as mulheres experimentam redução de câncer, sendo que a maioria não demonstra efeito,[112] mas pesquisas que demonstram convincentemente efeitos protetores apontam uma redução média de 40% com níveis elevados de consumo de café.[113]

Não há no café descafeinado qualquer poder redutor do câncer, embora não esteja claro se a própria cafeína nos protege ou se o processo de descafeinação remove algum outro fator essencial.[114] Sabemos que o café é rico em compostos fenólicos anticancerígenos, incluindo quantidades substanciais de diversas lignanas, que se convertem em substâncias com propriedades antiestrogênio.[115] Consequentemente, há menos estrogênio flutuando e tentando estimular os receptores das células das mamas em volta. Entretanto, o efeito protetor se estende a todos os subtipos de tumor, induzidos via estrogênio e não, de modo que o principal mecanismo de defesa permanece obscuro.[116]

Com 5 xícaras por dia se usufrui dos benefícios induzidos pelo café: redução de 59% nos tumores estrogênio-negativos e queda de 37% em todo tipo de câncer pós-menopausa.[117] Para as portadoras de mutação do gene BRCA, um estudo identificou redução do câncer em 69% nas que bebem 6 xícaras por dia.[118] Os resultados de 14.593 mulheres norueguesas sugeriram que 5 xícaras por dia reduzem o risco de câncer de mama em mulheres magras em 50%. Ao mesmo tempo, o café *dobrou* o risco de câncer em mulheres relativamente obesas.[119] Seus autores sugeriram que talvez as metilxantinas do café interfiram na suposta interação protetora de obesidade na pré-menopausa e no ovário, aumentando assim o câncer de mama. Outro estudo de mais de 35 mil mulheres chinesas de Singapura descobriu que a ingestão de café mais que dobrou o desenvolvimento de câncer de mama avançado, mas *somente* entre mulheres mais pesadas, com índice de massa corporal (IMC) maior que 23 (ver capítulo 5 para entender o IMC).[120] E se você estiver preocupada em relação a desidratação, beber de 3 a 6 xícaras de café diariamente de fato contribui para o seu consumo diário de água.[121] Falando de *água*...

Ela é cristalina

A água compõe 60% do corpo humano, de modo que consumir a quantidade certa mantém o sangue fluindo livremente através dos seus vasos sanguíneos e chegando a todos os seus órgãos e células. A água também move todas as toxinas e subprodutos celulares para o sistema linfático e expele pelas portas da excreção via fezes e urina. Em si e por si mesma, a água não contém constituintes que combatam o câncer, mas todos nós sabemos que ela é vital para a vida; uns poucos dias sem ela e é o seu fim.

Qual a quantidade de água suficiente? Com base em instituições da Europa e dos Estados Unidos, e na Organização Mundial de Saúde, as mulheres precisam de cerca de 5 xícaras de pouco mais de 350 ml (por dia, computando-se que já ingerimos 4 xícaras diárias a partir das fontes alimentares.[122] Consuma 7 xícaras se você vive num clima quente, está grávida ou amamentando, ou caso se exercite vigorosamente. Restrinja a água caso o seu médico lhe aconselhe a fazê-lo, talvez devido a problemas cardíacos ou renais. Em 2006, convocou-se nos Estados Unidos um painel de orientação (US Guidance Panel) com a missão de nos informar das melhores e piores bebidas para consumo. Todos os líquidos são hidratantes, exceto o vinho e o álcool em geral, que nos deixam alcoolizadas e desidratadas. A água está em primeiro lugar, seguida pelo chá e pelo café, com a Coca-Cola numa distante última posição.[123] (Refrigerantes com açúcar ganham todos os "piores" prêmios.)

Que tipo de água é melhor, então? Água simples da torneira, nos locais onde essa água é potável, porque evita o efeito carcinógeno do BPA no plástico, que copia o estrogênio, e o impacto ambiental negativo da engarrafada (os norte-americanos jogam fora 60 milhões de garrafas plásticas *por dia*). A da torneira também contém menos substâncias químicas, fungos e contaminação por micróbios quando testada, em comparação com a engarrafada.[124] Quer saber o que vem da pia da cozinha? Os fornecedores da água da torneira publicam os resultados dos testes de qualidade da sua água (os das empresas de água engarrafada, não). Entre em ewg.org/tap-water, digite o seu código postal* e fique sabendo o que há na água usando o Atlas Nacional da Água de Torneira do Grupo de Trabalho Ambiental (Environmental Group's National Tap Water Atlas). Se não gostar do que vê, invista num filtro de água caseiro de qualidade: é a solução de longo prazo mais prática e ao alcance do bolso para quem se preocupa com água de beber contaminada ou vive onde a água não é potável. Os filtros de osmose reversa lhe darão o sabor que você provavelmente aprecia na água engarrafada. O que me lembra que, de acordo com o órgão de defesa ambiental Natural Resources Defense Council (NRDC), 25% da água engarrafada nada mais é que água de torneira (ou seja, marcas como Aquafina, Dasani, Nestlé Pure Life). Muitas vezes pagamos caro – 61,4 bilhões de dólares globalmente a cada ano – pelo que poderia ser grátis. São incríveis os lucros arrecadados com o nosso abastecimento de água municipal, uns poucos truques de purificação e embalagem atraente, evocando a bebida mais refrescante da cidade!

Repense a sua bebida. Pra se divertir, adicione bolhas ou compre-a efervescente e com sabor. Incremente-a com raspas de pepino, rodelas de limão, hortelã; introduza nela umas frutinhas. Você não precisa ser exímia jardineira nem dispensar grande esforço para acrescentar sabor à água, gastando apenas tostões. Meu filho de 8 anos, Justin, decidiu cultivar hortelã num pedacinho de terra – e transformou todo o quintal numa mina de hortelã! Se ele pode, você pode também. (Sugiro o uso de um pequeno recipiente para controlar a loucura da hortelã.)

* *Apenas para moradores dos Estados Unidos. (N.P.)*

Você é tão fofa!

Têm surgido casas de sucos em cada esquina ultimamente e eu, ao mesmo tempo que escuto as pacientes jurarem pelas forças anticâncer e desintoxicantes dos sucos, não sou fã deles. O principal problema do suco é que você perde toda a fibra da polpa e da casca, que permanecem quando se mistura ou consome o alimento integral. Muitas equivocadamente pensam na fibra apenas como agente insolúvel do volume das fezes. Não é assim, amiga leitora! Não se trata de funcionamento regular dos intestinos. Lembre-se, a fibra provê benefícios protetores contra o câncer de mama; os fitoquímicos ligam-se inextricavelmente às cascas e à polpa que se descarta quando se faz suco. As boas bactérias no seu intestino liberam esses polifenóis ligados e os fazem fluir pelo seu corpo para aliviar o estresse oxidativo.[125] Também é por isso que o suco de fruta leva ao pico os níveis de açúcar no sangue e exacerba a resistência existente à insulina e o diabetes, mas comer a mesma coisa na forma da fruta inteira diminui essas condições.[126] Toda vez que você bebe suco, você perde uma oportunidade de beber ou comer a fruta toda. Nós só podemos consumir por dia de 1.600 a 2 mil calorias; então, faça-as trabalharem o mais completamente possível. Vitaminas mistas, em oposição ao suco, combinam frutas e legumes deliciosos inteiros, maximizando a sua ingestão dos segredos de saúde das plantas. É como se você ouvisse as células de câncer gritando: "Ah, não! Mais açafrão e mirtilo!".

Na minha casa, o barulho estridente do vibrar/amassar/liquefazer/cortar acorda 3 menininhos que, toda manhã, entram na cozinha com olhos de sono e caem por sobre a mesa. Eu despejo para cada um uma porção da minha vitamina antioxidante (a receita dela você encontra a seguir), cujos ingredientes venho ajustando desde 2012. Estou bastante certa de que ela contém as substâncias mais anticâncer que se pode achar num único copo de coisas boas da Terra. Os meninos a devoram, e eu sigo para o trabalho sabendo que tomaram uma fabulosa dose matinal de fitonutrientes.

Para preparar essa bomba nutritiva, você vai precisar de um liquidificador de boa qualidade que quebre os antioxidantes congelados, misturando todos os sabores, de pelo menos 500 watts, e uma jarra de 1.758 g aproximadamente. Vai colocar todos os ingredientes no liquidificador e ligar no máximo até misturar bem (especialmente quando usar sementes de linhaça integral, certifique-se de que estejam moídas e tenham desaparecido, ou use antes um moedor de café.) Despeje a vitamina numa caneca e aspire devagar por um canudo por mais de 20 minutos, pois ele ajuda você a evitar os problemas dentais que podem advir do açúcar da fruta e da interação ácida com as bactérias da boca, que afetam o esmalte do dente. Considere canudos de vidro, aço inoxidável ou silicone reutilizável para evitar a exposição ao BPA e reduzir o impacto ambiental. Lave os dentes com água quando terminar, e não escove por uma hora, porque o esmalte não aguenta. Termine com quaisquer restos durante a manhã para manter os fitoquímicos fluindo. Ao misturar as coisas, você pode adicionar baunilha, folhas frescas de hortelã ou manjericão, suco de lima ou limão, raiz de gengibre fresca, pimenta caiena ou de 1 a 2 gotas de óleo de cravo. (Aviso: o óleo de cravo é extremamente forte. Faça um teste com gotas numa pequena porção da sua vitamina, para ver quanto pode aguentar. Da primeira vez que experimentei, meus lábios ficaram amortecidos durante uma hora, mas... eu tinha colocado 20 gotas!)

A VITAMINA ANTIOXIDANTE DA DRA. FUNK

- 1 1/2 xícara de leite de soja ou leite de amêndoa
- 1 colher de chá de *amla* (groselha indiana em pó)
- 1/4 colher de chá de açafrão ou 0,635 cm de raiz de açafrão fresca
- 1/4 colher de chá de pimenta-do-reino
- 1 colher de sopa de semente de linhaça
- 1/4 xícara de gel da parte interna da babosa (aloe vera) (gel, não suco ou água de babosa, e somente da parte interna)
- 28,35 g de chá-verde processado ou 1 colher de chá de *matcha* em pó, ou corte um saquinho de chá-verde e esvazie o conteúdo
- 1 tâmara seca
- 1 colher de chá de canela-do-ceilão moída
- 1 vagem verde personalizada da Pink Lotus ou 2 xícaras compactas de verduras de folha escura como espinafre, os diversos tipos de couve (para um sabor de fruta, use vagens; para um sabor verde, use folhas)
- 2 xícaras de fruta em bagas (fibra listada em gramas a seguir, entre parênteses): framboesa (8), amora silvestre (8), amora (7), mirtilo (4) e/ou morango (3). Use congelada, para a vitamina ficar mais gelada. Pode usar 1 xícara de fruta em baga e 1 xícara de outras frutas, como maçã ou laranja. Quebre a rotina com novos sabores como manga, pera e pêssego
- 1 banana (eu congelo a minha)

Tudo na dieta de um dia

Amo listas. Nada, mas nada, é capaz de substituir aquele ✓ altamente satisfatório, pleno de realização, ao lado de um item completado da lista de afazeres. Eu chego a gostar de duplicar a sensação de dever cumprido checando a lista toda para ver o desenrolar dela sem o item realizado. A seguir você vai conhecer uma lista-mestra que resume todos os alimentos poderosos que discutimos e dá o tamanho das porções, para facilitar suas compras no mercado. Você pode fazer o *download* dessa lista em pinklotus.com/eattobeat. Procure consumir o número de porções indicado de cada uma dessas categorias de alimentos todo santo dia. Essa meta é mais fácil de se atingir do que poderia parecer ao se olhar esse inventário aparentemente longo de comida. Por exemplo, o meu *smoothie* antioxidante, sozinho, libera você de 10 das 20 caixinhas de alimentos e especiarias!

Os 14 alimentos favoritos da dra. Funk: coma para vencer o câncer de mama hoje

QUANTIDADE	ALIMENTO	PORÇÃO	EXEMPLOS
	Vegetais crucíferos	• 1/2 xícara picados • 1/4 xícara brotos • 1 colher de sopa de rábano	Brócolis, broto de brócolis, couve-flor, repolho, couve-de-bruxelas, nabo, rabanete, rábano.
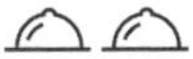	Verduras folhosas	• 1 xícara cruas	Espécies de couve, alfaces mistas, espinafre, rúcula, alface-romana, agrião, *bok choy*, acelga, nabiças, mostarda verde.
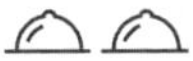	Outros vegetais	• 1/2 xícara cozidos ou crus • 1/4 xícara de cogumelo seco • 1/2 xícara de suco vegano	Beterraba, alcachofra, cenoura, pimentão, milho, abobrinha, batata-roxa, batata-doce/inhame, abóbora, tomate, alga, cogumelo, alho-poró, chalota, cebolinha.

QUANTIDADE	ALIMENTO	PORÇÃO	EXEMPLOS
	Fruta em bagas	• 1 xícara fresca/ congelada • 1/2 xícara de suco • 1/4 xícara seca	Mirtilo, amora, framboesa, oxicoco, morango, cereja, açaí, *goji*, amora silvestre, cunquate, groselha.
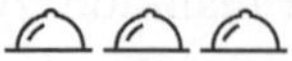	Frutas sem ser em bagas	• 1 inteira de tamanho médio • 3/4 xícara picada • 1/2 xícara suco • 1/4 xícara seca	Maçã, laranja, pera, pêssego, nectarina, ameixa, mamão, tangerina, melancia, *kiwi*, maracujá, cunquate, melão *cantaloupe*, melão, banana, uva, goiaba, toranja, lichia, manga, abricó, limão, romã, abacaxi, tâmara, figo, azeitona.
	Grãos 100% integrais	• 1 fatia de pão • 1 xícara cereal seco • 1/2 xícara cereal cozido, arroz, massa	Arroz integral, arroz-silvestre, aveia, quinoa, centeio integral, cevada integral, massa de trigo integral, pipoca, trigo-mourisco, cuscuz de trigo integral, milheto, *bulgur*, *freekeh*, amaranto, sorgo, *teff*.
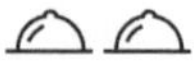	Feijão/ legumes	• 1/2 xícara cozido • 1/4 xícara de *hummus* /pastas • 1 xícara de ervilha fresca ou lentilha germinada	Feijão (vermelho, *garbanzo*, lima, fava, preto), ervilha (verde, neve, torta, seca, olho-preto), lentilha.
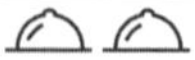	Soja	• 1/2 xícara de tofu • 1/2 xícara de leite de soja	Tofu, *tempeh, missô, nattō, edamame*, grão de soja tostado, leite de soja.
	Nozes/ sementes	• 1/4 xícara crus • 2 colheres de sopa de manteiga de nozes ou sementes	Noz, caju, amêndoa, pistache, amendoim, macadâmia, noz-pecã, avelã, sementes de abóbora, *chia*, girassol, gergelim, cânhamo.
	Semente de linhaça	• 1 colher de sopa	Dourada ou marrom.

QUANTIDADE	ALIMENTO	PORÇÃO	EXEMPLOS
	Açafrão	• 1/4 colher de chá • 1/4 polegada (1 polegada = 2,54 cm)	Açafrão ou raiz de açafrão.
	Especiarias	• A gosto	Canela-do-ceilão, cravo, cominho, caril, aneto, fenacho, folhas de louro, *chili* em pó, coentro, gengibre, açafrão, alecrim, sálvia, tomilho, páprica, orégano, manjericão, pimenta-da-jamaica, pimenta, salsinha, cilantro, hortelã.
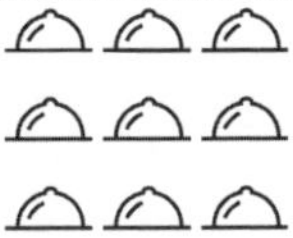	Água Chá-verde Outros chás Café	• 340 ml • 113 ml • 113 ml	Água, café, chá (verde, *matcha*, hibisco, preto, branco, *rooibos*, *chai*, camomila).
	Suplementos: B12, vitamin D, metilfolato, ômega 3	• Conforme necessário	Você sabe quem você é.

CAPÍTULO 4

Não coma aquilo!

Se, depois de ler o último capítulo, você supôs que eu sempre fui uma robusta máquina de matar câncer, com peso normal, tenho novidades para você: cresci gorducha, no sul da Califórnia. Digamos apenas que, quando a minha família visitava os primos em Laguna Beach, passávamos de carro pelo dirigível da Goodyear e meus irmãos gritavam: "Ei, Kristi, olhe! Lá está você esperando para decolar".

Todo mundo junto agora: "Oh, tadinha!".

Quando eu era jovem, a maior parte dos pais e até mesmo a comunidade médica tinham uma ideia muito diferente da que temos hoje sobre o que é nutritivo. Um almoço saudável durante a semana escolar incluía um sanduíche ou no pão de "trigo" Home Pride ou Wonder Bread com fatias de frios – meus favoritos eram mortadela, salame, peru ou *liverwurst*[4*]. Eu ganhava também uma fruta fresca e um Twinkie, Ho Ho, ou Ding Dong[**] como agrado. Quando íamos ao McDonald's, um "McLanche Feliz" era pouco para mim. Aos 8 anos, eu me lembro de comer um Big Mac, um saco de fritas grande e um *milk-shake* de morango (eu achava que era mais saudável do que o que eu realmente queria, o *milk-shake* de chocolate). Da mesma forma, no KFC, eu pedia a salada de repolho, que levava açú-

* *Salsicha de fígado.* (N.T.)

** *Marcas de bolinhos com cobertura ou recheio de chocolate ou creme.* (N.T.)

car, achando que purê de batata e molho eram pesados demais. Para fazer justiça à minha mãe, quando ela cozinhava, preparava jantares ótimos com toneladas de verduras do nosso quintal. Meu pai adorava jardinagem e eventualmente acabou escavando todo o nosso pequeno quintal, transformando-o num verdadeiro mundo de folhas verdes. Uns poucos jantares saudáveis por semana, muita fruta e esportes sem parar me salvaram da obesidade, mas por pouco.

Se não fosse pela minha irmã mais velha, Kim, eu não teria entendido o básico da alimentação saudável nos anos seguintes. Quando eu estava com 10 anos, ela tinha 22, e eu fazia tudo o que ela fazia. Ela tornou-se vegetariana; então, eu também me tornei. Ela me introduziu ao quefir e ao leite acidófilo. Ela me levou a lugares como a loja de alimentos saudáveis da sra. Gooch em West Los Angeles (adquirida pela Whole Foods em 1993) e para almoçar em Topanga, na Pousada do Sétimo Raio, conhecida por seus ingredientes orgânicos da estação. Nós até mesmo frequentamos um restaurante *hare krishna* em Westwood, atrás de arroz integral, *tofu* e vegetais do "coma quanto quiser por 5 dólares". Quando eu estava com 16 anos, Kim voltou a comer carne, de modo que, apenas para provar a minha independência, permaneci vegetariana. Eventualmente, voltei a adicionar peixe, frango magro e peru às minhas preferências, e foi aí que estacionei por mais de trinta anos (junto com uma fobia a carboidratos, evitando toda massa, arroz, batata e pão) – até que aprendi a evidência sólida como rocha que discutimos neste capítulo.

No último capítulo, aprendemos como construir um arsenal de armas fitoquímicas para combater adversários do câncer tais como inflamação, formação de vasos sanguíneos e radicais livres. Incorporar a sabedoria do capítulo 3 não só nos protege das doenças como as *reverte* – câncer, diabetes, doença cardíaca e outras mais. Em julho de 1990, o dr. Dean Ornish publicou a prova perfeita com a fotografia (isto é, angiogramas "antes e depois") de artérias entupidas do coração se reabrindo em resposta a uma dieta de alimentos integrais, com base em plantas, e outras mudanças saudáveis no estilo de vida (como exercício físico e redução do estresse) em pacientes com doença cardíaca severa.[1] Estamos falando sobre *reversão de doença crônica, revertendo* o assassino número 1 dos seres humanos no planeta Terra, por meio do consumo de brócolis e lentilha (sem medicação, sem cirurgia). Em apenas *duas semanas* de alimentação saudável, diabéticos do tipo 2 por mais de vinte anos, usando mais de 20 unidades de insulina por dia, de repente não precisaram de qualquer medicação.[2] Por que todos os diabéticos do tipo 2 não sabem que a cegueira, a disfunção renal e a amputação não precisam ameaçar seu futuro? O dr. Ornish também documentou os mesmos princípios de dieta e estilo de vida *revertendo* câncer de próstata.[3] Agora você já sabe que o território comum que serve de base a todos esses processos de doença envolve estresse oxidativo e intervenções *antioxidantes* e que, pela dieta, se desacelera, para ou reverte, de maneira notável, a progressão do câncer de mama. Mas, espere, de onde vêm todos os *oxidantes*? É hora de investigar o que *não* comer, e prestar atenção ao lugar que itens populares como carne, laticínios, ovos, álcool e certos adoçantes estão, e que do outro lado da escala carcinogênica estão os alimentos orgânicos. Você pode comer carne vermelha se o gado for alimentado no pasto? Alguns tipos de queijo são melhores para você que outros? Os ovos são aquilo que dizem que são? Dica: a minha dieta da infância nunca passaria num teste – e nem a adulta.

Tem carne?

Nos Estados Unidos, 58% de toda a carne consumida é carne vermelha (boi, porco, vitela, carneiro, cordeiro, ovelha, cabra, caça); 32% é de aves (frango e peru) e 10%, peixe.[4] Junto com todo esse músculo, vem um aviso de precaução aos carnívoros: muitas substâncias presentes nas carnes (estrogênio natural e sintético, ferro heme, compostos N-nitrosos, gordura saturada) podem promover o desenvolvimento de câncer aumentando o fator 1 semelhante à insulina (IGF-1), produzindo aminas heterocíclicas carcinogênicas e estimulando a inflamação e o estresse oxidativo.[5] Mais de 100 estudos de múltiplos países examinam o consumo elevado *versus* o consumo baixo de carne vermelha, carne branca, carne total ou peixe e geralmente descobrem um aumento não alarmante de 0 a 6% de câncer de mama no grupo de altos consumidores.[6] Se a carne é tão ruim para as suas mamas, por que os estudos não dizem isso aos gritos? Bem, possivelmente, por duas razões. Primeira: nos faltam pesquisas de nutrição bem projetadas que tenham a duração de décadas, que é o lapso de tempo requerido para se localizar uma verdadeira divisão na saúde devido ao consumo de carne. E segunda: os estudos anteriores todos comparam o consumo de um tipo de carne com outro e passam por cima da possibilidade de *qualquer grau de consumo de carne* ser simplesmente ruim para você – tão prejudicial que a comparação de um tipo de carne com outro provavelmente jamais mostrará decréscimo nas taxas de câncer. É como comparar pessoas que fumam dois maços por dia com aquelas que fumam um maço por dia e concluir: "Olhe aqui, fumar cigarro não aumenta o câncer de pulmão". Da mesma maneira, talvez tenhamos comparado as dietas erradas. O que aconteceria se olhássemos os estudos que comparam *qualquer* carne com *nenhuma* carne? São poucos as pesquisas que separam os vegetarianos ao examinar o risco de câncer de mama; mas os resultados das que o fazem podem surpreendê-la. O Estudo de coorte das mulheres do Reino Unido (UK Women's Cohort Study) acompanhou 35.372 mulheres ao longo de 8 anos, com 1.850 casos de câncer de mama subsequentes.[7] Comparada a *não* consumidoras de carne, a *ingestão elevada* das seguintes carnes recebeu as marcas correspondentes de risco: carne total 34%; carne vermelha 41%; carne processada 39%; aves 22%. O Estudo Adventista da Saúde 2 (Adventist Health Study-2) acompanhou 69.120 participantes durante 4,1 anos e dividiu em categorias sua alimentação: carne, vegana (sem carne, laticínios, ovos), vegetariana com leite, vegetariana com peixe e semivegetariana (carne às vezes).[8] O grupo das veganas foi o *único* subgrupo que mostrou uma queda estatisticamente significativa de 44% no câncer de mama e ginecológico em relação às consumidoras de carne. Com base nessa espiada no mundo vegetariano/vegano, é plausível que evitar carne totalmente se traduza em evitar câncer. Não precisamos de mais estudos inconclusivos falando sobre 14 *versus* 3 tiras de *bacon*; se queremos respostas carnudas, é hora de comparações carne total *versus* planta total/não carne/não laticínios tomarem a cena. Não estou preocupada apenas com a carne em si, mas também com *o que há na carne* – especialmente quando se trata de aditivos.

Entra em cena: zeranol

No momento em que escrevo estas páginas, nada mudou desde que o *International Journal of Health Services* [Revista Internacional dos Serviços de Saúde] publicou, em 1990, o seguinte (não é erro de digitação):

"Na ausência de regulamentação federal efetiva, a indústria de carne usa centenas de aditivos na alimentação de animais, incluindo antibióticos, tranquilizantes, pesticidas, medicamentos para animais, sabores artificiais, dejeto industrial e hormônios promotores do crescimento, com pouca ou nenhuma preocupação com os efeitos carcinogênicos e outros efeitos tóxicos."[9]

Como podem os cientistas estudar o que estamos comendo se nós não sabemos o que estamos comendo?

Essa falta de transparência deveria fazer soar alarmes no que diz respeito a mamas e a saúde em geral. Porque seu uso requer aprovação pelo FDA, nós sabemos que uma substância química chamada zeranol (nome da marca: Ralgro), um estrogênio sintético dado ao gado dos EUA e do Canadá para acelerar seu crescimento e volume, existe em toda carne vermelha convencional que comemos (não na orgânica, opcional, de gado alimentado com capim). Uma vez que o bebê bezerro precisa tornar-se um novilho ou boi de quase 800 quilos no momento do abate, aos 18 meses, ajuda dar-lhe um pouco do zeranol, que promove o crescimento. Quem se importa? Tem importância você ingerir um pouquinho de zeranol junto com o seu hambúrguer ou leite? Bem, em 1981 (sim, faz esse tempo todo!), a Comunidade Econômica Europeia (a CEE, agora União Europeia) baniu o zeranol e outros estimulantes do crescimento da criação de gado, depois que um grupo de meninos e meninas italianos, com idade entre 3 e 10 anos, repentinamente passou a desenvolver seios, e todos os indícios apontaram para o zeranol usado na carne.[10] Os efeitos estrogênicos do zeranol foram, aparentemente, fortes o suficiente para acelerar a chegada da puberdade nessas crianças – uma condição chamada *puberdade precoce*. Citando o potencial de causar câncer em seres humanos, em 1989 a CEE proibiu a importação de produtos de carne dos Estados Unidos ou Canadá – *e a América do Norte usa zeranol como estimulante do crescimento até hoje!*

Isso aí – até hoje.

Em termos de risco de câncer de mama especificamente, o zeranol é o mais potente hormônio de crescimento encontrado na comida humana, podendo vangloriar-se de possuir 100 mil vezes a influência do estrogênio do bisfenol A (BPA) do plástico, sobre o qual falaremos em breve.[11] Cem mil vezes? Qualquer consumidor de carne preocupado com o BPA nas garrafas de água precisa conhecer essa estatística. De fato, em laboratório, o zeranol transforma células benignas da mama humana em câncer em vinte e um dias, e provoca a proliferação das células cancerígenas existentes.[12] Ele penetra nos nossos corpos, como evidenciaram 78,5% de 163 meninas de Nova Jersey, de idade entre 9 e 10 anos, com teste positivo para zeranol na urina.[13] O zeranol está envolvido na puberdade precoce na Europa, como mencionado anteriormente, e em Porto Rico.[14] Seria também o responsável pelo aumento de 34% do câncer de mama estrogênio-positivo na pré-menopausa para as que mais comeram carne vermelha durante os anos do Ensino Médio, apurado no Estudo da saúde das enfermeiras II, que acompanhou mais de 39 mil mulheres na pré-menopausa por 7 anos?[15] Entre 88.804 mulheres observadas durante 20 anos, o consumo de gordura animal (mas não de gordura total) entre as idades de 26 e 45 anos também aumentou o câncer de mama na pré-menopausa em 18%.[16]

É ainda pior. O zeranol potencializa a atividade da leptina, um câncer de mama – promovendo hormônio produzido por células de gordura; como você poderia prever, as mulheres obesas têm níveis de leptina mais elevados.[17] Daí a crescente preocupação com que as consumidoras obesas de carne aumentem seu risco de câncer por via dessa amizade zeranol-leptina.[18] No maior estudo sobre nutrição humana já feito, a Investigação sobre Câncer e Nutrição na Europa (ICNE), foram observadas quase 400 mil europeias de 10 países.[19] A ICNE revelou que, em apenas 5 anos, aquelas que comiam carne vermelha, aves e carne processada ganharam 2 quilos, mais peso que as que faziam baixo consumo de carne. De modo que, quanto mais carne você come, mais gorda você é, mais leptina você fabrica e mais zeranol poderá transformar células normais em células anormais.

*Enter: o fator de crescimento semelhante à insulina 1 (IGF-1[5])**

Em toda carne, frango e peixe (sim, incluindo frango e peixe – frequentemente perguntam as pacientes: "Mas peixe tudo bem, não é?") se encontra um segredo que estimula o câncer, fabricado pelo homem, mas que não vem em forma de pílula sintética. Você o fabrica todo dia. O fator de crescimento semelhante à insulina 1 (IGF-1) tem uma missão na vida: dizer a todo mundo que cresça, cresça, cresça! Esse importante promotor do crescimento opera o milagre de transformar uma criança em adulto. Mas, além de nos deixar tão altos, com mãos tão grandes, o que faz o IGF-1 pelo resto da sua vida adulta? Bem, revira por dia cerca de 50 bilhões de células, e elas precisam de substituição; os músculos, depois do exercício, precisam de reparos e as células do cérebro precisam de proteção...[20] Uma vez cumpridas essas tarefas, no entanto, se há excesso de IGF-1 gritando às células que cresçam, então elas crescerão – virando câncer, metástases, no pulmão e no fígado, no cérebro e nos ossos.[21] *Uau!* É melhor alguém baixar a bola desse IGF-1.

E esse alguém é você! O seu cérebro diz ao seu fígado que produza IGF-1 predominantemente como reação à ingestão de proteína animal (carne, laticínios, ovos). Um estudo acompanhou 6.381 adultos com idade de 50 anos ou mais, durante dezoito anos; entre as idades de 50 e 65, níveis de proteína mais altos foram relacionados a uma chance 430%

* *Sigla em inglês. (N.T.)*

mais elevada de morte por câncer e a um aumento de 7.300% de diabetes, quando comparados aos níveis do grupo de baixa proteína.[22] O IGF-1 emergiu como importante moderador na associação de consumo de proteína e mortalidade, uma vez que, aonde quer que a proteína fosse, os níveis de IGF-1 com certeza a seguiam. (Exatamente como Mary e seu carneiro.)* É notável que tais elevações de risco não ocorreram com proteínas derivadas de plantas – só de animais.

Se você não fosse absolutamente capaz de responder ao IGF-1, teria a síndrome de Laron, e seria muito baixa – o que faz sentido, pois não haveria ninguém ordenando aos berros que você crescesse.[23] Mas adivinhe o que mais você deixaria de ter? Batidas de tambor, por favor... câncer! *Nenhuma pessoa com deficiência de IGF-1 jamais desenvolveu câncer de mama.*[24] (De fato, só uma pessoa com a síndrome de Laron já teve um tipo de câncer.) Ok, isto é surpreendente. *Ninguém com deficiência de IGF-1 jamais tem diabetes do tipo 2.* De novo, surpreendente. Sem dúvida, o IGF-1 contribui substancialmente para a causa de todo câncer e diabetes. O IGF-1 cria um microambiente que comprovadamente conduz ao câncer de mama e aumenta a capacidade invasiva do câncer.[25] As mulheres com elevados níveis de IGF-1 circulando têm 38% mais câncer induzido por estrogênio que as que têm baixo IGF-1.[26]

Eu posso lhe dizer como baixar o IGF-1 e como fabricar mais proteína de ligação do IGF-1, que, como um ladrão de cadáveres, retira o IGF-1 de circulação. Como diria meu filho Ethan, facinho, facinho... Simplesmente faça o que fez um grupo de mulheres obesas seguindo o plano Pritikin: uma dieta à base de plantas, com baixo teor de gordura (10–15% das calorias diárias) e alto teor de fibra (30-40 gramas para cada 1.000 calorias/dia), além de aulas de exercício físico diárias durante duas semanas.[27] No dia 1º, pingaram uma amostra do sangue dessas mulheres em células de câncer de mama numa placa de petri, e uma pequena quantidade de células morreu (aparentemente, todo mundo tem nas veias alguma defesa contra o câncer). No dia 12, os pesquisadores pingaram sangue das mesmas mulheres outra vez nas células e – passe de mágica – *a maioria das células de câncer morreu*. Os pesquisadores também mediram os níveis de hormônio no sangue dessas mulheres. Em apenas duas semanas de alimentação saudável, o IGF-1 e a insulina caíram, a proteína de ligação

---

* *Referência à cantiga "Mary had a little lamb" (Mary tinha um cordeirinho), uma canção muito popular nos Estados Unidos que diz o seguinte: "Mary had a little lamb/ It's fleece was white as snow/ Everywhere the child went/ The little lamb was sure to go [...]" (Mary tinha um cordeirinho/ A lã era branca como a neve/ A todo lugar que a criança ia/ O pequeno cordeirinho com certeza ia [...]). (N.P.)*

subiu, e as células de câncer foram embora. Apesar de os exercícios também provocarem melhora nos níveis de IGF-1, só o fazem pela metade em relação à alimentação baseada em plantas.[28] A conexão IGF-1/câncer é real – e reversível. Compartilho a história da experiência de Pritikin com alimentação integral à base de plantas sempre que ouço as pessoas dizerem "é tarde demais para voltar no tempo" e desfazer o prejuízo que suas dietas já causaram. Oh, não, amiga, é absolutamente possível transformar seu sangue numa máquina de combater câncer.

Nem toda proteína é criada da mesma maneira

Enquanto as proteínas *animais* fazem os níveis IGF-1 subirem aos céus como foguetes, as proteínas de *planta* fazem o IGF-1 bater no fundo do poço e as proteínas de ligação do IGF-1 planar.[29] Dependendo do seu nível de atividade, você deveria ter como meta consumir 50 gramas de proteína por dia – e nem todas as proteínas vêm da carne. Você se lembra do nosso quadro 70/30 no capítulo 3 (aquele que diz que o prato em qualquer refeição deve conter 70% de fruta fresca, legumes e folhas verdes e 30% de grãos integrais e proteína)? A estrela do prato não foi um pedaço grande de proteína de carne. O macronutriente da proteína pertence à seção "melhor ator coadjuvante" – uma xícara de lentilha ou pedacinho de pescado. Ou pode penetrar no seu dia, se você permitir, em forma de petisco – nozes ou *edamame*, com uma pitada de páprica e sal marinho.

SEGUNDAS SEM CARNE DURANTE A SEMANA TODA

Aqui estão 10 maneiras adicionais de obter sua cota diária de proteína sem comer carne:

- 1/3 xícara de seitan = 21 gramas de proteína (evitar na doença celíaca ou intolerância a glúten);
- 1/2 xícara de soja em forma de *tempeh/tofu/edamame* descascado = 20 gramas de proteína;
- 1 xícara de lentilha cozida = 18 gramas de proteína;
- 1 xícara de feijão (vermelho, carioca, preto, branco, verde, grão-de-bico) = 15 gramas de proteína;
- 1/4 xícara de nozes ou manteiga de nozes (amêndoa, noz, caju, pistache, castanha-do-pará);
- 1/4 xícara de sementes (girassol, gergelim, linhaça, abóbora, chia, cânhamo) = 7 a 10 gramas de proteína;

- 1 xícara de ervilha = 8 gramas de proteína;
- 1/2 xícara de quinoa cozida = 7 a 9 gramas de proteína;
- 1 xícara de arroz-silvestre cozido = 6,5 gramas de proteína;
- 1/4 xícara de aveia em flocos = 5 gramas de proteína;
- ½ xícara de espinafre, brócolis, couve-de-bruxelas, milho orgânico, abacate = 2 gramas de proteína.

Enter: mutagenes relacionados à carne

Eu entendo se você estiver pensando: *Doutora, eu amo um cheeseburger, e não vou parar de comer carne*. Você não é obrigada a jurar que nunca mais vai comer carne – e não será a única, pois o consumo geral de carne continua a crescer em todo o mundo desenvolvido, e a média é de 128 gramas por dia nos Estados Unidos, ou seja, 3 vezes mais que a média global. Mas antes de você pedir um belo hambúrguer no bar ou mordiscar a pele do seu frango assado, precisa saber que, mesmo se você comer carne orgânica ou de animal alimentado com capim, o modo como você *prepara* a sua carne pode torná-la ainda mais carcinogênica.

Certos mutagenes – hidrocarbonetos policíclicos aromáticos (HPAs) e aminas heterocíclicas (AHCs), para ser exata – são compostos causadores de câncer que se formam na superfície da carne bem-passada - e, à parte isso, deliciosamente grelhada, defumada, assada, frita e feita na brasa.[30] As AHCs formam-se em minutos a temperaturas elevadas, mas mesmo assar um frango a temperaturas mais baixas por quinze minutos leva à sua formação na superfície, devido à reação química de calor e creatinina no tecido muscular[31] (os hambúrgueres veganos fritos e grelhados, por outro lado, não têm qualquer medida de AHCs).[32] Você deve evitar a carne muito passada, então, já que ela tem sido relacionada ao câncer de mama: há um risco de 54% mais elevado para quem consome hambúrguer, 64% mais elevado para quem come *bacon* e 121% mais elevado para amantes de bife.[33] As mulheres que comem essas 3 carnes bem passadas têm risco 362% *mais elevado* que as mulheres que comem carne malpassada ou ao ponto. Note que não estamos comparando aqui consumidoras de carne bem passada e vegetarianas; quando se compara carne *versus* carne, o ruim é carne queimada. Um culpado por trás da conexão com o câncer é a PhIP, uma AHC encontrada na carne cozida que possui poder equivalente ao do estrogênio puro para alimentar o início e o crescimento do câncer de mama.[34] Quando o leite do peito de mulheres não fumantes é testado para ver se contém PhIP, ela existe nas consumidoras de carne, mas não nas vegetarianas.[35] Após 24 horas sem comer carne, a PhIP desaparece das amostras de urina.[36] Foi-nos dado um corpo que perdoa.

Existe alguma maneira de se compensar o risco? Quando você come carne, acrescente um prato estratégico de acompanhamento. Adicionando 3 xícaras diárias de verde, como brócolis ou couve-de-bruxelas, cai a AHC na urina em 23%, até quando se ingere o mesmo nível de agentes cancerígenos.[37] Foi demonstrado que os chás verde, preto e branco barram as mutações de DNA causadas pela PhIP.[38] Evite grelhar a carne e limite o tempo de cozinhar ou assar. É melhor usar calor úmido a baixa temperatura, como quando se cozinha lentamente numa panela de barro, a vapor ou na água, se ferventa, ensopa ou cozinha *sous-vide* (um método francês de ferver a carne). As panelas de pressão também aceleram o cozimento saudável no calor úmido. Se você for fritar ou saltear, minimize a produção de AHCs usando marinadas ricas em antioxidantes e gordura saudável como óleo de canola orgânico. Alguém acaba de perguntar: "Mas e a fritura de imersão?". Em outras palavras, envolver a sua carne em massa e depois mergulhar em algum tipo de gordura saturada fervente até ela se tornar uma dourada e crocante bola de câncer? Não acho que você queira que eu responda a isso.

Enter: Nitratos

Nos Estados Unidos, 22% de toda a carne que se come é processada – fonte de diversos mutagenes conhecidos, incluindo compostos N-nitrosos. Carne processada quer dizer carne alterada – defumada, curada, salgada, fermentada ou com adição de conservantes. Num estudo do Reino Unido com 35.372 mulheres, as que mais consumiam carne processada exibiram 64% mais câncer de mama que aquelas que não comiam *nada* de salsicha e frios fatiados.[39] Lembre-se da teoria segundo a qual a comparação *mais* carne com *menos* carne precisa ser revista e trocada pela comparação pura e simples carne *versus* não carne. Quando você olha os estudos sobre consumo elevado *versus* consumo baixo de carne processada, o risco aumentado vem à superfície, mas é de 8 a 10%,[40] não 64%... de modo que, mesmo uma só fatia ocasional de salame ou chouriço corta uma grande fatia da vida. Você pode chamar "processada" pelos nomes amigos, do tipo linguiça, salsicha, presunto, salame, calabresa, *delicatessen*, frios, carne enlatada, carne-seca e *bacon*, mas a Agência Internacional para a Pesquisa do Câncer (IARC) a denomina potencialmente mortal.

Em 2015, 22 cientistas de 10 países num encontro da IARC em Lyon, na França, responderam à pergunta: "A carne vermelha e a carne processada fazem mal à sua saúde?".[41] O grupo de trabalho avaliou mais de 800 estudos epidemiológicos sobre câncer e consumo de carne vermelha ou processada em países de diversos continentes, com várias etnias e regimes alimentares. A conclusão? A IARC sinalizou com o maior alerta possível o consumo de carne processada, rotulando-a simplesmente de "carcinogênica para seres humanos" (no mesmo nível que fumar e amianto), e classificou a carne vermelha como "provavelmente carcinogênica para seres humanos". Verdade seja dita, depois que li a decisão da IARC, me encolhi de remorso lembrando que ter mandado meus doces meninos para a escola com "fatias saudáveis de peru" equivalia a jogar um ou dois cigarros na lancheira deles. Não é de admirar que o Estudo Sobre Regime Alimentar e Saúde dos Institutos Nacionais de Saúde e Associação Norte-Americana de Aposentados (NIH-AARP Diet and Health Study), que acompanhou o impressionante número de 193.742 mulheres na pós-menopausa por mais de 9,4 anos, tenha encontrado 25% mais câncer de mama nas consumidoras de carne vermelha e carne processada.[42]

Em resposta às determinações da IARC, o Fundo Internacional para a Pesquisa do Câncer no Mundo (World Cancer Research Fund International) aconselhou que se evitasse toda carne processada,[43] mas a Sociedade Norte-Americana do Câncer (American Cancer Society) apenas recomendou que se limitasse o consumo de carne vermelha e processada. E embora o meu foco sejam os seus seios, há que se notar que a evidência humana ligando o consumo de carne ao câncer do cólon, reto, esôfago e fígado é para lá de convincente, do mesmo modo que os dados implicando carne e mortalidade por qualquer tipo de câncer e doença cardiovascular.[44] Assim, deve-se levar em conta mais coisas do que somente o câncer de mama quando se faz opções inteligentes entre os alimentos no mercado.[45]

Além de gordura e sódio, o verdadeiro filé, aqui, está nos nitratos. Eles são inofensivos, mas têm a capacidade de mudar de forma – e aí é que a coisa se complica. Os nitratos transformam-se em nitritos, que são bons quando consumidos em forma de planta, quando se tornam óxido nítrico (que melhora o fluxo do sangue). Mas os nitratos tornam-se maus com a adição de uma *amina* ou *amida* se consumidos na forma de carne, porque se transformam em *nitrosaminas* ou *nitrosamidas carcinogênicas*. Eu quero que você entenda este palavreado, pois as carnes empacotadas que você compra, que se vangloriam de que "não contêm nitratos", deveriam portar um aviso do tipo: "Com exceção dos que ocorrem naturalmente no aipo em pó". Esse nitrato do aipo torna-se um carcinogênico não natural em função de "carne mais amina", o mesmo que adicionar nitrosamina diretamente, sem a armadilha vegetariana. O melhor que você pode fazer é eliminar a carne processada. É neste ponto que o mantra "tudo com moderação" me cai mal. Por que consumir carne que causa câncer "com moderação" quando qualquer quantidade de carne processada é considerada perigosa? Para, quem sabe, eu remover uma arte *moderada* da sua mama, ao invés da glândula inteira?

Crise global da carne

Em todo o mundo vimos um rápido crescimento do consumo total de carne à medida que países como o Brasil e a China, além da América Latina e da Ásia, seguem o regime alimentar das nações industrializadas, como os Estados Unidos, a França e a Espanha. De acordo com a Food and Agriculture Organization (FAO – Organização de Alimentos e Agricultura) das Nações Unidas, o consumo de carne por pessoa por ano aumentou entre 1964 e 2015 da seguinte forma: no leste da Ásia quase sextuplicou, de 8,7 quilos para 50; nos países em desenvolvimento triplicou, de 10,2 quilos para 31,6 quilos; na América Latina mais que dobrou, de 31,7 quilos para 65,3 quilos. Os países industrializados, aparentemente, ainda têm espaço para mais, aumentando 36%, de 61,5 quilos para 95,7 quilos. Para saciar nossos apetites carnívoros, 19,6 bilhões de frangos, 1,5 bilhão de vacas, 1 bilhão de porcos e 1,9 bilhão de carneiros e cabras povoam o planeta junto conosco (ou um tanto escondidos de nós). Isso é mais que 3 vezes o número de pessoas.[46]

A agricultura global, dominada pela produção de gado e de grãos cultivados com o fim de alimentá-lo, contribui para a mudança do clima e ameaça a sustentabilidade do planeta – e, ironicamente, exacerba a fome no mundo. A agricultura animal é responsável por 30% das emissões de gás do efeito estufa[47] (mais que todas as fontes dos transportes combinadas), pois as vacas produzem 150 bilhões de libras de metano tóxico por dia, com os peidos[48], usa de 80 a 90% da água consumida nos EUA[49] (55 trilhões de galões/ano[50] – cerca de meio quilo de bife requer 5 mil galões;[51] 1 galão de leite, 1.000 galões[52]), ocupa em torno de 45% da terra do planeta;[53] causou 90% da destruição da Amazônia brasileira;[54] intensifica a fome no mundo[55] (82% das crianças famintas vivem onde o gado consome os alimentos, para depois os ocidentais consumirem o gado); e pavimenta o caminho para as zonas mortas dos oceanos,[56] a destruição do *habitat*[57] e a extinção das espécies.[58] Se os seres humanos realmente planejam a escalada de seu consumo total de carne, como prevê a FAO, as emissões da agricultura aumentarão em 80% até 2050,[59] de maneira que realmente deveríamos descobrir como é essa história de viver em Marte rapidinho – quem sabe lá haverá espaço para os vegetais também.

Mantenha-se atualizada em relação à crise mundial da carne em evolução. Tome conhecimento de como ela afeta a sua saúde e a saúde daqueles que você ama. Descubra como ajudar os outros e a si mesma em pinklotus.com/meatcrisis.

Você tem a minha atenção, e agora?

Mesmo se você está intrigada, ir do tudo ao nada ou simplesmente consumir menos carne no total será um desafio para muita gente. Faça um controle dos danos, consumindo pescado, aves orgânicas, carne de gado alimentado no pasto (em oposição a gado alimentado com grãos) e peixe enlatado criado de maneira sustentável (quando não houver a opção de peixe fresco), como salmão selvagem, "atum pescado em vara", sardinha e cavalinha. No entanto, eu sugeriria limitar as porções de carne a 3 ou menos por semana, e *eliminar* (sem patrocinadores aqui) toda a carne processada.

Caros laticínios...

Os laticínios vêm do leite das glândulas mamárias dos mamíferos. Entre os exemplos estão incluídos o próprio leite, todos os queijos (*cheddar*, suíço, muçarela, de jaque, de cabra), queijo *cottage*, creme, *cream cheese*, creme azedo, sorvete, *gelato*, manteiga e iogurte. Como mencionado no capítulo 2, você poderia pensar que a presença de hormônios, fatores de crescimento (IGF-1), gordura e contaminantes químicos (resíduos de pesticida, antibióticos, aflatoxinas, melamina) levariam à proliferação de células de câncer de mama sensível a hormônio.[60] No entanto, as pesquisas mostram aumentos, reduções e efeitos nulos do consumo de laticínios em relação ao risco do câncer de mama, de modo que, naturalmente, a meta-análise combinando toneladas de estudos conclui que tudo bem com os laticínios.[61] A conexão saudável entre laticínios e tecido mamário parece envolver os efeitos protetores do cálcio, vitamina D, butirato, lactoferrina e ácido linoleico conjugado.[62]

Corte a gordura

Espere aí, deixe de lado esse Häagen-Dazs.* Quando os estudos *mostram* uma conexão causal, não haverá algo que devemos notar? Enquanto os laticínios com baixo teor de gordura aparentemente não apresentam

* *Marca de sorvete. (N.T.)*

problemas para os seios (e correspondem a menos câncer de mama em alguns estudos[63]), a gordura saturada nos laticínios integrais causa preocupação (pense em leite integral *versus* desnatado). Segundo o Estudo Epidemiológico Vida após o Câncer (Epidemiology Study Life after Cancer – LACE), as pacientes de câncer de mama que ingeriam uma ou mais porções diárias de laticínios com alto teor de gordura (não com baixo teor de gordura) aumentaram a mortalidade por todas as causas em 49% comparadas às que consumiam menos que meia porção por dia.[64] Verdade, os laticínios são mortais? Bem, diferentemente das suas parceiras alimentadas no pasto de 100 anos atrás, as vacas leiteiras modernas são organismos geneticamente modificados (GMO) que continuamente produzem leite através da gravidez. E, de fato, através de suas vidas inteiras, porque recebem reinseminação logo depois de darem à luz o bezerro, estão constantemente grávidas – condição essa que eleva significativamente o estrogênio no leite.[65] Esse estrogênio reside acima de tudo na gordura, de modo que você ingere substancialmente mais estrogênio alimentador do câncer a partir de laticínios integrais (incluindo os orgânicos[66]), o que pode ajudar a explicar o aumento de mortalidade do estudo LACE.

Antes de você tirar o seu cálcio diário de um delicioso laticínio – um pedaço de queijo *cheddar* –, vamos conversar mais sobre gorduras inimigas. A gordura inimiga contribui diretamente com os nossos principais assassinos: a doença cardíaca, o câncer, o infarto, a obesidade, o Alzheimer e o diabetes. Falamos de gorduras amigas no capítulo 3. As gorduras inimigas são outra história. Uma fonte inequivocamente inimiga é a das gorduras *trans*, aquelas que precisam ser imediatamente *transferidas* para fora da sua dieta. Nós as encontramos em alimentos tais como bolos, roscas, margarina, gordura hidrogenada, frango frito, pipoca de micro-ondas e batata frita. É o mesmo que você enfiar Crisco** diretamente na veia e observar a parada brusca do fluxo sanguíneo. Quando a Dinamarca baniu as gorduras *trans*, as mortes por doença cardiovascular caíram 50%.[67] Essas gorduras fabricadas pelo homem aparecem nos rótulos dos alimentos processados de forma inteligente, com dizeres inocentes como "óleo parcialmente hidrogenado" ou "alto estearato". Não se deixe enganar pelo marketing "sem gorduras *trans*" numa caixa ou recipiente; leia o rótulo dos ingredientes atrás, para ter certeza de que não está sendo espionada por uma gordura *trans* encoberta. As gorduras *trans* afetam o câncer de mama. Num estudo da Grécia, onde abunda a MedDiet, usar margarina só uma vez por semana aumentou o câncer de mama em 5%.[68] As pacientes de

** *Marca de gordura vegetal. (N.T.)*

câncer de mama que consomem manteiga, margarina ou banha em base diária têm 67% de aumento da recidiva do câncer. Aumenta 212% a *mortalidade* para o terço de consumidoras de teor de gordura mais elevado em relação ao terço de consumidoras de teor de gordura mais baixo.[69] Isso significa que as gorduras *trans* podem preservar os alimentos, mas acabam com *você*.

Evitar comida não saudável pode não ser suficiente. A *única* outra fonte de gorduras trans ocorre naturalmente na *carne* e nos *laticínios*. Sim, eu acabei de dizer isso. Com o banimento em 2018 das gorduras trans nos alimentos processados, a carne animal e os laticínios agora são responsáveis pela maior parte do consumo diário de gordura trans na América do Norte.[70] As gorduras trans animais de todas as fontes de carne e laticínios, incluindo animais não bovinos, aumentam o colesterol mau, LDL, e baixam o colesterol bom, HDL, exatamente da mesma maneira que a variedade fabricada pelo homem.[71] A doença cardíaca sobe 23% para cada 2% de calorias advindas de gorduras *trans*.[72]

Além das gorduras trans, também as *gorduras saturadas* fazem mal aos seus seios. Um centro de pesquisas de Seattle acompanhou mais de 4.400 pacientes de câncer de mama que ainda não haviam tido recidiva e descobriu que 3% morreram dentro de 7 anos.[73] Enquanto a ingestão mais elevada de gorduras trans levou a 78% mais mortes, entre as maiores consumidoras de gordura saturada houve 41% mais mortes que entre as de ingestão mais baixa. As gorduras saturadas são sólidas à temperatura ambiente (manteiga) e vêm de fontes animais: queijo, leite, manteiga, creme, carne e ovos. Quando as pacientes mudam para uma alimentação mais saudável, qual a comida de que dizem mais sentir falta? Dica: uma comida cheia de hormônio, calorias, colesterol, sal e gordura saturada.

Queijo. O que foi que você disse? Oh, foi um grito: "Nãooooo!". Estou totalmente do seu lado. Mas depois de tomar conhecimento da evidência sólida como rocha em relação aos perigos da gordura saturada, desisti do meu queijo manchego. Você quer saber por que queijo e *pizza* (também conhecida como queijo) estão nos primeiros lugares – 1 e 2 – quando se pergunta como os norte-americanos ingerem gordura? Além da verdade palpitante de que o queijo é salgado, gorduroso e tem uma consistência deliciosa, ele também vicia, como uma droga. São necessários 4,4 litros de leite para fazer aproximadamente 450 gramas de queijo, de modo que aquela mordidinha do sólido *cheddar* vangloria-se de 73% de gordura, 25% de proteína e 2% de carboidratos. No seu estômago, a proteína – caseína – se quebra e transforma no aditivo opioide *casomorfina*, que estimula os mesmos receptores do cérebro que a *morfina* – com um décimo da afinidade –, fazendo você voltar várias vezes atrás de só mais um pedaço de *pizza*.

Num acompanhamento de 188.736 mulheres na pós-menopausa durante 4,4 anos, aquelas que tiravam 40% de suas calorias diárias de gordura tinham uma taxa 32% mais elevada de câncer de mama invasivo, em comparação às com 20% de calorias de gordura.[74] Assim, evitar alimentos com gordura saturada vai reduzir a criação, recidiva e os efeitos assassinos do câncer de mama. Nunca é cedo demais para começar a consumir gordura saudável. Comer mais gordura vegetal, de abacate, azeitona, manteiga de sementes e nozes durante a juventude (10 aos 15 anos), diminui o câncer de mama na pós-menopausa quarenta anos antes.[75]

INFORMAÇÕES SOBRE A GORDURA

O Instituto Nacional do Câncer (INC) pesquisou norte-americanos e fez uma lista de suas maneiras favoritas de comer gordura saturada. A seguir estão as 10 mais, listadas a partir da maior para a menor quantidade de calorias provindas do consumo de gordura saturada.[76] Se qualquer desses alimentos faz parte da sua dieta, os seus seios educadamente pedem que você corte a gordura. É hora de mudar aquela pizza de *pepperoni TGIF* por torrada de trigo integral com abacate.

- Queijo;
- pizza (mais conhecida como queijo);
- sobremesa com base em grão (bolo, biscoito, torta, rosca, doce);
- sorvete;
- frango (um peito sem pele = 19% de gordura; com pele, 36% de gordura);
- linguiça/salsicha/bacon/costela (*oinc-oinc*);
- hambúrguer;
- pratos mexicanos;
- bife.
- leite desnatado.*

* Obrigada, truques dos rótulos: 2% de gordura por peso continuam sendo 30% de gordura em calorias; para referência, o leite integral tem 3.25% de gordura.

No capítulo 3 falamos a respeito de PUFAs saudáveis como os ômegas 3 encontrados em peixes oleosos – salmão, arenque, sardinha e cavalinha; e, ainda, em sementes de linhaça, nozes e óleos saudáveis, incluindo o óleo de soja não hidrogenado, o de nozes, gergelim, canola, amêndoa, linhaça e os óleos de borragem. Mas existem também os PUFAs insalubres – os óleos vegetais de ácidos graxos poli-insaturados ômega 6 –, que incluem os óleos de cártamo, girassol, soja hidrogenada (*versus* o bom, *não* hidrogenado), milho, coco, palmeira, prímula, groselha preta, sementes de cânhamo e sementes de uva. Simplesmente, lembre-se de que, mesmo que sejam PUFAs essenciais, uma dieta ocidental nos põe a consumi-los à razão de 16 : 1, contra os PUFAs ômega 3, quando o que nós queremos é 1 : 1, então não facilite com eles.[77] O desequilíbrio trabalha contra todos os benefícios do ômega 3 e leva a uma enxurrada de inflamações, que alimenta um hospedeiro de doenças crônicas, a doença cardíaca e o câncer entre elas. Isso até mesmo inclui o todo-poderoso óleo de coco, que consiste de cerca de 90% gordura saturada, superando a manteiga (64% de gordura saturada), o bife (40%) e até mesmo a banha (também 40%) em termos do seu prejuízo PUFA.

Resumindo e facilitando: jogue fora todos os frascos de óleo que tiver em casa com exceção de azeite de oliva extravirgem e canola orgânico prensado mecanicamente. Reserve as gorduras saturadas e as gorduras trans apenas para ocasiões especiais. Qualquer coisa frita em imersão, manteiga, banha e óleos, como os de semente de algodão, milho, cártamo e girassol, faz mal aos seus seios, coração e, basicamente, qualquer órgão vital.

Uma vez que você quer limitar sua ingestão diária, especialmente nas versões com teor mais elevado de gordura, aonde você vai buscar o seu cálcio? Você encontrará cálcio em abundância, fácil de absorver, em folhas verde-escuras tais como *bok choy*, os vários tipos de couve, folhas de mostarda e de nabo, bem como nos seguintes alimentos: brócolis, feijão, figo, amêndoa, cereais de grãos integrais fortificados com cálcio, leite de soja e outros leites não laticínios. Bônus: esses alimentos contêm todos os outros fitoquímicos que combatem o câncer que faltam nos produtos laticínios, como fibra, ferro, folato e antioxidantes.

É a Via Láctea

Além da gordura e do estrogênio, há alguma outra coisa insalubre no leite que não sabemos? Bem, você se lembra do zeranol no gado de corte?

As vacas leiteiras podem receber um hormônio artificial diferente que aumenta a produção de leite de 10% a 15%, o chamado Hormônio de Crescimento Bovino recombinante ou rBGH. Não foram feitos estudos quanto à segurança para se avaliar o rBGH, mas devido às preocupações com respeito a saúde animal e humana, e aos elevados níveis de IGF-1,[78] outros países baniram seu uso, incluindo a União Europeia, o Japão, a Austrália, a Nova Zelândia e o Canadá. Num estudo humano, a concentração plasmática de IGF-1 aumentou em 10% quando os participantes saudáveis consumiam leite de vaca,[79] mas, conforme mencionado, o efeito prejudicial aparentemente teve como contrapartida fatores protetores. À medida que a demanda por leite sem rBGH aumentou nos Estados Unidos, a utilização do hormônio diminuiu para 17% das vacas.[80] Mas, além do IGF-1 que promove o crescimento da célula cancerígena, os produtos do leite podem conter contaminantes carcinogênicos tais como pesticidas (organoclorinas).[81]

E, depois, existe um vírus, chamado vírus da leucemia bovina (BLV, sigla em inglês), que infecciona as glândulas mamárias das vacas e chega ao leite que consumimos. De quantas vacas estamos falando aqui? Exatamente de 100% das vacas nas fazendas com mais de 500 cabeças de gado.[82] O BLV tem importância para a sua saúde, já que 74% de seres humanos testados exibem antígenos ao BLV em circulação no sangue, comprovando uma reação imunológica humana à infecção mamária da vaca.[83] E tem mais, quando pesquisadores da Universidade da Califórnia, em Berkeley, buscaram BLV no tecido mamário extraído de 239 pacientes com e sem câncer, em 2015, descobriram que aquelas com câncer mostraram *duas vezes* a probabilidade de ter BLV nas mamas (59% *versus* 29%), levando à conclusão estatística de que até 37% de todo câncer de mama pode ser causado por exposição a BLV.[84]

E o que dizer do fato de ter sido encontrado BLV em todos aqueles seios benignos? Uma vez que os estudos sobre biologia da célula mostram que leva anos e até décadas para que se forme um câncer detectável, talvez essas amostras de BLV tenham vindo de mulheres que iriam *eventualmente* desenvolver câncer. Esse mesmo estudo apoia essa teoria. Encontraram BLV em 38% do tecido que abrigava células mamárias pré-cancerosas – um número bem no meio, entre os números de seios benignos e cancerosos mencionados anteriormente, correspondendo à descoberta de mais BLV com câncer (segundo lugar), com pré-câncer, e menos BLV nos tecidos normais. Usando técnicas similares, em 2017, uma equipe australiana estudou 96 mulheres, descobrindo de novo o

BLV, em dobro nas amostras com câncer: 80% *versus* 41% sem câncer. O que é igualmente interessante, 48% das envolvidas também tinham removido tecido mamário entre três e dez anos antes, por motivos benignos. Em 74% das que estavam com câncer agora, as amostras de três a dez anos antes continham BLV. Isso sustenta (mas não prova) a ideia de uma relação causal entre a infecção por BLV e subsequente desenvolvimento de câncer.

O que podemos fazer em relação ao BLV se ele realmente causa câncer de mama? Bem, nós poderíamos com facilidade rastrear a infecção por BLV e prevenir milhares de casos de câncer de mama todo ano simplesmente administrando uma vacina BLV, para não mencionar a eliminação de sua fonte no leite da vaca. Para quem tem um câncer induzido por BLV, terapias antivirais direcionadas poderiam prevenir a recidiva (como os antivirais HIV). Não deveríamos erradicar a infecção do gado agora, posto que tudo isso pode ficar comprovado? Mais de 20 outros países já deram um jeito de fazê-lo, mas o esforço e o dinheiro que seriam necessários à indústria de leite norte-americana para eliminar a transmissão de BLV provavelmente a impossibilitariam de fazê-lo, a não ser que fosse forçada. O BLV é um retrovírus, de modo que, como o HIV, se espalha através do contato de sangue com sangue, do sangue de uma vaca entrando em outra vaca. *Ai, credo*. Isso acontece porque os fazendeiros não desinfetam os instrumentos contaminados com sangue que utilizam o dia inteiro e, assim, introduzem o sangue de uma vaca em outra. Também os fazendeiros engravidam a vaca enfiando-lhe o braço no reto, para inseminá-la – momento em que ocorre sangramento –; em seguida, eles passam ao próximo reto. *Ufa*. Em outras palavras, o que acontece na fazenda não fica na fazenda.[85]

Pisando em ovos

Os frangos foram propositalmente alimentados com arsênico até que, após 72 anos dessa prática, a indústria de aves dos Estados Unidos foi forçada a parar de usar o aditivo, em 2016.[86] O arsênico mata parasitas internos e externos dos frangos (tênia, piolho, ácaro, e assim por diante) e faz a carne ficar com a tonalidade cor-de-rosa bonita. Um estudo de 2012 medindo a exposição a toxinas em 207 meninas pré-escolares com idade de 2 a 4 anos descobriu que, em 100% das crianças, a proporção do fator de risco arsênico-câncer excedia 100, sendo que a fonte número 1 de arsênico eram aves.[87] Mesmo tendo sido eliminado da alimentação, o arsênico despejado no ambiente – aproximadamente 907 mil quilos por ano durante setenta e dois anos – penetrou no nosso solo, de tal maneira que pode aparecer arsênico até no arroz e em outras plantas.[88]

O que mais se dá como alimento à mamãe dos nossos ovos? Como mencionado anteriormente, é difícil dizer, uma vez que os ingredientes da ração não são revelados, mas os grãos fortificados com pesticida e antibiótico existem legalmente. No entanto, antibióticos *ilegais*, como fluoroquinolonas, apareceram numa análise de laboratório das penas dos frangos que, a propósito, os criadores trituram e devolvem ao frango na forma de refeição.[89] O que mais havia nessas penas? Acetaminofeno (como Tylenol), Prozac, medicamentos antifúngicos, anti-histamínico, um hormônio sexual e cafeína. Veja, se os frangos têm dor de cabeça ou sentem-se deprimidos e sonolentos, entendo, mas que nos digam. Temos de interrogar as penas num laboratório para descobrir isso porque não há requisitos de rótulos para aves e ovos.

E então, os ovos causam câncer de mama? Surgem por aí diversos estudos esparsos demonstrando que não há risco nem risco aumentado, e que existem até efeitos protetores. Nesse caso, é às vezes útil juntar todos os estudos para, se possível, obter suficiente "força estatística" com números grandes. A única meta-análise que considerou apenas o consumo de ovos e o risco de câncer de *mama* reuniu 13 estudos e concluiu que consumir de 2 a 5 ovos por semana está associado com pequenos, mas definitivos, 4% de aumento de risco de câncer de mama, subindo para 9% entre europeias, japonesas e populações pós-menopausa.[90] Uma outra meta-análise sobre regimes alimentares com acompanhamento de quinze anos de 351.041 mulheres não encontrou elo entre câncer e carne ou laticínios, mas viu uma correlação positiva: para cada 2 ovos grandes (100 gramas) consumidos diariamente, as taxas de câncer de mama subiram 22%.[91]

Os cientistas vêm revelando uma série de explicações para os possíveis caminhos dos agentes cancerígenos a partir do consumo de ovos. A colina é uma substância semelhante à vitamina, para a qual não existe uma quantidade recomendada por dia (Recommended Daily Allowance – RDA), porque não existem deficiências. Ou seja, você não precisa sair buscando fontes de colina, e o excesso pode ser ruim. Por quê? As bactérias do intestino fazem a festa com o elevado conteúdo de colina dos ovos, que leva a um metabólito tóxico chamado TMAO (*N*-óxido de trimetilamina).[92] Pesquisadores de Harvard ligaram o TMAO de apenas 2,5 ovos por semana a um aumento de 81% no câncer de próstata letal, de modo que é possível que a mesma enxurrada inflamatória causada pelo TMAO possa também aumentar o câncer de mama.[93] As aminas heterocíclicas (HCAs), os compostos carcinogênicos sobre os quais discutimos, que se formam na carne cozida, também se formam nos ovos fritos, junto com carcinógenos poderosos, PhIP e IQ [4,5-*b*].[94] Os ovos são a fonte número 1 de colesterol com 425 mg por cada 2 ovos grandes (o Big Mac tem 79 mg). Adivinhe o que as células cancerígenas pedem para o café da manhã? Ovos! As células do câncer de mama chupam LDL (o mau colesterol) para estimular seu próprio crescimento. De fato, quanto mais receptores LDL são encontrados no tecido de câncer de mama, mais curto é o tempo de sobrevivência da mulher.[95]

Em resumo, parece seguro do ponto de vista do risco de câncer consumir até 2 ovos por semana. Entretanto, nunca baixe a sua guarda contra nosso assassino global número 1: a doença cardíaca. O colesterol é ator principal na crescente crise mundial da saúde cardiovascular. A American Heart Association (AHA) [Sociedade Norte-Americana do Coração] recomenda que se consuma menos de 300 mg por dia. Mas você nunca precisa comer colesterol, já que seu corpo é capaz de sintetizar toda a quantidade de que necessita sem o seu auxílio.[96] Manter seu nível de colesterol abaixo de 160 vai fazer o câncer de mama cair em 17%.[97] Ovos: quebre o golpe duplo no peito – coração e mamas.

Odeio ser estraga-prazeres...

De todos os fatores de risco de câncer de mama controláveis, o que predomina através das diversas populações e culturas é o álcool. Por quê? O álcool aumenta os níveis de estrogênio (também conhecido como combustível do câncer), prejudica a função imunológica, cria metabólitos tóxicos tais como o acetaldeído e desativa o ácido fólico, que repara o DNA quando este dá errado. Todas essas ações são como soldados na batalha do estresse oxidativo, virando a maré na direção dos radicais livres e danos às células. Sou capaz de escutar os seus pensamentos, protestando: *Mas, espere um minuto. O álcool não previne ataques cardíacos?* Sim, previne, e você tem 7 vezes mais probabilidade de morrer de um ataque cardíaco que de câncer de mama. Um drinque por dia significativamente reduz a mortalidade por doença cardíaca, em grande parte devido ao aumento do bom colesterol (HDL).[98] Então, vocês, que bebem, animem-se! No entanto, nenhuma abstêmia deve considerar consumir álcool pela única razão de reduzir problemas do coração.

Ok, então, o que é um drinque? O National Institute on Alcohol Abuse and Alcoholism [Instituto Nacional para o Abuso do Álcool e

Alcoolismo], um departamento do Ministério da Saúde dos Estados Unidos, define um drinque como sendo 14 gramas de álcool – ou seja, uma lata de cerveja (350 ml), pouco mais de uma taça de vinho (150 ml) ou uma dose (45 ml) de bebida alcoólica pesada (bebidas com 40% de álcool: gim, vodca, uísque e por aí afora).[99] Assim, escolha o seu veneno e continue a leitura. (Você pode de fato precisar de um drinque depois de ler o que vem em seguida.) Em relação a quem não bebe, estudos mostram que um drinque por dia aumenta o câncer de mama em 10%; 2 drinques por dia aumentam o seu risco em 30%; 3 drinques por dia, em 40%, e você pode acrescentar 10% por drinque daí em diante.[100] De modo que, para equilibrar o efeito cardioprotetor do álcool com o efeito carcinogênico no tecido das mamas, mantenha a sua ingestão semanal de álcool em aproximadamente 7 drinques (14 para os homens). E aí, como é que fica aquela boa desculpa do fim de semana em Napa?*

Vejamos mais de perto o que o álcool faz com o folato, também conhecido como ácido fólico, ou ainda, como metilfolato, na forma ativa. O metilfolato garante que, à medida que o seu DNA se replica, ele mantenha sua estrutura original sem permitir que mutações ocorram e se propaguem. O metilfolato tem um grupo de metil que ele doa ao DNA conforme novas cadeias são sintetizadas. Assim, você pode imaginar como uma deficiência de folato poderia aumentar a incidência de câncer de mama quando não há metilfolato suficiente nas vizinhanças para servir de babá ao DNA que se divide. O que poderia causar uma deficiência de folato (que, a propósito, é a deficiência de vitamina mais comum do mundo)? Além de baixa ingestão de alimentos, o velho e bom álcool, que reduz a absorção de folato do intestino e aumenta sua excreção nos rins, interferindo com a necessária conversão de ácido fólico à sua forma útil, o metilfolato.[101] A enzima que transforma ácido fólico na sua forma ativa, metilenotetra-hidrofolato redutase (MTHFR), contém "polimorfismos" (variações) em 30 a 50% das pessoas (você fica sabendo disso através de um teste de saliva). Mas na maioria, a MTHFR funciona otimamente com a eficiência reduzida.[102] No entanto, se a MTHFR estiver comprometida o bastante (geneticamente ou em função do álcool), então, os níveis de metilfolato ficam problematicamente baixos. De fato, as mulheres com determinados polimorfismos MTHFR mostram um risco aumentado de 37 a 66% no câncer de mama, mas um alto consumo de folato na dieta deve mitigar esse risco.[103]

---

* *Vale do Napa, zona vinícola na Califórnia, EUA. (N.T.)*

Um regime alimentar em que é baixo o consumo de folato leva a uma maior incidência de câncer de mama? O Estudo da Saúde das Enfermeiras examinou níveis de folato: todas as mulheres que ingeriam pelo menos 300 microgramas por dia tinham 27% menos câncer de mama que as que não ingeriam folato. Entre todas aquelas que bebiam pelo menos um drinque com álcool por dia, 600 microgramas ao dia de folato reduziram o câncer de mama em 89% *versus* sem folato.[104] No Estudo Sobre a Saúde das Mulheres de Iowa, mais de 34 mil mulheres foram acompanhadas durante 13 anos. Um aumento no câncer de mama correspondeu à ingestão baixo-folato/alto-álcool, e fez-se uma constatação interessante: os casos de câncer foram principalmente de tumores negativos para os receptores de estrogênio, de modo que a deficiência de folato parece mais importante que o aumento de estrogênio, no que diz respeito ao álcool.[105]

Duas dicas. Primeira: você tem que *consumir* folato (as células humanas não o fabricam), e o calor o destrói, de forma que os alimentos que são fontes de folato, que contêm algum metilfolato, têm de ser comidos crus: brócolis, folhas verdes como espinafre, couve e aspargos. O que me leva à segunda dica. Apenas para as que bebem moderadamente (uma média de pelo menos 1 drinque por dia), o folato seria uma daquelas exceções que mencionei em relação a tomar suplementos – simplesmente siga em frente e busque a forma ativa de que o seu DNA necessita, metilfolato (não ácido fólico), 800 microgramas por dia. Acesse pinklotus.com/alcohol, para mais detalhes. Tome metilfolato 1 vez por dia (mais *não* é melhor) a qualquer hora. Não é necessário tomá-lo com o seu suco feliz. Por outro lado, você poderia beber menos que um copo por dia.

O Estudo Sobre a Saúde das Enfermeiras também relatou seu acompanhamento de 14 anos de mais de 83 mil participantes e mostrou que nas mulheres que, consumiam pelo menos uma bebida alcoólica por dia, comer 5 ou mais porções diárias de frutas e legumes conferia uma queda de 47% no câncer de mama, em comparação com as que bebiam e ingeriam 2 ou menos porções por dia.[106] Qual é a mágica? Betacaroteno. Então... (insira a voz do Pernalonga) "O que é que há, velhinho?"? Comer cenoura, batata-doce, couve, espinafre, brócolis, abóbora-amarela, abricó, melão *cantaloupe* e pimentão vermelho – é isso aí! No que se refere ao betacaroteno, os suplementos parecem funcionar, mas em menor grau que as fontes alimentícias; portanto, coma essas plantas.

Embora todos os tipos de álcool sejam capazes de reduzir a doença cardiovascular, décadas de pesquisa corretamente culpam o mesmo álcool por causar câncer na boca, esôfago, fígado, cólon e mamas.[107] Entretanto, uma e unicamente uma exceção a essa regra surgiu na literatura recente: as mulheres que consomem de 120 a 240 ml por dia de *vinho tinto*, sendo essa sua única opção de álcool (para sua informação, uma garrafa contém 750 ml) realmente mostram queda em qualquer câncer em relação a abstêmias.[108] Espere aí. O quê? Como? Bem, qualquer outro tipo de álcool aumenta os níveis de estrogênio, mas o vinho tinto na verdade se comporta como um inibidor da *aromatase* (IA), que é uma droga dada a pacientes de câncer de mama positivo para receptor de estrogênio, com o fim de parar a conversão dos esteroides do seu corpo em estrogênio. Existem IAs naturais na uva, no suco de uva, no extrato de semente de uva e no vinho tinto, mas não no vinho branco.[109] Você acredita que as células cancerígenas de fato usam a *aromatase* para criar seu *próprio* estrogênio, de tal modo que possam abastecer a si mesmas? Bestinhas sinistras. Assim, o composto IA no nosso vinho tinto – um herói encapuçado – desativa a enzima da *aromatase*, levando embora a capacidade das células de se autoalimentar. Frustração!

Outro *kudo*[*] para o vinho tinto é o resveratrol. O resveratrol das uvas vermelhas inibe os 3 requisitos para a formação do câncer: o início, a promoção e a progressão;[110] por isso, grande número de experiências clínicas com seres humanos investiga seu uso como possível agente anticâncer. A molécula de resveratrol e as ações IA do vinho tinto ajudam a explicar por que o consumo moderado de vinho tinto (em contraste com todas as outras opções de bebidas alcoólicas) aparentemente não aumenta o risco de câncer de mama. Você também pode obter todos esses benefícios – menos o álcool – comendo uva vermelha, do tipo com sementes.[111] O segredo está na casca.

Tendo dito isso, a Agência Internacional para a Pesquisa do Câncer (International Agency for Research on Cancer – IARC), a divisão oficial da Organização Mundial da Saúde que decide o que causa câncer, concluiu que todas as bebidas alcoólicas são "carcinogênicas para seres humanos."[112] Se você quer implementar toda ação possível para reduzir o câncer de mama, a quantidade mais segura de álcool para se consumir é zero. Entretanto, se você optar por consumir álcool, limite a ingestão a 120 até 240 ml por dia, prefira o vinho tinto, suplemente com metilfolato e coma os seus legumes (betacaroteno).

---

* *kudos é uma expressão da língua inglesa que significa "louvor por uma boa conquista", ou mesmo "vantagem. (N.R.)*

NÃO PONHA SUA MÃO NO FOGO POR MIM

Em 2007, o World Cancer Research Fund (WCRF) [Fundo Mundial para a Pesquisa do Câncer] e o American Institute for Cancer Research (AICR) [Instituto Norte-Americano para a Pesquisa do Câncer] lançaram suas principais recomendações com o objetivo de prevenir os tipos mais comuns de câncer em todo o mundo.[113] Adivinhe quais foram as 3 que – tendo sido incorporadas na vida real – propiciaram queda de 62% no câncer de mama invasivo da pós-menopausa? Manter um peso saudável, restringir o álcool e consumir alimentos vegetais. Soa familiar? Isso evitaria cerca de 10 milhões de diagnósticos de câncer de mama invasivo na década que entra. Dez milhões!

Doce demais para ser verdade?

Alega-se que adoçantes artificiais ou substitutos sintéticos do açúcar nos ajudam a reduzir a ingestão de açúcar refinado e xarope de milho com frutose elevada, provendo doçura com zero calorias aos nossos favoritos - refrigerante, sorvete, cereais matinais, produtos da confeitaria e goma de mascar. Existem nos Estados Unidos 5 substitutos do açúcar aprovados pelo FDA, incluindo aspartame (Equal, NutraSweet, SugarTwin), sucralose (Splenda), sacarina (Sweet'N Low, Necta Sweet), neotame (Newtame) e acessulfame de potássio (Sunett, Sweet One). Os EUA baniram o ciclamato, que é, porém, amplamente usado em mais de 100 países.

Linha de fundo para o nosso foco principal: não existe elo conhecido entre adoçantes artificiais e câncer de mama. Apesar de relatórios dizendo o contrário, não há evidência convincente apontando para nenhum dos adoçantes artificiais como sendo causadores de qualquer tipo de câncer. É provável que você se lembre de ter ouvido falar que adoçante provoca câncer da bexiga em ratos. Acontece que aqueles ratos tinham um parasita causador de câncer (e estão, agora, viciados em açúcar). Seres humanos, afinal, não são ratos. Estudos sobre primatas também não mostraram malignidade, assim como uma série de pesquisas com seres humanos.[114] Isso é um alívio, porque 40% dos norte-americanos adultos consomem adoçantes com zero calorias diariamente, e estudos medindo o adoçante no sangue e na urina mostram que muitas pessoas que dizem não usar adoçante artificial, na verdade, o consomem involuntariamente em alguma outra coisa qualquer, de produtos da confeitaria a xarope para tosse. Em nome da completude: um estudo com seres humanos mostrou um aumento de câncer da bexiga no caso de você consumir 1.680 mg de adoçante por dia (aproximadamente 10 latas de refrigerante *diet*).[115]

A esperança inicial por trás da campanha zero calorias era que, se você pode cortar calorias, vai perder peso – o que leva a melhorar o controle do açúcar no sangue – e possivelmente evitar o diabetes, a doença cardíaca e a obesidade. Alerta de estraga-prazeres! Você nunca mais beberá a sua Pepsi Diet com prazer. As associações negativas entre adoçante artificial e saúde relatadas cientificamente incluem *ganho excessivo de peso*, obesidade, síndrome metabólica, diabetes tipo 2, pressão alta, doença cardiovascular, dor de cabeça, enxaqueca e uma redução prejudicial das bactérias intestinais saudáveis.[116] Esses efeitos rebote vêm de uma tendência à compensação exagerada. Por achar que tem espaço calórico de sobra, você faz algo como pedir mais batata frita, porque bebeu Pepsi Diet[117] ou, achando que o sabor doce aumenta a fome, mesmo sem a entrada em cena de calorias que saciem a fome, você acaba aumentando o seu apetite.[118] *Opa*!

Existe algum adoçante zero calorias ou com baixo teor de calorias seguro? Sim. A estévia, considerada não prejudicial, dado que é derivada de uma planta sul-americana. Ela se transforma em compostos mutagênicos no seu intestino e é absorvida na corrente sanguínea, mas você pode limitar a estévia com segurança a duas bebidas adoçadas por dia (de acordo com a Organização Mundial de Saúde, o limite é 4 mg de estévia por quilo de peso corporal).[119] Provavelmente, o substituto mais seguro para o açúcar seja, com moderação, o eritritol (você o conhece do chiclete sem açúcar), que, fabricado comercialmente a partir do fermento, contém propriedades antioxidantes.[120]

Apesar de não causarem câncer diretamente, os adoçantes artificiais provocam problemas de saúde ligados ao câncer de mama, tais como obesidade e resistência à insulina, e, em última instância, reduzem escolhas mais saudáveis. Ao invés de mordiscar, por exemplo, tâmaras doces e densas em matéria de nutrientes, com teor elevado de fibra e baixa carga glicêmica, a pessoa opta por um bolinho adoçado com Splenda. O uso frequente de adoçantes estimula as mesmas vias relacionadas com o vício e o centro do prazer no cérebro que uma descarga de heroína estimularia (sim, acabei de dizer isso).[121] Os adoçantes diminuem o interesse no consumo de alimentos menos intensamente doces, como as frutas, e poderiam tornar a ideia de comer vegetais francamente repugnante.[122] Todos os dias pense em negociar uns poucos pacotes de adoçante trocando-os por uma colherada de algo repleto de antioxidantes, vitaminas e minerais, como xarope de bordo, melaço, açúcar ou pasta de tâmara, calda de balsâmico, xarope de arroz integral ou geleia de fruta de verdade.

Tenho de fazer compras em lojas de produtos orgânicos?

Vamos começar pelo fim: consumir o máximo de frutas e legumes que puder botar no prato e no estômago supera qualquer preocupação que você possa ter quanto a se as suas compras são de produtos orgânicos ou não. Um morango não orgânico reduz o risco de câncer de mama mais que uma *pizza* orgânica. Mas, afinal, o que quer dizer *orgânico*? Alimentos orgânicos são cultivados sem aditivos sintéticos como pesticidas, fertilizantes químicos e corantes e não são processados usando solventes industriais, irradiação ou organismos geneticamente modificados (OGM). Os animais não recebem antibióticos ou hormônios, e consomem alimentos 100% orgânicos, não OGM. Um selo "Orgânico Certificado" na sua comida quer dizer que 95% dos ingredientes satisfazem esses critérios; os 5% restantes são aditivos incluídos numa lista de aditivos aprovados. Um selo "100% Orgânico" quer dizer que todos os ingredientes são orgânicos, enquanto "Fabricado com Ingredientes Orgânicos" significa que pelo menos 70% do alimento é orgânico. As etiquetas "Natural" ou "Totalmente Natural" não querem dizer que os produtos são orgânicos e basicamente nada significam, uma vez que não há leis governando o seu uso nas embalagens.

O que é alimento OGM? As sementes podem ser geneticamente modificadas para permanecerem vivas quando as plantações são fortemente pulverizadas com pesticidas e herbicidas com glifosato, e então a pergunta é: "O que acontece se ingerirmos uma pequena fração dessas substâncias químicas tóxicas junto com a comida?". Um estudo mostrou que nos níveis em que você as ingeriria a partir de grãos de soja OGM, o glifosato ativa os receptores de estrogênio, fazendo com que as células de câncer de mama humano cresçam numa placa de petri.[123] Mas nós não vivemos em placas, e nenhum estudo com humanos foi feito para provar o dano (ou a segurança) do consumo de alimentos OGM.

A alimentação orgânica se traduz em benefícios para a saúde e valor nutritivo mais elevado? Na verdade, não. Num estudo grande, de mais de 623 mil mulheres do Reino Unido acompanhadas por mais de 9 anos, não foi descoberta qualquer redução no câncer de mama no grupo que se alimentava de comida orgânica (o único tipo de câncer reduzido foi o linfoma não hodgkin).[124] Cientistas da Universidade de Stanford compararam a evidência em décadas de estudos referentes aos efeitos saudáveis dos alimentos orgânicos *versus* alimentos convencionais. Eles relataram níveis significativamente mais baixos de pesticida na urina das crianças que consumiam comida orgânica, mas os níveis de biomarcadores e nutrientes no sangue, na urina, no leite do peito e no sêmen nos adultos não identificaram quaisquer diferenças significativas.[125] Eles encontraram mais vitamina C e fenóis anticâncer nos produtos orgânicos, os quais, como sabemos, são bons de luta. Frango orgânico e leite orgânico continham mais gorduras ômega 3 saudáveis. Mas, no fim, os pesquisadores concluíram que o conjunto da literatura publicada sobre esse assunto não mostra aumento significativo na nutrição em função da comida orgânica, ao invés da convencional.

Deveríamos, em nome da saúde, optar pela alimentação orgânica para evitar exposição a pesticida e bactérias? Provavelmente. A avaliação de Stanford descobriu que os alimentos orgânicos continham 30% menos resíduos de pesticida (todos os níveis encontravam-se abaixo da zona de perigo) e nenhuma diferença na contaminação bacteriana do *produto*, mas fique de olho nos frangos e porcos convencionais, não orgânicos – tinham 33% mais probabilidade de abrigar bactérias resistentes aos antibióticos (uma ameaça mortal crescente nos nossos próprios hospitais, as chamadas *superbactérias*). Quando o Ministério da Agricultura dos EUA (USDA) testou 10.187 itens de produtos cultivados da maneira convencional, descobriu que 85% estavam contaminados com resíduos de uma variedade de 496 diferentes pesticidas. Em contraste, o produto orgânico terá consistentemente de 30% a 50% menos resíduos, e muito menos do *potpourri*, que o convencional.[126] Está confusa achando que "orgânico" mais "pesticida" é um paradoxo? O cultivo orgânico também faz uso de pesticidas, mas estes são derivados de fontes naturais, incluídas numa lista aprovada pelo USDA.[127]

Os resíduos frequentemente persistem depois que lavamos e, em alguns casos, descascamos os produtos. Mas lembre-se: consumir a quantidade de frutas e legumes que couber no seu prato supera qualquer preocupação que você possa ter em relação aos riscos dos resíduos de pesticida. Os produtos chiques, que supostamente lavam resíduos mais que a água, não passam no teste; portanto, não desperdice o seu dinheiro.[128] Para lavar pesticidas com a mesma eficiência que os produtos especiais nas suas belas embalagens com borrifador, misture uma parte de sal de mesa com 9 partes de água, enxágue e esfregue o produto e então lave outra vez com água, apenas para se livrar do sal.[129] As substâncias químicas nos produtos animais, porém, não podem ser lavadas; elas se acumulam nas gorduras e o cozimento pode torná-las piores, ao invés de melhores.[130] Você simplesmente terá de comê-las (ou não). Dica: os ovos cozidos ficam com menos pesticida que os ovos mexidos.[131]

Além de evitar contaminantes, quando você come comida orgânica, também dá apoio à agricultura local – um ambiente de trabalho mais saudável para os fazendeiros, que ficam expostos a menos plantações tóxicas – e à sustentabilidade ambiental com biodiversidade melhorada, devido às práticas de cultivo ou criação de gado amigáveis para com a terra, que evitam os aditivos pesados. Em média, comprar produtos orgânicos custa mais – em especial leite, ovos e carne –, mas esses alimentos podem ser os mais importantes a se priorizar quando nos esforçamos para limitar o risco de câncer de mama. Além das substâncias químicas que acabamos de mencionar, que ficam armazenadas na gordura animal, todos os aditivos hormonais aprovados, que copiam o estrogênio, introduzidos nos animais, podem interferir com os caminhos naturais da função celular no corpo humano. Lá atrás, em 1981, o que é agora a União Europeia, preocupada com essa cópia prejudicial do estrogênio nos seres humanos, baniu o uso de todos os 6 aditivos hormonais *aprovados* pelo FDA: estradiol, progesterona, testosterona, acetato de trembolona, zeranol e acetato de melengestrol (MGA). Como discutimos, a literatura referente a consumo de carne e risco de câncer permanece inconsistente, mas pelo menos leve em conta o seguinte: esses aditivos rápida e propositadamente engordam um bezerro com menos ração; por que não iriam fazer o mesmo com você?

Apesar dos valores nutritivos similares dos alimentos orgânicos e dos convencionais, parece inteligente evitar aditivos insalubres como os pesticidas pesados, os fertilizantes químicos, os hormônios de crescimento e os antibióticos. Eu sugiro comer orgânico quando for viável financeiramente e priorizar crianças, mulheres grávidas e pessoas com problemas imunológicos. Esforce-se para comprar orgânico no caso dos produtos animais (carne, leite, queijo, ovos) e alimentos mais passíveis de contaminação, cuja lista o USDA atualiza anualmente. Visite as publicações do Grupo de

Trabalho Ambiental (EWG.org) sobre essas frutas e legumes. É uma forma divertida de se informar. Lá estão os mais recentes "12 sujos" – os produtos com maior probabilidade de estarem contaminados com pesticidas e resíduos de pesticida. É frequente aparecerem na lista morango, espinafre, nectarina, maçã, pêssego, aipo, uva, pera, cereja, tomate, pimentão doce e batata. Por outro lado, economize os seus dólares comprando da lista dos "15 limpos" – produtos com menos probabilidade de conter resíduos de pesticida: milho, abacate, abacaxi, repolho, cebola, ervilha congelada, mamão, aspargo, manga, berinjela, melão, *kiwi*, melão *cantaloupe*, couve-flor e toranja. Uma maneira fácil de se lembrar da diferença é que a maioria dos limpos tem uma casca que você *não* come, enquanto todos os sujos têm casca comestível.

Uma palavra final (ok, duas palavras) sobre orgânicos: *junk food* (comida não saudável). Você encontra com facilidade biscoito, bolacha, salgadinhos, sorvete, pão de queijo, rosca, refrigerante, batata frita, *pizza*, jujuba e pirulito orgânicos – para mencionar apenas alguns deliciosos e não nutritivos falsos orgânicos. Eu recentemente fui buscar meu filho Justin na casa dos meus pais e o encontrei comendo uma barra orgânica de granola multigrãos com chocolate duplo. Quando perguntei à minha mãe por que, ela me olhou de um jeito inocente e espantado e exclamou: "*Faz bem para ele, é orgânico!*". O principal ingrediente era caldo de cana, com 16 gramas de açúcar numa barra de aproximadamente 37 gramas. Os rótulos convidativos, como "orgânico" e "multigrãos", enganavam qualquer um. Isso se chama "aréola de saúde" – a comida considerada saudável é consumida em maiores quantidades, como se tivesse mais valor nutritivo e menos calorias do que contém na realidade.[132] É uma armadilha!

INFORMAÇÃO BREVE SOBRE RÓTULOS DE ALIMENTOS

Pronta para um curso intensivo sobre como ler os rótulos dos alimentos com o fim de fazer bem não só à saúde dos seios, mas à saúde em geral? Para uma alimentação que deixa o que é ruim na prateleira do supermercado, só permitindo que você traga para casa e para o seu corpo os melhores ingredientes? Para iniciantes, saibam que a comida *sem rótulos* recebe aqui todas as estrelas de ouro – maçã, couve fresca, fruta em bagas congelada, nozes, arroz-silvestre e similares. Mas podemos também comer alimentos ligeiramente processados e embalados enquanto armamos nossas células com combustível anticâncer. Eis como.

1. Ignore as afirmações que vêm na parte da frente das caixas. Frases como "Excelente fonte de cálcio", "Integral", "Baixo teor de gordura" e "Sem adição de açúcar" em geral não estão regulamentadas pelo FDA. Só existem para chamar sua atenção porque os marqueteiros sabem que você está interessada em fazer escolhas saudáveis. Em vez disso, vá para a lista de ingredientes na parte de trás de todas as embalagens. O ideal é ler a lista de ingredientes como uma receita que você fosse preparar na sua própria cozinha.
2. Os ingredientes são listados sempre na ordem de sua quantidade, da mais alta para a mais baixa, de modo que os três primeiros têm de ser bons para você e incluir o que você esperaria encontrar – isto é, o pão de trigo integral deveria listar em *primeiro* lugar "trigo integral". Quanto mais curta a lista, melhor.
3. O açúcar se esconde atrás de muitos nomes traiçoeiros e não deveria estar entre os 3 primeiros ingredientes do produto (estou de olho em você, *ketchup*). O açúcar não causa câncer diretamente, mas o seu fígado transforma o excesso de açúcar em gordura, o que leva a ganho de peso – e estar acima do peso ou obesa eleva o risco de câncer de mama. A propósito, o açúcar alimenta o câncer *exatamente do mesmo jeito* que a glicose (açúcar) no sangue alimenta *todas* as células; portanto, não pense que comer mais ou menos açúcar pode acelerar ou retardar o câncer, feito num jogo de luz vermelha/luz verde. Quando os ingredientes contêm mais de duas fontes de açúcar, considere esse assim chamado alimento uma sobremesa. Qualquer açúcar ou adoçante, xarope de milho com frutose elevada, mel, melaço, qualquer açúcar terminando em "ose" (dextrose, frutose, glicose, lactose, maltose, sacarose) e as palavras *cana, néctar, xarope* e *suco* nada são além de fabricantes de gordura, geralmente sem nutrientes essenciais. Junto com alimentos que "fazem bem" e com outros que "nem fazem tanto bem" podem vir substitutos de baixo teor de calorias ou sem calorias do açúcar – álcoois como manitol, sorbitol e xilitol.
4. Evite palavras saídas diretamente de uma aula de química como hidroxianisol butilado e sulfeto de amônio. Elas preservam a vida de prateleira dos alimentos, mas não a sua vida.
5. No que diz respeito a alimentos ricos em fibra, o primeiro ingrediente da lista tem de ser um grão, e você tem de ver a palavra

integral depois dele, como em trigo integral e aveia integral. Bote de volta as falsificações como multigrãos, moído na pedra, farelo ou até mesmo 100% trigo. A palavra enriquecido antes de um grão quer dizer que ele foi destituído de germe, farelo, nutrientes e fibra, o que só deixa uma bolota nada nutritiva de açúcar carboidrato, que rapidamente penetra na corrente sanguínea, provoca picos de insulina e se transforma em gordura. Já ouviu o ditado "quanto mais branco o pão, mais cedo o caixão"? Infelizmente, é verdade, e se aplica ao arroz branco também (ou seja, o arroz branco grudento de *sushi*, basmati, jasmim e arbóreo).

6. Não consuma em excesso a proteína isolada da soja OGM, soja texturizada, proteína vegetal hidrolisada ou texturizada, farinha de soja ou óleo de soja até termos mais dados científicos sobre como afetam a saúde humana. Os derivados de soja são onipresentes, adicionados a tudo, desde balas a carne, na forma de emulsionantes, extensores de carne, análogos de carne, farinha barata e óleo barato. Segundo as Academias Nacionais de Ciências, Engenharia e Medicina, não se comprovou que qualquer desses produtos OGM da soja tenha provocado danos a seres humanos.[133] Enquanto não tivermos que botar esses pacotes de produtos de volta na prateleira todas as vezes, favoreça os produtos não OGM contendo esses aditivos, com o fim de evitar glifosato, hexano (um solvente químico usado para extrair óleo de soja dos grãos crus) e alto teor de resíduos de pesticida (o USDA reportou 14 diferentes apenas em grãos de soja).[134] A propósito, os subprodutos da soja não proveem os benefícios para os seios que discutimos no capítulo 3, advindos de alimentos de soja integral não OGM.

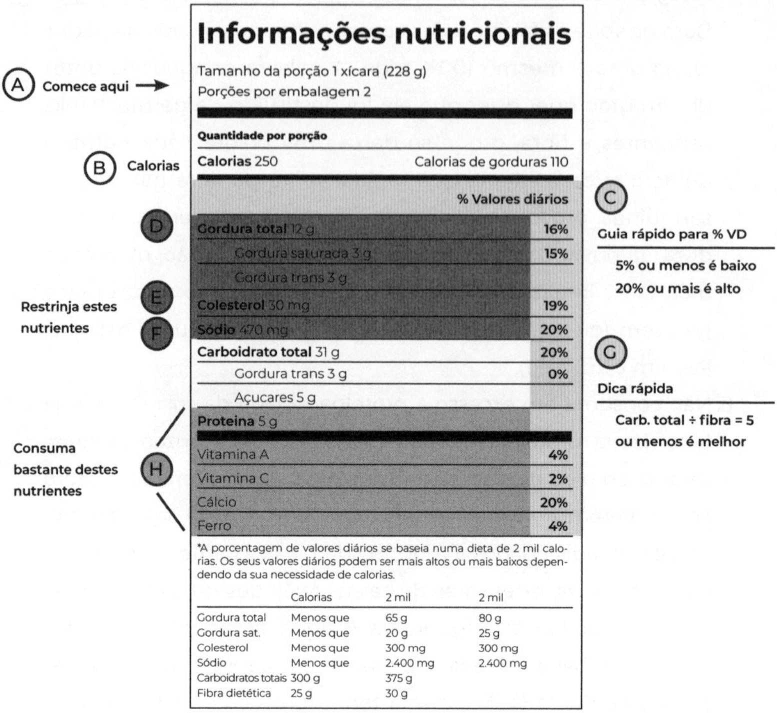

7. Se os ingredientes passarem no seu teste, então dê também uma boa olhada nos números dos gráficos da embalagem, onde diz: "Informações nutricionais". As letras a seguir se referem a elas.
   A. Porções: toda essa informação pertence a uma porção, não à caixa inteira, então conheça o tamanho da sua porção e quantas há na caixa toda (além de quantas você planeja consumir).
   B. As "Calorias" listadas também se referem à porção, portanto, multiplique esse número pela quantidade de porções que você está prestes a devorar. Diga que não sou a única: encontrei a mais deliciosa pipoca de 35-calorias-por-porção e devorei o saco inteiro enquanto assistia a um programa. Virando a embalagem, descobri que tinha engolido 15 porções e 525 calorias! No que se refere a "Calorias de gorduras", consuma 20% ou menos das suas calorias diárias de gordura saudável, sendo que as gorduras saturadas não devem passar de 5%. A gordura é a única porcentagem dietética à qual presto atenção no que se refere à minha ingestão diária. Divida as calo-

rias de gordura pelas calorias por porção e certifique-se de que estão em 0,20 ou menos (acima, 110 ÷ 250 = 44% de calorias de gordura). Ou permita 2 gramas de gordura por cada 100 calorias. Ou, se você gastar a cota com um só alimento, não coma mais gordura nesse dia.

C. A coluna "Valores diários %" lhe diz qual porcentagem do total diário recomendado (assumindo 2 mil calorias por dia) corresponde a uma porção. Dica: dê uma espiada nessas porcentagens e preste atenção somente nos extremos, menos que 5% e mais que 20%, para se certificar de que não seja surpreendida – por exemplo, gastando 80% da sua cota de gordura diária num biscoito. E vá em frente.

D. Minimize a gordura saturada e evite completamente a gordura trans. Você está vendo como saturada mais trans é igual a menos que a gordura total, correspondendo a 6 gramas em 12 gramas? Os rótulos não precisam lhe contar sobre a quebra da gordura poli-insaturada e da gordura monoinsaturada, mas PUFA e MUFA compõem as 6 gramas que estão faltando aqui. Dica: se o pacote lhe ofuscou com os dizeres "gorduras reduzidas", verifique imediatamente os açúcares. Grama por grama, a gordura tem 9 calorias, mas só o açúcar tem 4. Assim, posso transformar 100 calorias saudáveis (como manteiga de amendoim) em uma bomba de nozes de açúcar com 100 calorias (manteiga de amendoim com redução de gordura) quando digo: me dê uma gordura, e eu lhe dou em troca mais de 2 açúcares. Às vezes, a versão gordura inteira acaba sendo mais saudável.

E. As nossas células podem fabricar todo o colesterol de que necessitam para funcionar; portanto, não consuma propositalmente LDL extra, para entregá-lo de bandeja às células cancerígenas. Se esse número não é "0", há um produto animal ali dentro, escondido em algum lugar; as plantas são naturalmente livres de colesterol.

F. De acordo com a Associação Norte-Americana do Coração, o norte-americano come em média 3.400 mg de sódio por dia, mas o limite ideal é 1.500 mg por dia ou menos (3/4 de uma colher de chá). Dica: o conteúdo de sódio não deveria exceder as calorias por porção. Se isso acontecer, e mesmo assim você comer, despeje goela abaixo uns copos d'água. Sódio "reduzido" também não quer dizer "baixo." O molho de soja com "37% a menos de sódio" Kikkoman tem 575 mg de sódio por colher de sopa, de modo que, basicamente, é a mesma coisa que uma salina com 37% menos sal.

G. A maioria das calorias da sua comida deveria provir de carboidratos complexos e fibra, pois grãos integrais, fruta, legume e feijão estão repletos de fitonutrientes que combatem o câncer. Em matéria de pão e bolacha, para encontrar produtos nutritivos, divida os carboidratos totais pelos gramas de fibra; o número deveria ser menor que cinco. Em 2021, os rótulos especificarão os açúcares refinados adicionados aqui. Açúcares não refinados como frutose, da ingestão de maçãs e beterrabas, vêm junto com a fibra do alimento, que desacelera a absorção de açúcar, evita picos de insulina, equilibra os níveis de energia, trabalha contra o ganho de peso e reduz os níveis de estrogênio. Assim, se o produto tem açúcar, procure um número equilibrado de gramas de fibra para compensar os gramas de açúcar. Atualmente, você pode identificar os açúcares adicionados rastreando a lista de ingredientes em busca de aditivos tais como xarope de milho com alto teor de frutose. De acordo com a Associação Norte-Americana do Coração, as mulheres deveriam restringir o açúcar a 25 gramas (6 colheres de chá) por dia, mas a nossa média é de 76,7 gramas (19 colheres de chá). Uma lata de Coca-Cola tem 39 gramas de açúcar. Mary Poppins precisava trocar a colher de açúcar por um copo d'água para ajudar a engolir sua a medicação de pressão.

H. Fontes vegetais excelentes de proteína, como lentilha, soja e feijão, misturam carboidratos saudáveis e boa gordura de maneira tão elegante que você não precisa contar calorias ou prestar atenção no resto deste rótulo. Você pode, então, avançar (comer).

Como fazer com as suas comidas favoritas?

Então, agora que você é praticamente uma *expert* no que comer e no que não comer para preservar a saúde das mamas, não está curiosa a respeito de como se comparam as capacidades anticancerígenas? No meu estudo favorito sobre comida, os pesquisadores registraram o conteúdo antioxidante total de 3.139 alimentos, bebidas, especiarias, ervas e suplementos usados em todo o mundo – tudo, da Coca-Cola ao coco.[135]

Bem no topo da escala está a groselha indiana (ela entra na minha receita de vitamina antioxidante como *amla* em pó), escarnecendo do mirtilo, 124 vezes abaixo. As plantas, em média, carregam 64 vezes o poder antioxidante da carne, do peixe, dos ovos e laticínios. Interiorize isso. Então, isso quer dizer, grama por grama, que, para ingerir o conteúdo de antioxidante de uma xícara de mirtilo (100 gramas, 57 calorias, 0,3 gramas de gordura), você precisaria comer pelo menos 27,5 fatias de *pizza* de queijo (2.750 gramas, 7.590 calorias, 323 gramas de gordura).[136] O câncer só necessita de uma dentre os mais de 50 trilhões de células do seu corpo para cometer um erro durante a divisão e abrir uma janela de oportunidade. Esperemos que você tenha acabado de despejar um monte de antioxidantes dos que eliminam os radicais livres na direção dessa janela. Se a única coisa que está defendendo as suas células for uma asa de frango e arroz branco, essa célula cancerígena vai voar muito mais depressa que o pássaro que você mandou para caçá-la.

Assim, enquanto você decide o que comer no jantar desta noite, lembre-se de que a evidência científica preponderante aponta para o irrefutável poder que salva vidas da alimentação integral, com base em vegetais. Qualquer coisa particularmente saudável que se tenha ganhado consumindo carne, laticínios e ovos pode muito bem ter sido deslocada pelos contaminantes, aditivos, colesterol e gorduras que desencadeiam a cascata de estresse oxidativo e angiogênese. Você não precisa abandonar as suas comidas favoritas, mas fazer escolhas que transformem o equilíbrio da saúde no seu prato num Acampamento de Antioxidantes na maior parte das refeições da sua vida. São 21 refeições por semana e os norte-americanos comem fora de 4 a 5 vezes por semana, em média. Use essas oportunidades para conhecer restaurantes que sirvam vegetais ou descobrir nos seus lugares favoritos cardápios que ofereçam comida mais fresca. Em casa, experimente minha vitamina antioxidante no café da manhã algumas vezes por semana. Troque os produtos animais escolhendo outros que estejam entre os seus favoritos. Por exemplo, a fim de eliminar carne e laticínios do cardápio de burritos caseiros, a nossa família implementou nele algumas mudanças: feijão-preto, pirão de feijão, coentro, couve, guacamole, pico de gallo, azeitonas, queijo sem laticínios e creme azedo (feito de caju), além de peru moído sem carne (à base de soja). Delicioso. Para inspirar a sua curiosidade culinária, ofereço estas fontes confiáveis em que você encontra centenas de receitas grátis, livros de culinária, planos para começar a dieta, aulas de culinária *on-line*, planejamento de refeições, aplicativos de telefone celular, artigos e recursos educativos. Tenho esperança de que você descubra o seu eu mais saudável numa alimentação nutritiva fundamentada em evidência:

- NutritionFacts.org (Dr. Michael Greger), e seus livros: *How Not to Die: Discover the Foods Scientifically Proven to Prevent and Reverse Disease* [Como não morrer: descubra alimentos que previnem e revertem doenças, comprovados cientificamente] e *The How Not to Die Cookbook* [O livro de culinária 'Como não morrer'].
- Forks Over Knives [Garfos e facas]: <forksoverknives.com>.
- Physicians Committee for Responsible Medicine [Comitê de Médicos pela Medicina Responsável]: <pcrm.org>.
- Center for Nutrition Studies [Centro de Estudos da Nutrição] (Dr T. Colin Campbell): <NutritionStudies.org>.

Envolva nisto as pessoas que você ama e transforme para melhor a saúde de toda a sua família.

Venha para a mesa

Em transição para uma alimentação integral, à base de vegetais? O que mais tem lhe ajudado? Encontrou alguma receita sensacional? Marcas amadas? Eu quero saber. Compartilhe as suas dicas e truques acessando: <pinklotus.com/myexperience>.

ALÉM DA COMIDA: O QUE VOCÊ DEVE FAZER

CAPÍTULO 5

Como assim?! Em 2012, estimou-se que 1,67 milhão de novos casos de câncer de mama foram diagnosticados em todo o mundo. Mas – e eu vi a projeção – adivinhe qual será esse número em 2050?

Talvez você queira se sentar antes de saber...

A previsão para a incidência internacional de câncer de mama feminino é de chocantes 3,2 milhões de casos *por ano* por volta de 2050.[1] *Isto é o dobro do índice* em menos de 40 anos.

Meninas, *precisamos* assumir o controle sobre isso. Melhorar estrategicamente a sua dieta é um passo imenso, mas há mais coisas que você pode fazer para reverter essa tendência assassina.

Neste capítulo que você está prestes a ler, não vou insistir dizendo que, se você não cortar da sua vida todos os fatores de risco, as suas mamas estarão condenadas. Todos os fatores de risco conhecidos do câncer de mama são *contribuintes*, querendo dizer que a exposição a eles *aumenta* o risco, mas sozinhos e por si mesmos eles não possuem o poder de causar câncer de mama. Isto se aplica a tudo, da nutrição e obesidade ao álcool e ao ar que respiramos. Pense na palha proverbial que quebra as costas de um camelo: lá vai o camelo, com jeito de saudável e forte, carregando uma carga aparentemente suportável, até que uma palhinha a mais no lombo o lança à terra, subjugado pelo peso. Toda e qualquer palha que pudermos evitar vai diminuir a carga total que precisamos carregar. Se nós pudermos evitar ou remover em número suficiente determinadas palhas, nossas costas e seios nunca quebrarão.

Abordando uma catástrofe mundial

Ao redor do mundo, o câncer de mama já aparece como a mais frequente causa de morte por câncer anualmente para as mulheres de regiões menos desenvolvidas (324 mil mortes, 14,3% do total), e é a segunda causa de morte por câncer, depois do câncer de pulmão, para mulheres das regiões mais desenvolvidas (198 mil mortes, 15,4%).[2] Surgem algumas tendências elucidativas quando se compara a incidência de câncer de mama de 18 registros selecionados de câncer e grupos étnicos/raciais na Ásia Ocidental, na Europa e nos Estados Unidos entre 1973 e 1997.[3]

Em primeiro lugar, essas décadas testemunharam uma explosão do câncer de mama em todo o mundo, com os números e figuras subindo, subindo, indo embora, sem retorno à vista. Em segundo, está claro que as taxas de câncer na Europa e nos Estados Unidos em muito excedem os níveis da Ásia. Mas e os asiáticos que estão nos EUA: as taxas são mais baixas, como no lar original, ou espelham a casa nova? Entre imigrantes japoneses em Los Angeles e no Havaí revela-se um agudo aumento de câncer de mama depois de 1982. E os chineses no Havaí repetem gráfico ascendente, em forma de bastão de hóquei, a partir de 1992, *com taxas mais de 100% acima dos japoneses e chineses ainda na terra natal*. O que aconteceu quando deixaram o lar? E por falar em lar, os que se encontravam nas áreas urbanas de China (Hong Kong), Singapura e Japão tiveram aumento de 50 a 100% do câncer. Então, o que aconteceu quando ficaram em casa?

Uma vez que apenas de 5% a 10% de todos os casos de câncer de mama vêm de mutações herdadas, e que as mutações malignas de DNA não afetam repentinamente um planeta inteiro de mulheres de uma vez – dobrando os índices de câncer de mama em 25 anos –, outro fator muito significativo deve estar fazendo essa doença avançar a tamanha velocidade. Também, o período curto de tempo em que as taxas mundiais de câncer aumentaram torna impossível uma explicação puramente genética. Então, em que podemos botar a culpa? Bem, o que piora a cada ano na América do Norte? O que estava acontecendo na Ásia nos anos de 1970 e 1980, que incubou problemas por 10 a 30 anos, sem ninguém notar? O que foi que acelerou dramaticamente a taxa de mortalidade por câncer de mama no Japão, 55% entre 1990 e 2000?[4]

Vou lhe contar o que foi: o estilo de vida norte-americano. Dos nossos hábitos à nossa comida, nosso peso, nossa inatividade, o fato de retardarmos o momento de ter filhos, nossos hormônios e toda a nossa forma de vida.[5] Os asiáticos começaram a perseguir a nossa cultura e como resultado "pegaram" nosso câncer. Infelizmente, nosso estilo de vida contagioso infectou o mundo inteiro.[6] Por ironia, o antídoto é retornar aos comportamentos dietéticos e ao estilo de vida que o mundo possuía *antes* de ter sido bem-sucedido na imitação dos afluentes Estados Unidos.

A partir dos anos de 1970, a economia em expansão e a crescente prosperidade no Japão, em Singapura e na China urbana provocaram mudanças que ocidentalizaram o modo como as pessoas viviam. Os dados chegam a mostrar que a migração de um país de baixo risco para os Estados Unidos aumenta o risco de câncer de mama na proporção (1) do período de tempo vivido nos EUA, (2) do número de gerações precedentes nascidas norte-americanas e (3) do grau em que o estilo de vida norte-americano é adotado.[7] Não deveríamos nos surpreender, então, com o fato de que as tendências internacionais da década seguinte, 1998 a 2008, revelaram-se ainda piores, mostrando índices maiores de câncer de mama em todas as 8 populações asiático-americanas avaliadas (indianos/paquistaneses, chineses, filipinos, japoneses, cambojanos, coreanos, laocianos e vietnamitas), com aumento de incidência de 20% nos filipinos a 370% nos coreanos.[8]

O problema parece ser o mesmo no Ocidente e no Oriente: em vez de trabalhar o dia todo em casa, cuidando das crianças e preparando refeições frescas, as mulheres nos Estados Unidos e em todo o mundo agora participam em massa da força de trabalho, levando vidas estressantes e sedentárias, adiando o nascimento de filhos até anos tardios (se é que vêm a ter algum filho), comendo resto de *pizza* no almoço ao mesmo tempo que despacham aquele *e-mail* ASAP.* Depois, saem correndo para casa e só têm tempo de botar na mesa uma quentinha, servir uma taça de vinho e pegar o programa de TV favorito antes de irem para a cama. Nós não somos saudáveis. Eu já passei um tempo fazendo parte desse clube – e você?

Talvez não devesse nos surpreender o fato de que a mesma falta insalubre de equilíbrio que aumenta o nosso risco de câncer de mama tenha 7 vezes mais probabilidade de parar permanentemente nossos corações. A doença cardíaca tem 21 vezes mais probabilidade de existir e 7 vezes mais probabilidade de matar você que o câncer de mama. Você não precisa

---

* *As soon as possible: assim que possível – expressão usada na correspondência comercial. (N.T.)*

ser estatística, basta avaliar o número de mulheres norte-americanas que recebem o diagnóstico e morrem anualmente:[9]

DOENÇA	NOVOS CASOS	MORTES
Doença do coração	6.600 mil	289.758
Câncer de mama invasivo	252.710	40.610

Nós precisamos redescobrir o equilíbrio: uma forma de vida em que as necessidades físicas, emocionais, de relacionamento, intelectuais e espirituais recebam alimento diário para manter nossas almas – e nossas células – rejuvenescidas. "A situação é tão ruim assim?", você pergunta. Sim, amiga, bastante ruim. Mas, do mesmo modo como propus nos capítulos sobre comida, também aqui você pode estar no controle. Então, vamos, flexionemos os bíceps e exerçamos poder!

Perder os pneuzinhos

Vou ser franca com você, que é gorda: quilos extra podem matar. Quando uma paciente de câncer obesa me olha e pergunta "como foi que isto aconteceu?", jamais coloco a culpa nela ou a envergonho. *Mas que vergonha para mim* se deixasse passar tal oportunidade de ajudar essa mulher a fazer mudanças saudáveis capazes de salvar sua vida. A verdade é que não sei se a gordura de fato fez diferença, mas, com ou sem outros fatores de risco identificáveis, permanece a probabilidade de que a gordura teve importância. Em todo o mundo, estar acima do peso ou obesa é o que mais se pode evitar enquanto contribuição para a causa do câncer de mama. A combinação mortal de obesidade e estilo de vida sedentário se deve a 25% do total dos casos.[10] Nos Estados Unidos, até 50% das *mortes* por câncer de mama na pós-menopausa podem ser atribuídas à obesidade.[11] Você é uma das 2,1 bilhões de pessoas no mundo (cerca de 30% do planeta) ou dos 68,8% dos adultos norte-americanos acima do peso ou obeso?[12] Para descobrir, calcule o seu índice de massa corporal (IMC).

CALCULE O SEU ÍNDICE DE MASSA CORPORAL (IMC)

IMC = Peso em quilos ÷ altura em metros^2

Calcule o seu IMC em uma busca rápida na internet, se preferir

Qual a sua aparência? Abaixo do peso = <18,5; peso normal = 18,5 a 24,9; acima do peso = 25 a 29,9; obesa = 30 a 39,9; morbidamente obesa = >40.

Vários artigos sobre seios que leio parecem sublinhar ainda outro estudo provando que as mulheres acima do peso e obesas têm mais (1) câncer de mama na pós-menopausa, (2) recidiva de câncer de mama e (3) morte por câncer de mama do que as mulheres que não são obesas. Fora de questão. Sem controvérsia. Curiosamente, ter estado acima do peso na juventude exerce um efeito protetor contra desenvolver câncer de mama antes dos 50 anos, exceto para aquelas que têm histórico familiar da doença.[13] Mas as mulheres adultas acima do peso e obesas têm de 50% a 250% maior risco de câncer de mama na pós-menopausa que as mulheres com peso normal.[14] Se você foi gorducha quando criança, é improvável que tenha perdido esse peso aos 18; mas, caso tenha perdido, fica com o melhor de ambos os mundos, o do excesso de peso e o do peso normal. Uma vez desenvolvido o câncer de mama, as mulheres com IMC de 30 ou mais sofrem um aumento de 57% na recidiva de câncer de mama.[15] A Sociedade Norte-Americana de Câncer Estudou 495.477 mulheres durante 16 anos, criando grupos de acordo com o IMC. Comparada a mortalidade por câncer de mama entre os grupos de IMC, descobriram que os aumentos abaixo na *mortalidade* estavam correlacionados ao peso aumentado:

- IMC = 18,5 a 24,9 – linha de base de risco;
- IMC = 25 a 29,9 – 34%;
- IMC = 30 a 34,9 – 63%;
- IMC = 35 a 39,9 – 70%;
- IMC de 40 ou mais = 112% aumento de mortalidade por câncer de mama.[16]

Poderíamos literalmente impedir em torno de 14.500 mortes por ano, de câncer de mama na pós-menopausa, se as mulheres norte-americanas mantivessem um IMC menor que 25 ao longo de suas vidas adultas.[17] Isso não seria incrível?

A obesidade e o risco de câncer de mama andam de mãos dadas graças, em parte, a receptores de estrogênio que se situam como pequenas antenas em algumas células dos seios normais e cerca de 80% das células cancerígenas.[18] Sempre que o estrogênio aterrissa no receptor, envia sinais para dentro da célula que fazem o câncer se multiplicar e dividir. Parece lógico, então, que o excesso de estrogênio é um fator de risco para câncer de mama positivo para receptor de estrogênio.

Altos níveis de estrogênio *depois* da menopausa aumentam o seu risco de câncer de mama. Como é possível isso, se os seus ovários já se aposentaram? Bem, antes da menopausa, a maior parte do estrogênio vem dos seus ovários, mas depois é da adipose – também conhecida como gordura. Onde tiver gordura, através de uma enzima chamada *aromatase*, ela converte outros esteroides do seu corpo em estrogênio. As suas glândulas suprarrenais produzem esses esteroides, e os seus ovários, na pós-menopausa, continuam secretando testosterona. A *gordura* converte isso tudo em estrogênio ativo, de modo que nós ainda fabricamos estrogênio depois da menopausa (embora, aparentemente, não o suficiente para evitar os calores).

Toda essa gordura que cria estrogênio explica por que os exames de sangue confirmam que as mulheres obesas têm níveis de estradiol (o principal estrogênio alimentador do câncer) 130% mais elevados que as magras.[19] A propósito, as mulheres obesas e as magras na pré-menopausa têm níveis similares de estradiol, então o fator gordura realmente entra em ação depois da menopausa.[20] A gordura no interior do seu seio também contém *aromatase*, assim como o próprio tumor sinistro. De fato, com suficiente gordura mamária, os níveis de estrogênio no interior dos tumores podem chegar a 10 vezes os níveis de estrogênio no sangue.[21] Além disso, as células de gordura (adipócitos) secretam uma série de mediadores inflamatórios, todos promovendo o crescimento do tumor, com letras bonitas como TNFα, IL-6, VEGF, HGF, IGF-1 e leptina. Eles aumentam a *aromatase*, estimulam a angiogênese, causam hiperinsulinemia e criam inflamação – todos requisitos para a carcinogênese, sobre a qual discutimos no capítulo 3.[22] Assim, fabricamos estrogênio para sempre, e as mulheres obesas têm mais estrogênio, mais *aromatase*, mais angiogênese e mais hiperinsulinemia. Mas *as mulheres obesas têm mais câncer?*

Para responder a isso, vamos voltar para as mulheres na pós-menopausa com câncer que nunca fizeram terapia de reposição hormonal (TRH). A TRH seria uma fonte externa de estrogênio não atribuível à conexão glândula suprarrenal/gordura. Fazendo isso, vemos que, em relação ao peso das mulheres quando tinham 18 anos, a quantidade de peso ganho corresponde linearmente a um ganho de risco (quanto mais você pesa, mais altas as chances de câncer). Como eu disse, a gordura na infância parece proteger, mas esses tempos se foram há muito para a maioria de nós e agora o risco é real. Então, qual era o seu peso no tempo de escola? Tem esse número? Agora, subtraia-o do seu peso atual. Tem esse número? Tudo bem, aqui vamos nós.

Se você perdeu peso, uau! Que bom para você e os seus jeans *skinny*! Se você ganhou menos de 8 libras,* há 0% de aumento de risco (urra!); um ganho de 8 a 13,9 libras resulta num aumento de 25% do risco; um ganho de 14 a 29 libras, 60%; e acima de 21 libras ganhas quase dobra o seu risco, com um aumento de 90% do câncer de mama.[23] Engoliu em seco? Suas chances de desenvolver câncer de mama na pós-menopausa sobem na mesma velocidade do ponteiro da balança. Como era de se esperar, depois desta discussão, o tipo de câncer que as mulheres obesas desenvolvem geralmente é positivo para receptores de estrogênio.[24]

Boas notícias em forma de dica. Você, que está acima do peso: se perder gordura, vai perder risco – e isso não leva anos para fazer efeito. Sério, é bem simples. A perda de peso através de ou restrição calórica ou cirurgia gastrobariátrica leva a uma redução dos estrogênios em circulação.[25] E, portanto, a menos câncer. Um estudo recente mostrou uma incrível redução de 85% do câncer de mama depois da cirurgia gastrobariátrica.[26] Outro estudo acompanhou 33.660 mulheres por mais de 15 anos, sendo que 1.987 tiveram câncer. As taxas mais altas se verificaram entre mulheres que regularmente ganharam peso ao longo da vida. Mas, para as mulheres que mantiveram ou perderam peso, as chances de desenvolverem câncer de mama caíram 64% com perda de peso na pré-menopausa, 52% com perda de peso na pós-menopausa e 34% com a manutenção do peso.[27] Vale a pena ser perdedora, neste caso, e quanto mais jovem, melhor.

Não para assustá-la, mas para incentivá-la, se você já recebeu diagnóstico de câncer, ganhar mais de 5% do seu peso inicial durante ou após o tratamento – independentemente da linha de base do IMC – aumenta o risco de recidiva e reduz a sobrevida em 5 vezes, isto é, 400%.[28] Então, pelo menos, não *ganhemos* peso, ok? Baixar ou manter o peso corporal representa um problema para muitas mulheres, mas lembre-se, é sempre matemática pura: queime mais calorias do que coma.

* *1 libra = 0,4535923 kg. (N.T.)*

DICAS MAGRAS PARA PEITOS SAUDÁVEIS

Enquanto ex-gorda ainda querendo se livrar dos 2 kg finais, as dicas para perder peso são guloseima para mim. Eis minha regra número 1 para manter um IMC saudável: saber o tamanho da sua porção. Use a mão como guia básico para quanto de um dado alimento você deveria comer a qualquer refeição ou lanche:

- Palma da mão: proteína de seitan, tofu, feijão, lentilha, ervilha.
- Punho: arroz, massa, cereal, fruta ou legume integrais.
- Duas mãos abertas: sopa ou salada.
- Uma mão aberta: fruta seca e nozes de lanche.
- Polegar: manteiga de amendoim ou queijo.

Outros truques favoritos?

1. Beba um copo d'água 20 minutos antes da refeição para consumir menos calorias.
2. Quando sentir vontade de comer alguma coisa, pergunte-se: "Estou com fome?". Nós comemos por tantas razões diferentes, é difícil encontrar uma razão para não comer. Mas você deveria comer porque está com fome.
3. Não tenha em casa alimentos que deveria banir da boca, como salgadinhos.
4. Tenha aperitivos saudáveis à mão: cenoura e *hummus*, um punhado de nozes, uma fruta.
5. Beba 3 xícaras de 118 ml de chá-verde por dia para impulsionar o metabolismo.
6. Use pratos pequenos, mastigue os alimentos sólidos 30 vezes antes de engolir, leve ao menos 20 minutos para comer a refeição e pare de comer quando estiver ¾ satisfeita.
7. Leia os rótulos dos alimentos e corte açúcar refinado e xarope de milho com alto teor de frutose.
8. Não faça regime. Crie um estilo saudável de alimentação que você possa manter pela vida afora. Veja os capítulos 3 e 4.

Bote pra quebrar

Se a sua ideia de exercício físico é girar a tampa de um pote de manteiga de amendoim, temos algum espaço para melhoras. Um estudo comparou 17.171 mulheres na pós-menopausa que caminharam a passo rápido por uma a duas horas por semana com outras que não caminharam. As caminhantes reduziram o risco de câncer de mama em 18%.[29] Benefícios que salvam a vida em função de *onze minutos por dia!* O que aconteceria se você botasse um pouco de energia no seu passo, carregasse um peso de 2,26 kg ou mandasse bala por trinta minutos? As mulheres que se exercitam de três a quatro horas por semana em níveis moderado a vigoroso (suando e sem condições de manter uma conversação) têm de 30% a 40% menos câncer de mama que as mulheres sedentárias.[30] Mais de 4 horas? Um decréscimo de 58%.[31]

Assim, atividade físicas auxilia você a evitar o câncer de mama, mas e se você já tiver essa doença? O exercício ajuda? Aparentemente sim. Um estudo revelou que, *mesmo quando a mulher é obesa*, a combinação de caminhar apenas trinta minutos, seis dias por semana, e consumir 5 ou mais porções de legumes diariamente conferiu uma vantagem de 44% na sobrevivência em relação a quem não aderiu a uma ou nenhuma dessas condutas.[32] E em comparação com as totalmente preguiçosas, que não fazem qualquer exercício, antes e depois do diagnóstico, as que aumentaram a atividade física depois do diagnóstico tiveram risco de morte 45% mais baixo, enquanto aquelas que diminuíram a atividade física depois do diagnóstico tiveram 300% de aumento da mortalidade.[33] É sério, se você tem câncer de mama, está na hora de se sentir empoderada pelos fatos e dar uns pulos alegres de polichinelo.

Como, exatamente, a atividade física diminui nosso risco número 1 de câncer ou a ameaça de sua recidiva? Em primeiro lugar e principalmente, ela faz os níveis de estrogênio caírem; mesmo entre mulheres com IMC de obesas, vimos menos estrogênio alimentador de câncer nas mulheres mais ativas.[34] Além de reduzir o peso corporal e os níveis de hormônios sexuais em circulação, o exercício reduz a resistência à insulina, e todas as outras fábricas de letras da seção anterior, sobre obesidade – TNFα, IGF-1, leptina –, que adversamente afetam o sistema imunológico e alimentam o microambiente das células cancerígenas.[35] Outras vantagens do exercício para todas as mulheres, com ou sem câncer de mama, incluem: doença cardíaca reduzida, pressão sanguínea mais baixa, menos diabetes do tipo 2, melhora no humor, sono mais profundo, melhoria na saúde óssea, menos osteoporose, redução da fadiga, aumento da resistência, redução do estresse e menos linfedema (inchaço do braço após a cirurgia axilar).[36] A única desvantagem é que você logo vai precisar de roupas menores.

Que quantidade de atividade lhe dá a redução de risco de câncer que você busca? As últimas diretrizes dos Institutos Nacionais de Saúde (INS) afirmam que, para maior benefício da saúde em geral, deveríamos praticar 300 minutos (5 horas) de atividade aeróbica de intensidade moderada (como caminhar com vigor) ou 150 minutos (2,5 horas, ou seja, 22 minutos por dia) de atividade intensa – supersuada – a cada semana.[37] Quanto mais ativa você for, mais verá benefícios. Adicione atividades entre moderadas e vigorosas de fortalecimento dos músculos dois ou mais dias da semana, as quais devem trabalhar todos os principais grupos de músculos (pernas, quadris, costas, peito, abdômen, ombros e braços). Entre os exemplos estão levantamento de peso, trabalho com faixas elásticas, abdominais, flexões de braço e ioga. Infelizmente, menos de 13% das pacientes com câncer de mama atinge *metade* do tempo apontado nessas metas.[38]

Aqui está a chave simples e sem *glamour* para o exercício físico: trace um plano e, simplesmente, o ponha em prática, seja com um amigo ou treinador. Não considere o exercício uma opção. Marque-o na agenda, e faça acontecer. Se 5 minutos lhe deixam ofegante – isso é horrível! –, tome uma chuveirada e siga em frente! Não desanime, vá de novo amanhã. Uma caminhada/corrida lenta ou curta é sempre melhor que nenhum movimento. Mantenha a firmeza, você vai se surpreender: apenas 2 semanas atrás, não conseguia fazer nem a metade da distância que faz hoje. Esforce-se o máximo que puder para cumprir as metas de tempo.

Uma tímida quarentona, mal tendo dado à luz meus trigêmeos... O tempo não estava do meu lado... Três meses antes, Andy e eu acabávamos de ter nosso primeiro bebê, o Pink Lotus Breast Center [Centro da Mama Pink Lotus], no absoluto nadir do colapso financeiro mundial. Então, pós-bebês, eu voltei diretamente para o trabalho e não tinha tempo para aulas de ginástica ou *spinning*. Entrei nos exercícios de DVD, em casa, especificamente da *Beachbody*,* o P90X de Tony Horton. Ocasionalmente, usava os meninos, que, na época, muito convenientemente pesavam cerca de 4, 5 e 6 quilos, no lugar de halteres enrolados nos cueiros (estou brincando, mas de fato eu gostava de exercitar os bíceps com eles nos braços, só para fazê-los dar risadinhas). Como eu disse, gente, a chave do exercício é simplesmente esta: *just do it* [simplesmente faça]! (Certo, Nike?)

Mamães mais velhas têm mais câncer?

Por falar em 40 anos, a idade em que a mulher dá à luz sua primeira criança tem impacto no risco de câncer de mama. Embora eu e você pos-

* *Empresa que comercializa todo tipo de produto ligado a exercícios e forma física. (N.T.)*

samos ter algum grau de controle sobre isso, ninguém defenderia gravidezes múltiplas nos seus anos de adolescente em nome da redução do câncer de mama. No entanto, as mulheres que têm filhos antes dos 20 anos mostram uma redução de 50% no câncer de mama em relação às mulheres que nunca tiveram filhos.[39] E aquelas entre nós que esperam até depois dos 35 anos para ter a primeira gravidez a termo recebem um bebê e 40% de aumento do câncer de mama em comparação com as mulheres sem filhos. Caramba! Mas tem o lado bom: esse risco elevado só dura de 10 a 15 anos; depois, fica *abaixo* do da mulher que nunca engravidou. Acaba que a gravidez exerce influências opostas sobre o risco de câncer de mama: um efeito prejudicial de curto prazo, causado por hormônios da gravidez, faz crescer as células cancerígenas existentes (presentes antes da gravidez, mas não detectadas), e um efeito protetor de longo prazo permite que certas células mamárias resistam aos estímulos carcinogênicos.[40] Esse efeito protetor, na verdade, só se introduz 10 anos após o último parto; e, no ínterim, as mulheres mais velhas que têm filhos demonstram um ligeiro aumento no câncer de mama em relação às suas pares que nunca tiveram filhos.[41]

Voltando atrás, à minha breve aula de estatística sobre risco relativo e absoluto, no capítulo 3, se você tiver sua primeira criança aos 38 anos, isso muda o seu risco absoluto, de 1,9% para 2,7% à idade de 50 anos. A maior parte das mamães concordaria que esse é um risco que vale a pena correr. As mulheres que têm seu primeiro filho quando estão com 18 anos, ou com menos, têm cerca de 1/3 do risco de câncer de mama de toda a vida daquelas que retardam o primeiro parto até os 35 ou mais.[42] Você está se perguntando por que recompensa tão injusta para a sua decisão calculada de retardar o nascimento de filhos, em busca de uma carreira significativa ou do parceiro certo. Bem, a explicação mais plausível para o fator idade, gravidez e risco de câncer de mama é esta: sua primeira gravidez cria transformações permanentes nas células que contornam os ductos e lóbulos dos seios, que são as células que, majoritariamente, formam o câncer de mama. Essas células ficam "bloqueadas" em seu DNA, na época, e passam o resto de suas vidas em fases de crescimento e divisão. Quando você faz esse bloqueio no DNA de tais células numa idade jovem, as células tendem a ser saudáveis, mas as mutações do DNA vêm com o envelhecimento, de modo que uma primeira gravidez depois dos 30 tem chance maior de bloquear uma célula que sofreu mutação.[43] Essa célula que sofreu mutação geralmente leva anos a se multiplicar e dividir repetidamente até que, enfim, se manifeste como nódulo cancerígeno.

Embora os estudos reflitam visões diferentes sobre o assunto da amamentação e redução do câncer, a maioria demonstra efeitos protetores; e desde que você possa ou queira, amamentar só traz benefícios à saúde, sem quaisquer prejuízos para você ou seu bebê. Uma meta-análise de 2015, compreendendo 27 estudos, concluiu que as mulheres que amamentaram diminuíram seu risco de câncer de mama vitalício em média em 39%.[44] Alguns estudos mostram benefícios ainda maiores por toda a vida com 24 ou mais meses acumulados de amamentação e com idade mais jovem na primeira lactação.[45] Três estudos examinaram o *status* do receptor de tumores e concluíram que, se você alguma vez amamentou, os índices de câncer de mama agressivo triplo-negativo (CMTN/TNBC em inglês) são reduzidos em 22%; mas que isso não afeta os tumores positivos para estrogênio.[46] Esse relatório anda de mãos dadas com outro, que revelou uma redução de 32% com amamentação durante um ano e uma redução de 49% durante 2 anos ou mais, nas portadoras de mutação BRCA1 (TNBC de alto risco); em contraste, as portadoras da mutação BRCA2 (TNBC de baixo risco) mostraram redução de apenas 17%.[47] Outros estudos do sul da Europa, além de Itália e Estados Unidos, apresentam dados que se contrapõem, concluindo que não existe proteção contra o câncer pela amamentação.[48]

Menopausa esperta

Os sintomas da menopausa vêm em 3 sabores: vasomotores (calores e suores noturnos), centrais (insônia, mudanças de humor, névoa cerebral, perda de libido e perda de memória) e urogenitais (infecções frequentes do trato urinário, urgência urinária, secura vaginal com relações sexuais dolorosas). Cada sintoma pode afetar adversamente a sua qualidade de vida em planos múltiplos. Tomara que você não precise administrar toda essa constelação de maluquices, mas, seja qual for o seu caso, talvez tenha considerado a terapia de reposição hormonal (TRH) para aliviar as mudanças inoportunas. A TRH melhora alguns ou todos os sintomas e protege contra a osteoporose (perda óssea acelerada). Mas, como com qualquer medicação, riscos existem. Ministrado sozinho, o estrogênio pode aumentar o câncer do endométrio, e é por isso que você protege seu útero (se tiver) tomando progesterona com o estrogênio. Mais alguma coisa? Oh, sim, a TRH também pode causar câncer de mama.

Como foi que o estrogênio se tornou o cara do mal aqui? Como já mencionei, as células do câncer mamário frequentemente têm receptores que ligam estrogênio e progesterona; e, quando os hormônios se encaixam em seus pequenos receptores, desencadeiam eventos de crescimento e divisão de células que culminam na transformação de uma célula cancerígena num nódulo detectável. Já viu que volta e meia menciono experimentos de laboratório que usam placas de petri repletas de células de câncer mamário humano? Antes de qualquer coisa, adivinhe como os cientistas criam essas células? Eles pingam estrogênio (especificamente 17-betaestradiol) sobre células mamárias normais para transformá-las em câncer.[49] Os hormônios iniciam o câncer de mama e promovem seu crescimento, e para esses receptores não importa se os hormônios vieram do seu próprio ovário ou de urina de cavalo (é a partir dela que se fabrica Prempro, a droga da TRH). Os metabólitos do estrogênio também liberam subprodutos que podem diretamente causar danos e mutação do DNA, de modo que a TRH entra na batalha do estresse oxidativo – sobre o qual nós já discutimos –, o combate-chave em toda essa história de câncer.[50] Por esses motivos, acho importante fugir permanentemente da TRH se você já teve câncer de mama, mas este é um assunto controverso.

E se você nunca teve câncer de mama e não é considerada alto risco para se submeter à terapia? Neste caso, não é seguro fazer TRH? Estudos mostram que a TRH aumenta a densidade da mama em 75% das usuárias (isso acontece mais por conta do componente progesterona). Seios mais densos criam mais câncer (ver o próximo capítulo). Esse é, portanto, forte argumento contra a TRH.[51] Existem ainda dois estudos grandões: a Iniciativa da Saúde das Mulheres (Women's Health Initiative – WHI) distribuiu ao acaso, entre 16 mil mulheres na pós-menopausa, ou Prempro (estrogênio mais progesterona) ou placebo.[52] Depois de anos, eles pararam por razões éticas, uma vez que surgiram 26% mais casos de câncer de mama entre as pacientes da TRH (junto com ataques cardíacos, acidentes vasculares encefálicos, trombos e demência, mas menos câncer de cólon e fraturas de quadril). A reação foi gritante: 33 milhões de mulheres interromperam abruptamente sua TRH e caíram no ringue para o segundo *round* da Menopausa: Mulher *versus* Calores/Suores Noturnos /Insônia/Mudanças de Humor. Adivinhe quem foi nocauteado logo no ano seguinte? O câncer de mama. As taxas despencaram 6,7% em 2003, uma queda sem precedentes. Também em 2003, pesquisadores no Reino Unido publicaram suas observações sobre mais de 1,1 milhão de mulheres: a TRH causa aumento de 66% do câncer de mama.[53] Os resultados foram: a TRH alimenta o câncer de mama; interromper a TRH reduz o câncer de mama.

Tais conclusões pertencem a estrogênio *mais* progesterona. E se você não tiver útero e, portanto, só precisar de estrogênio? Os estudos confirmam o seguinte no que diz respeito ao uso de estrogênio apenas: o estrogênio produz 23% menos câncer de mama após 10 anos de uso,[54] mas impõe um *aumento* de 57% do risco de câncer se esse uso ocorrer nos 5 primeiros anos da menopausa,[55] ou se tomado por mais de 10 anos no total.[56] Portanto, parece mais seguro aguardar 5 anos, depois da menopausa, para iniciar a TRH somente com estrogênio (que provavelmente não lhe ajuda quando você realmente precisa dela e não é possível se você tem útero), sendo que você deveria interromper seu uso dentro de uma década.

Não estou dizendo que você tem que suportar os suores de encharcar, mas sempre aconselho um pouquinho de educação. Ponha na balança o risco pessoal *versus* o benefício da TRH. Junto com o seu médico, examine seu perfil de risco para câncer de mama, uterino e colorretal, doença cardíaca, demência, acidentes vasculares encefálicos, trombos e fraturas dos ossos. Então diga a seu médico por que você quer fazer TRH. É porque você ouviu dizer que, aos 50, a TRH diminui as doenças cardíacas e acidentes vasculares encefálicos – e seu pai morreu de ataque do coração aos 48 anos?[57] Você devia comer mais salada, correr na esteira e ficar longe da TRH até que mais estudos provem que ela protege o coração. Sua mãe teve uma horrível fratura de quadril aos 80, e você não quer sofrer jamais o que ela passou? Podemos oferecer bifosfonatos, cálcio, vitamina D e uma rotina de exercícios com pesos. A propósito, no caso de você mal notar os sintomas da menopausa, não precisa fazer nada com relação a essa fase da vida inteiramente normal e esperada.

Por outro lado, se você é baixo risco no que diz respeito a resultados adversos, e alto risco no que diz respeito a quebrar o medidor de misérias da menopausa, então temos algumas boas opções. O que é, mesmo, que você quer eliminar? A secura vaginal pode ser tratada com estrogênio tópico, que garante de 80% a 100% de alívio e muito pouca absorção na corrente sanguínea. Temos também um leque de novos tratamentos a laser que estimulam o colágeno e umedecem "lá embaixo" como Mona-Lisa Touch [Toque da Mona Lisa] e ThermiVa. Anime-se, pois 90% das mulheres não têm calores após 4 ou 5 anos e os sintomas muitas vezes podem ser aliviados pelo aumento do consumo de fibra, fruta e legume, e por exercícios. Sempre leve em conta opções não hormonais em primeiro lugar, posto que não elevam o risco de câncer.[58] O Menopause Miracle [Milagre da menopausa] é suplemento de ervas livre de estrogênio que melhorou dramaticamente os sintomas da menopausa em três estudos humanos, duplo-cegos, randomizados, controlados por placebo e revisados por pares.[59] Certifique-se de estar trabalhando com um profissional qualificado para dispensar as doses certas e monitorar o seu progresso.

ALTERNATIVAS À TRH PARA CALORES

- Medicina complementar: acupuntura, ervas chinesas.
- Medicamentos herbais: black *cohosh* (*Actaea racemosa*, extrato da planta); *dong quai* (Angelica *sinensis*, raiz medicinal); óleo de prímula (*Oenothera biennis*, sementes de flores silvestres, ácido graxo essencial ômega 6); *ginseng* (raiz medicinal); melatonina (hormônio do cérebro que regula o ciclo sono/vigília); Milagre da menopausa (marca registrada de uma mistura de raízes coreanas e chinesas: *Cynanchum wilfordii, Phlomis umbrosa* e *Angelica gigas*); vitamina E (antioxidante).
- Medicamentos sob prescrição que alteram os impulsos nervosos e o fluxo sanguíneo: Bellergal (ergotamina), Catapres (clonidina), Neurontin (gabapentina).
- Medicamentos sob prescrição que bloqueiam as substâncias químicas do cérebro, tais como serotonina e norepinefrina – você os conhece como antidepressivos e ansiolíticos: Efexor (venlafaxina), Paxil (paroxetina), Prozac (fluoxetina)
- Movimento corporal: *biofeedback* (uma técnica que ensina o controle voluntário da tensão muscular, temperatura, frequência cardíaca e atividade cerebral), técnicas de respiração, exercícios físicos, alongamento, tai chi (redução do estresse através de movimentos suaves, fluidos), ioga.
- Fitoestrogênios/isoflavonas atuam preferencialmente em receptores de estrogênio beta (os receptores alfa são aqueles associados ao câncer de mama): extrato de trevo vermelho (*Trifolium pratense*, uma erva); soja (consumida em alimentos integrais: *tempeh, tofu* germinado, *edamame*).

Você pode também considerar a TRH bioidêntica (TRHB), que combina quimicamente com os nossos esteroides naturais, incluindo progesterona, estradiol, estrona, estriol, pregnenolona, testosterona e dehidroepiandrosterona (DHEA). As empresas farmacêuticas as fabricam a partir de fontes animais ou vegetais, com regulamentação do FDA para garantir dosagem uniforme e pureza, ao mesmo tempo que as farmácias de manipulação também as fabricam, criando compostos hormonais personalizados, não aprovados pelo FDA, apropriados às suas necessidades. Dão a impressão de coisa chique, mas funcionam? E são confiáveis? Eu, certamente, espero que sim, porque os médicos dos EUA prescrevem estimadas 26 a 33 milhões de receitas por ano, de compostos de TRHB sem regulamentação.[60]

Os produtos para a TRHB frequentemente provêm de algumas das minhas fontes alimentícias favoritas como feijão de soja e inhame. Isso soa benéfico, amigável, mas as alterações de laboratório transformam o estado natural desses fitoestrogênios. Como sabemos se permanecem protetores como eram antes? Ou, quem sabe, tornaram-se prejudiciais? A TRHB ainda precisa passar por testes clínicos de grande escala e alta qualidade, para conhecermos sua eficácia e segurança. Sem estudos, não sabemos se esses compostos reduzem ou superam os problemas que vimos no grupo da WHI com Prempro, tais como câncer de mama, ataque cardíaco e acidente vascular encefálico. Seja de farmácia de manipulação ou aprovada pelo FDA, a TRHB está disponível em várias dosagens, combinações, formas de preparo e entrega que podem ter efeitos diferentes quanto ao risco para cada paciente individual.[61] Dada a correspondência molecular com nossos próprios hormônios, seria possível achar que a TRHB tem menos efeito que as versões sintéticas. Mas, mas no tocante a câncer de mama e temas assim críticos para a saúde, não basta achar. Se você de fato decidir usar TRH ou TRHB, aconselho a fazê-lo na dose mais baixa capaz de controlar os seus sintomas e pelo mais curto período de tempo necessário para você percorrer esse terreno pedregoso.

Cigarro no lixo

Você sabia que, entre os tipos de câncer, o de pulmão é o assassino número 1 das mulheres? Em 2017, 105.510 mulheres foram diagnosticadas com câncer de pulmão, e 71.280 morreram por isso – porque não podemos curá-las.[62] Como fumar causa 87% de todo o câncer de pulmão, se as fumantes parassem de fumar, então elas (e os fumantes involuntários) deixariam de morrer. Fumar prejudica praticamente todos os órgãos do seu corpo. Além de câncer de pulmão, o uso do tabaco também causa câncer na boca, nas cavidades nasais, laringe, faringe, esôfago, estômago, fígado, pâncreas, rim, bexiga e colo uterino, mais leucemia mieloide.[63]

Causa infertilidade e, caramba! – feias rugas em torno da sua boca. Assim, fumar não só mata você, como faz você ficar feia no seu próprio enterro.

Mas fumar causa câncer de mama? Mais de 100 estudos investigaram essa questão e fumar parece ser uma causa convincente se você é jovem, ainda tem que engravidar, fumou mais de 40 anos ou já teve câncer de mama. Há uma série de fumantes que não se encaixam nesta lista curta. Como é possível que o fumo seja tão carcinogênico e tóxico em todas as outras partes do corpo e ainda assim talvez não o seja nos seios? Fumar causa mutações genéticas no tecido mamário e os carcinógenos se acumulam no fluido mamário,[64] mas fumar também aumenta a quebra do estradiol.[65] A esta altura, você já identifica o nome estrogênio com a principal força causadora de quase todo o câncer de mama. Portanto, é claro, menos estrogênio protege você. O resultado líquido no tecido mamário talvez seja que os componentes do fumo – antiestrogênio e pró-câncer – se cancelam um ao outro.

Antes que você saia correndo para comprar um maço de Virginia Slims:* muitos estudos repetidamente apontam certos subgrupos de mulheres fumantes com aumento de câncer de mama. Fumar durante a adolescência ou início da idade adulta expõe as células mamárias a carcinógenos químicos antes de os seios terminarem de se desenvolver, o que ajuda a explicar por que fumar tem mais ligações consistentes com o câncer de mama na pré-menopausa.[66] Mulheres jovens que fumam o equivalente a um maço por dia durante 20 anos antes da primeira gravidez têm 73% de aumento de câncer de mama.[67] Mulheres que fumam cigarros durante 40 ou mais anos têm 50% de aumento do câncer de mama em relação às não fumantes.[68] O Estudo das Professoras da Califórnia (California Teachers Study) acompanhou mais de 116 mil mulheres e descobriu que fumantes ativas por qualquer período de tempo tiveram uma chance 32% mais elevada de câncer de mama *versus* mulheres que nunca fumaram ou que deixaram de fumar.[69]

E aquelas que recebem diagnóstico de câncer de mama e depois deixam de fumar? É tarde demais para fazer algum bem? Num estudo prospectivo recente envolvendo 20.691 mulheres com câncer de mama, os 10% que continuaram a fumar após o diagnóstico tiveram 72% mais probabilidade de morrer em decorrência do câncer de mama do que as que nunca fumaram.[70] Entre fumantes, as que desistiram de fumar reduziram suas taxas de mortalidade em 33%, em comparação com as que continuaram fumando após o diagnóstico. E as que desistiram de fumar tiveram

* *Marca de cigarro. (N.T.)*

61% menos probabilidade de morrer de câncer de pulmão. Com respeito ao peso, pedi a você que fosse uma perdedora. Agora, quero que seja uma desistente. Amo perdedoras e desistentes. Não fume.

Acabe com os riscos ambientais na medida do possível

Os fatores de risco ambiental variam em magnitude, e todos desafiam as medidas (quanto pesticida *você* consumiu a partir de frutas antes da puberdade?). Cada ameaça pode afetar uma mulher de maneira diferente, dependendo dos seus riscos acumulados, a dose e o tempo de exposição, como os fatores interagem uns com os outros e com os genes e suscetibilidades genéticas, e o milieu hormonal do corpo. A complexidade dessas interações, a dificuldade de quantificar a exposição e nossa compreensão incompleta das intrincadas vias da carcinogênese – tudo isso torna muito difícil destacar as contribuições ambientais para o enigma do câncer. Existem 3 categorias amplas de fatores, entretanto, que têm grande peso – radiação, desreguladores endócrinos e estresse. Vamos controlar o que pudermos.

Fatores de risco radioativo

Em 1979, meus pais compraram um dispositivo bacana, que fazia a comida fria ficar quente: chamava-se micro-ondas. Quando criança, eu subia numa cadeira para olhar pela janela de vidro, fascinada de ver um cachorro-quente fervendo ou o molho do espaguete salpicando pra todo lado no interior da caixa. Meu pai alertava: "Não faça isso, você vai ter câncer no cérebro!". Ou: "Sua cabeça vai explodir!". Ele inventou uma regra: era preciso ficar sempre a um metro de distância. Até hoje, quando uso o micro-ondas, me abaixo e me distancio dos seus raios não ionizantes (não prejudiciais) até não poder mais esperar pela comida. Aí, volto e aperto pausa, geralmente faltando um segundo no marcador.

Todos nós, no mundo industrializado, convivemos com uma brecha não monitorada de exposição a riscos ambientais, tais como radiação, emissões industriais, poluentes, pesticidas e incontáveis compostos sintéticos. Quanto mais cedo essa exposição ocorrer em nossa vida, pior será nosso risco futuro de câncer. As células mamárias são mais suscetíveis aos efeitos carcinogênicos dos hormônios, substâncias químicas e radiação durante os primeiros estágios de desenvolvimento. E isso quer dizer cedo, ainda nos dias anteriores ao nascimento, dentro da barriga da mãe. A partir daí, pequenas exposições crônicas vão se acumulando ao longo dos primeiros períodos da vida, puberdade e adolescência, até a primeira gravidez a termo.[71] Um estudo de Nova York mediu os níveis de hidrocarbonetos aromáticos policíclicos (HAPs ou PAHs, em inglês) no ar em áreas residenciais de 1959 a 1997 e acompanhou 3.200 mulheres até os seus anos de pós-menopausa.[72] Aquelas expostas a altos níveis de PAHs na época do nascimento tiveram 142% mais probabilidade de desenvolver câncer de mama do que as que tinham grau mais baixo de exposição. As agências internacionais de regulamentação responsabilizaram pelo menos 216 substâncias químicas e fontes de radiação como participantes na causa do câncer de mama.[73]

Qual é o nosso maior inimigo ambiental? A radiação gama ionizante, que em sua maior parte advém de tratamentos médicos e raios X. Infelizmente, porém, temos também algumas tragédias que comprovam a questão. Os sobreviventes do desastre das explosões da bomba atômica em Hiroshima e Nagasaki e os milhares de pessoas que viviam perto da usina nuclear de Chernobil, quando do acidente, em 1986, na antiga União Soviética (Bielorrússia e Ucrânia), receberam quantidades massivas de radiação; o dobro de câncer de mama tem sido observado nas mulheres, e quanto mais jovens elas eram na época das explosões, mais elevado o seu risco.[74] Temos dados surpreendentes que dizem respeito a exposições no início da vida a raios X médicos, também resultando em chocantes altos índices de câncer de mama. As razões por que os raios X destruíram tecido mamário jovem em desenvolvimento vão de importantes terapias para outras doenças, como linfoma de Hodgkin e tuberculose, até indicações um tanto ridículas (agora que a pesquisa revelou os riscos) para coisas como acne, mastite pós-parto, glândulas timo aumentadas e hemangioma na pele. Até mesmo um desprezível raio X da espinha, para monitorar a escoliose, uma curvatura da coluna, à idade de 10 anos, causa um aumento de 170% do câncer de mama.[75] Trinta anos depois de receber a radiação tímica na infância, as mulheres estão 3,6 vezes mais propensas a ter câncer de mama do que as suas irmãs não expostas à radiação.[76]

Minha paciente Linda, de 57 anos, veio me procurar porque seu mamilo esquerdo intermitentemente liberava fluido sanguinolento. Diagnosticada com linfoma estágio IV à idade de 13 anos, ela enfrentou toneladas de radiação e quimioterapia e estava em remissão por décadas. Ninguém jamais lhe dissera que era praticamente certo ela vir a ter câncer de mama. E, de fato, ela sequer fazia mamografias de rotina. Por conta própria, ela se considerava imune a um câncer futuro – já teria recebido sua cota nesta encarnação. Com esse perfil, eu já sabia, antes mesmo de entrar na sala e conhecê-la, que iria encontrar ali um câncer. Como é que eu podia estar tão certa, sem ter feito sequer um exame das mamas? A irradiação no peito usada para tratar o linfoma de Hodgkin, antes dos 15 anos de idade, causa um espantoso aumento do risco do câncer de mama invasivo: 136 vezes o da população em geral (ou seja, *13.500%*! Nem sei se isso faz sentido do ponto de vista da matemática...). A radiação entre 15 e 24 anos de idade acarreta aumento de 19 vezes do risco; entre 25 e 30, 7 vezes; já as mulheres tratadas depois dos 30 anos não têm risco aumentado de câncer de mama devido à exposição à radiação.[77] Em comparação com a população em geral, esse tipo de câncer ocorre mais cedo (41 *versus* 62 anos de idade), mais frequentemente nos dois seios (10 a 22% *versus* 3%), e se localiza na parte mais interior da mama (na direção do esterno), em oposição à parte superior e mais exterior, onde ocorrem 50% do câncer mais esporádico.[78] Se, por qualquer motivo, você recebeu radiação na parede torácica antes dos 30 anos de idade, comece um programa de avaliação das mamas 8 anos depois da radiação, ou à idade de 25 anos, o que acontecer primeiro.[79] A propósito, Linda tinha 5 subtipos diferentes de câncer nas duas mamas.

Com respeito aos raios X médicos de rotina, eu limito o estadiamento de corpo inteiro com escaneamento PET, TC e/ou ósseo às pacientes em estágio mais avançado de câncer de mama ou às que têm subtipos de tumores agressivos. Poupe sua exposição para quando você realmente precisar dela. A mamografia envolve muito menos radiação que esse escaneamento, e os benefícios superam os riscos. Nenhuma evidência associa a radiação não ionizante e os campos eletromagnéticos dos telefones celulares, das linhas de transmissão de energia elétrica, micro-ondas ou televisões com o câncer de mama, como vimos no capítulo 2.

Desreguladores endócrinos malignos

Você sabe quando as ondas de radiação ionizante médica penetram em você, já que *deu o seu consentimento*. Por outro lado, mais de 90% das estimadas 100 mil substâncias químicas sintéticas usadas nos Estados Unidos nunca foram testadas quanto aos efeitos sobre a saúde humana[80] – e ninguém pediu a minha permissão. Pediram a sua? Um número substancial desses compostos comporta-se como xenoestrogênio (substância química que copia a ação do estrogênio no nosso corpo) e, no entanto, nenhum órgão regulador determinou que façamos testes nos produtos para saber os níveis de xenoestrogênio que contêm ou seus efeitos. *Xeno* significa "estrangeiro" em grego – assim, esses estrogênios estrangeiros se comportam como compostos desreguladores endócrinos (DEs), uma expressão que se aplica aos imitadores não só do estrogênio, mas de qualquer hormônio de circulação natural: insulina (do pâncreas), DHEA e testosterona (glândula adrenal), PTH (paratireoide), ocitocina e hormônio do crescimento (glândula pituitária), melatonina (glândula pineal) e calcitonina e tiroxina (tireoide). Existem DEs em muitos pesticidas, no plástico, na fumaça do tabaco, em drogas sob prescrição, aditivos alimentares, combustíveis, detergentes, solventes industriais e produtos de cuidados pessoais.[81] Eles se ligam aos mesmos receptores que nossos hormônios naturais, mas podem causar uma reação em cadeia mais forte que os hormônios normais, uma reação mais fraca ou uma reação totalmente diferente. A sua dúvida vale tanto quanto a minha. Não tem como a gente saber, porque ninguém testou a maioria deles.

Em 1998, a Agência de Proteção Ambiental (Environmental Protection Agency – EPA) criou o Programa de Rastreamento de Desreguladores Endócrinos. A primeira atualização que fizeram apareceu 17 anos depois, em agosto de 2015, quando publicaram sua revisão inicial de 52 pesticidas. Foram 52? Nesse ritmo, podemos esperar que eles reportem sobre as restantes 99.948 substâncias químicas em 32.674 anos. Pense num aplauso lento... Enquanto isso, os DEs são capazes de afetar a expressão genética, assim potencialmente somando-se à carga do câncer de mama. Muitos DEs são superestáveis. A estabilidade é boa para coisas como casamento e emprego, mas ninguém quer DEs estacionados nas células de gordura durante décadas.[82] Eles se encontram em toda parte. O protetor solar que você usou hoje de manhã? DE. A bomba de gasolina que você manuseou no posto? DE. O garfo de plástico e a garrafa de água do almoço? DE. O sabão que você usou para lavar o travesseiro sobre o qual você dorme? Também.

Não podemos ficar obcecados com tóxicos invisíveis que, individualmente, contribuem de maneira mínima para a ameaça de câncer de mama. Você se lembra da discussão sobre a semente e o solo do capítulo 3? Os DEs ajudam na iniciação da célula cancerígena, mas tudo o que estivemos investigando quanto a conduta alimentar e estilo de vida determina a promoção da célula cancerosa, e a promoção tem a palavra final no que diz respeito ao controle do câncer. Limite a sua exposição ao máximo, e a partir daí simplesmente viva... mas viva *bem*.

Os DEs a seguir foram definitivamente relacionados em estudos com seres humanos ou animais, a risco de câncer de mama,[83] e no fim deste capítulo vamos explorar formas de minimizar sua influência.

ALQUILFENOS: substâncias químicas industriais em detergentes para lavanderia e produtos de limpeza.

BISFENOL A (BPA): substância química onipresente na vida moderna, o BPA é usado para fabricar plástico de policarbonato, cuja produção global atingiu 288 milhões de toneladas métricas em 2012, tendo aumentado 620 vezes desde 1975.[84] O principal produto é embalagem descartável. Uma vez jogado fora, o plástico vai para os aterros sanitários, e o BPA penetra no solo e na água subterrânea. Portanto, certifique-se de *reciclar* todos os plásticos. Quanto mais antigo o plástico, mais ele libera DEs. Por volta de 2012, o Canadá, a UE, a China, a Costa Rica, a Malásia e os Estados Unidos baniram o BPA de mamadeiras, copinhos e latas com preparados infantis.[85] É comum você encontrar BPA nas embalagens de alimentos, no forro de alimentos enlatados e bebidas (cerveja e refrigerante), em resinas epóxi, selantes dentais, algumas garrafas de água para esporte (em geral, com uma marca #7 ou "PC"), papel para recibo e papel-moeda.

DIOXINAS: a gordura corporal de todo ser humano, incluindo os recém-nascidos, contém dioxinas. Elas se formam depois da incineração de produtos contendo cloreto de polivinilo (PVC), bifenilo policlorado (PCB) e outros compostos clorados; em função disto e da combustão de diesel e gasolina, as dioxinas contaminam as plantações que alimentam o gado. A principal forma de exposição se dá via consumo de carne, laticínios e leite de peito humano.

RETARDADORES DE CHAMAS: os éteres difenílicos polibromados (PBDE) e o tetrabromobisfenol A (TBBPA) são usados em plástico, tinta, mobiliário, produtos eletrônicos e alimentos para torná-los resistentes às chamas. As principais fontes entre os alimentos incluem carne, peixe, laticínios e ovos. As toxinas se acumulam nos órgãos com o tempo, incluindo os seios, e os pequenos recebem o PBDE do leite do peito. Os níveis no leite do peito nos Estados Unidos são de 10 a 20 vezes mais elevados que na Europa, mas acho que isso não nos torna à prova de fogo.[86]

ADITIVOS ALIMENTARES: a somatotropina bovina recombinante (rBST) e o zeranol substituíram o proibido dietilstilbestrol (DES) para o crescimento rápido do gado bovino e ovino.

METAIS: cobre, cobalto, níquel, chumbo, mercúrio, cádmio e cromo andam por aí em baterias, termômetros, tinta, peixe, obturações dentárias.

PESTICIDAS: agora banidos, os inseticidas diclorodifeniltricloroetano (DDT), dieldrina, aldrina e heptacloro foram extensamente usados até os anos de 1980, de modo que o risco de câncer persiste para os que foram expostos a eles naquela época. Além disso, as toxinas ainda hoje permanecem no solo. Atualmente, existe uma abundância de pesticidas legais nos alimentos, no solo e na água. A associação entre o herbicida atrazina e o câncer de mama foi pela primeira vez relatada em 1997. A UE baniu a atrazina em 2005, depois de demonstrados seus efeitos prejudiciais à natureza e detectada sua abundante presença na água de beber para consumo humano. Entretanto, aproximadamente 70 milhões de libras de atrazina ainda são utilizados anualmente nos Estados Unidos, principalmente para controle de ervas daninhas em culturas de milho e sorgo.[87] Em níveis mais baixos do que os considerados "seguros", a atrazina na água que você bebe transforma sapos machos em fêmeas, completas, com peças de meninas, tais como ovos.[88] Uau!

A atrazina também se transforma em *aromatase*, que, agora você já sabe, é uma enzima que converte outros esteroides em estrogênio. Uau duplo!

FTALATOS: os ftalatos tornam o plástico mais flexível e são usados na embalagem dos alimentos, cortinas de banho de vinil, assentos de automóveis, agentes de limpeza e cosméticos. Se um produto tem fragrância ou perfume, é provável que contenha ftalatos, que promovem o crescimento da célula de gordura e alteram os níveis de IGF-1. A indústria de cosméticos, de 50 bilhões de dólares, pode botar o que quiser em itens como cosméticos, xampu e loção. A UE baniu o uso de mais de 1.100 substâncias químicas nos cosméticos; ao contrário, nos Estados Unidos foram banidas 10.

HIDROCARBONETOS POLICÍCLICOS AROMÁTICOS (HPAs): a carne, o carvão, o óleo, a gasolina, lixo, tabaco (fumantes ativos e passivos) e madeira, quando queimados, liberam mais de 100 HPAs diferentes.

Até que os estudos revelem a potência e os mecanismos de ação do DE, não saberemos quais são seguros e quais causam prejuízo irreparável. Por exemplo, uma medicação cardíaca amplamente usada, a digoxina, se parece tanto com o estrogênio quimicamente que, durante o tratamento, as usuárias da droga têm 39% de aumento do risco de câncer de mama invasivo; parar com o medicamento reverte o risco.[89] E, enquanto os medicamentos têm dosagens consistentes e metabólitos conhecidos, é difícil entender as substâncias químicas, porque a exposição a elas é onipresente e não é fácil rastrear seus níveis no corpo. Ninguém deveria questionar, porém, que alguns desses compostos se comportam como estrogênio maligno, escondendo-se sob uma máscara preta, com as armas em chamas. Tome a história trágica do dietilstilbestrol (DES). Antes de se proibir o DES para pessoas e gado, em 1971, os médicos receitavam o similar do estrogênio para milhões de mulheres grávidas com o fim de impedir abortos. A suspeita surgiu quando filhas dessas mulheres passaram a morrer de um câncer vaginal extremamente raro, que não acometia as que não tinham sido expostas a DES no ventre.[90] Ambas, as mães e suas filhas DES, manifestaram um aumento de 3 vezes do risco de câncer de mama depois dos 50 anos de idade.[91] Agora que não se pode alimentar o gado com DES, a indústria de carne mudou para zeranol (ver capítulo 4).

Sabe que história, em vias de construção, se parece com a do DES? A do Bisfenol A (BPA). Em 2007, os peritos internacionais em DE analisaram toda a evidência disponível sobre o BPA e concluíram que o amplo leque de efeitos adversos de baixas doses de BPA em animais de laboratório parece estar se manifestando também nos seres humanos: câncer de mama, puberdade precoce, obesidade, diabetes do tipo 2, para mencionar alguns.[92] Globalmente, em 2015, a produção anual de BPA alcançou milhões de toneladas;[93] em 2009, o BPA gerou cerca de 3,3 milhões de dólares *por dia* de receita para cada uma das 5 empresas que o produzem: Bayer, Dow, Hexion Specialty Chemicals, SABIC Innovative Plastics (antes GE Plastics) e Sunoco.[94] Segue a reação negativa, como se nós não fossemos notar: de 115 estudos patrocinados pelo governo explorando os efeitos do BPA sobre a saúde, 94 (82%) deles, de laboratórios de todo o mundo, confirmaram efeitos adversos da exposição a doses baixas; no entanto, exatamente zero estudo patrocinado pelos Grandes do Plástico relatou efeitos adversos, alimentando o argumento deles de que a evidência de efeitos do BPA a doses baixas é "muito fraca" e nada precisa ser mudado.[95] Esses pesquisadores, do Harvard Center for Risk Analysis [Centro Harvard de Análises de Riscos], deveriam receber uma estátua dourada de *plástico* por sua performance, que foi financiada pelo American Plastics Council [Conselho Norte-Americano de Plásticos].[96]

Nem todas as substâncias químicas exercem seu potencial carcinogênico sendo DEs; elas podem simplesmente causar dano direto ao DNA da célula mamária ou mudar a capacidade dessa célula de se proteger do estresse oxidativo. A Agência Internacional de Pesquisa sobre o Câncer (International Agency for Research on Cancer – IARC) e o Programa Nacional de Toxicologia (National Toxicology Program – NTP) classificaram cada um dos compostos a seguir como "definitiva" ou "provavelmente" causadores de câncer de mama:

- Benzina: inalada de fumaça de gasolina, escapamento de automóveis, fumaça de tabaco.
- Policloreto de vinila: PVCs usados em produtos médicos, embalagens de alimentos, eletrodomésticos, brinquedos, encanamento.
- Solventes orgânicos como tetracloreto de carbono e formaldeído: encontrados em metal fabricado, madeira serrada, móveis e nas indústrias gráfica, química, têxtil e de vestuário.
- 1,3-butadieno: um subproduto do refino de petróleo, escapamento de veículos, borracha sintética.
- Óxido de etileno: nos cosméticos.
- Aminas aromáticas: subprodutos do plástico, pesticidas, corantes e espuma de poliuretano e da queima de carne e peixe.

O SEU EMPREGO FAZ MAL AOS SEIOS?

Certas ocupações expõem cronicamente as mulheres a radiação, DEs e outras substâncias químicas tóxicas que aumentam o risco de câncer de mama. Qualquer escritório exala essas coisas ao longo de todo o dia, de fontes tais como fibras de carpete, copiadoras, impressoras e cartuchos de tinta. A evidência mostra que os seguintes empregos trazem ameaças. Eu estou na lista; e você? Trabalhadores em aeronaves e automóveis; barbeiros e cabeleireiros; químicos e trabalhadores na indústria química; técnicos de laboratórios clínicos; operadores de computador; fazendeiros; profissionais da higiene dental; dentistas; trabalhadores em lavagem a seco; comissários de bordo; trabalhadores em alimentação, vestuário e transporte; embaladores de frutas e produtos hortículas; trabalhadores em móveis e marcenaria; donas de casa, jornalistas; bibliotecários; enfermeiros de quimioterapia; trabalhadores de fábrica de papel; médicos; trabalhadores na indústria editorial e gráfica; embaladores e cortadores de carne; trabalhadores em microeletrônica;

técnicos em radiologia; trabalhadores na indústria de borracha e plástico; assistentes sociais; telefonistas.[97]

Oito formas simples de reduzir a exposição a tóxicos

A boa notícia em relação aos carcinógenos e DEs é que você pode minimizar o seu risco de câncer de mama expondo-se menos a eles. Algumas maneiras de fazer isso são melhores que outras, de modo que aqui estão as principais, as quais recomendo a todo mundo implementar.

1. **Lave as mãos:** frequentemente. Sempre antes de comer. Evite sabonetes antibacterianos com triclosano e use apenas água e sabão. A Organização Mundial da Saúde chama a resistência aos antibióticos de ameaça importante à segurança da saúde global (superbactérias resistentes a antibióticos); então, não ajude a bactéria.

2. **Tire a poeira e passe o aspirador:** as substâncias químicas voam dos aparelhos eletrônicos com retardadores de chamas e dos sofás e se juntam à poeira. Acabe com tudo!

3. **Acabe com o plástico:** use vidro, aço ou cerâmica para guardar, preparar e servir comida e bebida; use mamadeiras de vidro, não de plástico; brinquedos de madeira, não de plástico; nunca ponha alimentos no micro-ondas em recipientes plásticos, nem os cubra com filme plástico; quando a comida vier numa "bolsa para micro-ondas" ou bandeja de jantar, desembrulhe e aqueça em recipiente de vidro ou cerâmica; não aqueça isopor; não deixe garrafas de água ou recipientes plásticos ao Sol porque o calor faz o BPA e as dioxinas passarem para a sua água e comida; não congele garrafas plásticas; evite sacos de plástico e filme plástico.

*RECALL** DOS PLÁSTICOS!

Os 500 bilhões de sacos plásticos que jogamos fora anualmente levam de 450 a 1.000 anos para se degradar, liberando substâncias químicas durante todo esse tempo. E só estamos falando dos sacos plásticos. Escolhendo alternativas a todos os tipos de plástico, não só você reduz sua exposição ao composto desregulador endócrino (DE), mas também para de acrescentar garrafas plásticas aos 22 bilhões delas jogados por ano nos aterros sanitários[98] e peças de plástico aos 5 a 12 milhões despejados no oceano anualmente,[99] onde 1 milhão de aves marinhas morrem por causa do plástico todo ano. [100] Estes substitutos para o plástico podem ajudar a salvar as suas mamas e o planeta:

- **Armazenamento:** existem recipientes de vidro temperado com tampas de aço, ou potes de mantimentos de aço inoxidável de muitos tamanhos, que podem ir direto do congelador para o forno; pode-se guardar guisados e sopas com estilo em potes de vidro.
- **Embrulhar alimentos:** use papel vegetal e papel encerado feito de soja; embrulhe alface ou legumes com panos de prato ou toalhas de papel, que preservam a umidade; sacos de malha com cordões funcionam para legumes. E, lembre-se, nem todos os alimentos precisam ser envolvidos.
- **Sacos reutilizáveis:** pode-se guardar comida em casa ou para viagem em sacos de sanduíche de pano com zíper e sacos para armazenamento de silicone; tenha alguns sacos feitos de lona, brim, juta, aguapé ou papel no seu carro para mantimentos ou compras.
- **Louça para crianças:** pratos, xícaras, tigelas e marmitas de aço inoxidável oferecem opções não plásticas, inquebráveis.

SEIS SUGESTÕES:

- Adapte o envoltório de grandes pacotes de papel higiênico ao seu próximo forro de lixeira reciclável.

* *Recall é o processo de remoção de um produto inseguro ou ilegal em posse do consumidor, ou ação voluntária de um fabricante ou distribuidor para proteger o consumidor. É executado quando existe razão para acreditar que os produtos possam estar adulterados, incorretamente identificados ou ser potencialmente perigosos. (Definição de retirada do portal Neoprospecta, disponível em: <https://blog.neoprospecta.com/o-que-significa-fazer-recall-de-alimentos>. Acesso em: 22 fev. 2019.) (N.T.)*

- Leve a sua própria caneca para a lanchonete: os copos para viagem têm forro de plástico e também tampa e mexedor de plástico.
- Compre água em garrafas de vidro, não de plástico.
- Diga não aos canudos de plástico (use de aço inoxidável reutilizável, de silicone ou vidro).
- Prefira a massa embalada em caixas à embalada em sacos.
- Pare de mascar chiclete (uma borracha sintética, também conhecida como plástico).

---

4. **Coma com sabedoria:** escolha alimentos orgânicos ou cultivados localmente sempre que possível para evitar ao máximo consumir hormônios e pesticidas. Faça questão dos orgânicos quando consumir a casca (como frutas em bagas, não bananas); lave frutas e legumes numa solução com 10% de sal (ver capítulo 4); descasque frutas e legumes não orgânicos; opte pelo fresco (diga "não pode ser" às latas forradas com BPA; nem todas são, porém nunca se sabe); limite a exposição à dioxina carcinogênica comendo menos carne, peixe, leite, ovos e manteiga; se você comer peixe, prefira salmão selvagem, cavalinha e sardinha.
5. **Escolha produtos melhores para o lar:** filtre a sua água de beber, e todas as fontes de água domésticas, se possível, de modo que até no seu chuveiro a água seja filtrada; troque as panelas de Teflon antiaderentes por ferro fundido ou aço inoxidável; escolha produtos de limpeza e lavanderia sem substâncias químicas, biodegradáveis (ou fabrique os seus: 1 xícara de vinagre branco destilado com 1 xícara de água); procure produtos sem cloro e produtos de papel não branqueados (pense em absorventes, papel higiênico, coadores de café); dê fim à sua cortina de banho de vinil e pendure uma feita de pano; use utensílios de cozinha, coadores e tábuas de cortar de metal ou bambu (não plásticos); coloque um filtro de ar particulado de alta eficiência (HEPA) em cômodos onde você passa a maior parte do tempo; quando repuser itens grandes como sofás e colchões, selecione aqueles que naturalmente contêm menos material inflamável como couro, lã e algodão para evitar as substâncias químicas retardadoras de chamas; livre-se de coisas com tinta de chumbo velha, em desintegração; não mate formigas ou baratas com pesticidas químicos; não use herbicidas e fertili-

zantes artificiais no seu gramado; abra janelas e permita que o ar fresco circule por sua casa.

6. **Cultive plantas de casa:** carpetes, sofás, fornos, soluções de limpeza e materiais sintéticos emitem constantemente substâncias químicas. Em 1989, porém, a NASA descobriu que as plantas de interior absorvem as toxinas prejudiciais do ar (especificamente benzina, formaldeído e tricloroetileno).[101] Escolha qualquer um desses purificadores de ar envasados, de baixa manutenção, para desintoxicar e decorar a sua casa: filodendro (do coração, orelha-de-elefante, planta-aranha, *pothos* dourado), espada-de-são-jorge, lírio da paz, dracena (marginata, massangeana, warneckei, janet craig), *aloe vera*, palmeira-areca e margaridinhas (ligeiramente venenosas; cuidado com os bebês e os bichos de estimação). Para quem tem boa mão para plantas, palmeira de bambu, hera inglesa, árvore-da-borracha, sempre-verde chinês, gérbera e ficus descontaminam o ar, mas requerem mais atenção.
7. **Escolha melhor os cosméticos:** torça o nariz para fragrâncias ou use óleos essenciais, evitando ftalatos; procure sabonetes e pasta de dente sem substâncias químicas; evite loção e cosméticos contendo substâncias químicas tóxicas e ingredientes estrogênicos; evite esmalte de unha e removedor de esmalte; evite xampu, condicionador, loções corporais e hidratantes com ftalatos ou parabenos no rótulo; os protetores solares (filtros UV) também contêm substâncias químicas tais como padimate O; portanto, use-os apropriadamente, mas com moderação. Para descobrir o que você está colocando na pele, unha e cabelo (70% do produto é absorvido pelo corpo), visite o banco de dados de substâncias químicas do Grupo de Trabalho ambiental (Environmental Working Group): <ewg.org>.
8. **Exercícios:** muitas toxinas são excretadas através do suor, separadamente de fezes e urina.[102] Movimente-se!

Encontre a sua felicidade!

Quando pergunto a uma mulher que acaba de receber o diagnóstico se ela enfrentou alguma situação de estresse ou coração partido há 5 ou 10 anos, frequentemente recebo como resposta: "Sim, como é que você sabe?". Perda, desapontamento, dor emocional, remorso, doença, sofrimento... A vida acontece e todas as pessoas passam por tempos difíceis, mas é particularmente trágico quando aquela "alguma coisa" ocorreu durante a janela de tempo de 5 a 10 anos em que as células cancerígenas ainda eram muito poucas para serem detectadas, mas suficientes para ganhar impulso. Nem todo estresse se anuncia como um grande terremoto; o estresse crônico resulta do efeito acumulado de pequenos choques. Acredito que a forma como lidamos com as batalhas da vida, as grandes e as pequenas, impacta diretamente nosso bem-estar físico.

A ciência concorda? Sim, com certeza. Sua mente exerce um tremendo poder sobre o seu corpo. Um filme assustador já lhe deixou com as mãos suadas e o coração acelerado? E você está apenas sentada numa cadeira! Doses saudáveis de estresse podem causar uma apresentação bem-sucedida ou uma partida de tênis vitoriosa. Você precisa do batimento cardíaco mais elevado, da respiração mais rápida e da energia correndo em suas veias caso planeje fechar um negócio importante ou fugir de um urso, mas muitos de nós passamos os dias presos a um fenômeno de luta ou fuga. Reagimos à vida como se estivéssemos prestes a sermos comidos. O que acontece quando os prazos, o trânsito, o trabalho, cuidar das crianças, as contas e relacionamento causam estresse *psicológico*? Ele se torna estresse fisiológico, provocando estragos no seu corpo. Deslancha uma reação em cadeia com uma série de mensageiros químicos a correr e a se preparar para a batalha. O que tem início com adrenalina acaba elevando os níveis de estrogênio, testosterona, cortisol, dopamina e serotonina. Aumentam as citocinas inflamatórias, como a interleucina 1 (IL-1), a interleucina 6 (IL-6) e o fator de necrose tumoral alfa (TNFα), e diminuem as células exterminadoras naturais (células *natural killer* – NK). Denominadas com precisão, as células exterminadoras naturais se ligam e destroem as células tumorais. O estresse crônico induz o estresse oxidativo à medida que o sistema imunológico começa a se desligar. De fato, a meta-análise de 300 estudos independentes confirma que o estresse altera a imunidade.[103] O nosso estresse decora a cena com inflamação e imunossupressão, assim que a doença sobe ao palco.

Acontecimentos estressantes na vida e/ou estresse crônico têm sido relacionados, em estudos humanos, a doença cardiovascular e morte,[104] depressão profunda,[105] asma,[106] obesidade,[107] diabetes,[108] progressão do HIV à aids,[109] dores de cabeça,[110] Alzheimer[111]e doenças gastrointestinais.[112] Os cientistas claramente associaram estresse agudo e crônico a uma série de transformações biológicas e outras doenças conhecidas por coexistirem comumente com câncer de mama, mas os estudos não provam que o estresse seja uma causa autônoma. De todo modo, o câncer de mama nunca é provocado por *uma única coisa*, como um vírus ou gordura; a causa é sempre multifatorial. Uma tempestade perfeita de fatores que predispõem habita no interior do seu corpo durante um período de tempo longo o suficiente para dar início à mutação cancerosa, e então para promover seu crescimento e dispersão. O estresse, portanto, é apenas mais um dos elementos dessa tempestade. Mas, ao contrário do que deve achar quando está particularmente estressada, você é capaz de reduzir o estresse. A mente influencia a matéria.

Para início de conversa, o seu ponto de vista e a sua atitude têm importância em tudo o que você faz. Pesquisadores canadenses descobriram que uma visão positiva da vida – sentir felicidade, alegria, contentamento, entusiasmo – reduz os ataques cardíacos em 22% para cada atributo que as pessoas expressam como sendo positivo.[113] Opte por sorrir e faça questão de perdoar aqueles que magoaram e aborreceram você. Faça-o por sua saúde. O perdão melhora a saúde mental e a física, diminui a ansiedade, a raiva, a depressão e o estresse; além disso, relaxa os músculos faciais e reduz os níveis de cortisol e a pressão sanguínea.[114] O perdão até mesmo está relacionado a menos uso de álcool e cigarros.[115] Outra coisa: não se esqueça de respirar. Respirar fundo ativa o sistema nervoso parassimpático, opondo as funções do sistema de estresse simpático. Finalmente, diga não às pessoas cuja raiva, inveja ou negatividade levam você para baixo. E quanto mais você diz não a atividades que não importam para você neste exato momento (mesmo boas, como aquele evento para arrecadar fundos), será mais fácil se tornar dona das suas escolhas e preencher o seu tempo com alegria.

A gratidão barra o estresse antes que ele comece. Quando pulo fora da cama de manhã e meus pés tocam o chão, eu digo "obrigada" com o pé esquerdo e "Senhor" com o direito. Experimente! Para mim, não importa que desafios aquele dia contém, minha primeira palavra me lembra ser grata a Deus por estar viva para enfrentá-los. Uma vez que não estou falando comigo mesma, dizer essas palavras também reforça o fato de que o hoje vem com a ajuda e a sempre presente companhia divina. Da próxima vez que você estiver estressada, concentre-se por um segundo e lembre por que você sente gratidão – por exemplo, por olhos que veem, ou um carro que se põe em marcha, ou amigos que gostam de você. Conte as suas bênçãos – realmente funciona.

Também há muito a ganhar ao se agregar a uma comunidade baseada na fé ou espiritualidade. Encontrar uma comunidade que dá suporte às suas crenças provê apoio social e conectividade, bem como uma oportunidade de ser altruísta para com os outros, e pode ser um benefício, sustentando a saúde. Dar e receber amizade nos proporcionam sensação de bem-estar; na verdade, os estudos mostram que as pessoas envolvidas com uma religião tinham 29% mais probabilidade de estarem vivas em qualquer ponto durante o acompanhamento do estudo do que aquelas que não pertenciam a uma comunidade de fé.[116] Famílias espirituais também reforçam um sistema de crenças comum, e lembram a você que não é preciso carregar sozinha o peso do mundo, mas que, fazendo parte de um todo e em conjunto, você pode alcançar mais do que sozinha. Finalmente, a fé atribui *sentido* aos acontecimentos; quando falta propósito aos acontecimentos, o estresse se sobressai. A fé lhe dá razões e esperança. Nada é melhor que a esperança para reduzir o estresse!

Entregue-se também ao sono, de modo que seu corpo possa descansar e se reparar. De acordo com a Associação Norte-Americana de Psicologia (American Psychological Association), o estresse mantém 40% dos adultos acordados à noite. Limite a cafeína à noite, não veja TV ou tela de computador no quarto de dormir e mantenha uma rotina. Tenha 7 ou 8 horas de sono por noite. E se você trabalha no turno noturno, precisa recriar a escuridão natural quando dormir de dia. Trabalhar à noite aumenta o câncer de mama em 40%, com as mais elevadas taxas encontradas no emprego de longo prazo, em posições como as de enfermeiros, comissários de bordo e zeladores.[117] Até mesmo a Agência Internacional para a Pesquisa do Câncer (International Agency for Research on Cancer – IARC) classifica o turno da noite como "provavelmente carcinogênico".[118] O pico da melatonina se dá entre 2 e 5 horas da manhã; a glândula pineal no seu cérebro secreta esse hormônio quando está escuro e para de secretar quando está claro. Desse modo, a melatonina controla o seu relógio interno, o seu ritmo circadiano. Ele derruba você à noite e acorda você pela manhã, mas também suprime o crescimento da célula tumoral mamária.[119] É por isso, na verdade, que as mulheres cegas têm montes de melatonina e menos câncer de mama – 57% menos, se totalmente cegas.[120] Adivinhe o que acontece quando fica claro o dia todo, e depois, artificialmente, claro a noite toda também (turno noturno)? Não tem melatonina. Os seus órgãos dependem da melatonina para coordenar a produção de hormônios. "Oh, é dia! Vamos fabricar estrogênio", dizem seus ovários, e, nesse momento – o do turno noturno –, além de haver mais estrogênio circulando, é perdido o sinal da melatonina, que impede o crescimento das células tumorais.[121] Cerca de 20% das mulheres nos Estados Unidos e na Europa trabalham à noite. A exposição à luz à noite nos países industrializados também pode aumentar as taxas de câncer de mama por conta do mesmo mecanismo de baixa melatonina.[122] Se você é naturalmente uma coruja noturna, tente fazer exercícios durante o dia para ajudar a induzir o sono. Isso também baixa a pressão, melhora o humor e reduz o estresse.

Finalmente, em sua busca por uma vida livre de estresse, cheia de alegria, peça ajuda quando precisar. Talvez você se sinta sobrecarregada e oprimida pelo tempo. Talvez pudesse receber alguma assistência na cozinha, para dirigir, fazer a limpeza, cuidar das crianças ou de algum idoso querido. Faça tudo o que puder para conseguir essa ajuda. Ou talvez seja suficiente descarregar num profissional de saúde mental qualificado, capaz de oferecer orientação sobre a situação e os comportamentos que acrescentam estresse à sua vida.

Lembre-se: é você que está no controle

Parte do motivo pelo qual quero que você tome as rédeas do maior número possível de fatores de risco controláveis no que diz respeito ao câncer de mama é porque, como será visto em seguida, na parte 3, alguns riscos não dependem de você.

PARTE 3

CONHEÇA OS SEUS FATORES DE RISCO PESSOAIS E CONTROLE O QUE PUDER

CAPÍTULO 6

Fatores de risco incontroláveis: você tem?

Você agora entende da ciência mais recente a respeito de como a alimentação e outras opções relativas ao estilo de vida podem lhe ajudar a reduzir o seu risco de desenvolver câncer de mama, de modo que é hora de seguir adiante e conhecer outros fatores de risco menos maleáveis capazes de afetá-la pessoalmente. Amo trabalhar com minhas pacientes e desenvolver o caminho certo para cada uma – e, para muitas, as estratégias das partes 1 e 2 bastam para criar confiança e maximizar a saúde das mamas. Quando pesquisadores no México desenvolveram uma lista para verificar um estilo de vida saudável, surgiu uma estratégia combinada confiável capaz de reduzir o risco de câncer de mama: quando as mulheres (1) se exercitam; (2) não bebem álcool; (3) não fumam; (4) tiram da dieta carne e laticínios, passando a ingerir alimentos integrais, à base de vegetais, os índices de câncer de mama diminuem. Para as minhas amigas na pré-menopausa, aí está a chance de fazer a taxa de câncer de mama cair pela metade, e para as mulheres mais velhas: vocês estarão 80% protegidas![1]

Todas as mulheres levam consigo um grau de risco de câncer sobre o qual não têm controle – algumas mais que outras. No entanto, apesar dessas incertezas inerentes, aquelas que fazem escolhas por estilos de vida saudáveis ainda assim reduzem dramaticamente suas chances de virem a ter um diagnóstico de câncer. Nesta parte 3, vou percorrer com você todos os fatores que lhe dão ligeiras cutucadas ou, em certos casos, rudes empurrões, apontando a necessidade de escolhas mais intensas para reduzir riscos. É assim que nós controlamos até mesmo o incontrolável. Neste capítulo, vamos explorar os fatores de risco incontroláveis, para os quais não existe poder, desejo ou possibilidade de qualquer outro formato diferente daquele com que se apresentam. E a maneira como se apresentam poderia aumentar o seu risco de câncer de mama.

Você é mulher

Com certeza, tem cromossomos XX, ao invés de XY – ou seja, ser mulher é o fator de risco número 1 para se ter câncer de mama; mas, sinceramente, amiga, quem iria querer mudar *isso*? De acordo com a Agência Internacional de Pesquisa sobre o Câncer (IARC), o câncer de mama é de longe o mais frequente entre as mulheres, com um número estimado de 1,67 milhão de *novos casos de câncer* diagnosticados globalmente a cada ano (25% de todo o câncer). O câncer de mama está no ápice da escala como sendo a razão mais frequente de mortalidade por câncer entre as mulheres em regiões menos desenvolvidas, e em segundo lugar em relação à mortalidade por câncer de pulmão em áreas mais desenvolvidas. Os índices de incidência variam em até 4 vezes através do globo, indo de 27 por 100 mil na África Central e Ásia Oriental a 93 nos Estados Unidos e 112 na Bélgica.

Índices (mundiais) estimados por grupos etários a cada 100 mil

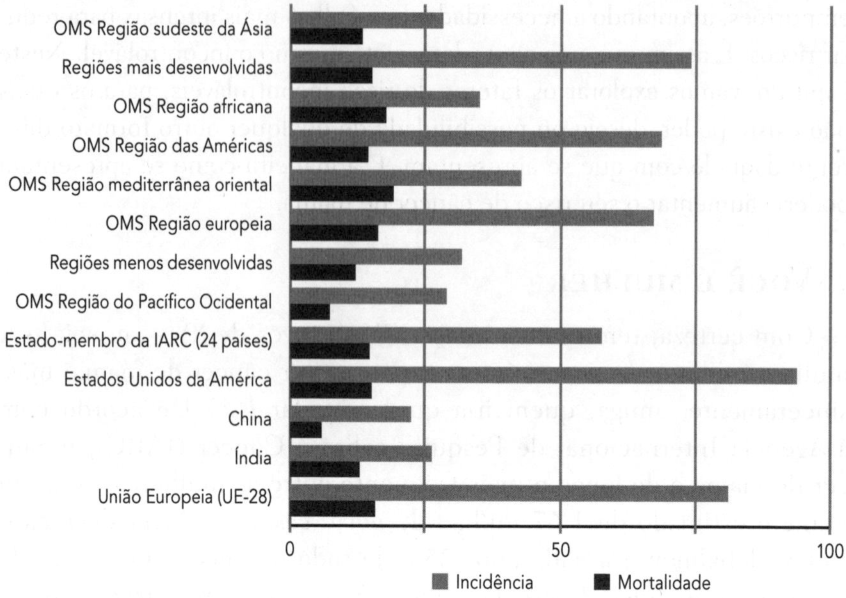

M. Ervik et al. (2016). Cancer Today. Lyon, France: International Agency for Research on Cancer. Cancer Today. Disponível em: <http://gco.iarc.fr/today/data/pdf/fact-sheets/cancers/cancer-fact-sheets-15.pdf>.

Como seria de se esperar, as regiões desenvolvidas têm taxas de sobrevivência mais elevadas. Dê uma olhada no gráfico acima e veja onde você se situa ao redor do globo em relação à sua terra natal.

Como mencionei anteriormente, embora caiba repetir aqui, os homens desenvolvem câncer de mama porque também têm tecido mamário, respondendo por 0,8% de todos os casos de câncer de mama nos Estados Unidos, o que dá cerca de 2.470 homens anualmente. Isso quer dizer que as mulheres têm 120 vezes mais probabilidade de desenvolver essa doença. Os seguintes fatores estão significativamente associados com o câncer de mama masculino: mutações genéticas BRCA1, BRCA2, PTEN e TP53; radiação; diabetes; nunca ter tido filhos; uma história de fraturas e condições que elevam a proporção estrogênio/andrógeno, tais como obesidade, muita altura, criptorquidia (ausência de um ou de ambos os testículos), orquite (inflamação de um ou de ambos os testículos), síndrome de Klinefelter (anormalidade genética em que os homens têm *dois* cromossomos femininos e um cromossomo masculino: XXY em vez do habitual XY) e ginecomastia (crescimento excessivo do tecido mamário em homens).[7]

O câncer de mama masculino tem subido lentamente desde 1975, mas as taxas de mortalidade diminuíram 1,8% ao ano desde 2000.

A sua idade

Quanto mais você envelhece, mais alto é o seu risco. Vejo mulheres na pré-menopausa, com menos de 50 anos, com câncer, toda semana, de modo que não vou minimizar o quanto esse risco pode ser devastador e real. Entretanto, a estatística não mente e o que estou prestes a compartilhar deveria ajudar você a relaxar um pouco.

Com certeza você já ouviu dizer que o risco de uma mulher norte-americana desenvolver câncer de mama em seu tempo de vida é de 1 em 8, mas o seu risco agora, hoje, neste minuto, não é 1 em 8. Esse seria o lance de dados para uma bebê recém-nascida. O risco se estende ao longo dos seus anos na Terra, de modo que você já escapou de parte dele, e uma outra quantidade de risco espreita, à frente. Vamos examinar o risco da idade. A tabela a seguir detalha a probabilidade específica de cada idade de desenvolver câncer de mama, extrapolada por décadas de vida.

Por década de vida: probabilidade de nós, mulheres, desenvolvermos câncer de mama invasivo (baseado em casos diagnosticados 2012–2014)[3]

SE VOCÊ TEM (anos)	CHANCES DE TER CÂNCER DE MAMA NOS PRÓXIMOS 10 ANOS SÃO	OU SEJA, 1 EM
20	0,1%	1,567
30	0,5%	220
40	1,5%	68
50	2,3%	43
60	3,4%	29
70	3,9%	25
Risco de toda a vida	12,4%	8

Nota: os números podem não ser numericamente equivalentes devido ao arredondamento.

Suponhamos que a sua idade atual é de 40 anos. Por todo o período de tempo entre 40 e 50 anos, 1 em 68 mulheres (1,5%) vai desenvolver câncer de mama. Mas, em qualquer ano dado – digamos, aos 42 anos –, o risco de um diagnóstico *à idade de 42 anos* é, na realidade, 1 décimo do risco para todo o período, de modo que a chance é de 1 em 680 (0,15%). Isso está bem distante do 1 em 8, não é verdade? Por alguma razão, porém, aparentemente, todos os nossos dados nos apresentam, a nós, as mulheres, como mortas entre os 70 e 80 anos. A expectativa de vida média das mulheres nos Estados Unidos é de 81,2 (e eu quero você acima da média!), com o Japão vencendo a corrida da longevidade, a 86,8, e Serra Leoa tendo a menor expectativa de vida, 50,8 anos.[4]

A primeira visita do seu Xico

Menarca se refere ao seu primeiro ciclo menstrual, que, sem cerimônia, marca o começo dos pelos nas axilas, cólicas mensais e loucas mudanças de humor por anos e anos a seguir. Do ângulo positivo, é a hora daquele sutiã de verdade. A idade média da menarca nos Estados Unidos é aos 12,5 anos de idade, com variações dos 9 aos 16. Mas nem sempre foi assim. A idade média da puberdade das meninas nas populações ocidentais vem caindo nos últimos 150 anos.[5] Em 1997, um estudo dos EUA, que virou um marco, colocou a puberdade precoce (desabrochar numa idade anterior à esperada) no centro das atenções quando relatou que mais de 17 mil meninas, sendo 27,2% negras e 6,7%, brancas, tinham começado a desenvolver seios ou pelos pubianos à idade de 7 anos.[6] Apenas um ano depois, à idade de 8 anos, esses números subiam para 48,3%, e 14,7% de meninas negras e brancas, respectivamente. Eis um fato preocupante: a puberdade precoce aumenta o câncer de mama. As meninas novas cujos seios começam a crescer antes dos 10 anos têm 23% de aumento no câncer de mama em relação àquelas cujos seios se desenvolvem aos 10 ou depois. Ao contrário, as meninas que começam a menstruar aos 16 têm 50% menos câncer de mama que as que têm menarca antes dos 12, o que ressalta o efeito protetor da puberdade tardia.[7] Além do câncer de mama, a puberdade precoce das meninas também tem sido associada a um risco aumentado do câncer de ovário,[8] obesidade,[9] diabetes,[10] distúrbios psicossociais[11] e altas taxas de triglicerídeos (pense em ataque cardíaco) mais adiante na vida.[12]

Uma vez que o estrogênio alimenta a maioria dos casos de câncer de mama, faz sentido que a puberdade precoce dê início à exposição ao estrogênio mais cedo, assim expandindo a janela de vulnerabilidade em relação ao desenvolvimento de câncer de mama entre a primeira menstruação e a primeira gravidez. Evidência recente implica um aumento da obesidade e dos desreguladores endócrinos (EDCs) na puberdade precoce.[13] Nós, mães de crianças pequenas, temos que estimular a manutenção de um peso normal nos nossos filhos e evitar EDCs em nossa alimentação e nossos lares. Como aprendemos nos capítulos anteriores, a gordura periférica eleva os níveis de estrogênio, de modo que não há nada de bonitinho nos gordinhos. E os imitadores do estrogênio encontrados na carne, nos laticínios, pesticidas, produtos para cabelo e cosméticos, sabão para lavar roupa, produtos de limpeza e plásticos (bifenilos policlorados, bisfenol A e ftalatos) precisam ser minimizados no ambiente doméstico. Ao mesmo tempo que você corta essas causas da elevação prematura do estrogênio e da promoção do crescimento precoce dos seios nas pré-adolescentes, não se esqueça de que esta é uma janela crítica para se evitar o fumo e abusar dos legumes e da soja.

A boa e velha menopausa!

Menopausa se refere à cessação da menstruação – mais especificamente, a 12 meses consecutivos de quietude (que, é claro, você só conhece em retrospectiva). A idade média nos Estados Unidos é de 51 anos, mas um estudo recente situou a idade média na Europa em 54 anos.[14] A menopausa pode ocorrer antes da cronologia natural secundária à quimioterapia ou terapia antiestrogênica (ambas desligam a função dos ovários, pondo fim aos ciclos menstruais), remoção cirúrgica dos ovários ou determinadas doenças. Geralmente, diversos anos de "transformação antes da transformação", chamados *perimenopausa*, precedem a menopausa natural. Você talvez note atitudes estranhas em todo mundo à sua volta: de repente, o seu esposo concorda com tudo o que você diz – e a sua criança interior parece querer botar fogo em tudo... A perimenopausa geralmente envolve um combo indesejável de ciclos menstruais irregulares, oscilações de humor, ondas de calor, suores noturnos, insônia, memória fraca, ganho de peso (e, *sério*, até mesmo pneuzinhos?), dor nos seios e nas juntas, secura vaginal, relações sexuais dolorosas, redução da libido, pele seca e/ou cabelos ralos. A vantagem é que aquelas visitas mensais do Xico acabam.[15]

Agora, um teste surpresa. Qual das duas aumenta o seu risco de câncer de mama: a menopausa *precoce* (mais jovem) ou a *tardia* (mais idosa)? Resposta: menopausa tardia. Pela mesma razão postulada para a menarca, quanto mais tempo as células mamárias estiverem sujeitas a picos mensais de estrogênio, mais elevada a incidência de câncer de mama. As mulheres que, por algum motivo, chegam à menopausa antes dos 44 anos têm 34% menos câncer de mama que aquelas cuja maldição mensal espera até os 54 anos de idade ou mais para desistir de aparecer. Esse efeito protetor de uma idade jovem para a menopausa é a realidade para 44% das mulheres com um IMC igual ou inferior a 27, mas cai para 24% nas mulheres com o IMC maior que 27, de maneira que ser magra confere mais proteção. De fato, pesquisadores descobriram que, ao se comparar indivíduos de mesma idade, entre 45 e 54 anos (digamos, duas mulheres de 48 anos de idade), a mulher sem menstruação há um ano (isto é, na menopausa) teve 43% menos câncer de mama que aquela que ainda menstrua (pré-menopausa).[16] Caso você tenha passado por uma histerectomia, mas preservou os ovários, não entrará na menopausa enquanto os seus ovários não decidirem isso (você apenas não tem os lembretes mensais). Assim, começar a menstruar quando se é mais velha e terminar com ela mais jovem protege as mamas.

A sua raça

As mulheres brancas têm mais câncer de mama que as de qualquer outra raça, incluindo as afro-americanas, índias nativas norte-americanas, asiáticas, das ilhas do Pacífico ou hispânicas. A tabela a seguir mostra a incidência do câncer de mama nos EUA e as taxas de mortalidade de acordo com a raça (números para cada 100 mil mulheres):[17]

Incidência de câncer de mama e taxas de mortalidade por 100 mil pessoas em mulheres americanas por raça/etnia[18]

RAÇA/ETNIA	INCIDÊNCIA DE CÂNCER DE MAMA (2010–2014)	MORTALIDADE POR CÂNCER DE MAMA (2011–2015)
Brancas não hispânicas	128,7	20,8
Negras não hispânicas	125,5	29,5
Índias americanas/ Nativas do Alasca*	100,7	14,3
Hispânicas/Latinas	91,9	14,2
Asiáticas/das ilhas do Pacífico	90,7	11,3

* *Estatística com base em dados dos Contratos de área de prestação de serviços de saúde (CHSDA – sigla em inglês) dos condados. Nota: os índices estão ajustados por idade de acordo com a população dos EUA em 2000.*

Como você pode verificar, embora as mulheres brancas tenham a mais alta incidência de câncer de mama, as afro-americanas têm 30% mais probabilidade de morrer por conta dele. Todos os outros grupos raciais e étnicos têm pelo menos 22% menos câncer que o das mulheres brancas e 52% menos mortes que o das mulheres negras. A informação claramente visível e encorajadora, porém, é que as colunas de incidência superam as de mortalidade, o que quer dizer que acontece muito mais vida do que morte em todas as raças. De fato, em comparação com 1975, a detecção mais cedo e as melhorias no tratamento do câncer de mama têm baixado os índices de mortalidade em todas as raças. As mulheres chinesas e japonesas têm os mais elevados índices de sobrevida ao câncer de mama em relação a todas as outras raças.

Uma série de fatores explica em larga medida o índice mais alto de mortalidade das mulheres negras em comparação com as brancas.[19] Nos bancos de dados sobre câncer dos SEER (Surveillance, Epidemiology and End Results – Vigilância, Epidemiologia e Resultados Finais), vemos que, em comparação com as brancas, as afro-americanas mais frequentemente recebem seus diagnósticos em estágios mais avançados da doença (44% *versus* 33%); numa idade média mais jovem (58 *versus* 62) e com mais subtipos de câncer agressivo triplo-negativo (22% *versus* 12%).[20] Na investigação para além dos subtipos, os cientistas identificaram diferenças biológicas inerentes nos tipos de câncer de mama invasivo das pacientes de ascendência africana *versus* europeia capazes de adversamente afetar a forma de interagir de genes, proteínas e mutações celulares.[21] Outros múltiplos fatores – incluindo menarca mais precoce, menos utilização de mamografia, densidade maior dos seios, acesso mais precário à assistência médica, variações regionais na qualidade da assistência médica, falta de seguro-saúde, subutilização dos tratamentos para câncer, obesidade (50% mais comum), diabetes (60% mais comum), certas crenças culturais e barreiras de comunicação, especialmente em imigrantes e refugiados – contribuem para as diferenças em incidência e mortalidade entre as raças negra não hispânica e branca.[22]

Está claro que serão necessárias lideranças no plano das pacientes, dos provedores, das seguradoras, da comunidade e da nação para impulsionar mudanças no sistema, se quisermos fechar a lacuna da mortalidade racial na América do Norte.

Status socioeconômico

O *status* socioeconômico mais elevado (SSE) está correlacionado a índices mais altos de câncer de mama que o SSE mais baixo. Mas isso não é o que você pode estar pensando. O SSE e o risco não estão diretamente conectados a dinheiro ou educação, belas casas ou diplomas das melhores universidades, mas as mulheres com SSE mais alto (maior renda, educação e ocupação qualificada) tendem a demonstrar *condutas* que reconhecidamente elevam o risco: raça branca, sem filhos ou menos filhos, idade mais avançada no primeiro parto, menos meses de amamentação no peito, uso de hormônio, uso de álcool, cada vez mais nutrição na infância com maiores alturas e pesos[23] e vida em comunidades urbanas.[24] Adicionalmente, as mulheres com SSE mais alto tendem a fazer suas mamografias anuais, por isso têm seu câncer diagnosticado. Entre as mulheres com renda superior a 50 mil dólares e as que são formadas na universidade, casadas ou que possuem plano de saúde, é maior a probabilidade de terem feito mamografia nos últimos dois anos que entre as mulheres que ganham menos de 35 mil dólares, não têm Ensino Médio completo, nunca se casaram ou não possuem plano de saúde.[25]

Por outro lado, o diagnóstico de câncer de mama das mulheres com SSE mais alto tende a ser descoberto num estágio mais precoce e curável que o das que têm SSE inferior – e, devido ao melhor acesso a assistência médica e opções superiores de tratamento, menos mulheres com SSE alto morrem de câncer de mama, quando comparadas às de SSE baixo.[26] As que não têm plano de saúde ou as que têm Medicaid,* mais frequentemente apresentam estágios mais avançados de câncer, III e IV, e morrem com 36% mais chances que as mulheres que têm seguro de saúde privado.[27] Dentro da mesma raça, inclusive, vemos que mulheres afro-americanas com SSE elevado tiveram melhor índice de sobrevida que as afro-americanas com SSE baixo.[28] O grupo de SSE alto pode reduzir seu risco aderindo a mudanças de regime alimentar e estilo de vida, e as mulheres de baixo SSE se beneficiariam de melhor acesso a assistência médica oportuna, a preços acessíveis e mamografias.

A SUA ALTURA

Acredite ou não, quanto mais alta você é, mais elevado é o seu risco de câncer de mama. Num estudo de 108.829 mulheres acompanhadas por 12 anos, com 1.041 desenvolvendo câncer, as mulheres com 1,73 metro ou mais altas tiveram 57% mais probabilidade de desenvolver câncer de mama que as mulheres mais baixas que 1,58 metro de altura; 61 centímetros acrescentaram 11% de risco.[29] A mortalidade por câncer de mama também aumenta quanto mais alta a mulher é. Depois de 14 anos acompanhando 424.168 mulheres na pós-menopausa, foram observadas 2.852

* *Programa de saúde público nos EUA. (N.T.)*

mortes por câncer de mama.[30] As mulheres com 1,68 metro ou mais altas tiveram aumento de 64% na mortalidade por câncer de mama em comparação com as mais baixas que 1,52 metro. Agora, piadas com as "baixinhas" já não soam tão mal, não é mesmo?

Isto nada tem a ver com o universo favorável às mulheres do tipo *mignon*. As funções do estrogênio, progesterona, andrógeno, hormônio do crescimento, insulina, fator de crescimento similar à insulina (IGF-1) e os fatores dietéticos durante a infância, puberdade e adolescência, juntos, determinam a altura adulta.[31] Esses mensageiros hormonais interagem com fatores genéticos, questões biológicas, exposição a fatores ambientais e fatores do estilo de vida – como regime alimentar e exercícios – de maneiras complicadas e pouco compreendidas. Até onde você pode ir para evitar completamente o câncer de mama? Bem, você se lembra da síndrome de Laron, na nossa discussão do capítulo 4? O nanismo, devido a níveis muito reduzidos de IGF-1 e à insensibilidade do receptor ao hormônio do crescimento, não resulta só em estatura baixa. Quem tem a síndrome de Laron *nunca* desenvolve câncer de mama. Você leu certo. Por quê? O IGF-1 promove a carcinogênese e inibe a morte da célula cancerosa (apoptose). Uma análise de 17 estudos prospectivos confirmou níveis mais altos de IGF-1 entre mulheres mais altas, em comparação com as mais baixas, com aumento de 38% do câncer de mama *positivo* para estrogênio, sugerindo mais uma vez a presença em cena de IGF-1 e estrogênios.[32] Assim, amigas baixinhas, da próxima vez que uma menina de 8 anos disser a vocês "Ei, estou quase da sua altura!", apenas sorria complacentemente.

Densidade óssea

Por agora, você provavelmente estará pensando: *Se não é uma coisa, é outra*. Pois bem, aqui está uma outra coisa. Ossos fortes estão correlacionados a mais câncer de mama. Os ossos, realmente, contêm receptores de estrogênio, e o estrogênio mantém os seus ossos fortes, inibindo citocinas, que agem no intuito de destruí-los. Ao mesmo tempo que nos alegra o fato de o estrogênio fazer bem ao corpo – no departamento do esqueleto, aumentando a densidade mineral óssea (DMO) –, é preciso notar que o faz aumentando a produção de IGF1 e hormônio do crescimento, os quais participam da estrutura e proteção dos seus ossos simultaneamente, alimentando mudanças carcinogênicas nas mamas.[33] Na verdade, dois grandes estudos comparando as mulheres na pós-menopausa, das que têm mais alta às que têm mais baixa densidade mineral óssea, mostram riscos de câncer de mama de 3,5 a 6,0 vezes mais elevados para o grupo de DMO que ocupa o quarto superior da escala.[34] Isso não quer dizer que uma DMO saudável provoque câncer de mama, mas é um sinal de que outros fatores de risco bem estabelecidos estão em circulação, ou seja, maior quantidade de estrogênio permanente, IGF-1 e exposição a hormônios de crescimento.

Já a srta. Ossos Frágeis tem densidade mineral óssea (DMO) baixa, devido a menos estrogênio – por razões tais como menopausa precoce e baixo peso corporal na pós-menopausa –, coisas que, na verdade, a protegem contra o câncer de mama. Mas não é uma vitória total, uma vez que a DMO baixa a coloca em risco de osteoporose, uma condição em que os ossos frágeis podem sofrer fratura. Do mesmo modo, vemos menos câncer de mama em mulheres com fraturas de quadril e antebraço.[35] Tornar-se vulnerável a fraturas certamente não é a maneira mais desejável de se reduzir o risco de câncer de mama. A densitometria óssea é uma forma rápida, com baixa dose de radiação, de se diagnosticar a osteoporose. Se você tem, tente revertê-la; se não tem, aja como se tivesse. O que quero dizer? As mesmas condutas que melhoram a osteoporose nas mulheres com DMO baixa ajudam a compensar o risco de câncer de mama em mulheres com DMO elevada: evite álcool e cigarro, faça exercícios (inclua exercícios com peso duas vezes por semana, com os quais você trabalhe contra a gravidade, levantando peso ou subindo escada) e consuma cálcio e vitamina D. Soa familiar? Amo quando o universo faz sentido.

Densidade dos seios

Quando você faz uma mamografia, um radiologista determina a densidade dos seus seios através de comparação visual deles e de estromas reais (branco/cinza brilhante) com a gordura (preto/cinza escuro) na imagem dos seus seios. Quanto mais branca a mamografia, mais densos os seios; quanto mais densos os seios, mais alto o risco de desenvolver câncer de mama – e mais difícil fica para detectá-lo na imagem.

Seios densos têm, geneticamente, mais lóbulos, ductos, estroma e tecido conectivo mamários no seu interior que tecido adiposo. Uma vez que ductos e lóbulos são capazes de formar câncer, e o estroma provê funções regulatórias que promovem a carcinogênese, faz sentido que seios mais densos tenham risco mais alto de câncer de mama que seios adiposos.[36] A gordura não envolve risco de desenvolver câncer de mama, e ela também aparece escura nas mamografias, facilitando a visualização dos seios adiposos, pois o câncer aparece branco, e se destaca como uma estrela brilhante contra o céu escuro da gordura. Em contraste, o câncer em seios brancos, densos, parece uma bola de neve numa tempestade de neve nas mamografias (e é por isso que se pode deixar de vê-lo); de fato, as pessoas que visualizam esses exames não enxergam até 50% dos casos de câncer em seios densos.[37]

Você é densa? Existem 4 classes de densidade mamária. Estas palavras, exatamente, aparecem em todos os laudos de mamografias, como se fossem uma "conversa em código", descrevendo o grau de densidade – e, portanto, de confiabilidade – que uma mamografia poderia ter: *inteiramente adiposa* ou *adiposa* (classe A), *densidades fibroglandulares dispersas* (classe B), *densidade heterogênea* (classe C) ou *extremamente densas* (classe D). Ao comparar as classes D a A, dos seios mais densos aos mais adiposos, a densidade D carrega de 4 a 6 vezes o risco de câncer das mamas adiposas.[38] Mas não entre em pânico; isso só diz respeito a 10% de nós. A maioria das mulheres situa-se nos dois grupos do meio, com a seguinte distribuição: 10% – classe A, 40% – classe B, 40% – classe C, e 10% – classe D. Nos Estados Unidos, em muitos estados, é obrigatório que todas as mulheres das classes C e D sejam informadas por escrito de que têm mamas densas. Ao mesmo tempo que isso nos ajuda a individualizar as opções de vigilância no que diz respeito à densidade, a carta que você recebe diz, basicamente: "Oi, a sua mamografia está normal, mas a sua mama é densa. Boa sorte, vemos você ano que vem". A metade das mulheres com mais de 40 anos não tem ideia de que a própria mamografia "normal", na verdade, poderia não estar nada normal. Se você se inclui na classe C ou D, fale com o seu médico sobre exames adicionais, como ultrassonografia completa de mama ou ressonância magnética de mama (RM).

Uma vez densa, sempre densa? Não necessariamente. A densidade mamária diminui com a idade (chama-se a isso de flacidez), o *status* da pós-menopausa, um número mais elevado de partos e um peso corporal reduzido – tudo isso indica que os hormônios influenciam a densidade mamária.[39] As mulheres com mamas mais densas têm níveis maiores de estrogênio,[40] e a terapia de reposição hormonal (TRH) também aumenta a densidade das mamas das mulheres na pós-menopausa.[41] Uma solução para mulheres de alto risco que também têm mamas densas é tomar o tamoxifeno antiestrogênico, que reduz a densidade mamária em mulheres na pré-menopausa e pós-menopausa dentro de meses, além de diminuir a incidência de câncer de mama em até 63%.[42] Dois outros redutores de densidade incluem perder peso, se a mulher for obesa, e evitar a TRH. Perder densidade mamária é perder o risco a ela associado.

Lesões indicadoras

Existe uma categoria de tecido mamário alterado à que nos referimos como *lesões indicadoras* que, em si e por si mesmas, não configuram câncer, mas sua mera presença no interior das suas mamas significa que você está tendo um risco aumentado de desenvolver câncer de mama – em qualquer parte, em qualquer um dos seios, e não necessariamente no local da lesão indicadora. Por quê? Bem, se os seus seios fabricam uma lesão indicadora, isso quer dizer que as suas células estão "em atividade", sendo estimuladas por todos os radicais livres, fatores de crescimento e moléculas de estrogênios de que estivemos falando. Em outras palavras, o mesmo microambiente que fabrica lesões indicadoras também é capaz de fabricar câncer.

As lesões indicadoras resultam de proliferação de células, significando que as células mamárias estão se multiplicando e dividindo e, eventualmente, podem criar alvos que chamam a atenção da sua médica e fazem que ela queira uma biópsia – alvos como calcificações numa mamografia, caroços palpáveis ou massas sólidas no ultrassom. A preocupação com as lesões indicadoras se deve ao fato delas frequentemente fazerem companhia ao câncer. No que se refere a lesões indicadoras, você não vai querer um *upgrade*, o que significa que aquilo que nós pensamos que fosse apenas um agrupamento de células em atividade acabou sendo câncer quando chegamos mais perto. Por exemplo, em mais de 20% das remoções cirúrgicas da lesão indicadora hiperplasia ductal atípica (HDA), a patologia final revela presença de carcinoma pré-invasivo ou invasivo.[43] Assim, nós removemos a HDA sempre que a encontramos. Por outro lado, 5% ou menos da hiperplasia *lobular* atípica (HLA) faz *upgrade*, de maneira que, em geral, a deixamos em paz.

Não seria ótimo dispor de uma cola com essas informações, de modo que, se você algum dia fizer biópsia das mamas, terá como saber o que será removido e o que pode ser acompanhado com segurança? Imaginei que sim. Leia o quadro a seguir, se tem vontade de saber.

REMOVER OU ACOMPANHAR

Em 2016, o Comitê de Pesquisa da Sociedade Norte-Americana de Cirurgiões de Mama (American Society of Breast Surgeons – ASBS) realizou uma avaliação abrangente da literatura moderna sobre o tema das lesões indicadoras e fez recomendações sobre como proceder a respeito.[44] As lesões indicadoras requerem ação (remoção ou acompanhamento), e se os seus seios fabricarem uma delas, você agora tem como referência esta listinha acurada para lhe ajudar a saber o que fazer.

Estas lesões proliferativas indicadoras devem ser removidas:

- hiperplasia ductal atípica (HDA);
- algumas hiperplasias lobulares atípicas (HLA);
- carcinoma lobular *in situ* pleomórfico (CLISP);
- variantes não clássicas do CLIS;
- lesões papilares atípicas ou palpáveis;
- cicatrizes radiais;
- lesões esclerosantes complexas;
- algumas lesões fibroepiteliais;
- lesões semelhantes a mucocele;
- tumores desmoides;
- lesões de células fusiformes.

Estas lesões indicadoras são comumente acompanhadas, ao invés de removidas:

- a maior parte das hiperplasias lobulares atípicas (HLA);
- carcinoma lobular clássico *in situ* (CLIS);
- atipia epitelial plana (AEP);
- lesões papilares incidentais sem atipia;
- lesões de células colunares (LCC);
- fibroadenomas (FA);
- hiperplasia estromal pseudoangiomatosa (HEPA).

Além de decidir se uma lesão indicadora será removida ou observada, você também precisa aprender o que esta pequena invasora tem a dizer a respeito do seu risco de câncer no futuro. As indicadoras afetam o seu risco em graus variáveis, dependendo de quais elas são, de modo que eis aqui outra lista para você ter uma referência sempre que uma intrusa a surpreender.[45] Vamos começar com as boas-novas.

Estas *lesões não proliferativas* não têm impacto ou ele é desprezível no risco de câncer futuro:

- tumor filodes benigno;
- calcificações relacionadas com epiteliais;
- cistos simples;

- ectasia ductal;
- necrose gordurosa;
- transformações fibrocísticas;
- fibrose;
- hiperplasia leve sem atipia;
- adenose não esclerosante;
- papiloma solitário sem atipia;
- fibrose periductal;
- metaplasia escamosa e apócrina;
- mastite;
- tumores benignos incluindo hemangioma, hamartoma, lipoma, neurofibroma.

Em seguida, as lesões proliferativas *sem* atipia aumentam o risco de câncer de mama no futuro em qualquer parte, em qualquer uma das mamas, entre 1,3 e 1,9 (30 a 90% de aumento) e, dependendo de que outros fatores de risco você já tem, você pode ou não fazer alguma coisa mais, em função do seguinte:

- hiperplasia ductal moderada ou florida sem atipia;
- fibroadenoma;
- adenose esclerosante;
- papilomas múltiplos (papilomatose);
- cicatriz radial.

E, finalmente, as lesões proliferativas com atipia (precursoras) convidam você a tomar uma atitude mais afirmativa quanto à vigilância e à redução de risco porque aumentam o risco de câncer futuro em 3,9 a 13,0 (até 1.200% de aumento):

- hiperplasia ductal atípica (HDA);
- hiperplasia lobular atípica (HLA);

- todos os tipos de carcinoma lobular *in situ* (CLIS).

No próximo capítulo abordamos exames adicionais e opções de redução de risco.

Histórico pessoal de câncer de mama

Ter um histórico pessoal de câncer de mama quer dizer que as circunstâncias reunidas no DNA das suas mamas por acaso, com o fim de criar aquele primeiro câncer, simplesmente poderiam continuar a exercer efeitos carcinogênicos no tecido mamário restante. Mantenha em mente que os tratamentos do seu primeiro câncer frequentemente têm o benefício colateral de limitar a possibilidade de um segundo câncer; isto se aplica especialmente à terapia endócrina, como tamoxifeno, que reduz um câncer novo em folha no seio oposto – o chamado *câncer de mama contralateral* (CMC) – em 50%.[46] Em geral, uma *recidiva* do câncer dentro de 10 anos, numa área próxima de onde ele ocorreu pela primeira vez, denominada recidiva local, ocorre em 4% a 6% das mulheres.[47] Entre sobreviventes do câncer de mama, um CMC é, muito provavelmente, o segundo câncer que desenvolverão – em oposição a câncer do ovário ou melanoma, por exemplo.[48] As chances do CMC situam-se em torno de 7% desde que você se atenha ao tratamento de câncer que lhe foi recomendado.[49] As mulheres muitas vezes se enganam achando que o CMC é uma recidiva de câncer, mas esse não é o câncer antigo que está voltando no outro seio; ele é algo original, e poderia muito bem ter um conjunto totalmente diferente de receptores de hormônio do de seu primeiro câncer. O CMC tem seu prognóstico próprio, sem afetar os índices de cura do primeiro câncer que você teve.

O seu histórico familiar

Meu filho Sebastian e Andy, meu marido, são reflexos um do outro; Ethan sou eu em miniatura e Justin, bem... lembro que durante alguns dias depois do seu nascimento eu pensei que talvez tivéssemos levado para casa o bebê errado. Ele não se parecia com nenhum de nós. E aí eu reparei na borda do seu lábio superior, chamada borda do vermelhão. Uma minúscula lasca da borda era pálida devido à falta de pigmento – exatamente como o lábio de Andy! Uau! As coisas que herdamos dos nossos pais!

Os *traços* herdados, como a pigmentação dos lábios e a cor dos olhos, são uma coisa; as *mutações* genéticas herdadas, outra (discutidas em seguida). No entanto, há alguma outra coisa que é passada adiante e nos deixa vulneráveis ao câncer de mama? Mesmo com um histórico familiar forte, as chances podem não ser tão altas quanto você pensa. Da maior avaliação feita até a data de hoje a respeito de como o histórico familiar afeta o seu risco, emergiu isto: com uma parente mulher de primeiro grau (irmã, mãe, filha) com diagnóstico de câncer de mama, seu risco no ponto de partida, de 12,4%, aumenta para 17,8%; se *duas* parentas de primeiro grau tiveram esse diagnóstico, o seu risco pula para 25,6%.[50] O risco sobe um pouco mais se é a sua irmã, em oposição à sua mãe, quem tem câncer; e ainda mais quando o câncer ocorre antes da idade de 50 anos. Mulheres com relação de parentesco de segundo grau com câncer elevam o seu risco a cerca da metade do risco com as de primeiro grau (assim, se uma mãe aumenta seu risco em 5%, uma tia materna o fará subir 2,5%).[51] Não há clareza quanto ao grau em que os casos de câncer de mama num pai, irmão ou filho afetam o seu risco. De modo que, mamães com câncer de mama, espero que vocês possam relaxar um bocadinho. A sua filha tem uma probabilidade de 82% de não desenvolver câncer de mama. A sua situação contribuiu apenas um pouco para o risco dela (se é que contribuiu alguma coisa), e uma vez que você tiver terminado este livro, você e ela começarão a compartilhar todas as condutas para afastar o câncer que viemos discutindo. Maravilha!

Os hábitos que você adotará, da primeira metade deste livro, poderiam eliminar qualquer contribuição que um ou dois membros da sua família possam trazer para o seu risco. Por quê? Porque as chances são de 90% a 95% de que as suas parentas não tenham a mutação genética que poderiam ser repassadas a você. Você compartilha muito mais que genes: por exemplo, são "herdados" hábitos alimentares, maneiras de cozinhar, rotinas de exercícios, crenças religiosas e formas de exposição ao ambiente. Mude tudo isso para melhor e verifique a queda desses números.

O que dizer de históricos de câncer realmente extensivos, com várias mulheres da mesma família e idades precoces? As mulheres com teste negativo para mutações BRCA com histórico familiar significativo de 2 ou mais casos de câncer de mama em idade inferior aos 50 anos, ou 3 ou mais casos de câncer de mama em qualquer idade, têm aproximadamente um risco quádruplo de câncer de mama (12,4% se tornam 36,9% de risco vitalício).[52] Se, na sua árvore genealógica, existem casos múltiplos de câncer, procure aconselhamento genético, com um profissional que usará calculadores de risco sofisticados para personalizar ainda mais esses números. Quando existe uma porcentagem que realmente lhe dá a sensação de risco, então é hora de você e seu mastologista se debruçarem sobre as opções que discutiremos no próximo capítulo.

Mutações genéticas BRCA

Este acrônimo de 4 letras recebe um bocado de atenção, embora a maior parte das pessoas não saiba o que representa, o que é ou a que se aplica. Bem, então, vamos mudar isso. BRCA se refere a 2 genes que todos nós chamamos de BRCA1 e BRCA2 (o acrônimo quer dizer BReast CAncer, ou câncer de mama, em português). Os genes BRCA saudáveis suprimem o crescimento de células tumorais reparando ou removendo células defeituosas antes que elas possam formar uma massa, mas algumas famílias carregam genes BRCA quebrados, que são repassados de uma geração à seguinte. Menos de 10% de todo câncer de mama e 14% do câncer do ovário ocorrem a partir de uma mutação do BRCA ou outra mutação genética, herdada de *um dos dois* genitores.[53] Lembre-se, a história do seu pai pode conter a chave para a identificação de mutações dos genes e risco elevado. Você é metade do DNA do seu pai, e metade de todos os portadores de BRCA são homens. A população em geral é portadora de mutações BRCA ao índice de 1 em 450, porém indivíduos judeus asquenazes (de países como Alemanha, Polônia, Lituânia, Ucrânia e Rússia, em oposição à população judia sefardita, principalmente da Espanha, da França, da Itália e do norte da África) são portadores à taxa de 1 em 40.[54] Com tais chances, certamente todas as judias asquenazes com câncer de mama ou ovário na família deveriam considerar fazer um teste genético; voltaremos a todos os sinais vermelhos – que desencadeiam a necessidade de exames – na próxima seção.

O que faz do BRCA algo tão importante? Quando você é portadora de uma dessas mutações, as taxas de câncer de mama sobem feito foguete, alcançando 25 vezes o risco da população em geral para câncer de mama por volta da idade de 50 anos, e 30 vezes o vitalício da população em geral para câncer de ovário. As mulheres portadoras de BRCA1 têm até 87% de chance em todo o seu período de vida de desenvolverem câncer de mama e 54% de chance de terem câncer do ovário.[55] Populações diferentes têm tipos diferentes de mutações BRCA (há mais de 1.000), cada uma delas com uma propensão única para causar câncer – que é chamada de *penetração*. E é por isso que vemos uma série de previsões de câncer relacionado a mutações genéticas. Uma recente meta-análise relatou números ligeiramente menos alarmantes do risco vitalício até a idade de 70 anos (são sempre baixas as metas para a longevidade, não?) para câncer de mama BRCA1 = 57% e BRCA2 = 49%; e câncer do ovário BRCA1 = 40%, BRCA2 = 18%.[56] Melhorou, mas ainda é desconcertantemente alto. Eu me preocupo um pouco mais com as mamas das minhas portadoras de BRCA1 porque 70% dos casos de câncer delas serão de um subtipo triplo-negativo mais agressivo, que quase sempre requer quimioterapia, mesmo no estágio I.[57] Uma vez que ambos os seios estão sujeitos ao BRCA, depois que você desenvolve câncer, há uma chance de 40% a 65% de que o outro seio eventualmente também desenvolva câncer.[58] Como você pode imaginar, com chances como essas, muitas portadoras de BRCA com câncer numa das mamas vai optar por mastectomia dupla.

Na próxima seção vasculhamos todas as suas opções em relação ao que fazer quanto às mutações BRCA. Já que a idade média do diagnóstico de câncer de mama por BRCA1 é de 44 anos, e BRCA2, 47 anos, quanto mais jovem você descobrir esse gene, mais proativa poderá ser.[59] Como se não bastasse a preocupação com seios e ovários, as pacientes mulheres de BRCA também precisam fazer exames para câncer pancreático (de 2% a 5% de chance)[60] e as portadoras de BRCA2 precisam estar atentas ao melanoma (2% a 5%).[61] Em comparação, na população não BRCA, os índices de câncer são 12,4% mamas, 1,4% ovário, menos de 1% pâncreas e 2% melanoma.

Os homens portadores de BRCA também correm risco de câncer. O câncer de mama masculino é mais comum nos portadores de BRCA2 que nos de BRCA1 (8% *versus* 1,8 %). De modo similar, o BRCA2 eleva o risco de câncer de próstata muito mais que o BRCA1 (16% a 25% *versus* uma elevação mínima, respectivamente).[62] Exatamente como no caso das mulheres, os homens com BRCA1 e 2 têm risco de câncer pancreático (3% a 6%) e os portadores homens de BRCA2 precisam de exames para melanoma (2% a 6%).[63] Esses índices se comparam a 0,001% mamas, 14% próstata, 1,1% pâncreas e 2,5% melanoma na população masculina não BRCA.

Outras mutações genéticas

Outras mutações genéticas também podem provocar o câncer de mama herdado. Esta área de pesquisa está fervilhando com novas informações, e isso nos anima porque, à medida que os testes genéticos se disseminam, teremos maiores populações com mutações conhecidas que poderemos acompanhar. E assim também poderemos vir a compreender com mais precisão os riscos que traz cada mutação. Como você já sabe a esta altura, menos de 10% de todo câncer de mama vem de genes herdados; entre as pessoas com mutações, cerca de 50% são portadoras de BRCA, 10% estão na lista que estou prestes a detalhar para você e os restantes 40% representam trabalho em andamento, via sequenciamento de *próxima geração*, que é a expressão genérica dada a formas extravagantes de olhar o seu DNA.[64] A maioria das mutações carrega menos risco de câncer que o BRCA.

As seguintes mutações genéticas elevam o risco de câncer de mama ao grau indicado. Sempre que você vê um intervalo na incidência, saiba que ter membros da família com câncer de mama empurra o seu risco para o extremo superior desse intervalo. Todas as pessoas com qualquer uma dessas mutações genéticas deveriam considerar aumentar a aposta na vigilância para bem além da mamografia anual e até mesmo poderiam tomar medicação especial ou remover o órgão em risco (tudo isso discutiremos a seguir e no capítulo 7). As mutações que sabidamente elevam o risco de câncer de mama incluem PTEN (síndrome de Cowden), 80%; TP53 (síndrome de Li-Fraumeni), 31% com diagnóstico à idade média de 32 anos;[65] PALB2, de 35% a 58%; STK11 (síndrome de Peutz-Jeghers), de 32% a 54% com desenvolvimento na juventude; CDH1, de 39% a 42%, subtipo lobular invasivo;[66] CHEK2, de 20% a 44%[67] (as taxas de sobrevida do câncer de mama são 40% piores que nas não portadoras);[68] NBN, de 20% a 36%;[69] NF1, de 26% a 39%;[70] ATM, de 16% a 26%[71] (provável sensibilidade à radiação ionizante, tal qual a utilizada no tratamento do câncer de mama, o que provoca uma chance mais alta de novo câncer de mama);[72] e BARD1, "risco elevado".[73] Visite pinklotus.com/genemutations para aprender sobre outros tipos de câncer e sinais físicos que vêm junto com essas mutações.

Mutações genéticas: fazer ou não o teste?

As pacientes frequentemente dizem: "Não quero saber se tenho uma mutação. Que diferença faria?". A resposta é: muita! Em primeiro lugar, o mais provável é que você não seja portadora de uma mutação, e descobrir isso poderia aliviá-la de muita ansiedade. Em segundo lugar, se der positivo para mutação, o seguro-saúde deve pagar por vigilância mais intensa (do tipo ressonância magnética dos seios) e você poderia se beneficiar dessa vigilância extra pelo fato de que, com imagem melhor, é mais provável encontrarmos o câncer em estágio inicial. Em terceiro lugar, os seus médicos poderiam examiná-la em busca de câncer que não seja da mama, associado com o tipo de mutação que você tiver. Em quarto lugar, o seu mastologista pode oferecer medicamentos e operações efetivas para reduzir o seu risco de desenvolver câncer. Em quinto lugar, outros membros da família se beneficiam do conhecimento da sua condição. Em sexto, você poderia tornar-se mais motivada para assumir o controle dos riscos contribuintes como nutrição e peso, o que se traduz em benefícios gerais para a sua saúde. E, por fim, se você está planejando dar início a uma família, tem a opção de não passar adiante a mutação (ver capítulo 7). Por outro lado, ficar sabendo da mutação só vai aumentar a sua ansiedade, posto que todas essas razões lhe parecem irrelevantes e você desistiria de todas as intervenções, então talvez seja melhor não saber.

Privacidade e proteção

As pacientes também expressam preocupação em relação à discriminação contra portadores de mutações genéticas, mas existem leis para protegê-las. Pela Lei da Portabilidade e Responsabilidade do Seguro de Saúde (Health Insurance Portability and Accountability Act – HIPAA), de 1996, nos Estados Unidos é ilegal os seguradores considerarem as mutações genéticas como condição preexistente e negar ou limitar sua cobertura. A partir de 2008, com a Lei de Não Discriminação de Informações Genéticas (Genetic Information Nondiscrimination Act – GINA), você ficou protegida da discriminação pelos planos de saúde (mas não seguro de vida), sendo ilegal empregadores usarem informação genética nas decisões relativas a emprego no local de trabalho. Se você continua preocupada, existem *kits* de teste confiáveis disponíveis por menos de 250 dólares, de maneira que se isso estiver ao alcance do seu bolso é sempre possível você contornar o seguro e fazer o teste com um pseudônimo (aqui está a sua chance de ser legitimamente chamada de Mulher Maravilha).

Quem deve considerar o teste genético?

Dada a alta probabilidade de desenvolver câncer de mama, ovário ou outro, com todas essas mutações diferentes, um histórico familiar apimentado com numerosos ou incomuns casos de câncer geralmente hasteia bandeiras vermelhas, sinais que podem desencadear a sugestão de um teste genético. Para avaliar isso, faça primeiro o seu dever de casa. Investigue os seus parentes de primeiro, segundo e terceiro graus, dos lados materno e paterno. Você sabe por que morreu o irmão da mãe do seu pai? (Eu sequer sei se a mãe do meu pai tinha irmão.) Quem teve que tipo de câncer? Com base no que você descobrir, se encontrar qualquer *uma* das seguintes 9 bandeiras vermelhas, em você mesma ou no mesmo lado da árvore genealógica, o seu risco de mutação genética excede 10%, e você deve considerar teste genético (você ou a empresa que faz esse teste podem antes verificar se o seu seguro-saúde o cobre):

1. Duas das seguintes: câncer de mama antes dos 50 anos ou câncer do ovário em qualquer idade.
2. Ascendência judia asquenaze *mais* um câncer de mama antes dos 50 anos ou câncer do ovário em qualquer idade.
3. Qualquer parente homem com câncer de mama.
4. Um portador conhecido de mutação BRCA (os parentes de primeiro grau de um portador têm 50% de chance de também serem portadores da mutação).
5. Câncer de mama em si mesma, antes dos 50.
6. Dois casos de câncer de mama em si mesma em qualquer idade (não sendo recidiva).
7. Câncer de mama triplo-negativo em si mesma antes dos 60.
8. Judia asquenaze e câncer de mama em si mesma, qualquer idade.
9. Simplesmente um monte de câncer acontecendo: dois ou mais membros da família do mesmo lado com câncer de mama, ovário, pâncreas, próstata, melanoma, útero, cólon e/ou estômago.

Um médico especialista em genética ou um profissional de aconselhamento genético discutirá as implicações do teste e ajudará você a interpretar como ter *ou não ter* uma mutação genética impacta os seus riscos de câncer futuros e as opções de reduzi-los. A Pink Lotus oferece um questionário anônimo, grátis, com duração de menos de 5 minutos *on-line* para avaliar se o seu nível de risco se encaixa nos critérios para o teste. Acesse: <pinklotus.com/genetictest>. O teste envolve saliva ou uma simples coleta de sangue, e você pode optar por avaliar o espectro inteiro dos genes causadores de câncer ou filtrar os genes de interesse. A Pink Lotus também oferece um kit para saliva, que é despachado à sua casa por correio, e inclui aconselhamento genético em relação aos seus resultados: <pinklotus.com/elements>.

VOCÊ TEM MUTAÇÃO GENÉTICA? TRACE UM PLANO DE AÇÃO!

Se os médicos recebem o alerta de que você é portadora de uma mutação genética, há todo um arsenal de armas a serem disparadas. Tome o exemplo de Sarah, uma professora de segundo grau, com 26 anos de idade, recém-noiva, com uma mutação BRCA1, cuja mãe faleceu de câncer no ovário aos 44 anos (quando Sarah tinha 14) e cuja tia materna morreu de câncer de mama aos 51. Sarah já tinha consultado diversos médicos, mas se sentia oprimida e confusa. Veio me procurar na expectativa de ir embora tão desamparada como quando chegou. Rapidamente, descobri que Sarah já não se lembrava desde quando ansiava ter 2 filhos biológicos seus, e que amamentar era importante para ela. Embora considerasse os próprios seios uma parte favorita do corpo, ela achava que, terminada sua função de nutrir as crianças, ficaria por demais preocupada com o câncer para querer mantê-los. Junto com Doug, o noivo solidário, fizemos uma avaliação dos riscos *reais* de Sarah desenvolver câncer de mama e ovário, estratificada por década de vida ao longo dos seus próximos 65 anos (porque espero que ela viva até pelo menos os 90). Baseada nessa informação, nova para ela, a urgência que sentia em relação a tudo isso se desfez, transformando-se em algo administrável. Nós esboçamos uma estratégia que logo fez perfeito sentido para ambos, envolvendo exames de mama e por imagens escalonados. Eles tentariam a gravidez imediatamente e, assim que terminada, os ovários de Sarah serão removidos. Manteremos em aberto o diálogo a respeito da cirurgia de mamas, mas, por enquanto, ela fixou como alvo a idade de 35 anos para uma mastectomia bilateral profilática. Sarah e Doug suspiraram aliviados; os olhos dela encheram-se de lágrimas. Foram embora com um plano proativo adequado à situação.

Conhecendo você

Se você fosse portadora de uma mutação genética e eu a estivesse vendo pela primeira vez, eu procuraria conhecer o máximo possível as suas opiniões e personalidade. Como a experiência de câncer dos outros coloriu a sua percepção de tratamentos e efeitos colaterais? Você está num relacionamento estável, casada ou solteira? Você já teve um parto? Você deseja filhos? Amamentação é uma forte prioridade? Quanto os seus seios representam para você em termos de imagem, prazer sexual e feminilidade? Você é capaz de tolerar riscos ou sente-se ansiosa em relação a eles? Que órgãos em risco mais lhe preocupam: seios ou ovários, e por quê? Qual a sua ocupação, e como os planos que estamos fazendo vão interferir em seu trabalho ou viagem? As respostas a todas essas questões e outros assuntos únicos de interesse exclusivamente seu não só esclarecem o seu médico, mas frequentemente surpreendem você mesma com alguma autodescoberta.

Duas estradas a seguir

Existem duas estratégias principais para as portadoras de mutação genética: vigilância e cirurgia. Só porque você tem risco elevado, não quer dizer que precise seguir um protocolo tamanho único para todas. Os médicos têm de confeccionar planos exclusivos para cada mulher que atendem. A estratégia depende tanto das suas atuais prioridades e esperanças para o futuro quanto depende dos resultados do teste. Algumas pacientes optam por cirurgia profilática; outras não querem entrar na faca, preferindo medicação preventiva; e existem aquelas que decidem focar nos fatores de estilo de vida que discutimos nos capítulos 3 a 5, combinados com o regime de exame agressivo que delineio a seguir. Eu quero ajudar as mulheres a encontrar um caminho que lhes dê sensação de confiança e conforto em suas escolhas. No capítulo 7, investigaremos as opções que ativamente baixam o risco de câncer associado com mutações herdadas.

Lembre-se, a vigilância não é prevenção; é apenas a esperança de descobrir o câncer cedo. O caminho da vigilância envolve uma combinação de exames por imagem e outros exames, bem como possivelmente tomar medicamentos que reduzem o risco e usar medicina chinesa tradicional. A seguir, você encontrará o plano de vigilância que uso para mulheres com risco elevado, e é um pouco mais intenso do que aconselha a Rede Nacional Integrada de Câncer (National Comprehensive Cancer Network – NCCN).[74] Entretanto, mesmo com um protocolo rigoroso, 16% do câncer que é diagnosticado já terá envolvido gânglios linfáticos – um lembrete severo de que vigilância não é prevenção ou tratamento.[75]

- Aos 18 anos, a consciência dos seios e o autoexame mensal das mamas (AEM) têm início, e continua para sempre.
- Também aos 18 anos, eu começo a fazer exames de mama clínicos (EMC) a cada 6 meses.
- Aos 25 anos, introduzimos a ressonância magnética dos seios (RM) com contraste macrocíclico à base de gadolínio e ultrassonografia

anual a espaços de 6 meses da RM. Dessa forma, você tem imagem dos seios e exame a cada 6 meses.

- Aos 30, a mamografia anual passa a fazer parte do coquetel, cujas desvantagens são discutidas no capítulo 8.
- Os homens com BRCA positivo necessitam de AEM e ECM anual aos 35 anos e exame de próstata aos 45.

No que se refere ao câncer de ovário, desaponta e preocupa a nossa incapacidade de detectá-lo num estágio inicial. Sugiro discutir com o seu ginecologista se vale a pena você fazer exames pélvicos, ultrassonografia transvaginal e teste de marcadores tumorais CA-125. As pílulas anticoncepcionais orais (PAs), também conhecidas como pílulas do controle da natalidade, reduzem o risco de câncer ovariano em 50% e não aumentam os riscos de câncer de mama a ponto de anular a proteção aos ovários.[76] Todas as pacientes BRCA na pré-menopausa, com ovários, e que não estejam querendo engravidar, deveriam tomar PAs (a não ser quando contraindicadas) mesmo se têm seios. Eu consigo monitorar os seios; já os ovários escondem-se de nossa vista, e, uma vez que acolham o câncer, as taxas de sobrevivência são sombrias.

Minha maior esperança é que um sólido plano de vigilância substitua a ansiedade com respostas e o medo com confiança. Às vezes, temos de agir com mais intensidade em relação à redução do risco e, assim, o capítulo seguinte apresenta todas as ferramentas de que dispomos. Dê uma olhada! Como sempre, a meta é salvar vidas.

Fatores que aumentam o risco relativo de câncer de mama nas mulheres

Esta tabela simples categoriza os diferentes fatores de risco que avaliamos e agrupamos de acordo com o peso de seu impacto no seu risco de desenvolver câncer de mama em relação a alguém que não possua esse fator. Qualquer pessoa que caia nas categorias com risco relativo de 2,1 ou acima deveria não apenas ler os próximos 2 capítulos, mas também discutir um plano rigoroso de exames das mamas com seu médico.

O ponto crucial: o que aumenta o câncer de mama[77]

RISCO RELATIVO	FATOR
> 4,0	• Mutações genéticas herdadas de câncer de mama (BRCA1, BRCA2, PTEN, TP53, PALB2, STK11). • Idade acima de 50 *versus* abaixo de 50 anos. • Biópsia em CLIS ou hiperplasia atípica (ADH/ALH – siglas em inglês). • Mamas extremamente densas na mamografia em comparação com mamas adiposas. • Alta dose de radiação no peito antes dos 30 anos.
2,1-4,0	• Mutações genéticas herdadas de câncer de mama (CDH1, CHEK2, NBN, NF1, ATM, BARD1). • Histórico pessoal de câncer de mama ER antes dos 35 anos. • Histórico familiar: 2 ou mais parentes de primeiro grau com câncer de mama antes dos 50 anos. • Histórico familiar: 3 ou mais parentes do lado do mesmo genitor com câncer de mama em qualquer idade. • Altos níveis de estrogênio ou testosterona de ocorrência natural na pós-menopausa. • Obesidade mórbida: IMC de 40 ou mais.

RISCO RELATIVO	FATOR
1,1-2,0	• Histórico pessoal de câncer de mama ER depois dos 35 ou antes dos 30. • Lesões proliferativas das mamas sem atipia (hiperplasia ductal usual, fibroadenoma, cicatriz radial). • Histórico familiar: 1 ou 2 parentes de primeiro ou segundo grau com câncer de mama depois dos 50 anos. • Altura de 1,73 m ou mais. • *Status* socioeconômico elevado. • Densidade mineral óssea elevada. • Raças branca não hispânica e negra *versus* outras raças. • Sem gravidez a termo. • Primeiro parto após os 35 anos. • Nunca amamentou. • Menopausa aos 54 anos ou depois. • Menarca antes dos 12 anos. • Exposição a dietilstilbestrol (DES). • Trabalho em turno da noite. • Obesidade: IMC de 25 a 39.9. • Ganho de peso em idade adulta excedendo 3,62 kg. • Estilo de vida sedentário.
1,1-2,0	• TRH (estrogênio mais progesterona) por 5 anos. • TRH (só estrogênio) em cinco anos da menopausa ou por períodos mais longos que dez anos. • Uso recente da pílula anticoncepcional oral. • Fumar cigarro por vinte anos antes da primeira gravidez ou por mais de quarenta anos. • Consumo de álcool. • Baixo consumo de fibra. • Baixo consumo de fitoestrogênio. • Baixo consumo de chá-verde. • Deficiência de vitaminas e de minerais (A, B6, B12, C, D, betacaroteno, folato, cálcio). • Consumo regular de carne vermelha. • Consumo regular de laticínios com alto teor de gordura.

CAPÍTULO 7

MEDICAÇÃO E *OPERAÇÕES A SEREM CONSIDERADOS*

Para muitas de vocês, a ameaça do câncer de mama paira como eterna ansiedade, constantemente irrompendo em sua vida e injetando medo onde poderia haver paz. Mas você tem poder, você é capaz de exercer controle – você e somente você possui o próprio corpo e é responsável por administrar a saúde e a doença que existem dentro dele. E, quando você está armada com a mais recente informação sobre como reduzir dramaticamente os seus riscos, tanto de um primeiro câncer de mama quanto de recidivas, essa informação pode mudar a sua vida. Se, depois de ler o capítulo anterior, você tem a impressão de estar sujeita a mais risco do que permite a sua zona de conforto, considere conversar com o médico a respeito de dar passos além das modificações de regime alimentar e estilo de vida para administrar a sua saúde.

A decisão de intervir mais agressivamente com medicamentos ou operações deveria ter início a partir de uma discussão entre você e seu médico a respeito de quanto estômago você tem para encarar apenas a vigilância. Quando eu participo de tais conversas, logo vejo surgir um destes 3 tipos de personalidade. Aquele que chamo de "veleiro" tolera risco e se sente confiante com exames de imagem, autoexame das mamas (AEM) e exame clínico das mamas (ECM). Às vezes, não é que essa mulher seja tão tranquila, mas, estando na pré-menopausa ou sendo solteira, simplesmente não quer balançar o barco com medicação que induza a menopausa ou remoção de mama. Depois, há o "navio de cruzeiro", que anseia por mais estabilidade e previsibilidade do que pode oferecer um pequeno barco; nós, então, adicionamos uma pílula que reduz riscos ao planejamento de exames. Finalmente, há a mulher que considero uma "lancha": ela não tem interesse em exames, imagens ou remédios. Poderia até mesmo dizer: "Estes seios estão querendo me matar! Eu não os quero mais". Nesse caso, nós avaliamos as opções cirúrgicas e partimos direto para terra firme.

Aqui, vamos primeiro abordar a medicação e, em seguida, as operações.

Terapias preventivas

Existe um termo amedrontador chamado *quimioprevenção*, que recebe seu nome da palavra *quimio*, que significa "químico" em latim. A quimioprevenção descreve uma série de substâncias químicas (medicamentos) que têm o objetivo de prevenir o câncer de mama. Eu o uso aqui para que você possa reconhecê-lo em outra literatura sobre câncer; mas, para os nossos propósitos, vamos acompanhar aqueles que simplesmente o chamam de terapia preventiva.[1] Toda terapia preventiva é tomada por via oral, em forma de pílula ou líquida, e trabalha limitando os efeitos dos estrogênios que circulam naturalmente em você, os quais se ligam a receptores de estrogênio situados nas células cancerígenas, então alimentando seu crescimento e divisão. Se qualquer um dos 3 fatores a seguir se aplica a você, aconselho que tenha uma discussão com o seu médico quanto à terapia preventiva:

- hiperplasia ductal atípica (HDA), hiperplasia lobular atípica (HLA) ou carcinoma lobular *in situ* (CLIS) em qualquer biópsia prévia;
- 35 anos ou mais com 1,66% ou mais de chance de desenvolver câncer de mama nos próximos cinco anos (você pode calcular isto em pinklotus.com/gail);
- uma mutação genética herdada, como BRCA.

Inibidores de aromatase (IAs)

Como 80% de todo câncer ocorre depois dos 50 anos, algo aumenta conforme você envelhece – e é o estrogênio. De acordo com o que mencionei antes, você fabrica estrogênio para sempre porque uma enzima chamada *aromatase* passeia pelas glândulas suprarrenais, pelos ovários, gordura e tecido do cérebro e converte andrógenos como testosterona em estradiol. Também, se você se recorda, as células do câncer de mama sequestram a *aromatase* da gordura da mama e a usam para fabricar seu próprio suprimento de estradiol. Estou lhe lembrando disso porque medicamentos atualmente à venda no mercado com os nomes de exemestano (nome de marca Aromasin), anastrozol (Arimidex) e letrozol (Femara) comportam-se como "inibidores da *aromatase*" (IAs), ou seja, eles a desativam, diminuindo a quantidade de estrogênio que circula no seu corpo. Portanto, depois que os seus ovários se desligam, esses antiestrogênios trabalharão mexendo com o único outro caminho que cria estrogênio.

As experiências provam que as terapias preventivas fazem um bom trabalho no que se refere à parte "preventiva" de seu nome. Numa experiência, deu-se exemestano *versus* placebo todos os dias durante cinco anos a 4.560 mulheres consideradas alto risco na pós-menopausa, e o IA cortou o câncer de mama invasivo em 65% em comparação com o placebo.[2] É importante ressaltar que as inscritas toleraram bem os efeitos colaterais e ocorreram eventos adversos em igual proporção entre os grupos, de forma que tomar exemestano traz muitas vantagens se você for capaz de lidar com as desvantagens comumente experimentadas dos sintomas da menopausa, dor nas articulações e perda de densidade óssea. Um segundo estudo grande examinou anastrozol *versus* placebo e relatou que o IA cortou o câncer de mama em 50%, fazendo cair o índice de câncer de 4% com placebo para 2% com anastrozol.[3] Isto pode não soar dramático, mas são mais de 4.600 mulheres dos EUA todos os anos que não precisarão encarar câncer de mama. Muito bom!

Moduladores seletivos dos receptores de estrogênio

Existe uma segunda classe de drogas disponível chamada *moduladores seletivos dos receptores de estrogênio* (SERMs – sigla em inglês), tomados em forma de pílula. Estes atualmente incluem tamoxifeno e raloxifeno (nome de marca Evista) e, quimicamente, têm a aparência do estrogênio; como uma chave que se amolda à fechadura, eles se introduzem nos mesmos receptores de estrogênio que o próprio estrogênio, mas superam o estradiol, chegando ao receptor primeiro e travando a fechadura. Brilhante! Assim, ao invés de transformar células cancerígenas em máquinas replicadoras, os SERMs entopem a fechadura de modo que o estradiol real não consegue levar adiante seu lance canceroso.

Tamoxifeno

Diversos estudos nos anos de 1980 observaram com surpresa o uso do tamoxifeno em pacientes de câncer – não só ele reduziu a recidiva do câncer na mama afetada como significativamente reduziu câncer de mama contralateral (CMC) na mama oposta.[4] Hum... então, se mulheres de alto risco que nunca tiveram câncer de mama tomassem tamoxifeno, iríamos prevenir o câncer de mama? Após o acompanhamento de 13.388 mulheres de alto risco durante quase seis anos, uma experiência tamoxifeno *versus* placebo mostrou que o tamoxifeno corta os futuros casos de câncer de mama por receptor de estrogênio positivo [ER(+)] e a morte por câncer pela metade; se o motivo para você o tomar tiver sido uma biópsia anterior das mamas revelando células *atípicas*, o risco caiu 86%.[5] E vêm junto outras regalias: a densidade óssea aumenta (menos fraturas), o colesterol melhora e a densidade dos seios desce.[6] Uau! Por que todas nós não salpicamos um pouco do "tam" em pó na nossa aveia integral toda manhã? Vou lhe dar duas razões: efeitos colaterais (calores, sagramento vaginal) e complicações (coágulos de sangue, acidente vascular encefálico, câncer uterino). A maior parte das mulheres, porém, tolera bem os efeitos colaterais, e as complicações são muito raras.

Ei, amiga BRCA mutada, esta experiência com tamoxifeno também encontrou queda de 62% nas portadoras de BRCA2, o que leva mais ou menos 80% do seu risco vitalício a cair para 30%.[7] O problema é que havia apenas 19 mulheres nesse subconjunto. No entanto, há um outro estudo que corrobora esse efeito do tamoxifeno. Adivinhe o que acontece com o risco de câncer *na mama* oposta quando as portadoras de BRCA desenvolvem câncer, preservam os seios e tomam tamoxifeno? Dados de 2.464 pacientes com essas características revelaram uma queda de 62% no BRCA1 e 67% no BRCA2.[8] Se o tamoxifeno é capaz de derrubar assim o segundo câncer, é provável que também reduza um *primeiro câncer* para ambos, BRCA1 e 2. Esses dados escondem algo bizarro, que vou explicar a você. O tamoxifeno dramaticamente reduziu casos de câncer de receptor de estrogênio *negativo* [ER(–)] em portadoras de BRCA1, mas tudo o que o tamoxifeno faz é ocupar receptores de estrogênio. Então, como é que isso faz sentido? O tamoxifeno também nunca interrompeu os casos de câncer ER(–) em *nenhuma* das outras experiências, de modo que o que estou dizendo é que o tamoxifeno é capaz de parar os casos de câncer ER(–), mas somente quando a pessoa tem uma mutação BRCA. Então... isso quer dizer que o tamoxifeno pode desfazer a mutação? Bem, sim, é como se fosse assim, mas ele precisa de ajuda, a qual poderia vir na forma de polimorfismos de nucleotídeo único ou SNPs (*single-nucleotide polymorphisms*) – "*snips*"* –, que são basicamente erros de digitação, quando as células se copiam. (Lembre-se: você fabrica cerca de 50 bilhões de novas células por dia... e aí, uma nova célula contém uma palavra escrita erradamente.) Ao que parece, somos fracos em digitação, porque você tem em torno de 10 milhões desses SNPs, a maior parte dos quais não quer dizer nada. No entanto, os cientistas identificaram mais de 90 SNPs que elevam o risco de câncer de mama.[9] Às vezes, quando os SNPs ocorrem numa área que controla um gene próximo, eles afetam diretamente a função daquele gene. Os cientistas descobriram que as portadoras de BRCA1 têm SNPs perto dos receptores de estrogênio, de modo que é plausível que o tamoxifeno mais os SNPs alterem a incapacidade da portadora de BRCA1 de reparar DNA modificado.[10] Desse modo, ambos os grupos de mulheres BRCA1 e 2 deveriam considerar o tamoxifeno como terapia preventiva.

Raloxifeno (Evista)

Se você está em busca de um SERM mais atraente, com menos aborrecimentos, a experiência do Estudo do Tamoxifeno e Raloxifeno (STAR) o trouxe à tona, através dessas duas drogas, ministradas a 19.747 mulheres na pós-menopausa e com risco aumentado de câncer de mama.[11] As duas drogas igual e efetivamente baixaram o risco de câncer de mama invasivo. O raloxifeno, porém, revelou os seguintes benefícios em relação ao tamoxifeno: menos sangramento vaginal, menos eventos tromboembolicos, menos catarata e menos câncer uterino/ endometrio. O tamoxifeno reduziu os casos de câncer estágio 0 (carcinoma ductal *in situ*, ou CDIS) em 50% mais que o raloxifeno e não causou insônia. Se você não pode tomar tamoxifeno devido a, digamos, um histórico de trombose/coágulos de sangue, então o raloxifeno é para você! Mas, quando tanto faz, me agrada o fato de o tamoxifeno também combater o risco de CDIS, então tamoxifeno seria a minha preferência.

Quem toma o quê?

Caso você esteja considerando qualquer uma dessas terapias preventivas para redução de risco, lembre-se de que o raloxifeno e os inibidores da *aromatase* são usados apenas em mulheres na pós-menopausa, e não nas mulheres na pré-menopausa. O tamoxifeno pode ser usado por

---

* *Snips siginifica cortes ou recortes. No caso, a autora faz uma brincadeira com o som da palavra, que ecoa a sigla SNIPs. (N.T.)*

todas as mulheres, e é a única opção para as que estão na pré-menopausa. Essas drogas são geralmente tomadas durante cinco anos, mas os SERMs (tamoxifeno e raloxifeno) continuam a reduzir o risco de câncer por pelo menos cinco anos após a interrupção da terapia.[12] Embora todos esses medicamentos ofereçam mais benefícios que danos, a maioria das mulheres pensa que o contrário é que é verdadeiro e não opta por terapia preventiva. Apenas o exemestano, o tamoxifeno e o raloxifeno foram aprovados pelo FDA como terapia preventiva. Junto com o seu médico, pese os riscos e benefícios desses medicamentos para decidir qual deles, se é que algum, faz sentido para você.

Mais terapias preventivas e redutores de riscos

Volta e meia, quando as pessoas tomam remédio para tratar uma doença, nós descobrimos acidentalmente que uma enfermidade não relacionada também melhora com a mesma droga. Os medicamentos a seguir felizmente nos surpreenderam pelo fato de que parecem reduzir o risco de câncer de mama, além de cumprir com a sua missão original.

Bifosfonatos

Em primeiro lugar está uma classe de drogas usadas com sucesso para tratar osteoporose, *chamadas bifosfonatos* (alendronato é a mais popular), que têm como efeitos comprovados administrar as metástases do câncer de mama no osso e a perda óssea induzida por IAs ou quimio. Os bifosfonatos, porém, também poderiam poupá-la de uma viagem pela Avenida do Câncer. Dentro do grande estudo Iniciativa da Saúde das Mulheres, nós avaliamos, em relação aos riscos da TRH, mais de 2.800 mulheres na pós-menopausa que usavam bifosfonatos por via oral para a osteoporose. Após quase oito anos de acompanhamento, as usuárias de bifosfonato tiveram menos fraturas de ossos (é claro, pois é isso o que a droga previne), mas também 32% menos câncer de mama invasivo que as mulheres que não tomavam o medicamento.[13] Fazendo eco a essas descobertas, um estudo israelense de 4.039 pacientes também encontrou 28% menos câncer de mama em usuárias de bifosfonato.[14] Outros estudos apontam para efeitos diretos antitumor envolvendo antiangiogênese (formação de novos vasos sanguíneos), antiproliferação (crescimento de células) e proapoptose (morte de células) na explicação do benefício.[15]

Metformina

A metformina, outra droga que está por aí há tempos, controla o açúcar no sangue em diabéticos tipo 2, mas também tem efeitos antiproliferativo e anti-inflamatório que, como você sabe, alteram favoravelmente aquele microambiente tumoral que estou sempre mencionando. De fato, um estudo do Reino Unido avaliou 22.621 mulheres usuárias de drogas orais antidiabéticas e descobriu uma redução de 56% no câncer de mama com o uso de longo prazo – acima de cinco anos de duração – de metformina em comparação com diabéticas tomando qualquer outra medicação.[16] As tiazolidinedionas, drogas que funcionam como a metformina, também demonstraram efeito preventivo de 33% sobre o câncer de mama.[17]

O açúcar e os carboidratos não causam diabetes (embora possam exacerbá-lo); a gordura saturada – a gordura de um regime alimentar fortemente focado em carne, laticínios e ovos – obstrui os receptores de insulina nas células dos seus músculos. Quando isso acontece, a insulina não consegue dizer ao músculo que abra os portões da glicose, para que o açúcar possa entrar no músculo e ser armazenado na forma de glicogênio. Então, a glicose voa pela sua corrente sanguínea fazendo todo mundo achar que o problema é o açúcar; chamamos isso de *resistência à insulina*, porque as células resistem àquilo que a insulina as manda fazer. Como resposta, o seu corpo envia mais insulina – processo conhecido como hiperinsulinemia –, como se dissesse: "Ei, receptor, qual o seu problema? Abra o portão da glicose!". Ele não pode ouvi-la porque está entupido de gordura. Estudos demonstram que a resistência à insulina e a hiperinsulinemia aumentam o risco de desenvolver câncer de mama e morrer em decorrência dessa doença.[18] Faz sentido, então, normalizar com metformina o modo como a insulina e o açúcar se comportam no seu corpo, pois isso se revela uma estratégia preventiva efetiva. Nem todos os estudos, no entanto, mostram um benefício e outras drogas antidiabéticas, incluindo a insulina, não oferecem proteção contra câncer.[19]

Por outro lado, o diabetes tipo 2 pode ser inteiramente *revertido* em 22 semanas – quero dizer reverter, ficar livre da insulina para sempre – exclusivamente com uma alimentação integral, baseada em vegetais. Portanto, você bem que poderia consertar o diabetes e salvar os seus seios com plantas.[20] O dr. Neal Barnard e seus colegas trataram com sucesso milhares de diabéticos somente com nutrição. Descubra dicas e mais informação do Comitê de Médicos pela Medicina Responsável (Physicians Committee for Responsible Medicine) em pcrm.org.

Ácido retinoico

Os últimos conhecimentos sobre o ácido retinoico encerram a promessa de baixar o risco de câncer de mama. Derivado da vitamina A, encontrado em abundância na batata-doce e na cenoura, este metabólito desempenha um papel crítico na maneira como as células crescem, se dividem e morrem. Em estudos laboratoriais e experiências clínicas limitadas com seres humanas, o ácido all-transretinoico (ATRA) transformou células pré-cancerígenas em *células normais* outra vez. Imagine três placas de petri com (1) células mamárias normais, (2) células pré-cancerígenas ou células de câncer não invasivo (células cancerígenas atípicas ou *in situ*) ou ainda (3) células cancerígenas invasivas. Agora, pingue diferentes concentrações de ATRA sobre cada uma delas e veja o que acontece. Incrivelmente, as células pré-cancerígenas atípicas e as células *in situ* não invasivas voltaram ao normal em termos do formato da célula; e não só isso, mas a maneira como elas se comunicaram através de 443 genes distintos também voltou ao normal.[21] Assim, mesmo caminhos genéticos podem mudar de bons para ruins e para bons outra vez. As células invasivas não voltaram ao normal, o que ajuda a explicar por que somente as intervenções alimentares, uma vez que você atinge o estágio invasivo da progressão do câncer, são em larga medida ineficientes na cura do câncer de mama.

Em estudos com seres humanos, quando pacientes de câncer de mama tomaram um ATRA sintético chamado *fenretinida* por cinco anos, após o diagnóstico, vimos uma notável redução de 50% no segundo câncer de mama nas mulheres abaixo de 40 anos, com redução de 38% em todas as idades pré-menopausa, e tais benefícios persistiram por vários anos depois que cessou o tratamento.[22] Não apareceu benefício nas pessoas acima de 50 anos de idade, e a explicação parece envolver um velho inimigo nosso: o IGF-1. A *fenretinida* faz o IGF-1 cair enquanto sobe a sua principal proteína de ligação, a IGFBP-3 (Insulin-like Growth Factor Binding Protein-3 – proteína de ligação do fator de crescimento similar à insulina-3). Estamos aguardando os resultados de experiências clínicas tanto com terapia preventiva quanto com configurações do tratamento.[23]

NSAIDs/ AINES

Eis uma sugestão fácil, que aposto que você já tem no seu armário de remédios: aspirina e drogas anti-inflamatórias não esteroides - AINES (*nonsteroidal anti-inflammatory drugs* - NSAIDs). Quando se trata qualquer queixa com Advil – dores de cabeça, cólicas menstruais –, na verdade, recebe-se um benefício colateral. A terapia preventiva com esses anti-inflamatórios faz sentido porque o ácido acetilsalicílico (AAS; quer dizer, Bayer, Bufferin, Excedrin, aspirina genérica) e os AINES (ou seja, Advil, Motrin, Aleve, ibuprofeno genérico) obstruem uma enzima chamada COX-2, que aumenta a produção de estrogênio, a expressão dos genes mediada por estrogênio e, desse modo, o crescimento do câncer. Depois de analisar o uso de AAS e AINES em 80.741 mulheres na pós-menopausa, os pesquisadores descobriram que tomar dois ou mais comprimidos por semana, durante cinco a nove anos, resulta em redução de 21% do câncer de mama; fazer isso durante dez anos ou mais provê uma redução de 28%.[24] Muitos outros estudos confirmam esse efeito, com reduções do câncer de mama consistentemente em torno de 25%.[25] O uso regular de acetaminofeno (ou seja, Tylenol) ou baixas doses de aspirina (menos de 100 mg) têm pouca ação anti-inflamatória e nenhum efeito preventivo. As doses recomendadas são: comprimido de 200 mg de AINES e de 325 mg de AAS. A não ser que você tenha úlcera sangrenta, acidente vascular encefálico ou outra razão para evitar completamente esses medicamentos, tome 2 ou 3 por semana. A propósito, eles também protegem de doença cardíaca e câncer do cólon.

Intervenção cirúrgica: mamas e ovários

O artigo com a opinião de Angelina Jolie publicado pelo *New York Times* com o título "Minha opção médica" despertou o mundo, em 14 de maio de 2013, para a existência de algo chamado *BRCA*. Quando você ouve dizer que uma pessoa voluntariamente removeria duas partes externas totalmente saudáveis de seu corpo, as quais simbolizam feminilidade e sensualidade, você tem de se admirar: "Por que ela faria isso?". E, quando fica sabendo da resposta, precisa meditar: "Será que também tenho esse gene?". Muita gente mundo afora ficou sabendo de uma mutação genética que devasta famílias desavisadas geração após geração. Se você tem uma mutação BRCA, pode remover os órgãos que mais correm risco, especificamente os seios e os ovários, antes mesmo de o câncer começar.

Mastectomia profilática bilateral (MPB)

Para reduzir ao máximo as chances de desenvolver câncer de mama, algumas mulheres de alto risco optam pelo que se conhece como *mastectomia profilática bilateral* (MPB), também chamada mastectomia redutora de risco – o que significa que os seios são removidos sem qualquer câncer identificado neles, apenas com o propósito de prevenir para sempre a ocorrência do câncer. Numa série contemporânea de mastectomias *skin-sparing* (com remoção dos mamilos) e *nipple-sparing* (sem remoção dos mamilos) a incidência de câncer de mama depois da MPB ficou abaixo de 3%; e, com uma técnica de mastectomia realmente excelente, o risco deveria ser zero, mesmo quando se preservam os mamilos.[26]

Duas realidades poderiam botar você em risco alto o bastante para considerar seriamente a MPB: (1) mutações genéticas herdadas e (2) risco elevado com marcadores de lesões e/ou forte histórico familiar. A MPB reduz a taxa de mortalidade em função de câncer de mama,[27] e eu a recomendo sempre que uma mulher de alto risco a deseja, após a idade de 21 anos. Para as portadoras de BRCA, eu sugiro a MPB antes dos 40 anos de idade (a idade média do diagnóstico é 45) ou 10 anos mais jovem que o parente mais jovem afetado com câncer de mama. Por que aconselho 10 anos antes? Um estudo do MD Anderson mostrou que a atual geração de portadoras de mutação BRCA desenvolve câncer 7,9 anos mais cedo que a geração anterior;[28] além disso, as células cancerígenas passam por mutação anos antes de as detectarmos. Dez anos deveriam efetivamente parar o câncer antes de ele começar. Algumas mulheres descobrem sua condição BRCA muito mais tarde na vida. Por exemplo, aos 70 anos de idade, inconscientemente você já escapou de tanto risco, que a estimativa de seu risco vitalício de câncer está agora em menos de 12%; assim, ao invés de cirurgia, talvez a vigilância se adeque melhor a você.

Câncer de mama contralateral (CMC)

Caso você tenha câncer numa das mamas e esteja considerando uma mastectomia como tratamento, será que deveria remover o outro seio também? A remoção do seio saudável nesta situação se chama *mastectomia profilática contralateral* (MPC). Para responder à pergunta sobre a MPC, você teria de saber do risco de câncer de mama contralateral (CMC), que prevê o desenvolvimento de um segundo câncer na mama oposta, a que não teve o câncer original. Felizmente, a incidência do CMC vem declinando 3% por ano para casos de câncer ER(+) a partir de 1985, com o uso generalizado do tamoxifeno.[29] A quimioterapia também reduz a incidência de CMC em torno de 20% por pelo menos uma década após o tratamento.[30] Por outro lado, uma série de fatores aumenta o risco de câncer de mama contralateral: idade jovem no primeiro diagnóstico de câncer de mama,[31] primeiro câncer ER(–),[32] primeiro câncer lobular,[33] histórico familiar,[34] mutações genéticas,[35] pouca idade na menarca,[36] nunca ter tido filhos[37] e obesidade.[38] Exceto para portadoras da mutação BRCA, cujas médias de risco vitalício de CMC estão entre 40% e 65%, o que mais tem poder de previsão em relação ao risco de CMC é a sua idade atual, além do *status* do estrogênio do seu primeiro câncer. Criei uma tabela útil para pacientes de câncer que enfrentam a decisão sobre MPC, cuja base é uma análise dos bancos de dados sobre câncer dos EUA de 2001 a 2005.[39] Os números pressupõem quimioterapia apropriada e uso de antiestrogênio. Se você examinar o risco de CMC nas próximas três décadas para os tumores ER(+) e ER(–), os números não são astronomicamente altos. Veja-a a seguir.

IDADE NO DIAGNÓSTICO	RISCO DE ER(+)/ ANO	CMC EM 10 ANOS	CMC EM 20 ANOS	CMC EM 30 ANOS	RISCO DE ER(-)/ ANO	CMC EM 10 ANOS	CMC EM 20 ANOS	CMC EM 30 ANOS
25-29	0,45	4,5	9	13,5	1,26	12,6	25,2	37,8
30-34	0,31	3,1	6,2	9,3	0,85	8,5	17	25,5
35-39	0,25	2,5	5	7,5	0,64	6,4	12,8	19,2
40-44	0,24	2,4	4,8	7,2	0,53	5,3	10,6	15,9
50-54	0,26	2,6	5,2	7,8	0,45	4,5	9	13,5
55-59	0,30	3	6	9	0,45	4,5	9	13,5
60-64	0,34	3,4	6,8	10,2	0,47	4,7	9,4	14,1
65-69	0,36	3,6	7,2	10,8	0,51	5,1	10,2	15,3
70-74	0,37	3,7	7,4	11,1	0,55	5,5	11	16,5
75-79	0,33	3,3	6,6	9,9	0,60	6	12	18
80-84	0,26	2,6	5,2	7,8	0,63	6,3	12,6	18,9

Mastectomia profilática contralateral (MPC)

Como você pode deduzir, baseada nos números relativamente baixos de CMC da maior parte dessa tabela, nenhum estudo mostra conclusivamente uma vantagem de sobrevida para aquelas que optam por remover a mama sem câncer com uma mastectomia profilática contralateral (MPC). É claro, eu apoio a atitude "faço qualquer coisa para sobreviver" de qualquer pessoa, mas você sobrevive do mesmo modo com ou sem MPC.[40] E isto é um alívio imenso para mulheres que não querem perder as duas mamas, mas também não querem morrer. Sei que há entre vocês aquelas que não são ligadas a números, que tomam as decisões seguindo o seu instinto, e o escuto dizendo às pacientes: "Tire essa mama, garota. A outra tentou matá-la". Outras podem não querer lidar com a vigilância, a ansiedade e as possíveis biópsias que acompanham a manutenção da mama saudável. Para elas, optar pela MPC, sem ter de viver à espreita, com medo de um novo câncer, é uma libertação.

Uma enquete com 81 cirurgiões de mama da Austrália e da Nova Zelândia revelou que, depois dos genes e do histórico familiar, eram simplesmente "o medo e a ansiedade" que levavam suas pacientes à MPC.[41] Talvez a paz de consciência explique por que a taxa de MPC nos EUA tenha triplicado em mulheres abaixo de 45 anos de idade, indo de 9,3% para 26,4% entre 2003 e 2010.[42] Em todas as idades, 11,2% optaram por MPC.[43] É interessante notar que vocês são 3 vezes mais propensas a optar por MPC com uma cirurgiã,[44] talvez porque possam discutir a opção com mais abertura ou profundidade com alguém que consideram uma confidente, uma mulher – ou talvez porque, tendo perguntado à médica o que faria se estivesse na pele de vocês, ela tenha dito MPC. Uma enquete informal, no encontro anual de 2015 da Sociedade Norte-Americana de Cirurgiões de Mama (American Society of Breast Surgeons), revelou que 5% dos cirurgiões homens sugeririam MPC às próprias esposas, mas mais de 20% das cirurgiãs mulheres a escolheriam para si mesmas. Na Europa, os índices de MPC não mudaram nada, o que se atribui às percepções diferentes que tem o público do câncer de mama e da cirurgia plástica.[45]

Posso contar uma outra razão ainda por que as pacientes elegeriam a mastectomia profilática contralateral: seria o medo de ficar com uma aparência assimétrica depois de mastectomia de um lado só. A MPC pode deixar seus novos seios mais simétricos, mas procedimentos como redução, levantamento ou implante também são capazes de criar simetria e não requerem mastectomia, de modo que, repito, a chave está na discussão aprofundada do caso. Nada disso preocupa você? Então, preserve o seio – ele é seu!

Decisões difíceis

Existem apenas estudos muito pequenos examinando a satisfação da paciente após a mastectomia profilática bilateral (MPB), e o que posso escrever sobre qualquer um deles me deixa triste, mas o melhor é que você conheça a verdade. Em média vinte e nove meses após a MPB, 55 pacientes responderam a um questionário: 87% relataram dor/desconforto na parede torácica; 36% disseram que a dor afetava o sono; 22% notaram efeitos negativos nas atividades diárias; e 75% tiveram o prazer sexual diminuído. Mas houve um raio ardente de esperança: 0% concordou com a afirmação: "Eu me arrependo da decisão que tomei".[46] Por outro lado, a maioria dos estudos publicados mostra uma satisfação geral de longa duração com a opção pela mastectomia profilática contralateral (MPC).[47] Uma razão por que as pacientes de MPB poderiam sentir-se mais insatisfeitas com seus resultados do que o grupo MPC está em que nenhuma delas teve câncer, enquanto todas as que optaram pela MPC enfrentaram um diagnóstico de câncer de mama e seu tratamento. Assim, talvez pelo simples fato de estarem vivas, a apreciação das mulheres do grupo MPC eclipse os efeitos irritantes, indesejáveis e permanentes das decisões cirúrgicas.

Decidir se você deve fazer mastectomia profilática bilateral ou mastectomia profilática contralateral não é pouca coisa. Ambas as tomadas de decisão requerem informação completa, com discussão do seu risco real de desenvolver câncer, a sua percepção do risco, o seu desejo e capacidade de tolerar esse risco, o prognóstico do seu câncer atual, as expectativas estéticas e as possíveis complicações cirúrgicas que sempre constituem risco e são exacerbadas por outras doenças ou fatores de risco como obesidade ou fumo. Sem mencionar as implicações físicas, emocionais e financeiras da coisa toda. A mastectomia profilática virtualmente elimina as ameaças de câncer para sempre: não mais exames frequentes com imagem, não mais exames mensais das mamas, não mais câncer, não mais quimio, não mais medo. É uma opção atraente para muitas, mas certamente não para todas as mulheres que atendo. Quero ser bem clara: a cirurgia profilática é uma escolha muito pessoal, irreversível, que as mulheres têm de considerar a fundo e com cuidado. Depois de se informarem sobre tudo a respeito, algumas dizem: "Vamos fazer!". Outras, se protegem: "Quem sabe mais adiante". E há aquelas que declaram: "Nunca!". Eu fico do lado das minhas pacientes, não importa qual seja a sua escolha, e você deve esperar o mesmo do seu médico.

Adeus, ovários

Falemos agora da despedida dos seus ovários. Podemos profilaticamente removê-los através de um procedimento chamado *Salpingo-oo-forectomia redutora de risco bilateral* (SORR). Uma vez que o risco de câncer do ovário tem a elevada chance de 54% nas portadoras de BRCA e aumenta rapidamente depois dos 40 anos de idade, a proposta de eliminar esse risco removendo os seus ovários salva-vidas. E, felizmente, envolve também um benefício para as mamas. Um estudo prospectivo de quase 2.500 portadoras de BRCA descobriu que a SORR antes dos 50 anos faz o índice de câncer de mama cair 37% nas BRCA1 e 64% nas BRCA2; entretanto, a SORR após os 50 anos de idade não reduz significativamente o risco para as mamas.[48] Mesmo depois que seus ovários e tubas uterinas são removidas, permanecem menos de 2% de chances de câncer peritoneal primário, o que quer dizer câncer na membrana fina que cobre o interior do seu abdômen e órgãos.[49]

As Diretrizes Nacionais (National Guidelines) recomendam SORR por volta dos 35 a 40 anos para as BRCA1 e 2, e quando tiverem terminado os partos; as portadoras de BRCA2 que já fizeram mastectomia podem adiar a SORR até a idade de 40 a 45 anos.[50] Você não precisa necessariamente se sentir infeliz na menopausa. Fazer terapia de reposição hormonal depois da SORR não aumenta o risco de câncer de mama das BRCA1 e 2, e nem o uso por curto prazo impede a *redução* de câncer de mama que acabei de mencionar quando falei de SORR abaixo dos 50 anos de idade.[51] Tomar hormônio por toda a vida após a SORR reduz a expectativa de vida em cerca de um ano, de modo que considere a interrupção do tratamento no momento esperado da menopausa natural, por volta da idade de 50 anos.[52]

Faça as suas opções tendo em mente o seu presente e o seu futuro. Algumas pacientes perguntam sobre a remoção das tubas uterinas apenas, com a preservação dos ovários; sabem que a maior parte do câncer se dá nas trompas e, assim, manteriam os hormônios ovarianos fluindo. Atualmente, não se aconselha isso. Se você é alto risco, está se aproximando dos 35 anos e simplesmente não está preparada para ter filhos biológicos próprios, mas poderia querer tê-los um dia, eu sugiro que considere congelar óvulos ou embriões e tirar esses ovários daí. Com um útero intacto, você pode implantar embriões e gestar o seu bebê no momento em que estiver preparada, sem a ameaça do câncer de ovário. Infelizmente, o plano de saúde pode não cobrir esta opção, como também é o caso do diagnóstico genético pré-implante (DGP), procedimento controverso que permite à portadora de BRCA optar por não passar adiante um gene defeituoso. Utiliza técnicas de fertilização *in vitro* (FIV) para identificar entre os embriões a serem congelados e/ou implantados no útero, aqueles que portam a mutação.

Imagem perfeita

Já percorremos boa parte do terreno. Agora que você entende quão complexos e interativos podem ser os fatores de risco, da alimentação ao histórico familiar, qual é a melhor estratégia para examinar as amigas e ter certeza de que ninguém aí está se comportando mal? No capítulo 8, farei um esboço do estado da arte e padrão de atendimento para detecção e diagnóstico no estágio inicial de todos os caroços e nódulos benignos e malignos que os seios são capazes de fabricar.

PARTE 4

FAZER OPÇÕES MÉDICAS E VIVER COM RISCO

CAPÍTULO 8

Rastreamento e detecção do câncer de mama

A maior parte das mulheres pressupõe que suportar ser esmagada entre duas placas de plástico, numa máquina de mamografia, vai lhe dar um sim ou não definitivos – tem câncer ou não tem. Infelizmente, questões complexas e confusas envolvem o rastreamento e o diagnóstico do câncer de mama. Não dispomos de uma maneira infalível de examinar os seios e encontrar o câncer no estágio inicial ou aprimorar o rastreamento apenas do que é ameaçador e necessita de tratamento. Eu gostaria que tivéssemos. Quem quer saber de um monte de coisas benignas que não têm importância? Quem se importa com um câncer preguiçoso que não vai a lugar nenhum em 100 anos? Somos capazes de erradicar a varíola, aterrissar na Lua, realizar cirurgia com robôs a milhares de quilômetros de distância e arremessar-nos pelo ar a pouco mais de 800 km/h sentados em posição ereta... no entanto, não somos capazes de, através de uma imagem da mama, saber com certeza o que está lá dentro.

Que pena! Você tem de usar informação acurada e equilibrada para fazer escolhas fundamentadas a respeito de se deve, como e com que frequência fazer exames dos próprios seios. Dependendo dos seus fatores de risco, nível de ansiedade, finanças e filosofia pessoal sobre cuidados com a saúde, a sua opção pode não ser a de uma outra pessoa. Neste capítulo, vamos dar uma olhada de perto nas suas opções.

Mãos à obra

Antes de pularmos para as imagens, falemos sobre táticas manuais de detecção – as suas e as do seu médico – e do quão acuradas elas são para se descobrir se há câncer e para diferenciá-lo de caroços benignos. Conversamos a respeito da importância de um autoexame das mamas (AEM) no capítulo 1 – que, espero, seja feito. Agora, sei que há estudos grandes mostrando que as mulheres que fazem AEM têm a mesma mortalidade por câncer de mama que aquelas que não fazem, e mesmo que elas passam pelo dobro do número de biópsias desnecessárias.[1] Também há estudos que mostram que, se você tem acesso regular à imagem, consultar seu médico para um exame clínico das mamas (ECM) contribui pouco na detecção do câncer.[2] (Espera aí! Será que estão me chamando de inútil?) Apesar de tudo isso, devo dizer que já me deparei com *muitas* mulheres que detectaram elas mesmas o nódulo, que intuíram que as coisas não estavam bem ou foram aconselhadas a me procurar por conta de algo que o médico delas encontrou... algo que, com bastante certeza, era câncer. De modo que não posso dar conselhos contra autoexames ou exames clínicos. Na verdade, penso que se todas fizéssemos um bom AEM, encontraríamos mais tumores ainda em tamanhos menores. Do modo como as coisas estão, o tamanho médio dos tumores detectados por ambos, médicos ou as próprias mulheres, fica numa escala estreita em torno de 22 mm.[3] Embora a mamografia seja capaz de rastrear tumores de até um quarto desse tamanho, a mamografia costuma detectar um câncer de 21mm.[4] Então, responda-me: *por que dizem às mulheres que o AEM não ajuda* se a média do tamanho do tumor no momento da detecção é a mesma que a dos exames por imagens?

Como você convive com os seus seios dia e noite, imagino que deva estar familiarizada com eles o bastante para notar uma mudança. Simplesmente porque, fazendo isso, pode salvar a própria vida. Além do mais, é grátis. Em países onde as mulheres não têm acesso a exames por imagem regulares, a realização do AEM diligente e o treinamento de profissionais de saúde em ECM podem ser as únicas maneiras razoáveis de melhorar o triste fato de que entre 50% e 90% do câncer de mama em lugares tais como Quênia, Índia, Egito, Tunísia, Arábia Saudita, Síria e Palestina aparece nos estágios III e IV.[5] A propósito: em Sarawak, na Malásia, o câncer em estágio avançado declinou de 60% para 35% *em apenas 4 anos* a partir do momento em que os médicos treinaram seu pessoal de saúde em ECM e chamaram a atenção do público para a questão.[6] Então, releia o capítulo

1 para ter certeza de que você está fazendo o seu exame corretamente, e comece a fazer o AEM mensalmente aos 18 anos de idade, o ECM aos 25, repetindo a cada três anos. A partir dos 40, ECM deve tornar-se um evento anual, exatamente como o seu aniversário.

1, 2, TESTANDO...

Vamos agora entrar nas especificidades dos três processos de rastreamento usados para detectar motivos de preocupação benignos e cancerosos. Vejo que mulheres de todas as esferas da vida têm uma apreciação sofisticada dos assuntos ligados à saúde. Sempre me impressiono com o quanto minhas pacientes sabem e *querem saber* a respeito da saúde dos seus seios. Portanto, não vou "emburrecer" esta seção: sei que você é capaz de lidar com o assunto e quer compreendê-lo.

*Houston... temos um problema**

Instintivamente, você poderia pensar que seria ótimo obter rastreamentos regulares das mamas com *toda a gama de imagens* de que é possível dispor, com o fim de identificar câncer em qualquer tamanho imaginável. No entanto, ao mesmo tempo que existem três grandes modalidades de exames por imagem que usamos para identificar câncer de mama, as quais vou revisar em seguida – mamografia, ultrassom e RM –, nenhuma delas é perfeita. Cada uma tem seus problemas, que você precisa entender.

Em primeiro lugar, há falsos positivos e negativos nessas 3 ferramentas via imagens, além de exposições a tóxicos em duas delas. Os *falsos positivos* ocorrem quando a médica que faz o exame (a radiologista) vê algo que pode ou não ser câncer, e aí faz mais imagens e possivelmente uma biópsia para ter certeza... somente para concluir que não é nada, é uma coisa qualquer benigna. Ou ela continua sem ter certeza e quer checar de novo de três a seis meses. Essa limitação provoca ansiedade e leva a exposições adicionais, estresse, procedimentos desnecessários e desperdício de dólares. Os *falsos negativos*, por outro lado, mandam uma carta por correio que diz: "Ótima notícia, seu exame está normal. Vemos você ano que vem", quando, na realidade, existe um câncer que escapou à detecção. A não ser que um sintoma qualquer chame a sua atenção, os falsos negativos acarretam um atraso no diagnóstico e possivelmente piores resultados. Quanto às exposições tóxicas, elas incluem contraste de gadolínio junto com a RM e radiação da mamografia, sobre o que já vamos discutir.

* *Frase atribuída à tripulação da Apolo 13 reportando um problema à base. (N.T.)*

Também há o problema do *sobrediagnóstico*. Isto se refere à detecção de tipos de câncer que jamais colocariam uma ameaça à sua vida por conta de sua biologia indolente, de crescimento lento. Mas, agora que sabemos que ele existe, nós o tratamos excessivamente, com o mesmo arsenal de armas usado contra os maus atores – muitas vezes incluindo cirurgia, radiação e antiestrógenos, mas raramente quimioterapia. Como os oncologistas sabem que não é preciso tratá-los? As características do tumor e o teste genômico determinam o tratamento (discutido no capítulo 9), mas nós geralmente removemos o câncer inteiro para descobrir isso, de modo que – upa! Já "supertratamos" você com cirurgia. Mesmo se recolhermos essa informação da biópsia (a biópsia por agulha, que diagnosticou o câncer), a repetição de imagens para avaliar crescimento e transformação traz constante preocupação e custo.

Com que frequência acontece o sobrediagnóstico? A realidade só recentemente recebeu atenção séria e reconhecimento. As estimativas de um painel do Reino Unido de avaliação de três experiências randomizadas situa os índices de sobrediagnóstico em 19% para o estágio 0 (CDIS, carcinoma ductal *in situ*) e câncer de mama invasivo precoce, e estima que os médicos sobrediagnosticam 3 mulheres para salvar uma vida.[7] E no que se refere a tratamento cirúrgico em excesso, quantas mamas são removidas inteiramente em função de sobrediagnóstico? Vamos ligar alguns números e descobrir. Uma avaliação de 1,2 milhão de pacientes de câncer nos EUA, diagnosticadas entre 1998 e 2011, mostra que mesmo que elas pudessem ter preservado seus seios, 29,3% de pacientes CDIS (e 35,5% de estágio inicial) optaram por mastectomia ao invés de cirurgia preservadora do seio, e 11,2% removeram a mama oposta.[8] Usemos números redondos: nos Estados Unidos, nós diagnosticamos 60 mil CDIS por ano, e aparentemente sobrediagnosticamos 12 mil deles (20%); 3.600 escolhem a mastectomia (30%); desses, 400 removem ambas as mamas (11%). Isso dá 4 mil mastectomias "desnecessárias" por ano para CDIS, sem levar em conta toda a doença invasiva sobrediagnosticada. O tratamento excessivo também apresenta um dilema para a mulher que tem outras enfermidades com mais probabilidade de causar sua morte que o câncer de mama recentemente identificado – o qual levou à recomendação de limitar o rastreamento para mulheres com esperança de viver pelo menos mais cinco anos.[9] Esse problema de sobrediagnóstico vai se intensificar à medida que acolhemos novas tecnologias para descobrir câncer menor, câncer mais inicial.

Atualmente, aceitamos esta realidade imperfeita dos falsos positivos, falsos negativos e sobrediagnósticos com excesso de tratamento em nome da detecção precoce – porque é o que temos a oferecer. E, desvantagens à parte, a detecção precoce supera a descoberta tardia.

QUAL A CATEGORIA DOS SEUS SEIOS?

Quando suas mamas são examinadas por meio de uma mamografia, ultrassom ou RM, os técnicos em imagem usam uma escala chamada Breast Imaging Reporting and Data System (BI-RADS) [Imagem de mama, relatórios e sistema de dados], que classifica o nível de suspeita de câncer em qualquer estudo dado e padroniza o relatório com o fim de melhorar a comunicação sobre as descobertas (para não haver confusão entre os estágios do câncer, que vão de 0 a IV, ou escalas inteiramente diferentes). As categorias vão de 0 (estudo incompleto, necessidade de mais informação) a 6 (câncer comprovado por biópsia). No meio, os números são os seguintes:

1 = normal

2 = descoberta benigna (como um cisto)

3 = achado indeterminado (necessita de repetição de imagem de três a seis meses, menos que 2% de chance de câncer)

4a = achado suspeito (biópsia recomendada, 2% a menos de 10% de chance de câncer)

4b = achado suspeito (biópsia recomendada, 10% a menos de 50% de chance de câncer)

4c = achado suspeito (biópsia recomendada, 50% a menos de 95% de chance de câncer)

5 = achado maligno (biópsia fortemente recomendada, 95% ou mais de chance de câncer)[10]

A mamografia magnífica

A mamografia comprime, suave mas firmemente, o seio (isto é, esmaga) entre duas placas de plástico, e uma pequena dose de radiação entre essas placas produz uma imagem com manchas claras de tecido mamário intercaladas à gordura, mais escura. Uma vez que o câncer aparece em branco, a meta é encontrar uma bola de neve numa tempestade de neve... Os médicos fazem mamografia de *rastreamento* quando não há um problema a se investigar; a mamografia de *diagnóstico* magnifica uma área de interesse no esforço de diagnosticar sua causa. Qualquer descoberta, tal como um nódulo mamário ou axilar, descarga mamilar ou inversão, dor ou transformações na pele como vermelhidão, retração ou espessamento, bem como a necessidade de aprofundamento de uma descoberta de outro estudo – por exemplo, uma RM –, irá se beneficiar de uma mamografia de diagnóstico.

Rápida, barata e amplamente disponível, sendo a maior parte dos radiologistas capaz de interpretá-la, a mamografia descobre o câncer e, sem dúvida alguma, salva vidas. A mamografia é melhor na descoberta de calcificações suspeitas, prenúncio do estágio 0, o mais inicial do câncer (CDIS), que nunca precisa de quimio e nunca mata. Assim, mesmo que a mamografia tenha limitações, ela descobre CDIS melhor que qualquer outro instrumento de que dispomos. O rastreamento de 1.000 mulheres geralmente revela 3,6 casos de câncer, ou *verdadeiros positivos*, e perde 1,2 casos de câncer, ou falsos negativos.[11] Nos Estados Unidos, o tamanho médio de todo câncer invasivo detectado via mamografia é 21,2 mm.[12] Um estudo que examinou a relação entre câncer de mama em estágio avançado e rastreamento por mamografia descobriu que 50% das mulheres com diagnóstico de câncer de mama avançado *não tinham feito mamografia* nos dois anos anteriores; os fatores associados à ausência de rastreamento incluíram qualquer um destes: idade acima de 75 anos, solteira, sem histórico familiar de câncer de mama, *status* de baixa renda ou menor educação.[13]

Desde a aurora da mamografia de rotina, em 1976, ninguém duvida de que as mamografias salvam vidas, mas se debate em que *grau* as mamografias ajudam. As pessoas lamentam suas desvantagens e, com melhores tratamentos sendo introduzidos ao mesmo tempo, a detecção via mamografia tem que compartilhar os troféus do salvamento de vidas com fatores como quimio e tamoxifeno. No entanto, um dos mais reveladores relatórios dos benefícios que salvam vidas da mamografia vem da comparação da mortalidade por câncer de mama nos vinte anos anteriores à introdução do rastreamento (1958-1977) com o número das diagnosticadas nos vinte anos após o rastreamento (1978-1997), em 210 mil mulheres na Suécia. Os índices de mortalidade caíram 28% unicamente devido à mamografia e somente entre as mulheres de 40 a 49 anos de idade (grupo etário ao qual frequentemente se diz para que não se preocupe com imagens) a mortalidade despencou 48%.[14] A taxa de mortalidade também caiu 16% entre mulheres que não fizeram imagem alguma, o que revela a contribuição de melhores tratamentos depois de 1977. Por contraste, os índices de mortalidade *aumentaram* continuamente no Japão (1,1% por ano) e na Coreia (2,1% por ano), de 1994 a 2011.[15] É vital notar que esses países de alta renda têm tratamento para câncer disponível, mas não abraçam amplamente o rastreamento por mamografia. De modo que, como as mulheres na Ásia adotaram estilos de vida ocidentalizados, passaram a morrer de câncer de mama com maior frequência porque não o detectavam cedo através de rastreamento por mamografia.

As estimativas do agrupamento de todas as experiências relevantes com mamografia mostram que menos mulheres com idade de 40 a 74 anos morrem quando têm acesso a ela, com uma média altamente significativa de redução de 20% da mortalidade, e esse benefício se mantém verdadeiro quando também se isola a idade de 40 a 50 anos.[16] Então por que certas recomendações de rastreamento excluem esse grupo mais jovem? As mulheres norte-americanas abaixo dos 50 anos anualmente respondem por 60.310 novos casos de câncer (21% do total) e 4.700 mortes por câncer (12% do total). O rastreamento por mamografia para mulheres de risco normal deveria ter início aos 40 anos de idade, e ponto. Do outro lado do arco-íris etário, os ensaios prospectivos randomizados excluem mulheres acima de 74 anos de idade – por quê? Considere isto: as mulheres norte-americanas com idade acima de 74 anos respondem anualmente por 58.885 dos novos diagnósticos de câncer (20% do total) e 14.880 mortes por câncer (37% do total). Além do mais, metade das mulheres acima de 80 anos tem expectativa de viver mais dez anos. O rastreamento por mamografia para mulheres acima de 74 anos de idade deveria continuar até que elas não tenham expectativa de mais cinco anos, ponto.

Em 1998, nós implementamos a mamografia *digital* 2D, que é a principal tecnologia amplamente usada nos Estados Unidos. Da mesma maneira que você é capaz de manipular, armazenar e enviar fotografias pelo telefone celular, nós podemos fazer o mesmo com a sua mamografia digital 2D, o que possibilita a detecção do câncer entre mulheres que menstruam, mulheres com menos de 50 anos e mulheres que têm mamas densas – todas cujos seios geralmente gostam de ocultar tumores.[17] Em 2011, o FDA aprovou a tomossíntese 3D (tomo 3D), realizada exatamente da mesma maneira que uma mamografia normal (esmagamento e radiação – perdão, gente!). Enquanto a 2D esmaga uma broa inteira de pão doce, tira uma fotografia e espera que encontremos as passas, a tomo 3D pega 10 ou 15 fatias finas do pão, dando-nos uma visão muito melhor dessas passas. Em que medida ela é melhor? Num estudo comparativo de 2013, a tomo 3D reduziu os alarmes falsos em 17% e encontrou 34% mais câncer que a 2D (8,1 casos de câncer por 1.000 rastreamentos *versus* 5,3 para a 2D).[18] Particularmente, se você tem mamas densas ou risco elevado, peça ao seu médico tomo 3D ao invés de mamografias 2D.

Uma outra novata da mamografia, a mamografia espectral com contraste (MEC), tira vantagem do fato de que se formam vasos sanguíneos em torno do câncer (lembra-se da angiogênese?). Após a injeção de contraste de iodo IV, faz-se uma mamografia normal; mas em vez de se ver uma tempestade de neve, como acontece na 2D e na 3D, a MEC ressalta o padrão do fluxo do sangue em volta do câncer (tornando-o branco) enquanto todo o confuso seio benigno no fundo se apaga, ficando escuro. É como uma estrela radiante contra o céu noturno. Uma avaliação de 8 estudos mostra que a MEC ganha o troféu da detecção de câncer, farejando-o em 98% dos casos; em 42% das vezes, porém, ela também fareja um monte de coisas que não são câncer.[19] O Centro da Mama Pink Lotus (Pink Lotus Breast Center) foi o primeiro a oferecer a tecnologia MEC na América do Norte, tornando-a conhecida em 2012. Considere a MEC como alternativa à RM (ver sobre isso a seguir) e use-a para esclarecer descobertas anormais nas suas mamografias 2D ou 3D.[20]

Quais as desvantagens dos exames de mamografia? Chegariam estas ao ponto de fazer você perder totalmente a confiança nas mamografias? A desvantagem que mais provoca ansiedade é o falso positivo, mas não permita que o temor de um falso positivo a impeça de descobrir um câncer curável. A sua radiologista analisa as imagens da mamografia lado a lado, comparando a esquerda com a direita, em busca de áreas de preocupação como a que é chamada de *massa espiculada* (imagine uma aranha esmagada, com as patas espalhadas); uma nova distorção ou mudança sutil, numa área de tecido, vista este ano, mas não em anos anteriores; ou calcificações, manchas brancas de cálcio estreitamente agrupadas ou que se ramificam pelos ductos de leite. Descobertas como essas ocorrem em cerca de 80 por 1.000 exames de mamografia, resultando em uma mudança de 8% na segunda chamada, para avaliações adicionais. Não se incomode se for chamada de novo – sei que para mim é fácil falar –, mas, de fato, 97% dessas reconvocações se referem a coisas benignas, detalhadas no final deste capítulo. Quando você volta a ser chamada, há uma chance de 10% de vir a necessitar de uma biópsia e entre essas pessoas somente de 2 a 3 terão câncer.[21] Em suma, se você recebe uma rechamada ou reconvocação, existe uma chance de 3% de que seja por conta de câncer. Depois de 10 anos de mamografias anuais, 49% das mulheres enfrentarão resultados positivos falsos, de modo que você estará um bocado acompanhada na "falsidade"![22]

Quer saber como baixar as suas chances de um falso positivo? Um estudo examinou quase 10 mil exames de mamografia e descobriu que os seguintes fatores levaram a um aumento de falsos positivos: menos idade, histórico de biópsias das mamas, histórico familiar positivo de câncer de mama, uso de estrogênio, intervalo de tempo crescente entre os exames, não comparação da atual mamografia com mamografias prévias e tendência pessoal do radiologista de considerar as mamografias anormais. De maneira que, em primeiro lugar, se você ainda menstrua, agende a sua mamografia para a segunda metade do seu ciclo menstrual (as duas semanas anteriores ao início da sua menstruação). Durante essa fase lútea, níveis inferiores de estrogênio podem diminuir a densidade do tecido mamário, tornando sua mamografia mais fácil de interpretar. Esse momento também está correlacionado a menos sensibilidade mamária, o que permite melhor compressão e uma imagem mais detalhada. Em segundo lugar, certifique-se de levar todas as mamografias que você fez anteriormente a essa consulta. O ideal seria você fazer sua mamografia anual na mesma instituição todo ano, de modo que lá já tenham suas imagens anteriores; mas, caso não seja assim, assegure-se de entregar ao radiologista mamografias prévias, com as quais ele possa comparar a atual. Finalmente, seja pontual. A eficácia das mamografias é maior quando as mulheres se programam para intervalos de 12 meses entre os exames.

Os falsos *negativos* representam outra desvantagem da mamografia. Sim, mesmo com um laudo normal na mamografia, você pode ter câncer de mama. Como eu gostaria que as mamografias fossem exatas! No entanto, tecido mamário denso, implantes mamários, câncer localizado na borda dos seios, terapia de reposição hormonal e qualidade precária das imagens contribuem para uma mamografia incapaz de detectar um câncer existente – coisa que tem 28% de chances de acontecer.[23] Imagine 2 mil mulheres fazendo exames de mamografia. Seria de se esperar um número entre 8 a 10 de casos de câncer; mas, de 2 a 3 não serão vistos, principalmente porque são difíceis de distinguir do tecido mamário normal. Essa falha de 28% alcança a taxa de 37% a 52% para mulheres com câncer em seios extremamente densos e cai para 13% no caso de mulheres com câncer e mamas predominantemente adiposas.[24] Frequentemente me perguntam se implantes afetam a detecção de câncer.

Os implantes podem afetar a detecção acurada de uma série de maneiras, sendo a mais significativa a presença de uma cápsula espessada em torno dele, dificultando a compressão do seio até uma finura suficiente para se poder ver bem o tecido. Mesmo com imagens extra, que são sempre tomadas quando há implantes, nós deixamos de ver de 30% a 50% dos casos de câncer. Às mulheres que fizeram mamoplastia de aumento, sugiro adicionar exame de ultrassom.[25] Sempre que você encontra um novo nódulo ou tem alguma preocupação em relação aos seios, mesmo se recebeu um OK numa mamografia recente, consulte o médico.

Às vezes, as pacientes recusam a mamografia, com medo de que a exposição à radiação cause câncer de mama. Sabe o que digo a elas? Que têm razão. Resultado de uma série de estudos empregando modelos de risco computadorizados para estimar os números de casos de câncer de mama e de mortes induzidos por radiação: num período equivalente a uma vida inteira de exames por mamografia, 8,6 em 10 mil mulheres terão um câncer de mama provocado por radiação. Por outro lado, o exame descobre em torno de *100 vezes mais casos de câncer* do que causa essa doença.[26] E uma questão ainda mais importante é levantada: "Quantas vidas são *salvas* pelo exame para cada vida perdida *devido* ao exame?". Os números variam, mas um modelo de risco da Grã-Bretanha calculou 312 vidas salvas e outro, norte-americano, concluiu por 60,5 vidas salvas para cada morte provocada por radiação.[27]

O departamento que cuida de alimentos e drogas do Ministério da Saúde dos EUA (Food and Drug Administration – FDA) estritamente regula as doses de radiação; quando comparadas a outras exposições perigosas, as doses da mamografia são razoavelmente baixas. Uma pessoa média nos Estados Unidos essencialmente recebe o equivalente a uma mamografia a cada 7 semanas, de materiais radioativos de ocorrência natural e radiação cósmica do espaço sideral, de forma que todos nós toleramos exposição a radiação que sequer conjuga o benefício possível de salvar nossa vida.[28] A redução de mortes graças ao exame da mamografia largamente supera o risco de morte devido a câncer provocado por radiação. Se fosse o caso de você ser a desafortunada em meio a 1.162 mulheres cuja exposição à mamografia causou câncer de mama, isso não apareceria como sendo diferente de um câncer de mama "normal", de maneira que você, na verdade, não ficaria sabendo que foi a mamografia que o causou. Estou só mostrando...

COMO SE COMPARA A MAMOGRAFIA A OUTROS EXAMES POR IMAGEM?[29]

Um PET/TC de corpo inteiro = 62,5 mamografias.

Um angiograma de TC para exame das artérias coronárias = 30 mamografias.

Uma TC do tórax = 17,5 mamografias.

Um exame de raios X do tórax = 4 mamografias.

80 raios X dentários = 1 mamografia.

7 semanas de vida = 1 mamografia.

Não é preciso dizer mais!

Se você hesita em fazer uma mamografia porque dói: às vezes, na vida, a dor vale o ganho. Estudos mostram que ela é indolor para cerca de 45% das mulheres, um pouco dolorosa para 40% e um bocado dolorosa para o resto, mas a dor desaparece dentro de segundos a minutos para 89% das mulheres.[30] Tente agendar a sua mamografia para a terceira semana do seu ciclo menstrual de modo a diminuir a sensibilidade. Tomar acetaminofeno (como Tylenol) ou AINEs (Advil, Motrin, ibuprofeno) 30 minutos antes do exame pode ajudar.

Organizações diferentes dos EUA e recomendações internacionais têm diretrizes conflitantes sobre a idade em que se deve começar a fazer mamografia para quem tem risco normal, com que frequência fazê-la e quando parar de fazer. Para os comitês que recebem a tarefa de estabelecer essas diretrizes, tudo se resume a uma análise custo/benefício: quanta desvantagem (dinheiro, falsos positivos, biópsias desnecessárias, tratamento em excesso, ansiedade) deveríamos tolerar para justificar a vantagem de salvar uma vida? Por exemplo, quando a força-tarefa dos Serviços de Prevenção dos EUA (Preventive Services Task Force) examinou esse tema, foi colocada a questão: "Vale a pena fazer 1.339 mamografias para salvar uma vida?". Se sim, o exame começa aos 50. "Vale a pena fazer 1.904 mamografias?" Se sim, o exame começa aos 40.[31] (A propósito, foi escolhida a idade de 50 anos, sendo que se deveria fazer o exame um ano sim outro não, e parar à idade de 74 anos.) Num estudo das atitudes em relação a mamografias com resultados falso positivo, a maioria das mulheres (tendo todas vivido a experiência de uma reconvocação devido a um resultado falso positivo) achou que 5 mil mamografias valeriam a pena para salvar uma vida.[32] Através de um modelo de computador, que analisou todas as idades iniciais conflitantes e rastreou os intervalos, viu-se que a redução da mortalidade é maior com rastreamento anual se iniciando aos 40 anos de idade.[33] E no que diz respeito aos falsos positivos, uma mulher que faz mamografias anuais voltaria a ser chamada uma vez a cada 13 anos e passaria por uma biópsia benigna a cada 187 anos – muito pouco provável, portanto, que passasse por uma biópsia algum dia.

Após considerar todas as opções, assumindo risco normal de câncer, eu sugiro que você comece a fazer mamografia anual aos 40 anos de idade, e não pare nem pule anos até que esteja planejando morrer nos cinco anos seguintes... Mas e o que *você* acha? Eu realmente quero saber.

O ultrassom ultraótimo

Amplamente disponível, barato, bem tolerado pelas pacientes, sem grande compressão, sem radiação, sem claustrofobia e com resultados imediatos – *oh, como eu amo o ultrassom!* Tenho um em cada sala de exame e de cirurgia e o considero a minha mágica terceira mão. Uma sonda plana com gel desliza sobre a pele dos seios, enviando ondas sonoras que refletem os tecidos em grau variável, dependendo do que constitui aquelas células. Isto produz uma imagem instantânea de qualquer coisa que estejamos examinando, de modo que dentro de segundos, a partir de quando eu ponho a sonda na pele, sabemos o que é preciso ser feito: se aspirar um cisto, fazer biópsia de uma massa sólida ou esquecer aquilo. Acabo de descrever um *diagnóstico* por *ultrassom*, que verifica pontualmente uma área de interesse. Com o rastreamento por ultrassom, não existe uma área de interesse em particular e o seu médico (ou técnico) sistematicamente rola a sonda por toda a parte por sobre os dois seios procurando problemas. O rastreamento pode ser feito com uma sonda segura na mão ou pode ser uma ultrassonografia mamária automatizada (UMA), na qual uma máquina dirige a sonda de maneira uniforme por sobre as suas mamas. Das duas maneiras, o ultrassom de rastreamento é uma necessidade se você tem mamas densas ou implantes. Continue lendo para comprovar.

Em 2016, um estudo de 3.231 mulheres com mamas densas e mamografias 2D negativas adicionou tomossíntese 3D (discutida anteriormente) e ultrassom manual.[34] Foram encontrados 24 outros casos de câncer, que tinham escapado à mamografia regular: a tomo 3D identificou 13, enquanto o ultrassom detectou 23 desses 24 casos de câncer. O índice de reconvocação por falso positivo foi de toleráveis 3,33%. Resumindo, para cada 1.000 exames por mamografia comum, se você adicionar tomo 3D, vai encontrar 4,0 mais casos de câncer; a ultrassonografia, porém, encontrará 7,1 mais. De maneira que, se não se dispõe de tomo 3D onde você mora, e se você tem risco elevado de câncer, tem tecido mamário denso ou implantes, simplesmente adicione o exame de ultrassonografia ao seu rastreamento regular via mamografia – não dirija mais de 80 quilômetros para ser chique e fazer tomo 3D!

A magnetizante ressonância magnética

O exame de mamas por ressonância magnética (RM) envolve uma injeção de contraste IV e usa um ímã para obter imagens dos seios; não tem radiação ionizante. A RM avalia o padrão do fluxo de sangue através dos tecidos mamários e detecta áreas em que o sangue rapidamente se acumula e em seguida se dispersa; isto ocorre nos locais onde há câncer devido à angiogênese, que é a formação de novos vasos sanguíneos a pedido das células tumorais. A RM basicamente não se importa com a densidade das mamas, de modo que é muito boa para descobrir câncer, com capacidade acima de 90%, superando o desempenho das mamografias 2D, das tomo 3D e do ultrassom (mas não da MEC, a mamografia de contraste).[35] Problemas? Bem, além de custar 8 vezes mais que uma mamografia e exigir 45 minutos de posição deitada, com o rosto para baixo, num tubo barulhento que dá claustrofobia, quando a RM vê algo suspeito, você necessita de testes adicionais e biópsias, o que custa mais dinheiro, tempo sem trabalhar e ansiedade – tudo isso por uma chance de 50% da RM estar correta.[36] A RM tem 2 vezes as desvantagens e 3 vezes as biópsias desnecessárias da mamografia.[37] Não é uma forma sustentável de examinar milhões e milhões de mulheres. No entanto, a RM tem seu lugar. Qual é ele?

A RM ajuda a planejar a cirurgia de câncer provendo mais informação sobre a malignidade conhecida e também descobrindo câncer adicional – em 14% dos exames no seio afetado e 4% no seio oposto.[38] Por mais felizarda que a pessoa possa se sentir por ter descoberto câncer adicional, a RM adia a cirurgia e aumenta os índices de mastectomia sem evidência de que melhore os resultados, de forma que é provável que o uso pré-operatório de rotina cause mais prejuízo que benefício.[39] A RM de *diagnóstico* é pedida quando se busca por algo específico, tal como: (1) doença adicional nas pessoas com câncer lobular invasivo (um subtipo que se esconde em outros métodos de exame por imagem, que frequentemente subestimam o seu tamanho); (2) câncer em mamas extremamente densas; (3) a resposta do câncer à quimioterapia antes da cirurgia; (4) a locação de câncer primário em pacientes com câncer nos gânglios, mas com mamografia e ultrassom normais; (5) massas sob a doença de Paget (câncer do mamilo); e (6) ruptura do implante.[40] À parte essas razões, o diagnóstico por RM permanece controverso.

Aconselhamos a *RM de rastreamento* para as pessoas com: (1) um risco vitalício excedendo 20% com base em modelos computadorizados que incluem histórico familiar e fatores pessoais; (2) radiação na parede torácica antes dos 30 anos; (3) parentes de primeiro grau portadoras de BRCA, Li-Fraumeni e Cowden que não tenham passado por exames; e (4) portadoras de mutações genéticas, com início a partir da idade mencionada abaixo ou 10 anos antes da idade da pessoa mais jovem na família com câncer de mama: portadoras de BRCA (começam à idade de 25), de Li-Fraumeni (idade de 20 a 29), Cowden (de 30 a 35), ATM (40), CDH1 (30), CHEK2 (40), PALB2 (30) e STK11 (30).[41] As flutuações hormonais podem fazer o contraste penetrar nos tecidos densos ou fibrocísticos, de modo que, para minimizar falsos positivos, agende a RM para os dias 7 a 10 do seu ciclo menstrual (o dia 1º é o dia em que você sangra) ou interrompa a TRH três semanas antes do exame. Você pode deixar de lado sua ultrassonagrafia anual caso faça exame de RM, uma vez que o ultrassom não agrega valor aos regimes de rastreamento mamografia mais RM.[42] As mamografias produzidas por contraste (MEC, sobre o que falei anteriormente) oferecem uma maneira comparável de rastrear àquelas que não podem fazer RM, incluindo as mulheres com presença de metais no corpo, os quais tornam a RM insegura, as que têm claustrofobia, obesidade mórbida, preocupações em relação ao gadolínio ou quando não há disponibilidade de RM.[43] Eu também quero que você tenha certeza de que o seu equipamento utiliza o contraste mais seguro: gadolínio macrocíclico. Considera-se que este se acumula menos no cérebro do que outras soluções de gadolínio – um risco à saúde atualmente desconhecido e sob investigação pelo FDA.[44]

Termografia

A termografia ressurgiu na era tecnológica moderna. Uma câmera usa tecnologia de infravermelho para identificar mudanças de temperatura da pele, que supostamente nos guiam como um mapa do tesouro a uma ilha de fluxo sanguíneo aumentado e atividade metabólica, significando a presença de um tumor angiogênico subjacente. Os padrões de calor aparecem numa imagem semelhante a um redemoinho psicodélico das suas mamas, com cores indicando os níveis de calor emitidos. Eu classifiquei incontáveis redemoinhos de hipertermia, e nunca achei que rivalizassem com todas as ferramentas de imagens que já possuo. O FDA aprovou o uso da termografia, mas sem exigir que os termogramas sejam eficazes. Nenhuma experiência controlada randomizada da termografia jamais avaliou seu impacto sobre detecção de câncer de mama ou mortalidade. Até que existam essas experiências, a termografia permanecerá não aconselhável.

Esta biópsia não vai doer nada

Qual o passo seguinte depois que o AEM, o ECM, a mamografia, ultrassom ou RM descobre uma área suspeita? Seu médico pode passar o dia todo a imaginar o que seria esse passo, mas a única maneira de saber ao certo é tirar um pedaço daquilo de dentro de você e colocar num microscópio. As biópsias com agulha percutânea (através da pele) usam imagens em tempo real para garantir a precisão enquanto a agulha passa ao interior do alvo e tira uma amostra do tecido. É mais fácil para você se for possível usar ultrassom, mas às vezes somente uma mamografia ou RM vê a área em questão; nesse caso, uma delas terá de guiar a agulha.

Nenhuma paciente gosta de ter o seio preso em posição para uma biópsia guiada por mamografia nem de se deitar num tubo de RM com o seio pendurado na mesa. No final, porém, radiologistas e cirurgiões poderão ter diagnosticado uma lesão mamária através de técnicas de biópsia que mal deixam cicatriz e lhe permitem voltar imediatamente às suas atividades diárias.

Existem 2 tipos de biópsias das mamas minimamente invasivas: punção aspirativa por agulha fina (PAAF) e biópsia por agulha grossa (BAG). Ambas as biópsias produzem amostras de tecido que são analisadas sob microscópio, cujos resultados precisam ser comparados ao alvo original para se ter a certeza de que tudo faz sentido. *Discordância* significa que o relatório de patologia afirma “benigno”, mas as descobertas clínicas ou de imagens dizem: “suspeita de malignidade”. A discordância requer ou a repetição da biópsia com um tipo de agulha diferente ou uma excisão cirúrgica. *Concordância* significa que a patologia e as imagens combinam, como esperado, e ou você tem câncer ou não tem. Quanto mais suspeito o alvo, mais provavelmente será feita uma BAG, ao invés de PAAF.

A PAAF implode rapidamente cistos cheios de fluido benigno e também é capaz de diagnosticar lesões sólidas. Seu médico vai passar uma agulha fina, presa a uma seringa, através da pele até o interior do alvo, tirando milhares de células da massa. Essas são, então, mandadas para a patologia, para uma análise celular chamada *citologia*. Uma avaliação de 31.340 PAAFs mostrou que a capacidade de diagnosticar corretamente o câncer, quando presente, vai de 65% a 98% dependendo da habilidade da pessoa que faz a PAAF e do patologista que a interpreta.[45] A PAAF vai atrás de células individuais divorciadas do contexto de todas as células imediatamente próximas, de modo que podem parecer estranhas mesmo quando benignas. Quando isto ocorre, ou quando há muito poucas células, geralmente fazemos um *upgrade* e passamos a uma biópsia por agulha grossa (ou simplesmente começamos com a grossa e pulamos a opção PAAF, em particular quando a lesão parece câncer).

As biópsias por agulha grossa obtêm amostras de tecido do tamanho de um grão de arroz, de modo que, diferentemente da PAAF, as amostras contêm camadas de células, que permitem um diagnóstico com 95% a 99% de precisão.[46] O médico anestesia a pele, insere uma agulha na massa e tira uma lasca do alvo, preferencialmente usando ultrassom para guiar a agulha; quando usa mamografia como guia, a biópsia é chamada de biópsia por agulha grossa *estereotáxica*.

Quando a RM das mamas detecta uma lesão que não pode ser encontrada por ultrassom ou mamografia, então se pode realizar a biópsia com agulha guiada por RM.

Quando as mulheres fazem biópsias PAAF e BAG, podem ficar preocupadas com que as técnicas venham a espalhar as células cancerosas; portanto, vamos abordar este assunto. Quando meu filho Sebastian aparece com o canto da boca sujo de chocolate, você sabe, eu sei e ele sabe que comeu alguma coisa de chocolate, e sim, provavelmente sem permissão. Da mesma maneira, uma agulha de biópsia retirada de uma massa é capaz, potencialmente, de fazer migrar células que estavam localizadas no interior da massa para áreas fora da massa. Assim, os tecidos e a pele adjacentes teoricamente podem ancorar células tumorais semeadas em consequência de células caídas ao longo do trajeto da agulha. Se aquele tumor se revelar benigno, o que ocorre em mais de 80% das biópsias, em última instância não importa rastrear células benignas. Entretanto, rastrear células *malignas* constitui uma bola de chocolate totalmente diferente.

Dez trabalhos abordaram esse potencial de semear tumores, num total de 3.643 mulheres com biópsias por agulha e acompanhamento com análise do local.[47] Os autores concluíram que não é frequente que as células cancerosas rastreadas espalhem-se formando um novo câncer, e esse raro evento tem pouco impacto direto no resultado da paciente. Embora uma recidiva de câncer tratável ao longo do trajeto ocorra eventualmente, só em um terço dos casos ocorrem *células sementes*.[48] Mas, mesmo quando as células semeiam um rastro, porque estão separadas de seu suprimento de sangue, essas células deslocadas literalmente morrem no trajeto. Mesmo que persistam umas poucas retardatárias, a vasta maioria, se não todas elas, é excisada junto com a cirurgia de câncer subsequente ou destruída pela radiação das mamas, ou ainda morta de fome com pílulas antiestrogênio. De uma maneira ou de outra, limpo esse chocolate da sua boca. Não tem como você sair andando por aí desse jeito!

Depois que as pacientes compreendem a insignificância do rastro das células, frequentemente trocam essa preocupação por outra: levar células cancerosas diretamente para dentro dos gânglios linfáticos ou corrente sanguínea. Espalhar células tumorais para fora das mamas como resultado direto da biópsia acontece raramente. Uma avaliação austríaca do assunto examinou 1.890 pacientes com câncer de mama que passaram por cirurgia com biópsia do linfonodo sentinela. A conclusão foi que a biópsia de mama pré-operatória não causa dispersão artificial de células tumorais para os gânglios linfáticos.[49] Ao contrário, outras têm relatado que a PAAF e BAG podem transportar células cancerosas para gânglios linfáticos ou vasos sanguíneos próximos, mas não está claro como isso impacta o comportamento da célula e não há estudos mostrando um decréscimo na sobrevida em função disso.[50] Além do mais, como estudos realizados com animais documentam, o câncer de mama invasivo lança continuamente milhões de células malignas na corrente sanguínea, de tal modo que faz sentido supor que ser espetada uma vez com uma agulha não eleva em nada os riscos em relação à sobrevida.[51]

Apesar das garantias, algumas mulheres simplesmente dizem: "Não quero biópsia; só quero que isso seja extirpado". Eu deixo que as próprias mulheres deem as cartas nesses casos, mas fazer uma biópsia com agulha grossa tem tantas vantagens sobre ir direto para a cirurgia! Permita-me enumerar os motivos: (1) um diagnóstico benigno elimina com frequência totalmente a necessidade de cirurgia. E aquele seu nódulo tem mais de 80% de probabilidade de ser benigno. (2) Realizamos 1,6 milhão de biópsias de mama anualmente nos Estados Unidos.[52] Imagine o clamor justificado em função de mais de 1,6 milhão de biópsias abertas sendo feitas numa sala de cirurgia todo ano, a maioria das quais por conta de doença benigna e inteiramente desnecessária. (3) Evitar a cirurgia de uma biópsia *aberta* significa evitar anestesia, uma cicatriz no seio, a dor da cirurgia, riscos de infecção e hematoma, possível deformação da mama, faltas no trabalho ou outras responsabilidades, inconvenientes a outras pessoas que têm de dirigir e cuidar de você e evitar uma série de custos, das instalações à anestesia, do cirurgião ao patologista... De fato, um estudo de 2008 mostrou que o índice de 30% de biópsia aberta na Flórida levou a 112,7 milhões de dólares de gastos anuais apenas nesse estado.[53] Se extrapolarmos esses dados para o mundo, então, reduzir o número de biópsias abertas injustificadas produziria poupança anual de trilhões. (4) Se a biópsia aberta revelar câncer, nós provavelmente teremos de fazer uma segunda operação para limpar margens e verificar tecidos. Você repete o número 3. (5) As biópsias abertas têm de 20 a 100 vezes mais hematomas (sangramento do local da operação) do que as biópsias por agulha grossa.[54] (6) As biópsias abertas têm de 38 a 63 vezes mais infecções que as biópsias por agulha grossa.[55] (7) Se a biópsia por agulha grossa diagnosticar um câncer, temos a possibilidade de elaborar uma estratégia de tratamento completo, personalizado, antes de sair correndo e fazer uma operação.

Tome o exemplo de Elizabeth, uma advogada de 52 anos de idade que veio me consultar com uma ultrassonografia que mostrava uma massa sólida suspeita. Aos meus olhos, aquilo aparentava ser um cisto complexo, não uma massa sólida. Mostrei a Elizabeth as minhas imagens e lhe ofereci uma PAAF. Ela protestou: "E se for câncer? Você vai introduzir células no meu corpo! Simplesmente o extraia com cirurgia". Na minha visão, eu poderia fazer uma aspiração de 10 segundos, sem cicatriz, e a história toda chegaria a um cístico final feliz. Para ser clara, um radiologista tinha considerado a massa suspeita, de modo que eu me senti obrigada a, de uma maneira qualquer, obter uma amostra (que significasse que não era, definitivamente, um cisto benigno). A arte da medicina não é um "tem que ser do meu jeito"; é uma avenida de duas mãos. Portanto, lá fomos nós para a sala de operações, e o relatório final da patologia simplesmente dizia: "tecido mamário benigno com cistos".

E, ENTÃO, O QUE É?

Agora que você entende como nós localizamos e investigamos caroços e nódulos, vamos aos próprios diagnósticos reais. Os seios confundem a todos, e abunda informação errada, aumentando a incerteza. Deixe-me esclarecer algumas coisas.

Pérolas dolorosas da sabedoria

Quem é que fica o tempo todo dizendo às minhas pacientes: "Se um caroço dói, isso é um bom sinal, porque câncer nunca dói"? Falso. O câncer de mama pode sim se declarar através de dor como único sintoma. Eu, na verdade, desejo que todos os casos de câncer de mama doam. Nós iríamos encontrar mais deles em estágios iniciais e não teríamos que depender tanto de exames imperfeitos. Tenha cuidado com a dor que persiste num local através dos ciclos menstruais e que vai e vem.[56] Estudos dos Estados Unidos e do Reino Unido relatam dor na mama como secundária a uma malignidade subjacente em 2% a 7% das pacientes; um guia australiano para praticantes alerta que 10% do câncer se mascara com dor.[57] Se as mulheres escrevessem um romance intitulado *Como descobri o meu câncer de mama*, a dor receberia o terceiro lugar (6% das pacientes), bem depois de "massa palpável" (83%) e bem próximo a "transformações no mamilo" (7%).[58] Quando a dor coincide com outro sinal, como uma massa palpável ou uma descarga sanguínea no mamilo, o risco de câncer de mama aumenta significativamente.[59] Em países menos desenvolvidos, vemos uma correlação bem mais alta entre dor e câncer devido ao fato de que a maioria das mulheres já se apresenta com tumores grandes e doença em estágio avançado. Uma clínica da Nigéria relatou dor no seio em 23,1% das pacientes e 74,3% dessas mulheres tinham câncer.[60] Sempre procure o seu médico no caso de dor persistente na mama, especialmente quando num ponto focal, reproduzível, ou associada a um nódulo mamário, descarga sanguínea no mamilo ou vermelhidão e inchaço.

Se o câncer de mama causa dor em menos de 10% dos casos, então o dado estatístico oposto – coisas benignas causam dor na mama em 90% dos casos (quando é o único sintoma) – deveria trazer um bem-vindo alívio aos 69% de mulheres na pré-menopausa que experimentam dor na mama em algum ponto de sua vida.[61] De fato, *mastodinia* ou *mastalgia* (palavras bonitas para "dor na mama") foram responsáveis por 47% de todas as consultas médicas relacionadas a mamas num estudo que acompanhou 2.400 mulheres durante uma década.[62] Dois terços da dor na mama são cíclicos, o que quer dizer que as transformações hormonais mensais no ciclo menstrual da mulher causam o inchaço do tecido mamário e doem durante alguns dias antes da menstruação e da metade do ciclo, na ovulação.[63] O terço restante de dor na mama não é cíclico e pode ser constante ou intermitente, associado a toda uma gama de causas possíveis: pílulas anticoncepcionais, TRH, estresse, tensão muscular na parede torácica (neurite intercostal), dor óssea (costocondrite), ganho de peso, sutiã que não se amolda bem e inflamação mamária ou cistos, para oferecer um punhado de etiologias benignas.[64]

A maioria das pacientes respira aliviada depois dos exames clínicos e de imagens mostrando que não há nada que mereça preocupação nas áreas sensíveis e não desejará quaisquer intervenções específicas.[65] Outras, porém, comumente perguntam: "O que posso fazer em relação a essa dor incômoda?". Para ser honesta, não há na literatura investigação científica conclusiva quanto à eficácia das intervenções não farmacológicas e analgésicas simples listadas a seguir, mas elas frequentemente melhoram a dor na mama, na prática clínica, e alguns estudos apoiam seu uso. Esta lista oferece risco baixo e sugestões razoavelmente baratas, de modo que, se a sua dor nos seios incomoda você o suficiente, sugiro que experimente algumas dessas ideias, começando com as duas primeiras combinadas: óleo de prímula mais vitamina E.

Como acabar com a dor nos seios

CONSIDERE ISTO	COM ESTE CONSELHO	POIS OCORRE ISTO
Óleo de prímula	1.500 ml 2x dia por seis meses (evite se grávida, lactante ou tomando medicação anticonvulsão).	O ácido gama linolênico restaura o equilíbrio de ácidos graxos no tecido, baixando a sensibilidade do nervo.[66]
Vitamina E	1.200 UI 1x dia.	Anti-inflamatório; trabalha sinergisticamente com o óleo de prímula.[67]
Vitex – *vitex agnus-castus*	3 ml de extrato seco de *agni casti fructus* 2x dia.	Liga-se a receptores de opioide, histamina e estrogênio.[68]
Soja em forma de alimento: *tofu, edamame, tempeh*	1–2 porções (1/2 xícara) por dia.	Diminui picos hormonais da metade do ciclo,[69] reduz os níveis de estrogênio.[70]
Dieta com baixo teor de gordura	Coma fruta, legumes, fibra e grãos.	Reduz níveis de estrogênio[71] e densidade mamográfica.[72]
Reduzir ingestão de cafeína	Minimize café, chá, refrigerantes e chocolate.	A restrição de metilxantina pode solucionar a nodularidade fibrocística.[73]

CONSIDERE ISTO	COM ESTE CONSELHO	POIS OCORRE ISTO
Limitar a ingestão de sódio/sal	1.500 ml por dia ou menos (3/4 de colher de chá) durante as 2 semanas antes da menstruação (fase lútea).	Diminui retenção de líquido no tecido mamário.[74]
Relaxar	Experimente relaxar os músculos, fazer acupuntura, ioga ou meditação.	A dor na mama pode ceder reduzindo-se a ansiedade e a tensão.[75]
Achar sutiãs bem ajustados, firmes	Usar diariamente e com exercícios.	Diminui a compressão do nervo, melhora o suporte e tempera a mobilidade dos seios com os exercícios.[76]
Exercícios	Caminhe, corra, ande de bicicleta, nade, faça esporte.	As endorfinas chegam aos receptores de opioide no cérebro, reduzindo as percepções de dor crônica.[77]
AINEs tópicos tais como *Voltaren, Aspercreme* e *Capzacin-HP*	Aplique nas áreas dolorosas conforme a necessidade.	Anti-inflamatório.[78]

Numa situação incomum, que envolva dor severa, debilitante, peça uma referência a um especialista em mamas, capaz de avaliar o uso dos medicamentos prescritos e abordagens cirúrgicas à mastodinia.

O problema da descarga

Vamos falar sobre descarga um minuto, porque muitas pacientes minhas me trazem essa questão. No consultório, consigo espremer gotas de fluido de mais de 50% dos mamilos; *é comum desse jeito*.[79] Você pode ignorar a descarga (que não seja sangrenta, vermelha, marrom ou clara como água) desde que ela só ocorra quando você espreme os seus mamilos. A descarga pode ser grossa e pegajosa ou fina e aguada. Pode vir cor de âmbar, amarela, verde, azul, cinza, branca e preta. Essas cores, quando associadas com descarga produzida somente por pressão e espremeção, se originam de condições benignas tais como cistos hormonais, desequilíbrios, transformação fibrocística e ectasia ductal (ductos dilatados, torcidos, por conta de inflamação).[80] A descarga em função dessas condições geralmente ocorre em ambos os seios e vem de múltiplas aberturas de ductos na superfície dos seus mamilos. Se não lhe agrada o fato de sair descarga dos seus mamilos quando você os espreme, simplesmente pare de espremê-los. Os ductos mamários naturalmente contêm quantidades minúsculas de fluido, mesmo que você nunca tenha estado grávida, de maneira que não tem como você espremer até secar; o fluido simplesmente volta... Às vezes, o fluido perde a maior parte do componente água e fecha as extremidades dos ductos dos mamilos, parecendo um minúsculo ponto branco na superfície do mamilo. Quando você aperta, ele pula para fora (você se conhece). Eu já vi muitas mulheres em pânico por causa desses pingos de gosma, então quem sabe, com isto, eu não tenha lhe poupado uma ida ao médico?

Agora, quando a descarga vem *espontaneamente*, a história é totalmente diferente. Alguma coisa no interior do ducto lácteo empurra o fluido para fora e, embora essa alguma coisa possa ser câncer, é mais provável que seja um papiloma (uma daquelas lesões indicadoras do capítulo 6), infecção, abscesso, mastite, uma reação a um machucado ou trauma na mama, o resultado de remédios, ou ervas, ou maconha, desequilíbrio hormonal, distúrbios endócrinos ou uma série de outras condições benignas.[81] Uma análise da descarga, estudos de imagem apropriados e, possivelmente, uma biópsia da mama devem conduzir você a um diagnóstico definitivo.

SUA MAMA PINGA?

Procure o seu médico se aparecer descarga:

- por conta própria, manchando a parte interna do sutiã ou a camisola, ou caso você veja seu mamilo pingar;
- clara como água;
- sangrenta, cor-de-rosa, vermelha ou marrom; quando essas cores são resultado de câncer, geralmente há também a presença de um nódulo;[82]
- de qualquer cor associada com dor na mama ou nódulo;
- com uma mudança visual no mamilo, tal como retração ou inversão, ou pele do mamilo espessa, escamada, rachada ou coçando;
- num homem – qualquer ducto, qualquer cor, espremendo ou não os mamilos;
- branca e leitosa em quantidade copiosa vinda de ambos os mamilos, mas sem bebê que você esteja planejando amamentar (isto pode ser sinal de um tumor cerebral não cancerígeno na sua glândula pituitária, chamado prolactinoma, diagnosticado

através de exame do nível de hormônio no sangue e varredura do cérebro, e tratado com medicação ou cirurgia).

Se você alguma vez sentiu um nódulo óbvio no seio, é provável que a sua mente tenha imaginado o pior cenário possível. No entanto, 95% das massas palpáveis nas mamas de mulheres com menos de 40 anos não são câncer,[83] e em mulheres de qualquer idade que fazem biópsia para investigar uma massa palpável mais de 80% são benignas.[84] Então, quando é que a menina deve entrar em pânico? Ok, nunca entre em pânico. A ansiedade nada traz de útil à situação. E quando você deve procurar o médico? Comece por conhecer o terreno normal das suas mamas (ver AEM, capítulo 1). Aí, se uma massa persiste ao longo do seu ciclo, com sensação de dura e firme, não dói nada, não tem bordas definidas porque se mistura ao tecido em volta, ou não há um nódulo equivalente no mesmo lugar na mama oposta, vá consultar o seu médico. Mesmo nesses casos, é mais provável que essa massa seja benigna que maligna. Além disso, alguns nódulos benignos vão embora por conta própria (mas é o seu médico quem tem que dizer isso a você).

Informações sobre os nódulos mamários benignos

Quando você estiver conversando com a sua médica, ela pode usar os termos *nódulo, massa, lesão, tumor, neoplasma e crescimento* de forma intercambiável – nenhum deles é sinônimo de câncer. De fato, esses termos se aplicam a massas benignas e malignas. Eis aqui um guia abrangente aos nódulos não cancerosos, caso a sua médica os mencione durante uma consulta ou os termos apareçam na sua radiologia ou laudo de patologia.

CISTOS: os cistos são as massas mamárias palpáveis mais comumente diagnosticadas, encontrados com frequência nas mulheres entre 35 e 50 anos de idade.[85] É provável que essas bolsas cheias de líquido, benignas, se desenvolvam a partir de ductos lácteos bloqueados. Geralmente dão a sensação de serem redondas e um tanto moles, como um pequeno balão de água, mas também podem ser um bocado firmes. O galactocele é um cisto cheio de leite, encontrado em mulheres que estão amamentando. Podem ocorrer cistos únicos ou numerosos demais para serem contados, espaçados ou agrupados, microscópicos ou maiores que 10 cm (4 polegadas), os quais geralmente vão e vêm com a sua menstruação, ficando maiores e macios quando você começa a menstruar, e regredindo depois de poucos dias. São prontamente identificáveis e diag nosticados através de ultrassom. Um estudo grande identificou cistos em 65,1% das mulheres na pré-menopausa, em comparação com 39,4% de mulheres na pós-menopausa, sendo que a metade tinha cistos em ambas as mamas.[86] As mulheres que fazem TRH demonstraram cistos na pré-menopausa num índice de 66%, o que faz sentido, já que os cistos são muito sensíveis a hormônio.

A história natural dos cistos é se desenvolver e regredir, com cerca de metade desaparecendo completamente dentro de um ano e 70% dentro de cinco anos.[87] Embora a maior parte dos cistos desapareça, drená-los via aspiração com uma pequena agulha leva meros segundos. As razões para se aspirar um cisto incluem: (1) desejo da paciente, geralmente porque o cisto é particularmente grande ou doloroso, ou mesmo se sobressai na pele; ou (2) o cisto aparece como "complexo" nos exames por imagem, o que quer dizer que, na verdade, poderia ser sólido, ou há algo com aparência de sólido no interior do fluido cístico. De 475 cistos complexos encontrados no estudo mencionado, dois (0,42%) ancoravam um câncer, porcentagem refletida em estudos similares.[88] A presença de cistos benignos não eleva o seu risco de câncer.

ALTERAÇÃO FIBROCÍSTICA: afetando pelo menos a metade de todas as mulheres, a alteração fibrocística (AFC) é a condição mamária mais comumente vista e muitas vezes dá a sensação de um nódulo. No entanto, porque o tamanho da AFC frequentemente flutua, quando uma área proeminente de tecido palpável se ergue de repente, ela precisa ser diferenciada de câncer usando-se exames clínicos e de imagem. A AFC pode parecer vaga e indistinta, ou organizada e semelhante a uma massa. A AFC frequentemente incha e torna-se macia durante a ovulação (metade do ciclo) e antes das menstruações, bem como sob a influência de suplementos hormonais, estresse, cafeína ou ingestão de sal, por exemplo. Pode haver maciez numa mama ou em ambas, intermitente ou constante, num ponto ou por toda a parte. A AFC frequentemente aumenta à medida que você se aproxima da meia-idade e então desaparece, com a retirada dos efeitos do estrogênio depois da menopausa (um benefício).

FIBROADENOMA: devido a estímulos hormonais pouco compreendidos na parte lobular (produtora de leite) da glândula mamária, os lóbulos às vezes se transformam em uma massa sólida benigna, chamada *fibroadenoma* (FA). Ponha a língua na bochecha e sinta-a esfregar sua bochecha. Essa é a sensação que os FAs dão: um mármore esférico ou uma borracha de apagar firme. Os FAs ocorrem mais comumente no quadrante superior do seio, escapando dos dedos quando manuseados. Eles persistem durante os anos reprodutivos, podem aumentar de tamanho durante a gravidez ou com pílulas anticoncepcionais e frequentemente regridem após a menopausa. Os FAs tipicamente não causam dor, mas podem causar desconforto por alguns dias antes das menstruações. É coisa de mulheres jovens, encontrada em 7% a 13% das mulheres entre 15 e 35 anos.[89] Quando encontrados, são solitários de 75% a 90% das vezes, com massas múltiplas em um ou nos dois seios 10% a 25% das vezes.[90] Quando ocorrem em adolescentes, são denominados FAs juvenis e respondem por metade das lesões mamárias em meninas *jovens*.[91] Eles são mais comuns naquelas que usam pílulas anticoncepcionais antes dos 20 anos de idade. Quando persistem após a menopausa, os FAs podem se calcificar, dando uma aparência grossa, de pipoca, à mamografia.

O diagnóstico de FA em adolescentes pode ser presumido com segurança através das características clássicas no exame clínico e imagens de ultrassom. Você deveria fazer um desses exames e uma ultrassonografia a cada seis meses durante dois anos para se assegurar de que nada mudou. Nas mulheres acima de 20 anos, a única maneira garantida de confirmar um diagnóstico benigno é através de biópsia por agulha ou excisão. No entanto, você pode administrar uma massa sólida bem definida com características benignas nos exames de imagem submetendo-se a um regime de acompanhamento e repetindo os exames de mama e ultrassom em três meses (se não tiver sido feita uma biópsia) ou em seis meses (com biópsia).[92] Cerca de metade dos FAs desaparece num período de quinze anos, 25% permanecem na mesma e 25% crescem.[93] As chances relatadas de se encontrar câncer num FA variam de 1 em 10 mil a 50 mil.[94] Altamente a seu favor.

As razões por que você poderia querer remover o FA incluem dor focal, ansiedade, razões cosméticas, crescimento repentino ou células pré-cancerosas encontradas numa biópsia.[95] A excisão pode ser realizada através de uma cicatriz pequena, bem escondida.[96]

FILOIDES: são 3 os tipos de tumores filoides: benigno (50%), borderline (25%) e maligno (25%). Eles se apresentam como uma massa palpável, firme, móvel e indolor em 80% dos casos, sendo 20% não palpáveis, e descobertos através de imagens.[97] Ocorrem em qualquer idade, mas mais frequentemente em mulheres de 40 e poucos anos e homens com ginecomastia (mamas em homens).[98] Os filoides benignos na aparência e na sensação que dão ao tato se assemelham muito aos FAs; mesmo os patologistas nem sempre conseguem diferenciar esses dois primos na biópsia por agulha grossa, equivocadamente chamando-os de FAs em 25 a 30% dos casos.[99] O problema dos filoides, porém, é que tendem a ficar realmente grandes muito depressa. Assim, se o laudo da sua biópsia diz "eu não sei, talvez filoides, talvez não" ou se um suposto FA crescer rapidamente nos exames de acompanhamento, ele deve ser removido. Os filoides querem voltar e usualmente o fazem nos dois primeiros anos após a remoção, de modo que você deve ser acompanhada a cada seis meses por dois anos com exames clínicos e de imagens para ter certeza de que não voltam.[100] Os filoides benignos não estão associados com aumento de risco de câncer futuro. Os filoides borderline e malignos requerem excisão ampla com uma borda generosa de mama normal ao redor deles (e às vezes, mastectomia), mas muito raramente se espalham para fora dos seios ou requerem quimioterapia.[101]

ADENOMA: os adenomas têm a aparência, a sensação e o comportamento muito parecidos com os fibroadenomas, mas possuem menos tecido conetivo (a parte "fibro"). Os adenomas de lactação ocorrem exclusivamente em grávidas ou mamães que amamentam e frequentemente desaparecem uma vez que cessa a amamentação e o estado hormonal sobrealimentado se resolve.[102] Os adenomas tubulares tendem a ocorrer em mulheres mais jovens e com frequência têm em seu interior calcificações extremamente compactas. Embora os adenomas possam exigir excisão devido a seu tamanho, eles não têm potencial maligno e, depois de terem passado por uma biópsia, podem ser ignorados com segurança.[103]

ADENOMA DO MAMILO: como diz o nome, este nódulo se forma sob ou no mamilo e também passa por "papilomatose florida dos ductos mamilares" e "adenomatose erosiva". Os adenomas de mamilo aparecem mais comumente em mulheres entre 30 e 40 anos, mas podem surgir em homens. Embora eles sejam benignos, tendem a invadir tecidos locais e é possível que cresçam células até mesmo na superfície da pele do mamilo, provocando transformações na pele e erosão do mamilo. Os adenomas de mamilo podem sangrar e doer, fazendo os médicos os confundirem com câncer do mamilo (de Paget). A maior parte dos adenomas de mamilo é extirpada devido aos sintomas que você sente e à possibilidade muito remota de coexistência de câncer dentro ou em torno deles.[104]

PAPILOMA INTRADUCTAL: os papilomas são massas benignas, sólidas, semelhantes a verrugas, que crescem a partir das células que bordeiam os ductos lácteos. Eles geralmente aparecem em mulheres de 35 a 50 anos de idade e às vezes podem ser sentidos como um caroço do tamanho de uma ervilha sob o mamilo ou a aréola. A maior parte dos papilomas, porém, não é palpável; eles são identificados durante uma investigação de descarga sangrenta do mamilo, são descobertos em estudos de imagem das mamas ou, incidentalmente, encontrados quando alguma outra coisa foi levada a biópsia.[105] Papilomas atípicos, palpáveis e múltiplos são lesões indicadoras, discutidas no capítulo 6; devem sempre ser removidos porque evoluem para câncer em até 67% dos casos.[106] A propósito, verrugas na pele e genitais causadas pelo vírus papiloma humano não têm qualquer conexão com os papilomas mamários. Só soam do mesmo modo por conta de uma estrutura celular semelhante.

NECROSE GORDUROSA: isso é palavreado de médico para a "gordura morta" que forma uma bola redonda, firme, na mama. A necrose gordurosa é sempre benigna, mas pode se mascarar de câncer no exame por imagem, de maneira que às vezes só uma biópsia por agulha é capaz de confirmar que realmente ali está apenas gordura.[107] A necrose gordurosa pode se desenvolver após o trauma de uma contusão no seio, por exemplo, um acidente de automóvel, uma queda, ou algo inocente como carregar caixas de encontro ao peito. Geralmente, você nota um machucado na pele no momento da ocorrência do trauma. Outras causas incluem a injeção de substâncias como gordura,[108] parafina[109] ou silicone[110] (incidentalmente, injetar silicone nas mamas para aumentá-las forma, com frequência, bolas duras como pedra – aparência que, provavelmente, não é a que você pretendia); operações como quadrantectomia ou redução da mama[111] ou reconstrução da mama depois da mastectomia;[112] e terapia de radiação para o seio.[113] Se a gordura se liquefaz, vira óleo e é fácil de aspirar com uma agulha fina; se permanece sólida, simplesmente deixe-a lá, a não ser que lhe incomode.

MASTITE: pelo fato de a superfície do mamilo conter as aberturas de 8 a 12 ductos, as bactérias conseguem entrar e se estabelecer no interior dos ductos mamários. Quando a mulher amamenta, o leite pode ficar empoçado dentro dos ductos bloqueados, e as bactérias ainda mais felizes ainda, com a comida grátis. A mastite tem início como inflamação e pode evoluir depressa para uma infecção bacteriana, acompanhada de um nódulo palpável vermelho, quente e macio, e dores no corpo, febre e arrepios. Numa situação avançada, esse nódulo representa um abscesso mamário, que é uma bolsa de pus. Embora a mastite ocorra mais comumente em mulheres que amamentam, acontece também com mulheres que não estão amamentando. No último grupo, as mulheres frequentemente fumam ou são diabéticas, obesas, têm doenças crônicas ou sistema imunológico frágil. O câncer, especialmente o câncer de mama inflamatório (que tem a aparência de uma infecção mamária), tem sempre de ser descartado na mulher não lactante com mastite que dura mais de alguns dias através de tratamento apropriado.

O tratamento de qualquer mastite envolve compressas quentes, ambos acetaminofeno e ibuprofeno, massagem nas mamas e antibióticos. A terapia de vibração sobre a massa pode estimular a circulação e soltar bloqueios – você pode até mesmo usar um vibrador para as costas ou uma escova de dentes vibratória para isso. Um cirurgião de mamas pode desobstruir os ductos entupidos na superfície do mamilo e aspirar galactoceles (cistos cheios de leite) ou cistos inflamados no consultório. As mamães que amamentam deveriam continuar a bombear e amamentar, pois isso ajuda a liberar os ductos bloqueados; considere consultar um especialista em lactação para avaliar as condições e técnicas de amamentação. Muitos antibióticos são seguros para o bebê enquanto se amamenta.

ABSCESSO: um abscesso mamário ocorre quando a mastite progride e as bactérias formam uma bolsa de pus, que geralmente é palpável e acompanhada de vermelhidão e calor na pele e dor focal. Ocorrem abscessos em 3% a 11% das mamães que amamentam.[114] Os fatores de risco incluem idade acima dos 30 anos, primeira gravidez e fumo. Os abscessos ocorrem com mais frequência em mulheres não lactantes que nas lactantes, especialmente aquelas com os seguintes fatores de risco: afro-americanas, obesas ou fumantes.[115] O tratamento sempre envolve antibióticos e alguma forma de drenagem: ou aspirações repetidas a cada dois ou três dias até que ele suma, ou via incisão aberta, feita no consultório do seu cirurgião, ou adormecida na sala de cirurgia.[116]

MASTITE GRANULOMATOSA: esta é uma inflamação rara, benigna, da mama, que se apresenta como uma massa palpável dura no seio, com ou sem outros sintomas, tais como descarga no mamilo, retração do mamilo, dor, pele inflamada e ulcerada, formação de abscesso e gânglios linfáticos aumentados. Embora benigna, não se distingue do câncer ou abscesso a não ser quando uma biópsia confirma o diagnóstico.[117] A mastite granulomatosa pode ser causada por inúmeras condições, tais como tuberculose, sarcoidose (ver as páginas a seguir), diabetes, ou por uma reação a injeção de corpos estranhos como silicone (eu alertei você sobre essa coisa).[118] Sem haver uma causa identificada, a condição é chamada mastite granulomatosa idiopática (MGI) e pode se resolver espontaneamente, após uma média de nove a doze meses.[119] Não se preocupe em tentar excisão, esteroides ou medicação, uma vez que a mastite granulomatosa é conhecida por má cicatrização de feridas e retorno da inflamação em tais situações;[120] além disso, ela não acrescenta riscos de câncer.

MASTOPATIA DIABÉTICA: a mastomatia diabética – também conhecida como mastite linfocítica ou mastopatia linfocítica – responde por menos de 1% de toda a doença de mama benigna e ocorre com pouca frequência em 0,6% a 13% de mulheres na pré-menopausa com diabetes tipo 1 de longa duração.[121] A mastopatia diabética tipicamente se manifesta como uma massa (ou mais) firme, móvel, palpável, indolor em 1 ou nos 2 seios.[122] A biópsia com agulha grossa confirma o diagnóstico e nenhum tratamento é necessário, além de não haver aumento de risco de câncer de mama subsequente.

LIPOMA: os lipomas da mama se apresentam da mesma maneira que aparecem em qualquer outra parte do corpo – como caroços meio moles, não macios, de células de gordura maduras envolvidas por uma cápsula fina. Se estiver em dúvida, uma biópsia com agulha pode confirmar o diagnóstico, mas dê-se conta de que o patologista geralmente apenas relata "células adiposas maduras" (palavras chiques para gordura), e não lipoma. Pode-se fazer excisão no caso de os lipomas crescerem rapidamente, causarem dor ou preocuparem você de alguma outra maneira. Não há aumento do risco de câncer de mama subsequente.

HAMARTOMA: estas são lesões benignas compostas dos tecidos normais encontrados na mama, mas cujas células crescem de maneira desorganizada. Um patologista também pode chamá-las de fibroadenolipoma, lipofibroadenoma ou adenolipoma.[123] Aparecem na forma de massas macias, discretas e indolores, com uma cápsula em volta, e podem ser bastante grandes. Uma vez que o interior das células não tem características distintivas (elas têm a aparência de células normais encontradas numa mama: ductos, lóbulos, gordura, tecido conetivo), não se pode fazer um diagnóstico sem uma excisão completa. Embora raramente ocorra malignidade misturada a hamartomas, nós sempre as extirpamos.[124]

HIPERPLASIA ESTROMAL PSEUDOANGIOMATOSA: a hiperplasia estromal pseudoangiomatosa é uma coisa de pronúncia ridícula e que leva muito tempo para falar, de modo que a chamamos de HEPA/ PASH. Microscopicamente, a HEPA mostra pequenas fendas nos tecidos, que têm a aparência de vasos sanguíneos, mas não são; daí a descrição pseudoangiomatosa – que quer dizer aparência falsa de vasos. Por causa desse disfarce, as biópsias com agulha grossa de HEPA às vezes são equivocadamente confundidas com câncer no revestimento dos vasos sanguíneos, chamado de angiosarcoma (se isso ocorrer, procure uma segunda opinião sobre as imagens).[125] A HEPA é mais frequente em mulheres na perimenopausa que têm em torno de 50 anos de idade e também em homens. Apesar de mais frequentemente ser descoberta de maneira acidental, através de outras biópsias, a HEPA também se apresenta como um espessamento palpável, não macio – de 30% a 44% dos casos.[126] As imagens de mamografia e ultrassonografia frequentemente mostram uma massa sólida, bem definida, que parece com fibroadenoma ou, às vezes, carcinoma.[127] Um diagnóstico de HEPA por biópsia com agulha grossa exclui a necessidade de excisão cirúrgica, desde que as imagens não sejam suspeitas.[128] As mulheres com HEPA aparentam ter menos probabilidade de desenvolver câncer de mama.[129]

SARCOIDOSE: sarcoidose é uma doença inflamatória não cancerosa crônica, que mais comumente afeta os pulmões, e só em casos raros se origina na mama. Quando acontece, a sarcoidose se apresenta como uma massa firme e dura que copia um carcinoma. As imagens também mostram massas espiculadas suspeitas e a biópsia com agulha grossa confirma o diagnóstico; este, uma vez obtido, dispensa a excisão.[130] A sarcoidose ocorre mais comumente nas mulheres em seus 30 e 40 anos,[131] e não há aumento de risco de câncer de mama subsequente.

As mamas realmente podem nos ocupar!

Por mais entediante que essa lista exaustiva de nódulos possa ser, quando aparece um deles em sua mama, passa a existir a possibilidade de ser necessário *um outro* diagnóstico, que faria você abraçar qualquer um ou todos os itens anteriores! No próximo capítulo, vamos encarar o câncer de frente e decidir desde já que sairemos vitoriosas da empreitada, cheias de novos propósitos e de alegria!

CAPÍTULO 9

O CÂNCER ACONTECE: *KIT PARA INICIANTE RECÉM--DIAGNOSTICADA*

Não importa se sua médica é otimista ou séria, se lhe dá tapinhas no ombro ou se comunica por telefone, e nem se você é uma pessoa de natureza confiante ou temerosa. Ouvir as palavras *é câncer de mama* faz qualquer mulher tremer até a espinha; é universal. Se isso vier a lhe acontecer, ou estiver acontecendo, eu quero lhe ajudar a fazer umas poucas coisas para tornar sua jornada do câncer à cura a mais frutífera possível.

Em primeiro lugar, respire bem fundo e, ao exalar, pense: *Eu vou sobreviver*. Esse se tornará o seu mantra. Acredite! Todo o dia e todos os dias. Saiba que não se trata apenas de um epíteto de bem-estar; é a verdade. A maioria das mulheres com câncer de mama de fato *sobrevive*; então, por que não você? Não estou minimizando a força e a resistência necessárias para chegar daqui à cura – mas você tem de acreditar que vai chegar lá. Você está prestes a reunir uma família (é verdade, uma família que nunca desejou), incluindo um mastologista, um cirurgião plástico (conforme a necessidade), um médico oncologista, um radioterapeuta e – seria bom – um doutor em medicina chinesa, nutricionista, fisioterapeuta, grupo de apoio e psicólogo (conforme a necessidade) para ter certeza de que você se recupera totalmente, e intacta. Você também vai querer colecionar anotações importantes à medida que se movimenta da tomada de decisões à ação decisiva. laudos de exames por imagem (mamografia, ultrassonografia, RM dos seios, PET/ CT, exame ósseo, RM do cérebro), imagens em CD, laudos da patologia, anotações de consultas com cada médico que você procurou, relatórios cirúrgicos, relatórios de estudos especiais (como teste genético, MammaPrint, Oncotype Dx, BCI – não se preocupe, vamos chegar a todas essas palavras estrangeiras em breve), resumo de radioterapia, resumo de quimioterapia e resultados laboratoriais. E então, logo você poderá botar essa pasta em algum lugar fora de vista, pegando muita poeira, enquanto você, ocupadíssima, abraça a sua nova vida.

Vamos conversar sobre o que você pode esperar entre agora e o dia em que verá sua jornada no espelho retrovisor. Este capítulo provê um curso intensivo, que explica o que é câncer de mama e todas as maneiras diferentes de o tratarmos e – sim! – alcançarmos a cura. Eu pretendo infundir confiança e esperança em você através da educação; juntas, vamos nos certificar de que você receberá o cuidado que merece. Portanto, continue lendo, e viva muito!

Os primeiros dias

O câncer de mama é como o tempo. Inicialmente luz do Sol e arco-íris, o estágio 0, CDIS aquele que nunca precisa de quimioterapia e se comporta de maneira mais leve, diferente de um estágio IIA mais avançado – é o dia chuvoso – precisa de cirurgia, mais tratamentos e atenção, mas que ainda esta bem longe da nevasca que é o diagnóstico no estágio IV, que requer cuidados específicos e individualizados. No entanto, quando você recebe o primeiro diagnóstico, o seu instinto é devorar o máximo possível de informação sobre câncer de mama para se sentir no controle. Mas a luz do Sol não recebe aconselhamento de nuvens, e vice-versa. Nesse ponto, dentre as opções, há maneiras piores e melhores de fazer as coisas.

É muito natural que, tentando organizar a cabeça após notícias perturbadoras, você queira reunir o máximo de detalhes do máximo de fontes que puder. Para ser honesta, se eu fosse você, teria cuidado com buscas casuais na internet antes de se saber mais detalhes sobre os estágios do seu câncer e esboçar um plano de ataque com os seus médicos. Ler nos fóruns de discussão histórias de horror de pessoas desconhecidas que podem ou não estar relacionadas com o seu câncer específico pode ser um ponto de partida aterrorizador. Se eu fosse você, seria seletiva em relação a compartilhar a sua situação com as pessoas. Faça o possível para se manter fiel à sua personalidade e fazer aquilo que a empodera: como regra geral, acho que esse conselho, quando seguido, traz mais clareza à tomada de decisão em questão. Ouvir relatos bem-intencionados sobre a filha da amiga da vizinha, cuja jornada foi repleta de revezes, não vai ajudar. (Uma das minhas frases favoritas, dessas que vêm impressas em cartões, diz: "Quando a vida lhe dá limões, prometo que não lhe conto a história da amiga da minha prima que morreu por causa dos limões".) Você deve minimizar ao máximo o ruído externo, de maneira a conseguir entrar no jogo com a cabeça mais fria possível – ou seja, pronta para agir estrategicamente e com a informação correta, com esperança e encorajamento das vozes mais informadas e experientes.

Ao compartilhar o diagnóstico com membros da família, eu teria cuidado em relação a como abordar crianças e parentes idosos. Você conhece bem a sua família, como eles lidam com a incerteza, em que medida dependem da sua presença ou se possuem maturidade para administrar novidades duras. Geralmente, se você não precisa do conselho desses membros da família para ajudar a tomar decisões, acho sábio esperar até que esclareça a sua estratégia de tratamento. Dessa forma, você não irá arrastar pessoas queridas para o que pode ser sentido como uma espera interminável pelos detalhes da patologia e exames do corpo, enquanto a sua vida parece estar por um fio. As minhas pacientes muitas vezes dizem que a espera, o *não saber*, é a pior parte; portanto, se você pode poupar outras pessoas do pior (e, potencialmente, poupar a si mesma do reflexo dos temores delas sobre você), isso é preferível. É melhor apresentar as suas novidades já bem embrulhadas, com um belo laço de fita que combine com a situação. É especialmente esse o caso com crianças novas, e eu chegaria mesmo a esperar até depois da cirurgia, se fizer sentido para você. Também recomendo usar a palavra *câncer* com as crianças, porque esconder a doença com termos vagos e segredos dá poder a ela e faz os outros a temerem. As crianças acabam descobrindo eventualmente, de modo que a coisa deve vir de você; saber a verdade a partir de você nesse momento aumenta a transparência e a confiança que elas sentirão em momentos futuros. "A mamãe teve uma doencinha no seio chamada câncer", você poderia dizer à sua criança de 6 anos de idade. "Mas foi num pontinho só, e já foi embora. Lembra daquela injeção que você tomou no braço para nunca ter catapora? Vou tomar um remédio agora para que ela não volte. Os médicos nos disseram para esperar uma vida longa, saudável, então não se preocupe; estarei por aqui mandando você arrumar o quarto e comer verduras!"

O QUE É, NA VERDADE, O CÂNCER DE MAMA?

A palavra *câncer* tem tanto poder porque, dentre várias razões, ela se encontra envolvida num véu opaco de mistério até que você entenda o que ocorre no seu corpo. Mas, quando se dá conta da progressão biológica de células normais a células cancerosas, você pode ver a coisa como ela é: um soluço anatômico que tem de ser removido do seu corpo. Retirado o seu anonimato, o câncer parece menos assustador. Vamos, então, desnudá-lo?

Você deve se lembrar do capítulo 1, em que explico que nossos seios têm lóbulos produtores de leite e tubos finos chamados *ductos*, que convergem, levando leite em direção ao mamilo (ver a figura da página 4). Esse trajeto termina com 8 a 12 ductos que atravessam o próprio mamilo e vêm a se abrir na superfície. O tamanho do ducto varia de 1 mm nos lóbulos (os lóbulos têm em média 3 mm) até 5 a 8 mm próximo ao mamilo. Cerca de 75% de todos os casos de câncer de mama se originam no interior desses ductos do tamanho de um espaguete, 10% começam nos lóbulos e 15% envolvem subtipos menos comuns, geralmente também com início nos ductos, mas com características únicas que nos fazem dar-lhes nomes descritivos como *mucinoso* ou *tubular* – mas é tudo *câncer de mama*.[1]

Imagine cortar no meio um desses ductos normais da mama e olhar através dele como por um telescópio (ou, nos casos de câncer lobular, fatiar um lóbulo e espiar lá dentro, como se fosse uma pequena tigela). Se não houver alteração nele, se ele for normal, você vê uma camada única de células revestindo seu interior, parecendo uniforme e ordenada, cada célula ao lado da outra, como no círculo à esquerda, na ilustração a seguir.

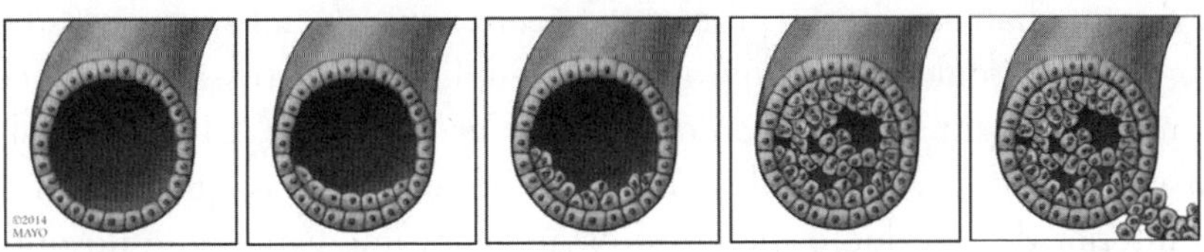

Da esquerda para a direita: ducto mamário normal; hiperplasia ductal usual (HDU); hiperplasia ductal atípica (HDA); carcinoma ductal in situ (CDIS); carcinoma ductal invasivo (CDI). Usado com permissão da Mayo Foundation for Medical Education and Research. Todos os direitos reservados.

Quando uma coisa qualquer estimula essas células a proliferar (mutações, estrogênio, IGF-1 etc.) e elas formam uma segunda camada, que também é ordenada, chamamos isso de *hiperplasia ductal usual* (HDU) – o segundo círculo da nossa ilustração. Como a pele fabricando uma nova sarda, a HDU não é melanoma e ninguém a extirpa; é apenas parte do envelhecimento. Entretanto, quando essas células da HDU se tornam desorganizadas, crescendo sem controle ou ordem, criando camadas múltiplas e mudando de forma, elas são chamadas de atípicas. A hiperplasia ductal atípica (HDA) – o terceiro círculo – precisa ser removida quando identificada. A HDA é uma lesão proliferativa precursora, discutida no capítulo 6. Eventualmente, se um determinado número de células atípicas invade o espaço vazio do ducto de tal modo que ele se expande além de 2 mm, ou se 2 ductos adjacentes contêm HDA, então o patologista rotula isso como câncer de mama.[2]

Mais especificamente, a HDA evolui para a forma mais inicial de câncer de mama, o *carcinoma ductal in situ* (CDIS), que é diagnosticado em 1 de cada 33 mulheres – o quarto círculo. Quando não tratados, 36% dos CDIS eventualmente rompem a parede do ducto, invadindo o tecido mamário em volta.[3] Entendeu? Isso significa que 64% dos casos de CDIS poderiam ficar parados pelo resto da sua vida sem nunca causar danos. O problema é que tentamos e tentamos descobrir qual o terço que invade e quais os dois terços que não (por meio da idade da paciente, do grau do tumor, tamanho e assim por diante), mas só constatamos que todos os CDIS têm a mesma propensão para invadir.[4] De modo que – sim! – acabamos tratando sem necessidade 2/3 das mulheres com CDIS.[5] Se as células de câncer atravessam a parede do ducto 1 mm ou menos, denominamos isso CDIS com microinvasão.

Quando um volume de células maior que 1 mm atravessa a parede do ducto, chamamos esse processo de *carcinoma ductal invasivo* (CDI) – o quinto círculo. A mesma história se aplica à progressão do câncer num lóbulo, que se torna *carcinoma lobular invasivo* (CLI). Essa palavra sinistra, invasivo, simplesmente se refere a células que estiveram no interior de um ducto intacto e estão agora imediatamente do outro lado da parede daquele ducto, bem aí na sua mama, onde tiveram início. Embora estejamos usando a palavra invasivo, não temos qualquer ideia a esta altura se o câncer invadiu ou não alguma outra parte – por exemplo, seus gânglios linfáticos ou seu fígado. A patologista só olha a pequena fatia de tecido do tumor, cuja biópsia foi feita por alguém; ela não faz ideia de se aquele câncer se espalhou para fora da mama. O câncer invasivo (CDI/CLI) é capaz de entrar *potencialmente* nos vasos linfáticos ou na corrente sanguínea e viajar a outros órgãos (metástase), mas, no momento do diagnóstico, só 5% de todo o câncer fez metástase, passando através dos gânglios linfáticos a órgãos como o pulmão, ou aos ossos. Está me acompanhando até aqui?

Farei aqui uma nota breve sobre o CLI em comparação com o ductal. O CLI tende a invadir a mama em forma de uma fila única, como a fila que as crianças fazem, para o recreio, em linha reta. Esse padrão não declara de pronto sua presença. Só aparece uma massa nas imagens ou exame quando finalmente ele começa a ocupar bastante espaço, a ponto de ser reconhecido. É por isso que o CLI tende a ser um bocado maior que o CDI no momento do diagnóstico.[6] Apesar desse fato, estágio a estágio, o CLI tem um índice de sobrevida igual ou até melhor que o CDI, devido à biologia mais amadurecida.[7] O CDI e o CLI são tratados exatamente da mesma maneira.

Um outro subtipo sorrateiro merece atenção especial: o câncer de mama inflamatório. Esse tumor muitas vezes se apresenta sem qualquer massa, e o primeiro sinal é uma mama repentinamente inchada, vermelha e dolorosa, com a pele mais espessa e esburacada, parecendo casca de laranja. Isso pode ser tomado como infecção mamária, então, se os antibióticos não limparem tudo em alguns dias, consulte urgentemente um cirurgião de mama, pois o câncer de mama inflamatório necessita de tratamento o mais rápido possível.

O laudo da biópsia por agulha grossa

Agora que você tem uma compreensão básica de como células normais se tornam anormais, preenchendo ductos ou lóbulos e rompendo suas paredes (isto é, invadindo), vamos explorar os detalhes mais importantes dessa condição. O laudo da patologia da biópsia por agulha grossa ("caminho") revela muito sobre a biologia inerente ao seu câncer, e essa informação ajuda a guiar a nossa estratégia de tratamento. O laudo do caminho define o tipo de câncer, o grau e se está nos gânglios linfáticos ou vasos sanguíneos do tecido mamário; provê também um perfil de biomarcadores, composto de 4 marcadores biológicos, todos discutidos a seguir. O tumor é então classificado num *subtipo molecular*, que os seus médicos usam para formular um plano.

MAMA DIREITA 11 HORAS 4 CM FN* (biópsia por agulha grossa)

* *CM é a sigla para centímetros; FN, para from nipple, isto é, a partir do mamilo. (N.T.)*

- Carcinoma ductal invasivo
- Grau histológico Bloom-Richardson modificado 2 (em 3); Pontuação total: 6/9
- Grau nuclear: 2 (em 3)
- Formação tubular: 3 (em 3)
- Índice mitótico: 1 (em 3)
- Não há invasão linfovascular identificada.

Vamos começar do começo. Os médicos documentam uma área de interesse como se a sua mama fosse um relógio, segundo o ponto de vista deles. Assim, no nosso resultado transcrito, "MAMA DIREITA 11 HORAS 4 CM FN", essa massa está situada no quadrante superior externo da mama direita. A "pior" notícia é sempre escrita em primeiro lugar num laudo, de modo que aqui temos um "carcinoma ductal invasivo". Em seguida, ficamos sabendo o grau, que compara as características da célula cancerosa com as de uma célula normal, dando-nos informação sobre quão hostis as células poderiam ser. O grau pode ser chamado de 1, 2, 3; baixo, intermediário, alto; ou, bom, moderado e precariamente diferenciado (é tudo a mesma coisa). O grau 1 tem aparência similar à da célula mamária original, o grau 2 é mais alterado e o grau 3 tem aparência selvagem. Se há pontuação de Nottingham ou Bloom-Richardson modificada no seu laudo, isso detalha como o patologista chegou ao seu grau final. Conclusão: quanto mais alto o grau, mais agressivo o câncer; mas o grau é apenas uma das muitas características que examinamos.

Alguns resultados de patologia especificamente notam se há células de câncer pelos vasos ou nervos mamários – o que se denomina *invasão linfovascular* ou *invasão perineural*, respectivamente. Mesmo quando presente a anotação, isso não quer dizer que as células se espalhem para fora da mama; é, porém, mais um sinal de agressividade.

Mais ou menos uma semana depois do primeiro resultado da sua biópsia, você também receberá o *perfil do tumor* (ou perfil de *biomarcadores*), que provê informação crítica sobre a biologia do seu câncer. Vamos examinar linha por linha um exemplo de perfil de tumor, para que você aprenda a desvendar os mistérios aí ocultos.

Perfil de biomarcadores de carcinoma mamário invasivo

MARCADOR PROGNÓSTICO	RESULTADOS (%) POSITIVOS	INTENSIDADE DE COLORAÇÃO	RESULTADO DO TESTE
Receptor de estrogênio	98%	3+	Positivo
Receptor de progesterona	79%	2+	Positivo
Teste HER2 IHC		2+	Equívoco
HER2 (FISH)			Negativo
Antígeno Ki-67	26%		Alto

O mais importante: o câncer é alimentado por estrogênio e progesterona? Idealmente, nós vemos uma alta porcentagem (varia de 0% a 100%) de receptores de estrogênio (RE) e receptores de progesterona (RP) com forte intensidade de coloração (variação de 1 a 3+, 3+ sendo mais forte). Neste exemplo, o estrogênio alimenta 98% das células de câncer e a progesterona estimula 79% delas. Alguns resultados laboratoriais reportam, em vez disso, uma pontuação Allred, que situa RE e RP numa escala de 0 a 8; mais alto é melhor. Quando os hormônios em circulação atingem esses receptores, eles fazem sinal às células de câncer para se multiplicarem e dividirem, de maneira que, quando a sua porcentagem de RE é alta, isso significa que o câncer está sendo altamente alimentado pelo estrogênio. Lembre-se, mesmo as mulheres na pós-menopausa têm grande quantidade de estrogênio, graças à enzima *aromatase*, que anda pelas células de gordura, convertendo esteroides em estrogênio. Embora talvez não soe tão bom assim ter um monte de estrogênio zanzando em torno de um tumor RE(+) movido a estrogênio, amamos esses receptores, presentes em cerca de 80% dos casos de câncer. Acima de tudo, eles estão associados a câncer menos agressivo, mais curável.[8] Em segundo lugar, se o estrogênio os alimenta, podemos deixá-los famintos, com terapia endócrina, usando uma pílula antiestrogênio. Finalmente, se você não tem RE, provavelmente precisa de quimioterapia como parte da sua cura, mas a quimio (revestimento de prata) é muito eficaz contra a maior parte dos tumores estrogênio-negativos RE(–). Nós não temos nenhuma terapia estritamente dirigida a RP, mas quanto mais alto o RP, menos agressivo o câncer.

Com os tipos de câncer invasivos, o seu perfil de tumor inclui um gene encarregado do crescimento e do reparo da célula chamado *receptor de fator de crescimento epidermal humano*, ou HER2/neu (também conhecido como erbB-2), ou, mais comumente, HER2 (siglas das palavras em inglês). Em 15% dos casos de câncer o HER2 é excitado. Isso se testa de 2 maneiras. Em primeiro lugar, você vê o teste de IHC (imuno-histoquímica). A pontuação 0 ou 1+ na IHC mostra *ausência* de HER2; 3+ mostra *presença* de HER2; e 2+, inconclusivo. Neste último caso faz-se novo teste usando FISH (hibridização *in situ* por fluorescência), que geralmente produz uma resposta definida. O câncer do tipo HER2 positivo [HER2(+)] é mais agressivo que o HER2 negativo [HER2(–)], de maneira que quase sempre necessita de quimioterapia. Eis a ótima notícia: se você recebeu diagnóstico de câncer invasivo HER2(+), tratamentos dirigidos como Herceptin e Perjeta destroem esse subtipo com tamanha eficácia e precisão que o HER2(+), uma vez tratado, tem o *melhor resultado de todos os subtipos*.

Um dos mais agressivos subtipos de câncer de mama leva o nome de *câncer de mama triplo negativo* (TNBC – *triple negative breast cancer*). "Triplo negativo" refere-se à ausência desses 3 receptores sobre os quais acabamos de discutir na superfície da célula tumoral: receptores de estrogênio, progesterona e HER2. É verdade que o TN geralmente carrega o pior prognóstico de todos os subtipos, mas, como mencionado, a quimioterapia funciona bem contra tumores RE(-), incluindo TN. De fato, quando as pacientes de TN recebem quimioterapia antes de remover o câncer, constatamos que a quimio literalmente destrói até a última célula cancerosa na mama e nos gânglios linfáticos em cerca de 30% dos casos.[9] Quando acontece, chamamos isso de *resposta patológica completa* ou RPC. As mulheres que têm RPC mostram índices de sobrevida dramaticamente melhores, espelhando aquelas com subtipos RE(+).10 Nos casos de TN, a maior parte do seu risco de recidiva recai nos três primeiros anos – e depois de cinco anos livre de câncer você está de parabéns.[11] Sem dúvida, faça voar pelos ares uma rolha de champagne nesse dia.

A parte final do perfil do tumor analisa o antígeno Ki-67. O Ki-67 responde à pergunta: "Quantas células estão se dividindo ativamente aqui?". Ou seja, uma célula se transformando em duas células ao invés de estar dormente. A porcentagem de células que proliferam varia de 1% a 100% – o ideal é menos de 11%, e nós consideramos alta mais de 20% (os números variam de um laboratório para outro, então verifique o seu resultado). Quanto mais baixo o número, mais preguiçoso o seu câncer. Nós amamos essa turma do sofá! Mas certos tratamentos (quimioterapia) funcionam melhor contra as células que se dividem depressa, portanto não tenha medo caso o seu Ki-67 seja alto como o céu.

Se você está examinando um resultado que cobre todo o histórico do seu câncer, removido após a quadrantectomia ou mastectomia, então o laudo incluirá informação adicional: tamanho do tumor final, número de tumores encontrados, outras lesões tais como CDIS, o *status* da margem (se está livre ou se há câncer na borda dos tecidos removidos), quantos nódulos foram removidos e se algum nódulo contém câncer.

Subtipos moleculares: perfil de um vilão

Embora tudo seja chamado de câncer de mama, sob o microscópio existem pelo menos 21 subtipos únicos. O *comportamento* das células tem muito mais importância que a aparência delas. Um *serial killer* pode ter aparência bela e simpática – mostre-me suas intenções e capacidades, não sua fotografia. É isso o que faz o perfil molecular: usando os 4 marcadores biológicos, sobre os quais acabamos de discutir, os médicos classificam os tumores em um dos 5 distintos perfis moleculares, cada um com sua própria propensão genética variável de se apresentar, responder e retornar. A classificação em subtipos moleculares combina a presença ou ausência de RE e RP em uma categoria de *receptores hormonais* (RH+/RH–) com superexpressão de proteína HER2 (HER2+/HER2–) e Ki-67, conforme detalhado no quadro a seguir.

Luminal A (RH+/HER2–): 74% dos casos de câncer, muito RE(+), baixo grau, Ki-67 mais baixo e melhor prognóstico; tratado com terapia endócrina; quimio menos aconselhada em geral; associado com menarca precoce, menopausa tardia, TRH, parto tardio.

Luminal B HER2+ (RH+/HER2+), também chamado *triplo positivo*, e **Luminal B HER2–(RH+/HER2–):** 10% dos casos de câncer, menos células RE(+), graus de 2 a 3, Ki-67 mais elevado; tratados com terapia endócrina, geralmente quimio; somar drogas anti-HER2 para triplo positivos; associados a ganho de peso após os 18 anos de idade.

HER2 enriquecido (RH–/HER2+): 4% dos casos de câncer, grau elevado, agressivo; tratado com quimio e drogas anti-HER2.

Triplo negativo (RH-/HER2–): 12% dos casos de câncer, inclui tumores basais, alto grau, alta divisão, sobrevida mais precária sem terapias direcionadas disponíveis; tratado com quimio; menos comum com lactação anterior, mais comum em afro-americanas.[12]

Em alguns dos subtipos mais favoráveis, por exemplo, Luminal B (RH+/HER2), casos de câncer com 0 a 3 nódulos envolvidos, o perfil molecular nos dá uma imagem borrada do nosso vilão; precisamos de uma fotografia mais clara para saber se deveria ser usada quimioterapia contra esse câncer. Ganhamos conhecimento sobre que genes movem um câncer em particular usando o *perfil genômico* de um dos vários testes disponíveis comercialmente: Oncotype DX, MammaPrint, EndoPredict, PAM50/Prosigna ou Índice do Câncer de Mama (Breast Cancer Index - BCI). Esses ensaios interrogam as células cancerosas a respeito da presença ou ausência de uma série de marcadores biológicos – alguns, é bom que se tenha; outros são ruins – e dependendo do que o seu tumor pessoal expressa ou não, tudo é jogado num algoritmo, que cospe a porcentagem de chance de esse vilão voltar nos próximos 10 anos, num local mais sinistro, como fígado, cérebro ou osso. Se o risco de recidiva é elevado, a quimio pode fazê-lo baixar; mas quando o risco é baixo, *a quimio não pode baixar mais um número baixo* – então, preserve o seu cabelo, amiga![13] Mais sobre quimio daqui a pouco.

O ESTÁGIO DO SEU CÂNCER

Iniciado em 1959, o sistema de estadiamento TNM provê uma linguagem internacional do câncer para os médicos se comunicarem com clareza sobre a anatomia do tumor e a extensão da doença: T = tamanho do tumor; N = nódulos; M = metástases. Uma vez que o valor de se estabelecer o estágio está em prever a sobrevida e guiar o tratamento, em 2018, os fatores biológicos (grau, RE/RP, HER2) e os perfis genômicos (Oncotype, MammaPrint) foram incorporados ao sistema de estadiamento. Adicionar esses dados biológicos e genômicos faz o estabelecimento do estágio se tornar bem mais significativo em termos de prognóstico do que apenas a anatomia (a parte do TNM). Entretanto, a maior parte das pessoas no mundo não pode pagar pela tecnologia para se estabelecer o estágio além das características anatômicas no TNM, de maneira que vai levar algum tempo até os novos critérios de estabelecimento do estágio serem aplicáveis globalmente.

Ninguém sabe quanto tempo vai viver – com ou sem câncer –, mas, às vezes, as previsões confortam. Uma prefere não saber seu prognóstico; outra precisa de uma ideia geral sobre o que esperar. Lembre-se, você não é uma estatística. As porcentagens de sobrevivência refletem o resultado de grandes números de mulheres no mesmo estágio que o seu; a sua equipe de oncologia pode lhe ajudar a chegar a uma visão mais personalizada, se você assim o desejar. Na conversa de médico, a "sobrevida de 5 anos" [5YS – sigla de 5 *years survival*, em inglês] fala da porcentagem de pacientes vivas cinco anos depois – isto não quer dizer que você morre no sexto ano! Tornamos públicos os índices 5YS, 10YS, 15YS, pois os tratamentos melhoram o tempo todo; um índice de 15YS (quinze anos de sobrevida) reflete tratamentos que têm pelo menos quinze anos de duração, o que é menos relevante para você que os dados 5YS. O quadro a seguir reflete o estabelecimento de estágios anatômicos (TNM) com 5YS; depois, vamos rever exemplos de como o novo sistema de estabelecimento de estágios incorporando informação genômica é capaz de virar a cabeça do sistema de estágios TNM. Não importa qual o estágio do seu câncer, todo estágio tem esperança.

ESTÁGIO 0: CDIS (carcinoma ductal *in situ*). Células cancerosas presas ao interior dos ductos mamários sem capacidade de se espalhar. CLIS (carcinoma lobular *in situ*) não é câncer, apesar do nome; 25% dos casos de câncer de mama; 100% 5YS.

ESTÁGIO IA/IB: células cancerosas invadem as paredes de um ducto ou lóbulo, mas o tamanho total está abaixo de 2 cm; células não se espalharam para os gânglios linfáticos; 48% do câncer invasivo; de 99% a 100% 5YS.

ESTÁGIO IIA/IIB: câncer com mais de 2 cm que não se espalhou para os gânglios nem invadiu músculos peitorais; câncer com menos de 5 cm de tamanho que se espalhou para de 1 a 3 gânglios linfáticos axilares (axila); 34% do câncer invasivo; 93% 5YS.

ESTÁGIO IIIA/IIIB/IIIC: câncer de qualquer tamanho que se espalhou para 4 ou mais gânglios linfáticos axilares, gânglios em torno da clavícula e/ou gânglios sob o esterno (gânglios mamários internos); câncer com mais de 5 cm que se espalhou para quaisquer gânglios; e tumores que invadiram nos músculos peitorais; 13% do câncer invasivo; 72% 5YS.

ESTÁGIO IV: câncer com metástase além da mama e gânglios próximos a outros órgãos ou gânglios distantes. As áreas mais comumente envolvidas são pulmão, fígado, cérebro e osso. Frequentemente, escuto pessoas dizerem que uma parente teve câncer de mama, mas morreu de câncer do pulmão. Ela provavelmente morreu de câncer de mama que *foi para* o pulmão. Quando o câncer de mama faz metástase no pulmão, continua com a aparência e a conduta de câncer de mama, não de câncer de pulmão. 5% do câncer invasivo. 22% 5YS.[14]

Quando você joga a biologia na mistura para se estabelecer o estágio incorporando perfis moleculares (MammaPrint, Oncotype), as previsões dos índices de sobrevida superam o que prevê a anatomia do TNM. Por exemplo, é pior ter um triplo negativo agressivo (TN) pequeno do que ter um câncer Luminal A de 5 cm – porque a biologia do TN o torna pior, e a biologia importa mais que o tamanho. Assim, por exemplo, no novo sistema dos estágios, um TN de 1 cm se torna estágio IIA, mesmo quando tem menos de 2 cm e os linfonodos são negativos (TNM estágio IA). Por outro lado, um câncer invasivo triplo positivo grau 2 de 4 cm [RE(+), RP (+), HER2(+)] com um perfil genômico de baixo risco que se espalhou para 9 *gânglios axilares* agora é estagio IB (TNM estágio IIIA). Uau! Essa mulher simplesmente passou de 72% 5YS para 99% a 100% porque damos mais peso à biologia do tumor que à anatomia.

Mundo afora, a distribuição desigual dos estágios de câncer no momento do diagnóstico faz paralelo com as disparidades econômicas globais, como você pode ver no quadro da página seguinte, que mostra o estabelecimento de estágios TNM no momento do diagnóstico numa amostra de mulheres de todo o mundo. Quanto mais baixa a renda, mais avançado o estágio do câncer.

Frequentemente ouço esta interrogação lógica: "Como você sabe com certeza que o tumor não foi para nenhum outro lugar do meu corpo?". Bem, damos uma boa olhada, com exames do corpo, e checamos seu sangue, em busca de indicadores de tumor, que se elevam na presença de metástases no estágio IV. As pacientes com nódulos positivos ou perfis agressivos deveriam considerar estabelecer estágios para o corpo todo, e seu médico pedirá exames por imagens de seu corpo inteiro esperando não encontrar metástases distantes. Os exames que se pode fazer incluem tomografia por emissão de positróns (TEP ou PET, sigla em inglês); tomografia computadorizada (TC) do tórax, abdômen e pélvis; RM do cérebro (para TN e HER2+); e exames dos ossos. Você não conhece verdadeiramente o seu estágio de câncer enquanto não são realizados esses exames, mas nos casos de câncer com perfil favorável, com linfonodo negativo, a exposição à radiação dos exames provavelmente não vale o risco, já que quase certamente serão negativos.

Em todo o mundo: estágio do câncer de mama no momento do diagnóstico (%)15

PAÍS	ESTÁGIO I	ESTÁGIO II	ESTÁGIO III	ESTÁGIO IV
Brasil (2008–2009)	20	47	28	5
Canadá (2000–2007)	41	38	13	8
China (1999–2008)	19	55	23	3
Dinamarca (2000–2007)	29	47	16	8
Egito (South Cancer Inst., 2001–2008)	11	39	25	25
Iraque (Curdistão, 2006–2008)	5	53	32	10
Líbia (2008–2009)	9	26	54	12
Malásia (Costa L. e Kuala Lumpur, 2005–2007)	5	39	45	11
Nigéria (Lagos, 2009–2010)	6	15	63	16
Tailândia (2009)	12	38	41	9
Reino Unido (2000–2007)	40	45	9	5
Estados Unidos (2004–2010)	48	34	13	5

Porcentagens arredondadas para o número mais próximo com possibilidade de não somarem 100; CDIs e estágios desconhecidos excluídos.

Por quanto tempo você teve câncer?

Uma vez que as pacientes entendem o *continuum* de doença que define a formação e progressão de células de todo câncer, quase todas perguntam: "Quando começou essa coisa?". Na verdade, as suas células cancerosas invadiram uma parede em algum lugar entre três e vinte anos atrás – e, porque sei que você está pensando nisso, nem você nem seu médico teriam sido capazes de senti-las ou descobri-las naquela época. Mesmo antes disso, as células poderiam ter passado por mutação e se transformado em atipia; talvez até mesmo no tempo remoto em que você se encontrava na barriga da sua mãe (você se lembra das exposições a DES que causaram câncer vaginal?).[16] Tudo isso tem a ver com quantas células estão se dividindo ativamente em qualquer momento dado, e a que velocidade. As células se replicam de maneiras diferentes com base em sua biologia, mas em média, para as mulheres mais jovens que 50 anos, elas se duplicam a cada 80 dias; para as que têm entre 50 e 70 anos, 157 dias; e para aquelas com mais de 70, 188 dias. Portanto, leva em torno de três a seis meses para uma célula se tornar duas, e nem todas as células de câncer estão se dividindo ativamente.[17] Preste atenção: um câncer do tamanho de um cubo de açúcar abriga 1 bilhão de células.[18] Então, por exemplo, numa mulher de 61 anos de idade, com massa de 1 cm e 20% de suas células se dividindo ativamente, aquela primeira célula passou pela mutação há 10,3 anos. Está claro que a TRH que ela fez nos últimos três anos não criou esse câncer, mas pode tê-lo alimentado, fazendo que surgisse mais cedo. Isso também se aplica à pílula do dia seguinte que alguém tomou há dois meses, e ao bife que você comeu na semana passada.

A verdade é que algumas mulheres vivem e morrem com, mas não de, câncer – doença que nunca souberam que tinham –, e em outros casos o câncer até poderia ter desaparecido por conta própria. Como sei disso? A partir das autópsias de mulheres *sem* câncer de mama conhecido que morreram de alguma outra coisa, por exemplo, um acidente. Uma série combinada de autópsias de 852 mulheres mostrou que 39% daquelas com idade entre 40 e 49 tinham CDIS – e vejam só: apenas 10% delas à idade de 50 a 70 anos tinham CDIS![19] Aonde foram parar todos os CDIS? Do mesmo modo, pesquisadores da Noruega e da Suécia postularam que alguns casos de câncer detectados através de mamografia podem espontaneamente regredir.[20] Dividiram mais de 600 mil mulheres em dois grupos, ao acaso: mamografias regulares por seis anos começando agora ou começando quatro anos mais tarde. Era de se esperar que o grupo retardatário tivesse menos casos de câncer encontrados nesses primeiros quatro anos, já que não estava fazendo exame por imagens – que foi o que aconteceu (elas tiveram 49% menos câncer que o grupo da mamografia). Mas, uma vez que começaram a fazer mamografia, deveriam alcançar em números o outro grupo, certo? Não alcançaram. No grupo que começou mais tarde, 14% *menos* casos de câncer de mama foram localizados, sugerindo que um certo número de casos de câncer vai embora.

Não entenda mal. Diante de um diagnóstico de câncer (ainda) não somos capazes de saber qual regredirá sem qualquer tratamento; portanto, o melhor curso de ação será: melhor você em segurança que arrependida.

Você causou o seu câncer?

É provável que não possamos identificar exatamente como ou por que esse câncer surgiu na sua mama. A resposta remonta às nossas discussões sobre sementes e solo, sabendo que o câncer resulta de uma verdadeira tempestade formada por influências carcinogênicas, fatores genéticos e o microambiente do tumor. Ao invés de ficar obcecada em tentar saber por que aconteceu com você, nutrindo um sentimento de culpa inútil, o preferível é nos concentrarmos numa estratégia. Temos que admitir que há casos em que o câncer dribla o melhor dos exércitos enviado para combatê-lo, mas o *momentum* de outros subtipos pode ser interrompido ou revertido – como o CDIS das autópsias que acabo de mencionar. Nossos corpos não são indefesos contra essa doença.

Você se lembra do estudo do capítulo 4, que chegou à conclusão de que *dieta* e *exercício* transformaram o sangue de mulheres obesas numa máquina de combate ao câncer em apenas duas semanas, destruindo células mamárias cancerosas numa placa de petri? E de quando o regime alimentar e o estilo de vida reverteram o câncer de próstata comprovado por biópsia em homens? E de quando (dois capítulos atrás) o ácido retinoico transformou a atipia e o câncer *in situ* voltou ao normal? Todos temos espaço para melhoria, e agora que você sabe que suas células mamárias são capazes de gerar um câncer, vamos apertar o botão *reset* e ter a certeza de que nossos corpos vão se tornar inóspitos ao retorno do câncer. Você tem o poder de mudar o futuro do seu corpo.

Mas, em primeiro lugar, vamos nos livrar desta coisa.

Quais são as suas opções de tratamento?

Nos Estados Unidos, somos bastante bons no tratamento e na cura dessa doença. Quer prova? Basta perguntar aos 3,5 milhões de mulheres que andam hoje por esse país afora com uma história pessoal de câncer de mama![21] Os índices de mortes por câncer de mama foram subindo 0,4% ao ano até 1975; depois de 1989, a mortalidade deu uma guinada para o lado oposto, entre todas as raças e idades, caindo 36%.[22] Congratulações para a detecção em estágio inicial e para o melhor tratamento![23] Contamos com 5 ferramentas eficazes na nossa caixa de ferramentas (não que você precise usá-las todas): quimioterapia, cirurgia, radiação, terapia hormonal e terapias direcionadas. Vamos mergulhar em todas essas opções e explorar o que faz sentido para quais tumores.

Quimioterapia

Antes de tudo, abordemos a preocupação que eu mais escuto: "Tenho que fazer quimio?". Bem, você não *tem* que fazer nada que não escolha fazer, mas, para evitar uma recomendação de quimioterapia em segurança, nós geralmente precisamos ter 4 dos seguintes fatores como verdadeiros para o seu câncer: RE(+), HER2(-), menos que 4 nódulos envolvidos e uma pontuação de baixo risco no ensaio genômico (MammaPrint, Oncotype). Em qualquer situação dada, ter uma pontuação genômica de baixo risco poderia servir de trunfo em relação a qualquer um dos outros fatores, autorizando você a ficar fora da quimio. O oposto geralmente culmina numa recomendação de prosseguir com a quimio, sendo que, neste caso, você só precisa de um desses fatores: RE(–), HER2+, 4 ou mais nódulos envolvidos e uma pontuação de ensaio genômico de alto risco.

Ninguém jamais quer fazer quimio, mas as pessoas também não querem morrer; embora a quimio não venha com garantia de ficar livre do câncer, muita gente opta por ela quando o benefício supera o risco. Para chegar a essa conclusão, o seu médico oncologista irá analisar todas as variáveis que ele conhece sobre câncer. Introduzindo os seus dados em modelos de computador, como Adjuvant! Online, e pesando os resultados dos testes genômicos (MammaPrint, Oncotype), fará uma previsão do benefício que você irá receber de terapia endócrina com ou sem quimioterapia. Agora mais do que nunca nos apoiamos na genômica, mas infelizmente, para a maior parte das pessoas no mundo, está vedado o acesso a essa ferramenta cara, que muitas vezes reverte o que a intuição nos manda fazer. Por exemplo, para a experiência MINDACT, 23% de mulheres com MammaPrint de baixo risco não precisavam de quimio. Já a introdução de dados como alto grau de tumor e nódulos positivos em modelos de computador teriam levado à recomendação de quimio.[24] O estudo pegou essas 1.550 mulheres com "aconselhamento" conflitante, em cima do muro, no que dizia respeito à necessidade de quimioterapia e as distribuiu ao acaso entre quimio *versus* não quimio, acompanhando-as depois, durante dez anos. Não veio à tona uma diferença significativa em matéria de sobrevida. Em outras palavras, como a quimioterapia não pode tornar um risco baixo de recidiva ainda mais baixo, não faça quimioterapia. Em geral, a maioria das pessoas se inclina a fazer quimioterapia com 5% ou mais de benefícios no sentido de sobrevida;[25] outras, invocando o Dr. Seuss,* são categóricas: "Não aqui, nem ali, nem em lugar nenhum".

A quimioterapia é geralmente dada na sua veia, a cada uma, duas ou três semanas até o máximo de seis meses e leva cerca de quatro horas para ser administrada. Uma meta-análise de 2017 incluiu 25 experiências nas quais 34.122 pacientes com câncer de mama no estágio inicial foram tratadas em regime de "dose densa", querendo dizer que a quimio foi administrada a cada duas semanas.[26] A dose densa produziu menos recidiva (4,3%) e índices de sobrevida mais elevados (2,8%) em dez anos, em comparação com o regime padrão a cada três semanas. Dado que os

* *Poeta e escritor com obras publicadas para o público infantil. (N.T.)*

ciclos foram tolerados da mesma maneira, eu favoreceria a dose densa – por que não tirar todo o benefício possível de uma experiência indesejada?

A quimio não tem alvo ou receptor; ela sai voando pela corrente sanguínea e tenta destruir células que se movem depressa. Como não sabe a diferença entre células cancerosas que se movimentam rapidamente e células normais de alta rotação, abundam os prejuízos colaterais a todas as células normais que se movem depressa. Folículos capilares? Careca. Unhas? Frágeis. Trato gastrointestinal? Vômito. Mas, agora, a parte ótima – Tumor triplo negativo? BAM! HER2(+)? *Aniquilado*. Isto também explica por que certos tumores respondem mal a quimio; por exemplo, RE(+) com taxa de divisão baixa? *Entediante, de movimentos lentos, a quimio o ignora*. Portanto, veja você, quanto mais agressivo o tumor, mais eficaz a quimio – uma boa notícia para quem consulta o Google e acaba de ler que possui "o pior tipo" possível. A quimioterapia, de repente, parece valer os efeitos colaterais temporários de perda de cabelo (alopecia), fadiga, náuseas, vômito e risco de infecção (da imunossupressão); mesmo complicações potencialmente permanentes tais como lesão do nervo nas mãos e pés (neuropatia), quimiocérebro (pensamento nebuloso), osteoporose, danos ao coração, infertilidade, menopausa precoce e leucemia aguda soam melhor que a possibilidade de morrer.[27]

Falando em quimiocérebro – quando você sente a mente lenta e esquecida por conta dos tratamentos quimioterápicos –, consulte seu médico sobre a segurança de combinar metilfenidato, aspirina e eritropoietina com o seu tratamento quimioterápico,[28] e se tudo bem usar antioxidantes (vitaminas A, C, E, glutationa, selênio, coenzima Q-10, melatonina e N-acetilcisteína) nos intervalos entre os ciclos.[29] Evidência crescente sugere que essas intervenções podem ajudar a evitar a cabeça confusa depois dos tratamentos com quimio.

Dispomos de consertos para muitos dos efeitos colaterais indesejados da quimio, e terapias complementares e integradas muitas vezes provêm um mundo de cuidados de apoio durante esse momento desafiador. Você pode até usar uma touca de gelo na cabeça, desviando a quimio do couro cabeludo e reduzindo a perda de cabelo. Outro truque é manter os dedos das mãos e dos pés em água gelada para afastar o sangue saturado de quimioterapia, o que ajuda a evitar a neuropatia. A maior parte das mulheres trabalha enquanto faz a quimio, tirando uns poucos dias de folga conforme a necessidade, depois de cada ciclo de tratamento. As pacientes frequentemente me dizem que conhecem alguém que morreu por fazer quimioterapia, e não propriamente por conta do câncer. Estatisticamente,

1,3 em cada 1.000 recebendo quimioterapia morre devido ao tratamento recebido. Portanto, não sei como tanta gente conhece alguém com quem isso aconteceu! Mas a quimio em princípio não vai matar 999 de cada 1.000 que optarem por ela.[30]

Só porque sei que você está pensando nisso, se você fizer radiação, não, você não pode escapar da quimio. Por que não? Cirurgia e radiação impedem o câncer de retornar localmente, *onde ele começou*, na mama, pele, músculos peitorais ou nódulos. Em contraste, a quimio e as terapias hormonais e terapias direcionadas (sobre as quais vamos discutir em breve) reduzem o risco de recidiva no local para *onde ele está indo* (para o fígado, por exemplo). A quimio melhora as taxas de sobrevida (e também diminui a recidiva local na mama, mas não é por isso que você a faz). Assim, se você necessita de quimio para que ela chegue a todas as células do corpo (terapia sistêmica), a radiação não exclui essa necessidade, nem a cirurgia (terapia local).

O que você deveria fazer em primeiro lugar: quimio ou cirurgia? Você quer fazer aquilo que torne a sua vida mais longa. Acaba que não importa qual faz primeiro, de maneira que não existe escolha errada.[31] Mesmo que a sobrevida permaneça a mesma, se você definitivamente precisa de quimio (digamos, por conta de tumor TN), há benefícios da quimio antes da cirurgia (chamada *quimioterapia* neoadjuvante):

1. Um câncer grande, que requeira mastectomia, poderia encolher o suficiente para tornar a quadrantectomia, cirurgia parcial, cosmeticamente factível (margens livres).

2. Tudo está acontecendo depressa demais e você não sabe se quer mastectomia ou não. Com a quimio, você tem de quatro a seis semanas, enquanto espera pelo seu painel de mutação genética (BRCA, etc.) e consulta cirurgiões plásticos para considerar suas opções de reconstrução sem pressa.

3. É reconfortante poder medir a resposta do tumor ao tratamento para ter certeza de que as drogas estão funcionando (a redução do tamanho faz tudo parecer valer a pena; o crescimento nos faz mudar nossa estratégia).

4. Talvez você possa participar de um ensaio clínico que requeira a presença do tumor para monitorar a resposta.

5. Você descobre se o câncer desapareceu totalmente com a quimio – o que se chama de *resposta patológica completa* (RPC) – depois da

cirurgia, quando o patologista não acha células de câncer remanescentes no tecido removido. Uma mulher com RPC tem índices de sobrevida mais altos, mas você não teria esta informação se tirasse o tumor e depois fizesse quimio (você teria o mesmo índice mais elevado de sobrevida, mas não saberia disso).[32]

Caso você decida fazer a cirurgia primeiro – e vamos discutir isso em seguida –, não deixe passar mais de noventa dias entre a sua última operação e o início da quimio. Analisando 24.843 pacientes do Registro de Câncer da Califórnia (California Cancer Registry), com diagnósticos de estágios I a III de câncer de mama, os pesquisadores encontraram índices de sobrevida equivalentes quando as mulheres começaram a quimio dentro de noventa dias a partir da cirurgia. Depois do 91º dia, você ultrapassa a janela de oportunidades que se traduz em: 34% de redução da sobrevida para todas e 53% de piora para TN, em comparação com começar em noventa dias.[33]

Vamos falar de cirurgia

Você lembra que eu sou cirurgiã, certo? Estou há 9 capítulos esperando por esta parte! É hora de bater um papo sobre o que é preciso para remover o seu tumor com a intenção de curá-lo e de uma forma que lhe inspire confiança no seu futuro, deixando a sensação de que é *você* mesma quem está na sua própria pele.

Você deve fazer quadrantectomia ou mastectomia?

Todo mundo que tem câncer de mama precisa de uma operação se quiser ter certeza de remover o câncer do seu corpo, já que qualquer outra coisa que façamos em relação ao câncer pode ou não (geralmente não) fazê-lo desaparecer até à última célula. Nós temos duas maneiras de tirar esse intruso da sua mama: (1) *quadrantectomia* (também chamada de mastectomia parcial ou cirurgia de conservação da mama), que remove o câncer com uma borda de mama saudável em volta; e (2) a *mastectomia*, que tira todo o tecido mamário, com nada ou parte da pele sobre ele.

Preparada para ler algo chocante? Quando se trata câncer de mama invasivo, remover a sua mama inteira não lhe adiciona nem um dia a mais à vida, em comparação com conservar a sua mama. É isso mesmo que você leu. Seis estudos de referência alteraram o panorama da cirurgia de câncer de mama nos anos de 1980, revelando a seguinte verdade: remover a mama com mastectomia ou conservar a mama com quadrantectomia (com ou *sem* radiação) produz taxas idênticas de sobrevida ao câncer de mama.[34] Caramba! Há aqui uma exceção: adicionar radiação após a quadrantectomia nos casos de câncer de maior risco produziu um acréscimo de 5,3% de benefício de sobrevida quinze anos mais tarde.[35] E as taxas de recidiva local, isto é, câncer que volta à mama ou axila? *Quase idênticas*, se você escolhe fazer quadrantectomia com radiação ou mastectomia. Chocante, não? Reiterando, ambos os índices de sobrevida e de recidiva local são essencialmente idênticos se você conservar a sua mama e fizer radiação ou remoção do seio inteiro com mastectomia. Embora a quadrantectomia sem radiação tenha índices de sobrevida similares, o índice de recidiva local vai triplicar em comparação com adicionar radiação ou optar por mastectomia. Portanto, a quadrantectomia sem radiação é geralmente por demais arriscada – com exceções, as quais serão discutidas a seguir.

Dispomos de todas essas provas porque pesquisadores acompanharam milhares de mulheres durante décadas, depois de distribuí-las ao acaso por 3 grupos de tratamento: só quadrantectomia, quadrantectomia com radiação ou mastectomia. Eles rastrearam quem viveu, quem morreu, quem teve recidiva e quem não teve – e mais de vinte anos depois, ainda vemos sobrevida igual e, essencialmente, recidiva local igual em mastectomia e quadrantectomia com radiação.[36] A mastectomia teve índices de recidiva local ligeiramente mais baixos a longo prazo, mas isto não teve impacto na sobrevida – e, lembre-se, todas as terapias adjuvantes modernas (uma expressão genérica para quimio pós-cirurgia, radiação, antiestrogênios e terapias direcionadas) diminuem a recidiva local mais do que antes. Esses estudos tiveram início nos anos de 1980, de modo que as mulheres receberam os tratamentos há cerca de quarenta anos. Por exemplo, 10% dos casos de câncer HER2(+) costumavam reaparecer na mama dentro de três anos depois da quadrantectomia com radiação, mas com a recente adição de drogas anti-HER2 – *não mastectomia* – o número agora é de 1%.[37]

Seja optando por quadrantectomia com radiação ou por mastectomia, se você aceita tratamentos adjuvantes, a sua expectativa será de que o câncer se mantenha distante da sua mama ou parede torácica por muitos e muitos anos – e, mais provavelmente, para sempre. Para todos os estágios combinados, o índice de recidiva local em cinco anos é de 1,8%,[38] e de 0,8% para os casos de câncer no estágio I.[39] Lembre-se, essa previsão não diz respeito a metástase, mas se refere a câncer recorrente na mama ou pele do peito ou ainda nódulos próximos ao local onde tudo começou.

Mais adiante no percurso da vida, à medida que os efeitos das medicações e da radiação se diluam um tanto, e certas células cancerosas tenham a oportunidade de se reagrupar, o câncer retorna dentro de dez anos em 4 a 6% dos casos,[40] e os índices vitalícios se limitam de 10% a 20%.[41] Portanto, uma vez removido, o câncer permanece longe da sua mama ou parede torácica em 80% a 90% dos casos – isso é bastante bom, especialmente quando você se lembra de que recidiva local não quer dizer que você vá morrer, por mais que se tenha de lidar com o tumor outra vez. Seguem-se as taxas de aumento da recidiva local, mas na maior parte dos estudos elas são iguais para quadrantectomia com radiação e mastectomia, de maneira que as opções cirúrgicas permanecem equivalentes: nódulos positivos, margens positivas, idade abaixo de 40, invasão linfovascular, TN, HER2(+) não tratado, mais de um tumor no mesmo quadrante (multifocal) ou quadrantes diferentes (multicêntrico) e CDIS extensivo.[42] Dentro de um minuto vamos percorrer a decisão: mastectomia, fazer ou não fazer?

Tudo o que acabamos de discutir pertencia ao câncer invasivo. Para o CDIS, a sobrevida se aproxima de 100%, não importa a cirurgia que você faça, mas lidar com a coisa toda de novo não é legal. Assim, adicionar radiação após a quadrantectomia corta a recidiva local de 19% para 9% 15 anos depois (de modo que fazer radiação provavelmente é uma sábia decisão).[43] Por outro lado, a recidiva local após a mastectomia se aproxima de zero (mas para se colocar esse extremo há que se considerar muitas coisas, o que faremos a seguir).[44] A propósito, metade dessas recidivas do CDIS agora é invasiva -- uma perspectiva desanimadora, uma vez que o câncer invasivo pode tornar-se algo mais complicado de tratar. Os índices de recidiva local dobram no caso de margens positivas – mas maior não é melhor –, simplesmente tem-se que "limpar" a borda (isso está no seu laudo de percurso). No que diz respeito às margens, pense num ovo cozido. A gema é o câncer e a clara representa uma margem de células normais extirpadas em torno do câncer. Quanto basta de clara? Acaba que, simplesmente, enquanto não houver gema exposta em lugar algum, estamos bem – assumindo que à cirurgia se seguirá radiação; isso se chama "tumor não toca a tinta".[45] Caso você não esteja fazendo radiação, o seu cirurgião planejará uma margem maior (mais da clara em volta daquela gema).

É possível que você esteja pensando: *Espera, volta tudo! Como é que se desenvolve câncer depois da mastectomia se não há mama?* Eu sei, a sensação é de injustiça. Você pode ter recidiva onde costumava estar a mama, ou em locais distantes por metástase. Mesmo em mãos de cirurgiões meticulosos, não se pode escavar da pele até a última célula mamária. Se eles fizessem isso, você perderia o sangue da pele e o suprimento linfático e a pele não sobreviveria. Células mamárias microscópicas dispersas permanecem aqui e ali sob a pele e na axila, e as células tumorais podem persistir no interior dos vasos da pele (mais provavelmente com envolvimento de nódulos). Conforme dito anteriormente, a recidiva do CDIS após a mastectomia é quase zero, mas nos casos de câncer invasivos as células cancerosas residuais na pele, músculo ou nódulos axilares têm entre 10% e 20% de chance de retornar no seu tempo de vida, dependendo do perfil e do estágio do câncer.[46] Com relação às recidivas por metástase, quando as mulheres morrem de câncer de mama, é porque as células deixam a mama e aterrissam num órgão sem o qual não se pode viver: pulmão, fígado, cérebro ou osso. Parece lógico que se as células cancerosas estão voando pela sua corrente sanguínea no momento da cirurgia, se escavamos em torno de um pequeno tumor ou se somos agressivos, com mastectomia, nenhuma das operações removerá essas células malignas. Em torno de 28% dos casos de câncer de mama irão eventualmente retornar numa recidiva distante, mas este número está melhorando.[47]

Sabendo que os índices de sobrevida e recidiva são iguais, a sua opção cirúrgica se torna exatamente isso – uma *opção*, com resultados iguais. No entanto, muitas mulheres tiram as mamas mesmo se não há vantagem em termos de sobrevivência. Nos Estados Unidos, 65% optam por desalentadora e 35%, por mastectomia.[48] Aqui estão 6 razões por que você poderia optar por mastectomia:

1. Mama pequena em relação ao tamanho do tumor, ou tumores múltiplos na mama. Embora tecnicamente possível, a quadrantectomia será significativamente deformadora (e depois você terá de fazer radiação no que tiver restado, *ui!*), de maneira que a mastectomia parece esteticamente mais bonita.

2. Margens positivas depois de tentativa(s) de limpá-las.

3. Não há interesse em radiação após a quadrantectomia: já se fez radiação por conta de um câncer anterior, acredita-se que ela é tóxica demais, não se está bem em termos médicos (por exemplo, problema cardíaco severo), não se mora onde haja oferta de radiação, se tem mutação ATM ou doença vascular do colágeno (a pele reage mal a radiação).

4. BRCA, outra mutação genética ou forte histórico familiar de câncer de mama.

5. O câncer de mama inflamatório sempre requer mastectomia.
6. Preferência pessoal: "A mama é minha, e eu simplesmente não quero isso!". Atenção: Esta é a razão número 1 pela qual eu faço mastectomia. Essa amiga provavelmente teme a recidiva ou se agarra a um benefício de sobrevida percebido que contraria as estatísticas (ela não é uma pessoa de números, ou já se sente como "1 em 1.000", de modo que joga os dados estatísticos pela janela).[49] Entendi. A sua mama traiu você, e perdeu seu encanto. Talvez a ideia de vigilância, exames, mamografias, ultrassonografias, RM e biópsias toda vez que aparecer um pontinho no radar pareça uma eventualidade exaustiva, enchendo você de ansiedade. Ou talvez todo este pesadelo não faça sentido – você é jovem, não tem histórico familiar, é super saudável – e é como se houvesse algo errado com o DNA da sua mama. Não importa se podemos ou não provar isso, se você está convencida de que sem mamas a sua vida será mais tranquila, que seja feita a mastectomia então.

Onde serão as suas incisões?

O seu cirurgião com certeza escolherá o local das incisões levando em consideração a localização do câncer (se presente), cicatrizes existentes, objetivos cosméticos e a redução do tamanho da mama (se desejada). Idealmente, as incisões são escondidas da vista, na borda da aréola, onde a pele naturalmente muda de cor, ou sob o seio, na dobra inframamária, onde fica o arame do sutiã. Na consulta com o seu cirurgião, certifique-se de discutir esses detalhes se eles são importantes para você. Por exemplo, mesmo quando remover o mamilo, só mesmo se necessário deixa-se uma barra atravessada no peito; eu muitas vezes só removo o mamilo propriamente dito quando há doença perto dele, e tiro a mama pela incisão inframamária, deixando a aréola pigmentada no lugar – só fica parecendo que você tem mamilos planos. Podemos até tomar de empréstimo a metade do outro mamilo e enxertar ali, de modo que tudo fica de verdade. É de se esperar que a atenção para com o lugar da incisão, junto com as diversas técnicas de reconstrução hoje disponíveis, permitam que você se sinta sexy e forte dentro da própria pele.

O que acontece com os linfonodos?

Se existe câncer na mama, ele poderia escapar para os linfonodos axilares via vasos linfáticos. O(s) primeiro(s) nódulo(s) que recebe(m) essa drenagem se chama(m) linfonodo(s) sentinela. Você possui cerca de 20 a 40 linfonodos em cada axila, mas só os linfonodos sentinela interessam. O seu cirurgião realizará uma biópsia do linfonodo sentinela (BLS ou SLNB – em inglês) no momento da sua cirurgia de mama, injetando corante azul, marcador radioativo, ou ambos, na mama, antes da cirurgia da mama. O corante/marcador então se desloca para a axila, fazendo uma média de dois linfonodos ficar azul /radioativo; esses são os linfonodos sentinela, que são removidos via pequena incisão na axila e examinados por um patologista. Todo mundo tem linfonodos sentinela. Ficar azul/radioativo não quer dizer que a pessoa tem câncer; apenas que esses são os primeiros nódulos que teriam câncer se o câncer se espalhasse; por isso os examinamos, e você não os recebe de volta.

Linfonodos "negativos" significa que o câncer não se espalhou. Linfonodos "positivos" contêm células de câncer. (Eu sei, é muito confuso! É uma coisa negativa ter linfonodos positivos!) O que acontece quando eles são positivos? Bem, com 3 ou mais linfonodos sentinela envolvidos, ou quando os seus linfonodos passaram por biópsia antes da cirurgia e foram considerados positivos, o seu cirurgião fará uma dissecção completa dos linfonodos axilares (DLA) removendo pelo menos 10 nódulos. A DLA resulta em complicações em até 84% das pacientes (a maior parte, ligeiras e passageiras): dor, dormência, acúmulo de fluido (seroma), movimento de braço limitado, infecção ou inchaço permanente no braço (linfedema).[50] A complicação mais temida da cirurgia axilar, o linfedema, ocorre em 13% das DLAs e 2% das BLS.[51] A BLS reduz todas as complicações a menos de 10%.[52] Quando só um ou dois linfonodos sentinela têm câncer, em geral lhe aconselharão a simplesmente fazer radiação em toda a mama, que comumente alcança alguns dos nódulos mais embaixo na axila. Essa radiação leva à mesma sobrevida e recidiva que a DLA, de modo que, é claro, você vai preferir evitar a DLA.[53]

Aproximadamente 20% dos CDIS evoluem para a invasão após a excisão. A BLS no momento da quadrantectomia para CDIS é polêmica; o seu cirurgião poderia recomendá-la se você tiver menos de 55 anos, planejando fazer mastectomia ou se você tem doença com extensão de pelo menos 4 cm na mamografia, CDIS palpável ou CDIS de alto grau.[54] A maioria dos cirurgiões não faz BLS em conjunção com mastectomias profiláticas (preventivas), mas nós encontramos câncer de 2% a 8% dos seios removidos em que não se esperava que houvesse a doença.[55] Nesse cenário, não podemos realizar BLS porque não há uma mama na qual se possa injetar corante/marcador. Então, você tem de decidir: voltar e fazer

DLA, para se assegurar de que esse câncer não se espalhou (Caramba! Um braço de elefante!), ou radiação, ou ainda simplesmente esperar pelo melhor? A injeção de corante profilática na mama (PBDI – sigla em inglês) resolve esse dilema injetando corante no momento da mastectomia e fazendo uma marcação próxima do verdadeiro linfonodo sentinela com sutura ou grampo, mas sem removê-lo. No caso raro de encontrarmos câncer, podemos voltar e simplesmente tirar o linfonodo certo, ou dois deles, mas não teremos sujeitado 98% das mulheres a uma excisão desnecessária de nódulos. A PBDI dá mais controle e paz de espírito às mulheres. Eu desenvolvi essa técnica em 2013, na esperança de que a PBDI com esse objetivo. Desde aquela época, só voltei uma vez à sala de cirurgia para recuperar o linfonodo sentinela devido a um câncer surpresa – e lá estava ele, bem do lado da minha sutura, como uma pequena pérola azul.

É possível você poupar seus mamilos durante uma mastectomia?

As mastectomias que preservam os mamilos (MPM, NSM – sigla em inglês) permitem que você conserve toda a pele da sua mama exatamente da maneira como a vê agora no espelho – mamilos, sardas, cicatrizes e tudo o mais. Os mamilos não são tirados de você e religados; através de uma incisão da finura de um lápis, o seu cirurgião tira toda a mama para fora por debaixo da manta de pele, e depois (geralmente na mesma operação) um cirurgião plástico coloca um implante ou tecido sob essa pele. *É você*, apenas com uma mama falsa sob a pele. A MPM cresceu mais de 200% desde 2005, com 0,4% relato de chance de recidiva de câncer no próprio mamilo.[56] A não ser que você tenha a doença de Paget (câncer no mamilo), câncer de mama inflamatório ou células cancerosas sob os ductos dos mamilos, pode com segurança conservar os seus mamilos sem comprometer os índices de sobrevida ou recidiva. Os resultados cosméticos são em geral superiores com MPM; você olha no espelho e vê uma versão mais cheia, mais arredondada de si mesma, remetendo aos dias de gravidez, se os teve. É provável, porém, que os implantes se localizem mais no alto, em relação às suas mamas anteriormente. E as mulheres de seios grandes, acostumadas a se verem ptóticas (caídas), podem pensar com satisfação: *Uau, empinados!* Desvantagens da MPM: (1) os mamilos preservados não têm sensação nem função; (2) é desafiador centralizar e tornar simétricos os mamilos caídos; e (3) quando a pele tem um fluxo de sangue terrível, os mamilos podem não sobreviver após a cirurgia. Mas eu conheço alguns truques.

Em relação a esse último ponto, a perda da pele ou do mamilo, chamada necrose, ocorre em função do pobre suprimento comprometido de sangue à pele. Fumantes, diabéticos, pessoas que já passaram por radiação, que têm cicatrizes múltiplas nas mamas, inclinação severa, obesidade, seios maiores que uma taça de sutiã tamanho D (mamas grandes), estrias ou doença vascular podem ter um suprimento fraco de sangue para a pele. Eu, na verdade, consegui uma forma de reparar isso, de modo que, se esse é o seu caso, converse com o seu cirurgião a respeito do que vou dizer agora em seguida. Ele pode já ter a própria técnica para driblar o problema, mas também é bem-vindo se quiser usar a minha. Simplesmente tire uma fotografia desta página e dê a ele!

Quando você tem pele de alto risco e retira a mama, com todo o seu fluxo de sangue, essa pele se transforma num fino paraquedas pendurado no ar. Como é que ainda fica viva? Os vasos existentes se dilatam e vasos novos se formam para mandar fluxos de sangue ao local de lesão e trauma, com o fim de ajudar na cura e no reparo.[57] Em 2008, ouvi falar que, na Itália, poucos anos antes, cirurgiões tornaram público o uso de ferramentas laparoscópicas que, através de pequena incisão, levantavam o mamilo do peito, semanas antes da mastectomia, no esforço de estimular o fluxo de sangue para a pele.[58] Mais tarde, no momento de realizar a mastectomia, era como se a pele dissesse: "Tenho toneladas de fluxo de sangue; fizemos isso apenas semana passada". A ideia de aumentar o volume de sangue nos tecidos antes de deslocá-los tem sido usada por cirurgiões plásticos há séculos.[59]

Usando esses conceitos, criei uma técnica aberta de autonomização do mamilo (*nipple delay*), que funciona como uma mágica. Na sala de cirurgia, de uma a três semanas antes das mastectomias propriamente, faço a incisão da mastectomia planejada (uma fenda naquele paraquedas) e levanto metade da pele da superfície da mama. Faço também a excisão dos ductos por trás e no interior do mamilo, que são analisados pela patologia, assim confirmando que é seguro conservar o mamilo, do ponto de vista do câncer. Depois, coloco a pele de volta e fecho a incisão com costura. Ao longo da semana seguinte, ou das duas semanas seguintes, essa pele levantada automaticamente recruta todo o fluxo de sangue extra de que vamos precisar quando fizermos a mastectomia – de modo que agora as mulheres com seios desafiadores, às quais se negaria a MPM, podem preservar seus mamilos em 99% dos casos.[60] No caso de mamas grandes ou muito ptóticas, faço a autonomização através de uma incisão central, que se curva em torno do alto da aréola, e removo uma meia-lua crescente de pele acima dessa borda, de tal modo que os mamilos erguem-se mais ao alto quando as bordas voltam a ser costuradas. No caso de pacientes com mamas muito grandes, que querem preservar seus mamilos, podemos fazer primeiro uma redução/*lifting*, diminuindo-as ao tamanho do sutiã, ao mesmo tempo que também removemos o câncer e os nódulos. Esperamos dez semanas (ou mais tempo, se houver necessidade de quimio), fazemos o autonomização e então a MPM – e temos mamilos viáveis e em ótima posição![61]

Eu também trago na manga a oxigenoterapia hiperbárica, para o caso de a pele falhar após a cirurgia. Essa terapia aumenta a quantidade de oxigênio que o seu sangue é capaz de carregar para locais onde a pele está em luta, diminuindo ainda mais a probabilidade de necrose de mamilos e pele.[62] Assegure-se de também levar na manga a opção da hiperbárica.

Técnicas de reconstrução de mama a se considerar

Depois da cirurgia de conservação da mama e da radiação, você poderia desejar reconstrução, para corrigir recortes ou assimetria. O seu cirurgião de mama pode ser qualificado em técnicas oncoplásticas ou chamar um cirurgião plástico para ajudar, mas a cirurgia oncoplástica mobiliza o tecido mamário circundante na hora da quadrantectomia, para remodelar o seio. Os cirurgiões plásticos usam enxerto de gordura (gordura colhida no seu abdômen, nádegas ou coxas via lipoaspiração, que depois é injetada em áreas da mama necessitando de mais volume - lipoenxertia), redução/*lifting*, rearranjo de tecido, revisão de cicatrizes e outros segredos para melhorar o resultado cosmético após a conservação da mama. Se os seus mamilos são removidos, pode-se fabricar um mamilo protuberante, mas sem sensação, a partir da própria pele da mama (como origami) ou usando pele de outro lugar do corpo. Tatuagens podem recriar uma aréola matizada com um círculo pigmentado em volta de um mamilo reconstruído, ou você pode optar por um mamilo tatuado em 3D surpreendentemente realista.

Lá se vão os dias da laranja irrealista metida no peito com a intenção de substituir o seio com inclinação perfeita que uma vez ocupou aquele lugar. As opções de reconstrução variam dependendo do resultado estético desejado por você, do tamanho do corpo, da saúde geral, de cirurgias anteriores na mama e da exposição à radiação. Existem duas amplas categorias de reconstrução: implantes e retalhos, ou uma combinação de ambas. Você discutirá todas as opções relevantes para você pessoalmente com a sua equipe cirúrgica, mas eu vou lhe dar uma visão ampla, em pinceladas gerais, do que é possível.

O preferível é os cirurgiões fazerem a reconstrução imediatamente, durante a mesma operação de mastectomia, ao invés de adiar esse processo para semanas ou anos mais tarde. Os implantes são o método de reconstrução mais comum nos Estados Unidos.[63] Durante o que é chamado de operações de uma etapa ou de implante direto, o seu cirurgião plástico coloca o implante permanente no momento da mastectomia. Às vezes é arriscado demais o conforto de enfiar o implante nessa aba de pele, que teve todo o seu suprimento de sangue retirado há quinze minutos por uma mastectomia. A cirurgia de uma etapa funciona bem para mulheres com seios menores que não se preocupam com que sejam maiores. Por outro lado, vemos uma grande maioria das pacientes de volta na sala de cirurgia para ajustar coisas: grande demais, pequeno demais, distantes demais, mamilos assimétricos, necessidade de enxerto de gordura nas bordas... e uma etapa na verdade se transforma em duas.

Com maior frequência, a reconstrução com implante envolve a colocação do que é chamado de *expansor de tecido*, que é, basicamente, um implante deflacionado/vazio, por sob a pele ou atrás do seu músculo peitoral. Os expansores maximizam o fluxo de sangue para a pele das mamas e mamilos porque permanecem deflacionados após a colocação e não espremem os minúsculos vasos sanguíneos de encontro à pele. Eles são lentamente inflados com solução salina ou ar por um período de 1 a 3 meses até que você alcance o volume desejado. Os expansores permitem que o seu cirurgião otimize o tamanho final do implante, a localização, a aparência e a posição do mamilo porque há uma segunda operação. Os expansores são trocados pelo implante permanente, que em geral é de silicone, uma vez que a solução salina balança e gorgoleja demais sem um seio por trás.

Outra opção, chamada *abas* ou *retalhos autólogos*, usa a sua própria pele, gordura e às vezes músculo do abdômen (aba TRAM ou DIEP – siglas em inglês), das costas (*latissimus/grande dorsal*), coxa (*gracilis*) ou nádegas (glúteo) para criar um seio reconstruído com mais naturalidade do que os implantes conseguem alcançar, uma vez que os tecidos corporais e a gordura têm inclinação mais semelhante à da mama. Os retalhos, porém, deixam cicatrizes e fragilidades potenciais no local doador, além de requererem operações mais longas que os implantes, com estadas mais prolongadas no hospital e períodos de recuperação mais prolongados. Com o aumento da mastectomia bilateral, às vezes, não há tecido suficiente para recriar dois seios. Você vai encontrar um bocado de variações no que diz respeito à reconstrução através das regiões dos Estados Unidos e internacionalmente, dependendo de onde você vive. Não há opção melhor ou pior – só há a ideal para você.

Apesar do fato de as leis estaduais e federais dos EUA obrigarem os seguros-saúde a cobrir a reconstrução, de 65% a 75% das mulheres que passaram por mastectomia não fazem reconstrução.[64] Numa pesquisa multiétnica de mais de 2.200 pacientes de mastectomia de Los Angeles e Detroit, os fatores associados a não passar por reconstrução incluíram nível de instrução mais baixo, idade avançada, doenças conflitantes, raça afro-americana e quimioterapia. As razões mais comuns relatadas por pacientes foram o desejo de evitar cirurgia adicional (48,5%) e a crença em que a reconstrução não era importante (33,8%).[65] Com certeza, eu tenho um número crescente de pacientes "planas e fabulosas" que foram integralmente informadas sobre as suas opções, optaram por não fazer reconstrução, e amam a escolha que fizeram.

Quando você deveria operar?

Embora um diagnóstico de câncer dê a sensação de uma emergência, a emergência é mais emocional que biológica, de modo que você dispõe de algum tempo para acertar os ponteiros. Entretanto, não permita que isso tome todo o seu espaço. Uma análise de 2016, de bancos de dados sobre câncer dos EUA, mostra que você deveria fazer cirurgia ou quimioterapia dentro de quatro semanas depois do diagnóstico.[66] Em 94.544 pacientes de câncer com mais de 66 anos de idade (idade média: 75), as taxas de sobrevida em cinco anos foram 4,6% inferiores nas que esperaram mais de três meses *versus* menos de um mês; isto foi verificado apenas para os estágios I e II, não III. Então, ironicamente, quando o seu câncer é diagnosticado cedo, você é aquela que não tem tanto tempo assim para esperar! Em 115.790 mulheres com idade acima de 18 anos (média da idade: 60), o índice em cinco anos caiu 3,1% ao se esperar mais de três meses *versus* menos de um mês, e de novo, apenas para estágios iniciais.

Quadrantectomia com cirurgia axilar, atraso de mamilo, trocas de expansor de tecido, assim como mastectomia sem reconstrução, são operações ambulatoriais cujo procedimento dura de uma a duas horas. Você vai para casa uma hora após a cirurgia, armada com ibuprofeno e talvez um punhado de narcóticos. No dia seguinte, pode tomar banho de chuveiro e dirigir, se achar que terá segurança para fazê-lo e se não estiver tomando narcóticos. Você pode até mesmo trabalhar, embora operações mais extensivas ou dissecção axilar possam mantê-la em casa por uma semana.

A mastectomia com reconstrução de implante também pode ser ambulatorial, mas mais frequentemente requer estada de um a dois dias no hospital ou recuperação em local que dispense os cuidados apropriados. Reconstruções com retalhos são feitas no hospital, com estadas de duração variável. A expectativa é ficar dolorida, melhorar gradualmente, se sentir bem duas semanas depois e se sentir ótima de quatro a seis semanas após isso, quando você pode retornar ao trabalho – exceto trabalho doméstico. Nada disso durante cinco anos. (É brincadeira!)

E os medicamentos e suplementos pré e pós-operatórios?

Muitas das minhas pacientes tomam suplementos diários, de modo que se interessam por saber o que poderia dar um suporte ao corpo durante o processo cirúrgico. Compartilho aqui meus suplementos para suporte perioperatório favoritos, mas certifique-se de mostrar esta lista ao seu cirurgião, para aprovação. Você realmente não precisa considerar nada disso no caso de uma simples quadrantectomia. Para operações de câncer mais longas, especialmente mastectomias, porém, acho que as mulheres apreciam que se contribua para o seu processo de cura de forma proativa. Empregar algumas ou todas estas sugestões permite exatamente isso. Além do mais, tão logo você agende a cirurgia, mostre ao seu cirurgião a lista atual de medicamentos e suplementos, pois alguns promovem sangramento e precisam ser interrompidos sete dias antes da operação, como aspirina, ginkgo e vitamina E.

Considere tomar os seguintes suplementos, começando duas semanas antes da cirurgia. Continue com eles até uma semana após a quadrantectomia ou quatro semanas após a mastectomia.

Esses suplementos promovem a cicatrização das feridas (sei que é um número ridículo de pílulas, então tente misturá-las na minha vitamina antioxidante toda manhã):

- Vitamina A: 25.000 UI diariamente.
- Vitamina C: 1.000 mg diariamente.
- Zinco: 30 mg diariamente.
- Glucosamina: 1.500 mg diariamente.
- Multivitaminas de alta potência: 1 diariamente.

- Gel de *aloe vera*: 1/4 de xícara da parte interna diariamente[67] (o *acemannan* no gel acelera o sistema imunológico com citocinas que reduzem a inflamação; benefício colateral: as antraquinonas suprimem a atividade do câncer de mama diminuindo o RE-alpha).[68]

Para ajudar a desintoxicar após a anestesia, hidrate-se com um copo de água a cada duas horas enquanto estiver acordada. Você também deveria evitar carne, laticínios, açúcar refinado e álcool por 48 horas, uma vez que os anestésicos solúveis em gordura são excretados na bile, e esses alimentos retardam a bile. Sugiro também bater alimentos ricos em fibra (pense em brócolis, beterraba) e enxofre (alho, cebola). Tome 1/4 de colher de chá de açafrão por dia, e sorva de 3 a 6 xícaras de chá-verde ou de dente-de-leão por 48 horas.[69] No caso de operações que vão durar mais que três horas, recomendo suplementos com uma combinação de desintoxicantes lipotrópicos uma semana antes e duas semanas depois da cirurgia: colina (1.000 mg) e metionina (1.000 mg) diariamente,[70] que põem a gordura e a bile em movimento, mais cardo de leite (silimarina, 140 mg) 3 vezes por dia.[71]

E, à medida que você vai se recuperando, eu recomendaria umas coisinhas para reduzir inchaço, traumatismo e náusea. Para reduzir inchaço e contusão, ponha 5 grânulos solúveis de arnica sob a língua logo antes de ir para a sala de cirurgia e tome mais 5 quando acordar. Comece bromelina (1.000 mg) diariamente depois da cirurgia, para a inflamação.[72] E como remédio rápido para náusea, tome raiz de gengibre em pó (1.000 mg)[73] e extrato de fruta noni (600 mg)[74] uma hora antes da cirurgia, e de novo raiz de gengibre depois que você estiver totalmente desperta. Você não pode comer nem beber nada por oito horas antes da cirurgia, mas eu permito esses suplementos com um gole d'água.

Finalmente, faça tudo o que pode para manter o local da sua cirurgia o mais limpo possível. Tomar banho com antissépticos da pele à base de clorexidina, como Hibiclens, uma vez ao dia, por três dias antes da cirurgia diminui os índices de infecção.[75] Ponha-o na pele seca, do pescoço ao umbigo, deixe ficar três minutos e enxágue. Avise ao seu cirurgião se você desenvolver febre, infecção (pele, dente, urina) ou doença nos dias anteriores à cirurgia, já que uma infecção em qualquer outra parte do seu corpo aumenta as infecções mamárias cirúrgicas, e o seu cirurgião pode preferir adiar o procedimento até você estar se sentindo melhor. Por último, uma série de cremes e adesivos à base de silicone, diretamente aplicados às incisões em cicatrização, previnem cicatrizes altas ou queloides. Comece a usá-los uma semana após a cirurgia e continue duas vezes por dia, por doze semanas.

Mitos cirúrgicos que não ajudam nada

Há uma série de lendas cirúrgicas relacionadas a câncer de mama que realmente atrapalham o estado *zen* pré-operatório que eu tento criar. Eis as duas que mais desmascaro.

Frequentemente escuto as preocupações das pacientes que acham que a exposição de células cancerosas ao ar faz que elas se espalhem. Na verdade, os tumores florescem num ambiente de *baixo* oxigênio. Isso desencadeou todo um movimento focado na entrega de oxigênio às células cancerosas, no esforço de destruí-las.[76] No entanto, num questionário pesquisando 626 pacientes de câncer, 38% afirmaram que acreditam que a exposição ao ar na cirurgia causa difusão do tumor.[77] Uma forte convicção dessas crenças teria resultados devastadores, fazendo as mulheres recusarem cirurgias que salvam vidas.[78] As células de câncer fazem metástase fora da mama, via vasos linfáticos e sanguíneos, e expor células ao ar não as escolta de repente para dentro do sistema linfático ou sangue; em último caso, uma explosão de O_2 mataria no ato as células de câncer.

Outro pedido que as pacientes às vezes fazem é que eu as opere de acordo com o seu ciclo menstrual, afirmando que isso melhora a sobrevida. Esse conceito originou-se em 1988, quando experiências notaram uma correlação de tempo em camundongos com câncer de mama.[79] Nos anos de 1990, essa lenda que chamo de "Sobre ratos e mulheres"* entusiasmou dúzias de pesquisadores, que saíram investigando a hipótese cirurgia/menstruação. É bem engraçado, na verdade. Estudos durante a fase folicular afirmaram que as operações entre os dias zero a 14 do ciclo levaram a índices de recidiva local mais baixos e índices de sobrevida mais altos.[80] "Não se precipitem!", estudos durante a fase lútea, confirmaram que operar durante os dias 15 a 22, na verdade, resultava em vidas mais longas.[81] "Esperem aí!", estudos de cirurgia em qualquer fase do ciclo menstrual , concluiram que não existe associação alguma.[82] Para complicar ainda mais as coisas, esses estudos assumiram que toda mulher ovula como relógio no 15º dia. (É verdade? Não! E após um diagnóstico de câncer? Menos ainda!) Se a duração do ciclo natural, nesses mesmos estudos, muda alguns dias para a frente ou para trás, isso, repentinamente, faz muitas pacientes pularem da fase lútea para a folicular, ou vice-versa.[83]

Com o fim de provar a teoria do tempo cirúrgico, 3 estudos prospectivos definiram a fase menstrual pelos níveis de hormônio no sangue, não pedindo às enlouquecidas pacientes de câncer que se lembrassem de seu

* *Alusão ao livro de John Steinbeck,* Of Mice and Men *[Sobre ratos e homens]. (N.T.)*

último período menstrual.[84] Adivinhe o que aconteceu? Todos mostraram que não ha relação e que se pode realizar a cirurgia em qualquer fase do ciclo menstrual. Quando as fases foram definidas em termos bioquímicos, não houve diferença alguma em recidiva ou sobrevida entre os lados: fase lútea e fase folicular.

Quando é hora de radiação?

O que é exatamente radiação, e ela como funciona? A radiação utiliza raios X de alta energia (fótons) com alvo preciso na própria mama, parede torácica após a mastectomia e/ou linfonodos circundantes num esforço de "esterilizar" quaisquer células cancerígenas perdidas que queiram repetir seu aparecimento em algum ponto do seu futuro.

Não há dúvida de que a radiação ajuda a vencer as células sinistras remanescentes. Nos anos de 1990, grandes experiências mostraram que a cirurgia conservadora sem radiação levou a recidiva local em 35% dos casos, doze anos depois; mas, adicionando-se radiação, a recidiva caiu para 10%.[85] Como mencionado anteriormente, as técnicas modernas de radiação colocam a recidiva em dez anos entre 4% e 6%. As recidivas ocorrem porque pode permanecer doença residual microscópica na mama, mesmo quando se faz uma quadrantectomia com margens limpas. Em 300 casos de mastectomia com câncer menor que 4 cm avaliados, foram notados pontos de câncer a mais de 2 cm de distância do câncer principal em 43% – querendo dizer que, caso essas mulheres tivessem optado por quadrantectomia, aquelas células nunca teriam sido removidas, e todo mundo teria pensado que as margens estavam ótimas.[86] Bônus adicional: a sobrevida específica do câncer de mama (em oposição a morrer de um ataque cardíaco ou alguma outra coisa) quinze anos depois sobe 5% em mulheres que recebem radiação após a quadrantectomia (muitas mulheres optam por *quimio* para terem 5%).[87]

Mesmo depois da mastectomia, você às vezes precisa de radiação para tumores invasivos maiores que 5 cm, envolvimento da pele ou músculo, 4 ou mais nódulos positivos, margens positivas, nódulos positivos após a quimio e invasão linfovascular extensiva.[88] Considerações caso a caso são feitas quando há de 1 a 3 nódulos positivos ou margens apertadas após a mastectomia, já que a quimio e as terapias endócrinas modernas deixam pouca oportunidade para a radiação melhorar os números.[89] A propósito, se você pedir radiação depois da mastectomia com reconstrução de implante, certifique-se de seguir esta prescrição para minimizar o retraimento da pele e do músculo que leva à contratura capsular (esmagamento do implante): começando no dia 1 da radiação, tome Singulair 10 mg, 1 comprimido por dia por três meses; começando uma semana após a radiação, tome Trental 400 mg – 1 comprimido 3 vezes por dia durante seis meses; começando uma semana após a radiação, tome vitamina E, 1.200 UI, 1 comprimido por dia durante seis meses.[90]

As fontes de energia da radiação podem ser externas, a partir de uma grande máquina do lado de fora do corpo, que manda raios para dentro do seu peito, ou internas, a partir de um pequeno dispositivo temporariamente colocado no interior do peito, onde o câncer esteve, enviando um anel, uma circunferência, de radiação de dentro para fora. O oncologista que cuida da sua radioterapia vai sugerir uma de 4 opções para câncer invasivo e CDIS – 2 externas, 2 internas: (1) irradiação total da mama (ITM); (2) irradiação acelerada total da mama (IATM); (3) irradiação acelerada parcial da mama (IAPM) ou (4) radioterapia intraoperatória (RIO / IORT). A RIO acontece durante a cirurgia, mas as outras 3 são realizadas após a cirurgia; caso a quimio esteja no programa, a IAPM vem antes, enquanto ITM/IATM vêm depois da quimio.

A ITM tem sido o padrão por séculos, e permanece sendo a *única opção de radioterapia* para câncer de mama que invade a pele ou a parede torácica, nódulos linfáticos positivos, pós-mastectomia ou subtipo inflamatório. Adicionalmente, os nódulos próximos ao seu esterno e acima e abaixo da sua clavícula recebem radiação, junto com a axila, caso você tenha tido 4 ou mais nódulos positivos, e possivelmente também de 1 a 3 nódulos. Começando de três a seis semanas após a cirurgia, a ITM acontece todo dia, de segunda a sexta-feira, durante cinco a sete semanas. Leva cerca de vinte minutos para instalar e enviar um raio indolor, invisível, na direção dos seus seios, enquanto você fica deitada numa mesa. Essas interrupções da rotina diária são, porém, exaustivas e inconvenientes.

Precisamos realmente de 33 sessões? Nem sempre. Uma versão acelerada (IATM) corta 33 tratamentos para 15 ou 16 ao longo de três a quatro semanas; à parte isso, tudo é realizado da mesma maneira que a ITM, com a mesma segurança e eficácia em termos de liquidar o câncer.[91] Para ser elegível para IATM, o câncer tem de ser menor que 5 cm, estar em apenas um quadrante da mama, com margens livres, nódulos negativos e uma largura de mama menor que 25 cm. Duas técnicas de realização – radioterapia conformada 3D (RTC3D) e radioterapia com intensidade modulada (RTIM) – minimizam os danos colaterais a órgãos circundantes inocentes, tais como pulmão e coração (especialmente no caso de câncer do lado esquerdo, pois seu coração fica à esquerda). Algumas das últimas doses de ITM/IATM atingem somente o local do câncer, para dar-lhe um golpe extra, chamado *boost ou dose reforço*. A *terapia de prótons*, com maior precisão ainda, e menos danos colaterais, começa a surgir como tratamento do câncer de mama, havendo apenas um punhado de centros que a oferecem no momento e uma ausência de experiências comparando seus resultados aos dos fótons – testados e comprovados.

Três semanas continuam sendo muita coisa para você? Pergunte ao seu médico sobre essas formas de IAPM: (1) técnicas com base em cateter (dispositivos SAVI, MammoSite e Contura) requerem inserção percutânea do dispositivo no espaço vazio onde esteve o câncer. Isso pode ser feito sob anestesia local no consultório (simplesmente como uma biópsia com agulha grossa). Parte do cateter fica para fora da pele, através do qual nós inserimos sementes radioativas de irídio; você fica conectada 2 vezes por dia (separadas por seis horas) de dois a cinco dias, e pronto. (2) A braquiterapia intersticial por multicateter envolve a colocação de 15 a 20 cateteres em torno do local da quadrantectomia (dentro e fora da pele, como alfinetes). Aí fazemos o lance das sementes radioativas, como dito anteriormente. Não sou grande fã do segundo método quando dispomos do primeiro, porque acabo de fazer um trabalho duro para deixar seus seios com uma bela aparência, portanto, por que fazer de 30 a 40 cicatrizes de entrada/saída, feito um trilho de estrada de ferro na sua pele? Funciona, porém... (3) Você também pode usar as mesmas máquinas de raios externos RT3D e RTIM, mas mirando *somente* o local da quadrantectomia 2 vezes por dia durante cinco dias.

Sete experiências clínicas randomizadas mostram índices de recidiva local praticamente idênticos para todas as 3 formas de irradiação acelerada parcial da mama em comparação com ITM/IATM, mas o critério de inclusão da IAPM tem de ser satisfeito: idade de pelo menos 40 anos (alguns radioterapeutas exigem que você tenha 50), tumor menor que 3 cm, axila negativa, subtipo ductal (não lobular), margens livres e sem invasão linfovascular.[92] A IAPM funciona porque 85% das recidivas do câncer ocorrem à distância de menos de 2 cm de onde começaram, de modo que em pacientes apropriadamente selecionadas apenas é preciso explodir aquela área, não a mama inteira.[93] A IAPM limita a contratura do implante (deformação) em mulheres com mamas aumentadas. Psiu... mantenha à mão esta dica: a IAPM pode tratar a recidiva local na mama mesmo depois da ITM; assim, se você realmente não quer fazer mastectomia, apesar da recidiva, é possível repetir a radiação – você pode fazer ITM uma vez e IAPM uma vez.[94]

Na RIO/IORT, uma única dose é ministrada na sala de operações, na hora da lumpectomia (não aplicável à mastectomia), envolvendo-se um dispositivo no espaço onde o câncer esteve, e depois fazendo radiação do local por vinte a vinte e cinco minutos (você dorme durante todo o espetáculo). Uma vez que não temos a confirmação da patologia final no momento da radiação, você na verdade pode não ter sido qualificada para a RIO; entretanto, pode seguir em frente e fazer ITM, considerando a RIO o seu impulso. Duas experiências comparando a irradiação de toda a mama (ITM) com a RIO mostram que as recidivas locais aos cinco anos são bem baixas, mas ainda assim mais elevadas que as da ITM,[95] de modo que, embora fora do horário nobre, você pode participar das experiências.[96]

Você não fica radioativa durante ou depois de qualquer radiação escolhida, portanto abrace seus filhos ou netos com tranquilidade. Você pode ter a sensação de isolamento e depressão quando estiver recebendo a radiação, mas eu a encorajo a sentir-se grata por essa importante terapia. A Agência Internacional de Energia Atômica (AIEA) estima que faltam no mundo pelo menos 5 mil máquinas de radioterapia para os países em desenvolvimento; como resultado, até 70% dos pacientes de câncer que se beneficiariam da radiação não a recebem.[97]

A maior parte dos efeitos colaterais de curto prazo se resolve após um mês de radiação externa: fadiga (a maior queixa); pele "queimada de Sol", parecendo vermelha, escurecida, empolada, quente, coçando, seca, fina ou descamando (aplique Aquaphor, óleo de argan ou vitamina E); mama pesada ou inchada. Os efeitos colaterais potenciais de longo prazo incluem: seio contraído, mais firme; danos ao nervo ("sensações" de estocadas a faca que duram segundos, talvez 2 vezes por semana, para sempre); linfedema (inchaço) do seio ou braço; costelas fraturadas.[98] Casos de câncer do pulmão, esôfago, tireoide ou tecidos conjuntivos e vasos induzidos por radiação são raros (por exemplo, o risco de linfangiossarcoma é menor que 0,5%),[99] mas são 23% mais elevados que o risco geral da população feminina e seu pico ocorre de dez a quinze anos em seguida ao tratamento.[100] Você não pode produzir leite de mamas que receberam radiação. As complicações da IAPM incluem telangiectasia (pequenos vasos vermelhos parecendo aranhas na pele, no local do tratamento), infecção, fluido represado e formando uma bola firme de necrose gordurosa palpável ou sensível.[101] Tendo recebido radiação alguma vez, especialmente através de ITM/IATM, a sua pele e o seu músculo jamais se esquecem desse insulto, perdendo elasticidade e vascularidade, o que pode complicar a reconstrução, caso seja necessária uma futura mastectomia por conta de recidiva.

É possível para certas mulheres evitar totalmente a radiação com segurança? Sim. De fato, as diretrizes para tratamento da National Comprehensive Cancer Network (NCCN) [Rede Nacional de Câncer] aconselham às mulheres com mais de 70 anos a pular inteiramente a radiação no caso de tumores estrogênio-positivos com menos de 2 cm e de nódulos negativos em terapia endócrina.[102] Neste grupo, a ITM só reduz a recidiva em cinco anos de 4,1% para 1,3%, com as mesmas taxas de sobrevida, de maneira que muitas mulheres decidem pular seis semanas de calor e evitar todos aqueles efeitos colaterais.[103] Para mulheres de mais de 26 anos com CDIS: a sua recidiva de mama em oito anos será 6,7% sem radiação e 0,9% com ela, mas o seu CDIS tem de ser menor que 2,5 cm, de grau 1 ou 2, com margem limpa de pelo menos 3 mm.[104] Se contarmos CDIS de qualquer grau, de até 5 cm e qualquer margem, quinze anos depois a radiação terá feito cair a recidiva de 31 para 18%.[105] Os testes genômicos (Oncotype DX, PreludeDx) preveem recidivas locais de CDIS em base individualizada e são capazes de adicionar valor quando se debate o benefício da radiação.[106] O ingrediente crítico para se evitar com sucesso a radiação em candidatas razoáveis é atingir de 5 a 10 mm de margens limpas.

Terapia hormonal/endócrina

Apesar do fato de que a terapia hormonal pode causar o *déjà-vu* da menopausa ou a sensação de estar pegando fogo (fogachos), a maioria das mulheres se sente bastante aliviada por poder tomar todos os dias uma pequena dose de algo que funcione contra o câncer. Pode haver real paz de espírito em formato de pílula.

Aproximadamente 80% de todos os casos de câncer de mama revelam receptores de estrogênio RE(+) e receptores de progesterona RP(+), e quando os hormônios naturalmente em circulação acionam esses receptores, as células cancerígenas se multiplicam e dividem.[107] As terapias endócrinas (hormonais) ou bloqueiam o estrogênio no próprio receptor ou eliminam a produção de estrogênio no corpo. Se o seu câncer revela RE(+) ou RP(+), não há dúvida de que seu oncologista ou cirurgião vai lhe falar de terapia endócrina. Eis as mais comuns, para que você possa se familiarizar com seus nomes e atuações.

A terapia endócrina geralmente vem em forma de pílulas, embora também exista a terapia endócrina líquida. Toma-se diariamente por cinco a dez anos e inclui tamoxifeno e inibidores da *aromatase* (IA). O tamoxifeno trabalha encaixando-se no receptor de estrogênio com o fim de desativá-lo, como uma goma enfiada numa fechadura, de tal modo que as células de câncer, sem o seu combustível, somem; no entanto, no útero e nos ossos, ele tem efeito pró-estrogênio. Isso quer dizer que ele é um modulador seletivo do receptor de estrogênio (SERMS). Outro SERM, o toremifeno (Fareston), só é aprovado para câncer de mama metastático. Os IAs – anastrozol (Arimidex), exemestano (Aromasin) e letrozol (Femara) – interrompem a conversão de andrógenos em estrogênio desligando a enzima que faz essa conversão, a *aromatase*, nas suas glândulas suprarrenais, seus ovários, cérebro, fígado, pele e gordura. O fulvestranto (Faslodex) marca os receptores de estrogênio para serem destruídos e é o único regulador de RE (SERD) prescrito para o tratamento de câncer de mama na pós-menopausa. O Faslodex adiciona 20% a mais de tempo livre de doença (meses sem qualquer sinal de câncer no seu corpo) que o Arimidex (16,6 meses *versus* 13,8) nas pessoas com câncer local avançado ou câncer metastático RE(+) HER2(-).[108] É ministrado mensalmente por injeção intramuscular. A terapia hormonal geralmente começa depois de se completar cirurgia, radiação e quimio. O objetivo principal é prevenir a recidiva, mas às vezes ministramos esses medicamentos na neoadjuvancia (anteriores à cirurgia) para encolher um câncer, sendo que, ocasionalmente, são usados para manter o câncer sob controle, no caso de pessoas com outras doenças que nos impedem de tratar as mamas com intenção curativa.

No caso do câncer invasivo, independentemente de uso de quimio, nódulo ou *status* RP, o tamoxifeno reduz a recidiva mamária em 47%, novo câncer na mama oposta em 50% e melhora a sobrevida em 29%.[109] (É interessante notar que estes números são quase idênticos aos relatados em todos os estudos sobre soja que vimos no capítulo 3, validando ainda mais o comportamento similar ao do tamoxifeno desse pequeno grão.) Os IAs, mais eficientes que o tamoxifeno nas mulheres na pós-menopausa deveriam ser os escolhidos preferencialmente para esse grupo.[110] Se você tem ovários em funcionamento, tomar um IA não vai impedir os seus ovários de produzir estradiol; então, ou você toma tamoxifeno ou bloqueia os ovários e toma IA. Por que fazer isso? Nas mulheres em pré-menopausa, com alto risco de recidiva, a supressão dos ovários mais IA as mantêm livres de câncer de mama de 1 a 15% a mais que o tamoxifeno. [111] Podemos botar os ovários para dormir de maneira *reversível* com injeções subcutâneas mensais de gosserrelina (Zoladex), leuprolide (Lupron), ou triptorrelina (Trelstar), ou *permanentemente* com quimio (às vezes) ou ooforectomia (remoção cirúrgica). Estender a terapia endócrina por cinco anos adicionais reduz a recidiva no marco dos dez anos de 25,1% a 21,4%

e a morte de 15% a 12,2%.[112] Existe uma série de combinações usando tamoxifeno seguido de um IA (uma vez na pós-menopausa) ou vice-versa, ou tamoxifeno durante dez anos.[113] O ensaio genômico Índice do Câncer de Mama (Breast Cancer Index – BCI) analisa as suas células cancerosas, personalizando o benefício de cinco anos adicionais de terapia endócrina; os efeitos colaterais poderiam fazer o benefício não valer a pena, dependendo da constituição genética única do seu câncer. Uma vez que a terapia endócrina melhora a sobrevida ao reduzir metástases, você precisa considerá-la mesmo após a mastectomia dupla por conta de câncer invasivo (que poderia ter escapado dos seios), mas não no caso de CDIS. Depois da quadrantectomia com radiação, para o CDIS, o tamoxifeno faz cair a recidiva na mama em 42% e o câncer contralateral em 50%, mas não agrega benefício depois da mastectomia dupla no caso do CDIS.[114] Os IAs não foram estudados formalmente no CDIS.

Os efeitos colaterais da terapia endócrina têm a aparência enjoada da menopausa, com calores (30% das mulheres), insônia (20%), ganho de peso (20%), desejo sexual diminuído (16%) e fadiga (20%).[115] As mulheres também podem experimentar suores noturnos, secura vaginal, corrimento vaginal, cãibra nas pernas, oscilações de humor, pele seca e cabelo ralo. Ocorrem complicações por conta do tamoxifeno em menos de 1% das usuárias, que incluem catarata, coágulos de sangue em veias grandes (trombose venosa profunda, TVP) ou nos pulmões (embolia pulmonar, EP), acidente vascular encefálico e câncer uterino. Vale notar que o câncer uterino (câncer de endométrio) induzido pelo tamoxifeno antes dos 50 anos de idade é tão raro que o Colégio Norte-Americano de Obstetras e Ginecologistas (American College of Obstetricians and Gynecologists) não recomenda sequer que seja monitorado. Dor nas articulações e osteoporose são temas frequentes do IA. Zoladex, Lupron e Trelstar podem causar dor nos ossos, ganho de peso, calores, náusea e dor onde injetados. As usuárias de Faslodex podem notar dor nas articulações, calores, fadiga e náusea. Eu me sinto mal de deixar você no ar aqui no final deste parágrafo, depois de ter listado todos esses sintomas miseráveis, mas não se amedronte: tenho alguns remédios a compartilhar no capítulo 10.

Terapias com drogas-alvo

Nas terapias-alvo utilizam-se drogas que se comportam como flechas medicinais atiradas contra receptores específicos ou proteínas críticas para a sobrevivência do câncer. Elas podem ser usadas antes ou depois da cirurgia, ou chamadas à ação de novo contra a recidiva local ou metástases distantes. A maior parte dos efeitos colaterais é bem tolerada.

Vamos começar com as terapias HER2, que agem sobre os receptores HER2 com tamanha precisão que pegam o que um dia foi um subtipo altamente fatal e o transformam num subtipo altamente *favorável*. Você toma injeção contra gripe para fabricar anticorpos que reconhecem e destroem um antígeno, certo? De modo similar, o trastuzumabe (Herceptin) é um anticorpo fabricado pelo homem contra a proteína HER2, que alimenta cerca de 15% de todo o câncer. Ministrado via intravenosa, inicialmente com a quimioterapia, o Herceptin continua 1 vez a cada três semanas por um ano depois que a quimio é interrompida. No câncer metastático, continua indefinidamente. Existe uma toxicidade cardíaca de 3% quando combinado com doxorrubicina ou epirrubicina (drogas da quimio), de modo que o seu coração é monitorado com um ecocardiograma ou angiograma/MUGA* a cada três a seis meses.[116] No lugar do Herceptin, pode-se usar um medicamento biologicamente similar a ele, aprovado pelo FDA, chamado trastuzumabe-dkst (Ogivri).[117]

O pertuzumabe (Perjeta) ataca o HER2 num ponto diferente do Herceptin; é ministrado via intravenosa antes da cirurgia, com Herceptin, devido a efeitos sinergísticos e, às vezes, depois da cirurgia ou no câncer em estágio avançado. Uma terceira droga que funciona como anticorpo para HER2, ado-trastuzumabe emtansina (Kadcyla, também conhecida como TDM-1), trata câncer em estágio avançado. Outras flechas anti-HER2 incluem a pílula diária de inibidores de cinase, lapatinibe (Tykerb) e neratinibe (Nerlynx). O Tykerb trata câncer avançado depois que o Herceptin falha e o Nerlynx ajuda nos estágios iniciais, depois de esgotado o ano com Herceptin.

Em seguida, há os inibidores de cinase dependentes de ciclina (CDK – sigla em inglês). Essas são flechas atiradas em direção a duas proteínas, CDK4 e CDK6, para desacelerar ou interromper a divisão de células. O palbociclibe (Ibrance) ou ribociclibe (Kisqali) trabalham ao lado de inibidores de *aromatase* para fazer as células cancerosas avançadas RE(+) HER2(-) pararem de crescer, tanto em mulheres na pré-menopausa quanto na pós-menopausa, e ficou demonstrado que elas *duplicam* o tempo que a doença levaria para progredir.[118] Se você está tomando esta combinação, palbociclibe e um IA, tenho uma recomendação: algumas substâncias naturais semelhantes ao estrogênio encontradas em alimentos podem interferir nesses medicamentos. Evite qualquer soja (genisteína),

---

* *Multi Gated Acquisition Scan, ou angiograma. (N.T.)*

todos os produtos laticínios de gado criado convencionalmente e milho (zearalenona), que desativam essa poderosa combinação de drogas em culturas de tecidos.[119] Esses comprimidos são tomados diariamente por três semanas, com uma semana de intervalo, e depois retomados.

Seu médico pode também recomendar inibidores de mTOR tais como everolimo (Afinitor), que atira as suas flechas contra a proteína mTOR, envolvida na divisão de células e angiogênese. Quando células de câncer avançado RE(+) HER2(-) crescem, apesar do uso de letrozol ou anastrozol, as mulheres na pós-menopausa podem mudar o tratamento para comprimidos diários de Aromasin e Afinitor, com o fim de bloquear a proteína mTOR.

Finalmente, os inibidores de PARP atiram contra a poli (ADP-ribose) polimerase (PARP), enzima envolvida no reparo do DNA. O comprimido, olaparibe (Lynparza), desacelera a progressão do câncer do estágio IV nas portadoras de BRCA1 e 2 com doença metastática TN ou RE(+) HER2(-), possivelmente impedindo as células cancerosas prejudicadas pela quimio de se repararem.

Acertaram o alvo! Alvo alcançado e destruído – ou, pelo menos, efetivamente desativado.

A resposta é imunoterapia?

O câncer é um inimigo cheio de recursos, criando resistência aos nossos venenos através da manipulação do próprio sistema imunológico projetado para rastreá-lo e destruí-lo. Um sistema imunológico funcional dispara o alarme do carro quando intrusos como bactérias, vírus, parasitas e câncer tentam sequestrar o que lhe pertence, com o fim de se alimentar, deixando-a na pior. O objetivo da imunoterapia é impulsionar o sistema imunológico inato do seu corpo de tal modo que este ativamente identifi que e neutralize micrometástases ao mesmo tempo que deixa intactas as células saudáveis. O Herceptin é um agente imunoterápico *passivo*, útil somente quando injetado repetidamente em você. Ao contrário, a imunoterapia e vacinas contra câncer de mama dão início a uma *ativação* sustentada do sistema imunológico, de maneira que o seu corpo continuamente combate o câncer por muito tempo ainda depois de completados os tratamentos tradicionais. Experiências em andamento com imunoterapia e vacina investigam formas de impedir o câncer de mama de começar e/ou fazer metástase.[120] Para verificar uma experiência que diga respeito a você, visite breastcancertrials.org.

A imunoterapia é uma tremenda promessa para o *front* do câncer de mama, tanto como tratamento para prolongar a vida de pacientes com metástase quanto como vacina de prevenção contra o câncer, conforme a evidência que já existe nestes sucessos imunoterápicos: vacina preventiva contra câncer cervical e a primeira terapia comprovada que prolonga a vida de pacientes com melanoma metastático.

Medicina complementar e alternativa (MCA)

A medicina complementar e alternativa (MCA) integra um leque de terapias e plantas, lado a lado com as ofertas ocidentais típicas. A MCA ajuda você a melhor prevenir, tratar e se recuperar de doenças, às vezes com certeza baseada em evidência e outras vezes com atitudes do tipo "se não mata, engorda". A MCA não deve ser confundida com a "terapia alternativa" que rejeita totalmente os tratamentos padrão em favor de algo que não está provado. Especialmente no caso de um diagnóstico de câncer invasivo não terminal, dispensar terapias que têm sido repetidamente comprovadas no sentido de levar à cura é, geralmente, perigoso e nada sábio. Mesmo assim, trata-se sempre do seu câncer, do seu seio, da sua vida e da sua escolha – e os outros devem dar a você o máximo apoio possível.

Rotineiramente integro a medicina complementar e alternativa (MCA) à minha prática cirúrgica. Eu me recordo de uma paciente que tomava tamoxifeno e reclamava desgraçadamente das ondas de calor toda vez que eu a via. Durante quatro anos ela ignorou minhas sugestões de tentar a acupuntura. Um dia, inesperadamente, parou no consultório só para me dizer: "Dra. Kristi, eu finalmente fui ao dr. Mao, há dois meses – uma vez – e desde então não tive mais uma onda de calor!". Uma experiência randomizada comparou doze semanas de venlafaxina (Effexor) com acupuntura para o tratamento das ondas de calor em mulheres que usavam antiestrogênio.[121] Ambos os grupos relataram igualmente menos ondas de calor e menos depressão, mas veja isto: o grupo da venlafaxina teve efeitos colaterais como náusea e tontura, e duas semanas após o tratamento – alô! – as ondas de calor voltaram! Enquanto isso, o grupo da acupuntura não só permaneceu livre das ondas de calor sem efeitos colaterais, como teve benefícios colaterais, incluindo desejo sexual aumentado, mais energia, pensamento mais claro e sensação de bem-estar.

Uma pesquisa de mais de 4 mil sobreviventes de câncer mostrou a seguinte procura pelos métodos da MCA: prática de oração/espiritual (61,4%), relaxamento (44,3%), cura pela fé/espiritual (42,4%), suplementos nutricionais/vitaminas (40,1%), meditação (15%), aconselhamento religioso (11,3%), massagem (11,2%) e grupos de apoio (9,7%).[122] As intervenções menos procuradas incluíram hipnose (0,4%), terapia de *biofeedback* (1,0%) e acupuntura/acupressão (1,2%). Os que buscaram práticas complementares foram na maior parte das vezes mulheres, mais jovens, brancas, renda mais alta e mais educadas. Numa pesquisa do Centro de Câncer MD Anderson, 83,3% tinham usado pelo menos uma abordagem da MCA,[123] 82% relataram ter feito isso no Canadá,[124] e em 14 países europeus o uso da MCA variou de 15% a 73%.[125] É tremenda a oportunidade para os centros de câncer de preencherem um vazio de MCA oferecendo serviços, provendo informação confiável e dando início a pesquisas.

Além das práticas de MCA listadas, a medicina tradicional chinesa (MTC), a medicina aiurvédica, os exercícios mente-corpo (*qigong*, *tai chi*), a aromaterapia, os óleos essenciais, os cogumelos medicinais (*reishi*, cauda-de-peru, *shiitake*, *maitake*), cardo de leite, visco (iscador), riso, técnicas de redução do estresse, ioga, terapias com arte/dança/música, fitoterapia, chás, cuidados quiropráticos, cinesiologia, osteopatia, Reiki, visualização/imagens guiadas, tetrahidrocanabinol psicoativo (THC) e canabidiol não psicoativo (CBD) são tentativas com sucesso variável de aumentar a capacidade do corpo de combater o câncer e/ou melhorar o bem-estar físico e emocional.

Uma jornada termina; outra começa

Assumindo que você mergulhou nas complexidades do diagnóstico de câncer e em seguida ponderou sobre todas as decisões de tratamento, neste momento merece um diploma honorário de médico. Mas ler isto é uma coisa, *suportar* é outra bem diferente. Eu gostaria de poder dizer que assim que terminar todo o tratamento ativo para o câncer você estará curada como se nada jamais tivesse acontecido – coisa que eu poderia prometer ao arrancar um pedaço de vidro quebrado do seu pé. Quem dera! A maioria das guerreiras terá agora de passar a atenuar efeitos colaterais persistentes e evitar a recidiva. Temos ainda um bocado de vida para viver, então me acompanhe até o capítulo 10, e continuemos a jornada.

CAPÍTULO 10

E AGORA? A VIDA APÓS O DIAGNÓSTICO E TRATAMENTO

Para a maioria das mulheres que passaram pelo tratamento para câncer de mama, a pior parte da tempestade passa e a vida assume uma nova normalidade. Desaparecem as incessantes consultas médicas e, ao mesmo tempo que você se sente grata por isso, é um bocado estranho. Sentada à margem, retomando o fôlego, talvez você se pergunte como tocar a vida para a frente. Dias atrás, as regras pareciam bem claras: aceite que uma faca vai lhe cortar a carne, suporte os sucos que matam câncer circulando nas veias e tolere os raios X no tórax. Talvez você tenha se sentido fraca e vulnerável, ou doente, mas pelo menos tinha um plano e sabia o que fazer e aonde ir em seguida. Mas, agora, a inatividade, o silêncio, a *ausência da doença ativa*, tudo isso pode lhe causar uma sensação estranha, até mesmo amedrontadora. Sua mente, então, tem tempo para vagar: será que as células cancerígenas malignas vão se aproveitar deste momento para florescer?

Essa transição, muitas vezes acidentada, tem de ocorrer em toda a jornada. Nada parece ser como era antes do desvio que foi o seu câncer, e jamais será. Chamo isso de o inevitável AC/DC: Antes do Câncer/Depois do Câncer. Como superar o trauma e atribuir sentido à dor? Você não está morta; então quais os seus planos de vida? Minha esperança mais profunda é que as mulheres emerjam da fase de tratamento vitoriosas, reconhecendo seu valor, redefinindo sua beleza, celebrando sua resiliência e tendo a coragem de perseverar... porque a jornada continua, e é preenchida com escolhas. Você, na verdade, não pode controlar o resultado final de nada, mas pode escolher como reagir à experiência do câncer. Que atitude adotar – sentir-se grata, alegre, esperançosa e guerreira ou zangada, temerosa, triste e vítima? Que decisões tomar quanto a medicamentos, vigilância, inteireza psicossocial, relacionamentos, alimentação, forma física e espiritualidade? Neste capítulo final, vamos explorar a vida pós-tratamento: monitoramento contra recidiva, administração de complicações e aprofundamento de relações – com Deus, com os outros e com você mesma.

Vigilância continuada

Depois do câncer, é incrivelmente importante estar em sintonia com o seu corpo e comunicar qualquer coisa fora do comum ao médico. As inconveniências ou esquisitices relacionadas à saúde, que você poderia ter ignorado ou esperado para investigar antes do câncer, agora exigem exploração imediata.

As condições que você relata ao seu médico vão variar de aparentemente inocentes a claramente perigosas. Nem toda dor nova significa câncer batendo à porta, é claro – se você se machucar na depilação, terá um corte; se começar a fazer Pilates, seus músculos peitorais ficarão doloridos –, mas qualquer coisa que persista merece ser mencionada à médica. Certifique-se de perguntar a ela: "Isso poderia ser do câncer de mama?". Ela pode ter esquecido que você teve câncer há uma década e deixar escapar um sinal real de recidiva. Continue, também, a realizar os autoexames de mama mensais buscando qualquer coisa que não tenha estado lá anteriormente – um nódulo, mudança na pele, descarga do mamilo , como explicado no capítulo 1. Novos sintomas que podem preocupar incluem:

- dor no osso;
- fraturas;
- constipação;
- menos alerta;
- fadiga extrema;
- dificuldade de respirar com atividades que nunca causaram falta de fôlego antes (por exemplo, subir um lance de escada);

- tosse sem gripe;
- tonteira;
- visão embaçada;
- fraqueza de um lado;
- dores de cabeça;
- confusão;
- perda de memória;
- dificuldade de falar ou se mover;
- convulsões;
- náusea;
- circunferência abdominal aumentada (calças apertadas demais na cintura);
- pele amarelada, coçando;
- mãos/pés inchados;
- perda de apetite;
- perda de peso não intencional.

A Sociedade Norte-Americana de Oncologia Clínica (American Society of Clinical Oncology – ASCO) atualiza diretrizes baseadas em evidência sobre acompanhamento e administração de pacientes assintomáticas de câncer de mama após a terapia curativa.[1] No caso de tumores menores que 5 cm e com menos de 4 nódulos positivos, as recomendações incluem exames físicos a cada três a seis meses nos primeiros três anos, a cada seis a doze meses nos anos 4 e 5, e anualmente a partir daí. Comumente, os seus médicos oncologistas, radioterapeutas e cirurgiões terão os próprios calendários de vigilância, que podem incluir até exames mais frequentes, embora a evidência não sustente essa prática. Para quem tem câncer no estágio III ou IV: a equipe encarregada do seu tratamento personalizará um plano de vigilância para você, que pode se ver sempre envolvida em alguma forma de tratamento, especialmente se o estágio for IV. Para a ASCO, a vigilância por qualquer profissional experimentado no exame de pacientes de câncer de mama, incluindo mamas que receberam radiação, leva a resultados idênticos aos dos especialistas que fazem o acompanhamento, deixando as pacientes satisfeitas. Você deve fazer autoexame das mamas (acesse easybreastexam.com para instruções por vídeo) e não deixar de reportar ao seu médico novos nódulos, dor no osso, dor no peito, dificuldade de recuperar o fôlego, dor abdominal ou dores de cabeça persistentes.

As mulheres que ainda têm os seios devem fazer uma mamografia um ano depois da sua última mamografia, ou seis meses após completar a radioterapia, o que ocorrer primeiro. Continue fazendo mamografias do lado em que teve câncer a cada seis meses até que se estabilize, e depois retome a sua mamografia anual. Não se preocupe com exames de sangue e marcadores tumorais (CEA, CA 15–3 e CA 27.29), exames dos ossos, raios X do tórax e ultrassonografias do fígado e pélvicas, exames PET/CT e RM como acompanhamento de rotina, se, após ser examinada por seu médico, você estiver assintomática, sem descobertas específicas. Parece contraintuitivo, mas a detecção inicial da doença metastática não oferece vantagem em termos de sobrevida se comparada à espera pelos sintomas, descobrir as metástases e então buscar pelos tratamentos.[2] Portanto, uma investigação de rotina por doença metastática não é recomendada sem sintomas, como em casos de dor nas costas que solicite um exame ósseo.

Mesmo assim, sugiro personalizar um plano de vigilância com seus médicos. Por exemplo, se as mamografias deixaram escapar o seu câncer lobular, mas a RM o detectou, o seu médico pode optar por incluir uma RM à vigilância. Para mulheres com mamas densas ou portadoras de mutação genética, ele poderia também adicionar ultrassom. Num nível mais sofisticado, um estudo prospectivo descobriu que 24% das mulheres com câncer em estágio inicial tinham células tumorais isoladas circulando (CTCs) no sangue antes de qualquer quimioterapia.[3] O acompanhamento mostrou que as CTCs previam recidiva cedo e sobrevida reduzida, então converse com o seu médico a respeito da possibilidade de se examinar as CTCs em câncer de mama não metastático para permitir potencial intervenção precoce e vida mais longa. Quando as células cancerígenas sofrem ruptura e morrem, liberam DNA livre de células na circulação (cfDNA), fragmentos do genoma que flutuam livremente através da corrente sanguínea. Um estudo mostrou que o cfDNA previa recidiva metastática melhor que o marcador tumoral CA 15–3.[4] Encontrar CTCs e cfDNA via amostras de sangue chama-se *biópsia líquida*; os usos desses exames de sangue estão evoluindo. É verdade, os atuais métodos de identificação da doença metastática (como PET/CT ou CA 15–3) não melhoram a sobrevida; apenas respondem aos sintomas. As biópsias líquidas, porém, poderiam mudar essa realidade. Pergunte ao seu oncologista se você deve fazer biópsia líquida.

À medida que você for se sentindo confortável de volta à vida cotidiana, não negligencie sua saúde geral. Você continua propensa a doença cardíaca, diabetes, colesterol alto e outras enfermidades da mesma maneira que estaria sem câncer. É provável que a equipe de oncologia que cuida de você não terá como prioridade o bem-estar geral, de modo que dependerá de você manter essa peteca no ar.

Permaneça organizada

Após o tratamento de câncer, as pacientes podem ficar perdidas na transição de serem ativamente tratadas para só serem acompanhadas por seu médico. Uma vez que o câncer se torna parte de seu passado, mesmo assim você precisa manter em mente o que foi feito, o que será feito no futuro e quem o fará.

Em pinklotus.com/thrivership, você pode baixar uma ferramenta grátis chamada "Thrivership Care Plan" [Plano de Assistência para Sobreviver Melhor], que provê uma lista completa de todos os documentos que você precisa colecionar e as perguntas que tem de fazer aos seus oncologistas e ao clínico para criar um plano de sobrevivência exclusivo seu. Dessa forma, não haverá rachaduras que possam fazer desmoronar os fatores mais importantes para a sua boa forma física contínua. Por exemplo, quando o Ontario Cancer Registry (Registro de câncer de Ontario) identificou e acompanhou por cinco anos pós-tratamento 11.219 canadenses, pacientes de câncer de mama, os pesquisadores descobriram que todo ano a maioria das mulheres se consultava com oncologistas e um clínico. Estas seriam boas notícias? Não, no caso de eles não se entenderem entre si. Um terço dessas mulheres fez muito poucas mamografias e metade realizou exames *demais* à procura de doença metastática.[5] Sem organização, a comunicação entra em colapso e quem sofre é a sua saúde.

Sejamos honestas: o câncer não deixa lembranças agradáveis

Você suporta vários tratamentos no esforço de vencer o câncer e mantê-lo afastado, e ao mesmo tempo que exibir cicatrizes de guerra é melhor que simplesmente perder a guerra, ainda assim é desanimador e frustrante lidar com muitas dessas lembranças diárias. Numa pesquisa da Fundação Livestrong sobre sobreviventes de câncer, um número desconcertante experimentou uma ou mais preocupações pós-tratamento nas seguintes áreas: emocional – 96%; física – 91%; e prática – 75%.[6] Para ficar na trincheira emocional, ansiedade, depressão e angústia são capazes de afetar as relações, a imagem corporal e a autoestima. Vamos, então, encarar estas complicações comuns de tratamentos passados ou em andamento e descobrir todas as áreas em que há espaço para melhora.

Linfedema

A mama e o braço do mesmo lado compartilham os mesmos linfonodos axilares, de modo que mexer com esses nódulos na cirurgia, tirando alguns e/ou fazendo radiação nos que permanecem, pode impedir o fluxo linfático do braço, do seio, pescoço ou dorso, resultando em linfedema (retenção de fluido linfático) nessas áreas. Dependendo da severidade, os seus sintomas podem ser imperceptíveis ou até mesmo provocarem dor e peso na área afetada (geralmente o braço) e o comprometimento da função diária e habilidades motoras finas. Fatores que aumentam de 2 a 4 vezes o linfedema incluem o número de linfonodos removidos, a radiação axilar, uma falta de mobilidade durante o processo de cicatrização, obesidade, infecções pós-operativas e represamentos ou cordões de fluido (síndrome da rede axilar).[7]

Especialmente naquelas pessoas que correm alto risco de desenvolver linfedema, um simples dispositivo chamado L-Dex pode ser usado nas suas visitas de rotina ao médico para identificar precocemente a criação de fluido linfático no seu braço, antes mesmo de ser notado. O dispositivo passa um sinal elétrico inofensivo através de ambos os braços e usa a espectroscopia de bioimpedância para comparar a que velocidade esse sinal viaja (a retenção de fluido o fará viajar mais depressa). Quando é detectada uma diferença, a intervenção imediata – manga de compressão e fisioterapia – resulta em índices muito baixos de progressão a linfedemas permanentes.[8] Bração evitado!

Por causa de definições inconsistentes de linfedema, a incidência varia de 0% a 94% na literatura, mas uma estimativa combinada de 30 estudos prospectivos apresentou como média 21,4%, tipicamente se desenvolvendo dentro de dois anos após a cirurgia.[9] O linfedema também aumenta o risco de infecções no braço e, raramente, linfangiossarcoma (uma massa cancerosa nos vasos sanguíneos do braço).[10] Ações para prevenção e administração do linfedema incluem drenagem linfática manual via massagem, bandagens e mangas de compressão, exercícios ativos, cuidados com a pele e educação.[11] Se você tem risco alto de linfedema com base nos critérios que eu mencionei, ou se notar mudanças no braço, peça uma referência de fisioterapeuta com treinamento especializado em linfedema e, de preferência, comece as sessões poucas semanas depois da cirurgia ou radiação. Nos casos de debilitação, o uso de microcirurgia para transferir nódulos de alguma outra parte para a axila, um processo chamado *transferência de nódulo linfático vascularizado*, pode significar a cura.[12]

A propósito, após qualquer cirurgia axilar, você não precisa exagerar na vigilância e nas precauções, a não ser que seja aconselhada pelo médico quanto a isso. Na experiência "Atividade Física e Linfedema" (Physical Activity and Lymphedema – PAL), não ocorreu aumento de risco em pacientes que usaram mangas de compressão e passaram pelas seguintes situações: tirar sangue do mesmo lado, medir a pressão, dormir em cima desse lado e fazer acupuntura, nem em casos de queimaduras, picadas de inseto, fazer a cutícula, cortes, viagem de avião, levantamento de pesos, queimadura de Sol ou exercício vigoroso.[13] Da mesma forma, outro estudo que acompanhou 632 pacientes, por uma média de 24 meses, que não fizeram uso das mangas concluiu que tirar sangue, tomar injeção, medir a pressão e viajar de avião foram atividades que não tiveram efeito sobre o linfedema.[14] Ufa! Então não se preocupe tanto com todas as medidas preventivas, exceto com as saunas, pois essa foi a única atividade relacionada a linfedema.

Osteoporose

Durante o tratamento de câncer com quimioterapia e IAs, seus ossos podem ficar tão frágeis que até um simples espirro é capaz de provocar uma fratura. Mas há precauções que você pode tomar. Se lhe faltam estrogênios naturais graças à menopausa induzida por quimio e tratamento endócrino, converse com o seu médico sobre exames densitometria óssea anual, para verificar sua densidade óssea e monitorá-la. Para proteger os seus ossos, faça uso de suplementos de 1.200 UI de cálcio e 2.000 UI de vitamina D diariamente. Pratique exercícios como caminhar depressa, subir escada, *tai chi* e levantamento de peso pelo menos 2 vezes na semana por vinte minutos. Quando necessário, tome medicamentos bifosfonatos tais como Fosamax (alendronato de sódio), Actonel (risedronato) e Boniva (ibandronato), que reduzem metástases malignas da recidiva óssea e melhoram a sobrevida em pacientes na pós-menopausa com câncer de mama não metastático.[15] Peso corporal superbaixo, fumo e alcoolismo exacerbam os riscos.

Dor nos ossos e nas articulações

A quimioterapia (especialmente uma classe de drogas chamada taxanos), as terapias hormonais e as terapias-alvo podem causar dor nos ossos ou articulações,[16] e até mesmo os bifosfonatos podem provocar dor nos ossos. Dores constantes precisam ser investigadas para que se possa descartar a possibilidade de recidiva de câncer; na maioria das vezes, porém, chega-se à conclusão de que elas são danos colaterais. No entanto, inúmeras pessoas sem câncer têm essas mesmas queixas – por exemplo, má postura, desordens do sistema imunológico, artrite – e, como você é uma pessoa, há sempre uma chance de que a sua dor não tenha qualquer relação com câncer e seus tratamentos. Aumente o consumo de vitamina D e cálcio, faça compressas quentes e frias, alternando-as, tome anti-inflamatórios como ibuprofeno, aplique creme de capsaicina e/ou consulte profissionais de medicina complementar – acupuntura, massagem, fisioterapia, quiropraxia, *tai chi* e Reiki. Assim como para qualquer novo sintoma, sempre fale com o seu médico.

Neuropatia

A quimioterapia às vezes danifica seus nervos periféricos, o que pode provocar dormência, formigamento e fraqueza nas mãos e nos pés. A neuropatia melhora com o tempo, mas 30% dos pacientes reportam efeitos de longo prazo.[17] Peça ao médico uma referência de um profissional que trabalhe com reabilitação e fisioterapia, para avaliação e tratamento, bem como de especialistas em dor, para que lhe sejam receitados medicamentos, e procure profissionais de técnicas integradas para sessões de acupuntura e massagem. Os terapeutas ocupacionais vão ensiná-la a adotar uma série de mudanças e precauções na vida diária a serem seguidas em casa e no trabalho para aliviar a dor.

Fadiga

A fadiga relacionada ao tratamento não passa após uma noite boa de descanso. Ela invade o cérebro e os ossos e transforma em desafio o interesse em conversas e atividades. A fadiga pode ser uma ladeira escorregadia, composta de depressão e isolamento. A fadiga afeta 99% das pacientes que recebem quimio ou radiação ativas, sendo que mais de 60% a qualifica como moderada/severa.[18] E anos depois? O maior estudo sobre o assunto descobriu que 33% das mulheres ainda têm fadiga de um a cinco anos pós-tratamento; depressão e dor apareceram como os mais fortes indicadores de fadiga duradoura.[19] Para atenuar isto, você realmente precisa se dar um empurrão e se mexer, andar, levar a sério a alimentação, participar de um grupo de apoio, tentar medicina complementar e conversar com seu médico, que checará questões médicas como anemia e disfunção da tireoide. Dê pequenos passos para melhorar a sua energia, um pouco de cada vez, e seja boa e paciente consigo mesma. Priorize alguma atividade que te traga energia, tente algo novo (ioga?) ou visitar a família.

Sintomas da menopausa

Isso não será uma grande surpresa quando chegar: tirar do seu corpo até a última molécula de estrogênio faz vir à tona o calor, como na menopausa, não importa qual a sua idade. Os sintomas incluem depressão, ansiedade, insônia, quimiocérebro, secura vaginal, libido diminuída, ganho de peso, osteoporose, fadiga, dor nos ossos e nas articulações, ondas de calor, rubor, suor, pele seca, coceira e cabelo ralo. Coragem; o capítulo 5 está cheio de eficientes intervenções não estrogênio a serem tentadas.

Ganho de peso

Como se não bastasse a ameaça à sua vida, o câncer e seus efeitos na sua psique também podem fazer você ganhar peso. Atividade reduzida, retenção de líquido, certos medicamentos, comer mais e uma queda no metabolismo:, "bem-vinda à menopausa", podem fazer subir o ponteiro da balança. Você tem que limitar a *junk food** altamente calórica, açúcar refinado, sal, gordura saturada e álcool e deve se pôr em movimento. Consulte um nutricionista. Volte à discussão sobre obesidade do capítulo 5, e lembre-se de como os índices de mortalidade dobram quando você está acima do peso. Não importa como toda essa gordura apareceu, a mesma regra sempre a faz desaparecer: coma menos, movimente-se mais.

Preocupações com sexo, disfunção sexual e gravidez

A preocupação de muitas pacientes é como o câncer terá afetado seu sexo e vida reprodutiva, mas elas raramente mencionam isso. Falem! Isso não é tabu.

No que se refere a reaver o seu charme após o câncer, surge uma série de questões tanto de catalisadores emocionais quanto físicos. Eles incluem dificuldade de excitação, relações dolorosas, incapacidade de ter orgasmo e libido diminuída (menos interesse em sexo).[20] No cenário pós-tratamento, a disfunção sexual talvez se deva a vagina seca ou atro-

---

* *Comida não saudável. (N.T.)*

fiada (cortesia da menopausa química e dos IAs, mais que do tamoxifeno); depressão; autoconsciência dos resultados cosméticos; sentimento de ser indesejável, não sensual, de ter sido traída pelo seu corpo, ou vontade de manter distância emocional do seu parceiro. Há, porém, soluções, para muitas dessas questões.

As relações doloridas em função da secura ou contração vaginal compõem um cenário frequente. Uma opção é comprar um conjunto dilatador que gradualmente alarga a vagina contraída. Use umidificadores à base de água ou silicone e lubrificantes todos os dias e aplique-os liberalmente durante a relação sexual. Existe também o laser vaginal – por exemplo, MonaLisa Touch e ThermiVa –, que estimula a formação de colágeno e melhora a umidade em apenas umas poucas sessões, então pergunte ao seu ginecologista sobre essa opção. Um estudo examinou o uso de estrogênio vaginal tópico em 69 mulheres com histórico de câncer de mama e não encontrou aumento na recidiva,[21] mas isso não quer dizer que você deva usá-lo, especialmente se estiver tomando IA.[22] O seu médico oncologista precisa aprovar qualquer uso de hormônio, que deveria ser um último recurso para qualquer paciente de câncer RE(+). Experimente ervas não estrogênicas via oral como Menopause Miracle (Milagre da Menopausa), já que as usuárias notaram 53% de melhora na umidade vaginal após doze semanas.[23]

Se o seu bloqueio sexual é mais emocional, procure aconselhamento profissional. Consultar um psicólogo, terapeuta ou conselheiro sexual com ou sem o seu parceiro pode oferecer entendimento e soluções; com deveres para casa e exigência de relatos de retorno, a estranha tarefa de reaprender a sua vida íntima pode ser iniciada por uma outra pessoa; assim, você sente menos pressão. Com isso, é possível ainda antecipar e planejar o sexo, fazendo-se um trabalho preparatório: luzes baixas e *lingerie*, se o problema é autoconsciência, travesseiros extras para acomodar pontos dolorosos, cenário à luz de velas, aromaterapia, música ou filmes. É normal que o sexo e o desejo mudem depois do câncer, de maneira que reintroduzir suavemente o toque físico e fazer amor vale o esforço. Consulte a Associação Norte-Americana de Educadores, Conselheiros e Terapeutas da Sexualidade (American Association of Sexuality Educators, Counselors, and Therapists (AASECT.org) para localizar especialistas em saúde sexual na sua área.

Caso você esteja preocupada com fertilidade, é importante saber que quanto mais próxima estiver da menopausa, será mais provável que a quimio bloqueie permanentemente os seus ovários. Uma vez que 5% do câncer de mama ocorre antes dos 40 anos, a maioria das mulheres interessadas em ter filhos já se encontra numa idade em que seria necessária assistência reprodutiva (como FIV) – e eis que chega o câncer e concretamente força a situação. Antes do tratamento, sempre discuta o seu desejo de ter filhos no futuro e considere congelar os seus óvulos ou embriões para se precaver. Saiba, também, que se você tomar drogas como leuprolide (Lupron), que "desligam" os seus ovários durante a quimio, existe uma maior chance de a quimio passar por eles sem causar prejuízo. Nesse caso, depois de uns meses, seus ovários "acordarão". O tamoxifeno compete com o seu próprio estrogênio, mas os seus ovários continuam alegremente liberando hormônios; portanto, quando você parar com o tamoxifeno, será tão fértil quanto teria sido naturalmente.

E se você planeja engravidar no futuro, saiba que estudos retrospectivos confirmam a segurança da gravidez após o câncer de mama, inclusive nas mulheres com doença estrogênio-positiva.[24] A gravidez depois do câncer de mama não aumenta a recidiva de câncer;[25] e nem a amamentação aumenta o risco de recidiva ou coloca em risco a saúde do recém-nascido.[26] Eu encorajo as mulheres que passaram por tratamento de câncer de mama prévio e estão livres de recidiva a realizar seus sonhos com respeito a ter filhos e amamentar. Discuta o momento da concepção com o seu médico.

Insônia

Se você se vê acordada às 2h da manhã, depois de um tratamento para câncer, você não está sozinha, amiga. Em torno de 70% das pacientes de câncer de mama metastático descobrem que não conseguem cair no sono ou se manter adormecidas em algum momento da jornada.[27] Tente ao máximo conseguir de sete a oito horas de sono por noite, senão seu cortisol e os hormônios de melatonina sairão do ritmo; precisamos que a melatonina cante sua cantiga de ninar anticâncer para todas as suas células. Dicas? Acorde e adormeça nos mesmos horários sete dias por semana; mantenha seu quarto escuro; desligue telas (TV, computador, telefone) uma hora antes de ir para a cama; faça exercícios durante o dia; experimente atividades meditativas conscientes para repousar a mente. Utilizar suplementos naturopáticos com magnésio, coQ-10, *ginseng* ou cogumelo *cordyceps* pode ajudar. Considere medicamentos com prescrição, se essas medidas não funcionarem.

Dor no seio, tórax, axila, no ombro ou cicatriz

Durante os primeiros três meses após a cirurgia ou radiação, é provável que você experimente pontadas indesejadas de dor aguda, persistente, e/ou desconforto em queimação, sensação de formigueiro, pressão ou dormência, que ocorrem comumente, pois os seus nervos estão "despertando" do trauma e o inchaço começa a desaparecer. Algumas pacientes também sentem uma dor a mais longo prazo que envolve os nervos danificados ou esticados, os quais não conseguem se recuperar normalmente, ou simplesmente não se recuperam, além de sensações fantasmas de um seio ou mamilo que não está mais lá. Num estudo sobre mamas, 23% das pacientes relataram dor de longo prazo, estando entre os indicadores: idade abaixo de 50 anos, mais cirurgia invasiva, dor pós-operatória precoce e menos uso de analgésico.[28] Todas as mulheres com dissecção de Linfonodo Axilar [DL] ou radiação na axila deveriam fazer fisioterapia para limitar as síndromes do ombro congelado e da rede axilar [AWS – sigla em inglês], que ocorre quando um cordão esticado repuxa feito corda de violão, da axila até a parte interna do cotovelo.[29] A AWS ocorre em 48% das mulheres depois da DLA e geralmente desaparece em até doze semanas.[30] A dor focal no local da operação, no tecido da cicatriz ou a fibrose induzida por radiação e a dor muscular podem melhorar com fisioterapia, técnicas de massagem de liberação miofascial, pomada de lidocaína ou acupuntura. Exercícios aeróbicos e de resistência, terapia aquática e técnicas complementares são todos capazes de melhorar a dor.[31] Combinar pentoxifilina, vitamina E e clodronato poderia aliviar neuropatias induzidas por radiação.[32] Você pode experimentar creme de capsaicina para a dor aguda,[33] enquanto as dores latentes respondem melhor a medicamentos como gabapentina, venlafaxina e amitriptilina.[34] Cicatrizes ou queloides doloridos são tratados com injeções de esteroides diretas, folhas/gel de silicone, crioterapia (nitrogênio líquido), laser ou creme de capsaicina.[35] Quando nada disso resolve, a revisão cirúrgica com remoção de áreas sensíveis ou alteração da reconstrução provê alívio.

Cardiotoxicidade

As terapias anticâncer, particularmente antraciclinas (epirrubicina), anticorpos monoclonais direcionados a HER2, tamoxifeno/IA e radiação do lado esquerdo são capazes de contribuir para disfunção reversível ou irreversível do músculo do coração, insuficiência cardíaca e/ou mesmo morte cardiovascular, com alterações cardíacas significativas ocorrendo em menos de 5% dos casos.[36] Sua equipe médica empregará estratégias para monitorar, prevenir ou mitigar os efeitos do dano.

Quimiocérebro

Estudos sobre aquela sensação de não-estou-mais-tão-afiada-como-era mostram que a névoa do cérebro afeta 16% a 50% das pacientes de câncer de mama,[37] mas a acuidade mental parece melhorar com o tempo. Num estudo prospectivo, 8,1% das pacientes com câncer de mama enquadraram-se nos critérios para problemas cognitivos por um ano.[38] O declínio cognitivo toma muitas formas, incluindo deficiências na memória visual e verbal, tempo de reação, atenção, concentração e velocidade de processamento. Às vezes, você pode nem perceber que está um pouco confusa até que se veja sob pressão, cansada ou assoberbada com múltiplas tarefas. (Ou até que se dê conta de que os filhos estão se aproveitando de você: "Mãe, ontem você disse que eu poderia usar o carro hoje". *Será que você disse mesmo?*)

Embora exames de ressonância magnética (RM), tomografia computadorizada (TC) e eletroencefalografia (EEG) confirmem mudanças inequívocas estruturais e funcionais após a quimioterapia,[39] o quimiocérebro não é exclusivo das altas doses e duração mais prolongada da quimio, apesar do nome.[40] São muitos os cozinheiros na cozinha da cognição. Só a menopausa já é capaz de atrapalhar o seu pensamento, então imagine adicionar o redemoinho emocional do câncer, golpes de anestesia geral, traços de quimio e uma década de terapia endócrina no coquetel da menopausa.[41] É interessante notar que, para começar, o declínio cognitivo compartilha fatores de risco com o desenvolvimento do câncer, tais como nossos velhos amigos estresse oxidativo e citocinas, com sua atividade prejudicial ao DNA e inflamatória.[42] Acupuntura e exercícios podem aumentar o fluxo de sangue para o cérebro. Outra opção é a reabilitação cognitiva, que inclui trabalhar com um terapeuta no treinamento da memória e atenção, estratégias compensatórias (por exemplo, fazer listas, não se envolver em tarefas múltiplas), redução do estresse, técnicas de relaxamento e de resolução de problemas.[43]

Malignidade não relacionada à mama

Por uma série de razões, mas particularmente como complicação do tratamento do câncer de mama inicial, ocorre malignidade não relacionada à mama. Por exemplo, você, mulher na pós-menopausa, que tem útero e que toma tamoxifeno: vale fazer exame para eliminar a hipótese de câncer do endométrio (a incidência vai de 1 em 1.000 para 2,6 em 1.000); e você deve reportar qualquer sangramento vaginal.[44] Como discutido no capítulo 6, mutações genéticas herdadas como Li-Fraumeni e síndrome de Lynch carregam alto risco de outros órgãos desenvolverem câncer, de modo que os seus médicos vão sugerir a vigilância apropriada conforme ditada pelas diretrizes da NCCN (Rede Nacional do Câncer). E se você ainda não se informou sobre testes genéticos nem discutiu esses exames, não deixe de fazer isso. Um estudo holandês de mais de 58 mil pacientes de câncer de mama, por uma média de 5,4 anos, descobriu que 1 em cada 20 desenvolveu um dos seguintes tumores malignos não relacionados à mama, dentro de 10 anos a partir do diagnóstico: esôfago, estômago, cólon, reto, pulmão, útero, ovário, rim, bexiga, sarcoma de partes moles, melanoma, linfoma não Hodgkin e leucemia mieloide aguda (LMA /AML – sigla em inglês).[45] A LMA é um resultado conhecido da quimioterapia, que ocorre em pacientes que recebem agentes alquilantes (ciclofosfamida) e drogas direcionadas à topoisomerase (antraciclinas). As pacientes que recebem esses agentes podem esperar LMA numa taxa de 0,5% sem e 2,5% com radiação.[46] Sintomas tais como infecção, fadiga, hematoma ou sangramento deveriam desencadear uma intervenção. Para pacientes que receberam radiação, o segundo câncer inclui pulmão, esôfago, tireoide e sarcoma, sendo o pico do aparecimento de dez a quinze anos em seguida do tratamento.[47] Embora a genética e tratamento adjuvante respondam pela maior parte desses tumores malignos, os mesmos fatores referentes ao estilo de vida que influem no desenvolvimento do câncer de mama estão frequentemente implicados também nestes casos de câncer. Aqui, as boas notícias: comportamentos e estilo de vida saudáveis como controlar o peso e eliminar o fumo e o álcool podem baixar os riscos de câncer secundário.

Ramificações emocionais

Depressão, ansiedade e mal-estar geral são extremamente comuns após o tratamento e provêm de uma série de causas. Qualquer motivo para você se sentir triste, entretanto, não só é válido e compreensível, como digno de ser explorado mais a fundo com um profissional, para que o seu processo de cura possa ser o mais completo possível.

Os números não mentem. De aproximadamente 20% a 30% das sobreviventes de câncer de mama demonstram sinais mensuráveis de ansiedade e/ou depressão no ano que se segue ao diagnóstico e até 15% têm sintomas depressivos cinco anos depois.[48] A atitude de "não perguntar nem dizer nada" no mundo do trabalho e em outros meios frequentemente deixa na mão as mulheres que necessitam abordar os desafios emocionais e existenciais durante sua experiência com o câncer, na medida em que seus empregos e relacionamentos são adversamente afetados. Lembro-me de estar terminando um exame pós-câncer de Marlene e ter notado, quando eu estava prestes a sair, o quanto ela parecia desanimada. "Tem alguma coisa errada?", perguntei. "Você parece tão deprimida." Ela caiu no choro e me contou que ela e o marido acabavam de se separar. "Oh, eu conheço o melhor conselheiro conjugal da cidade", eu disse a ela, e quatro anos depois eles retomaram o casamento. Não espere, porém, que o seu médico note suas necessidades psicológicas; pergunte por aí por referências de aconselhamento, grupos de apoio e administração do estresse, caso sinta que precisa de uma força.

Uma razão comum da depressão é as mulheres se sentirem insatisfeitas com o resultado da cirurgia. Cicatrizes feias ou deformadas e mamas assimétricas podem causar mais impacto em você mesma que a real aparência. Sentir-se infeliz dentro da própria pele exacerba a depressão, o autoisolamento, a disfunção sexual e as dificuldades de relacionamento – e você não consegue esconder esses problemas debaixo de uma camiseta tamanho GG. Embora uma grande pesquisa multiétnica a respeito de sobreviventes tenha mostrado de 66% a 80% de satisfação geral com a parte cosmética, tendo se optado por manter ou remover a mama,[49] a localização e o tamanho do tumor, o volume do seio remanescente, a radiação, as complicações e expectativas – tudo isso cria desafios estéticos. E o que importa é o que *você* acha quando se olha no espelho. Se está infeliz, consulte a equipe cirúrgica, que dispõe de uma série de ferramentas eficazes na maleta de truques.

Outro que muito contribui é o medo da recidiva. *Se aconteceu uma vez, pode acontecer de novo*, você pensa. Até 70% das sobreviventes de câncer relatam medo da recidiva da doença mesmo anos depois do diagnóstico.[50] Isso pode ser desencadeado por ouvir falar sobre uma celebridade ou contato do Facebook que teve recidiva, uma notícia sobre o avanço do câncer ou simplesmente uma ida ao médico. Todas as pacientes que acompanho que fazem mamografia e imediatamente vêm me ver para um exame sabem que eu antes de recebê-la falo com o radiologista, para poder abrir a porta da sala de exame e gritar (se for verdade): "A sua mamografia está perfeita! Pode respirar aliviada!".

Por fim, voltar ao normal frequentemente quer dizer voltar ao trabalho – mas isso não é sempre tão fácil ou bem-vindo como soa. A lei dos norte-americanos com deficiência (Americans with Disabilities Act) protege você da discriminação ao ser contratada ou despedida e para obter planos de saúde que caibam no orçamento. É preciso admitir que a maior parte dos oncologistas não sabe grande coisa sobre isso, mas há auxílio legal e assistência financeira, caso você necessite deles. Os empregadores desempenham um papel importante no seu retorno bem-sucedido ao trabalho.[51] Não tenha medo de discutir com o patrão acomodações no local de trabalho, e peça ajuda aos colegas de maneira a maximizar seu desempenho. No caso de uma das minhas pacientes, todos os colegas doaram a ela um dia de folga paga, coisa que fez enorme diferença em sua situação financeira.

Câncer revisitado

Lá atrás, neste livro, falamos de 2 tipos de câncer na mama que poderiam ocorrer após o seu diagnóstico inicial. O câncer da mama contralateral (CMC / CBC – sigla em inglês) ocorre como um câncer completamente novo na mama oposta à do seu primeiro câncer. Uma vez que você tenha tido câncer, o seu risco vitalício de CMC é em média de 7%, mas pode ser bem mais alto em mulheres mais jovens ou naquelas com biologia desfavorável. De modo geral, é mais provável que você desenvolva um CMC do que qualquer outro tipo novo de câncer no seu corpo. Se isso acontecer, lembre-se de que o venceu uma vez e na mesma medida em que não o quer, poderá fazê-lo de novo.

A recidiva locorregional, por outro lado, significa que o câncer voltou a aparecer ao lado do câncer original, no tecido mamário, na pele, músculo, linfonodos axilares ou supraclaviculares. Você ou o médico podem notar um novo nódulo, espessamento ou erupção cutânea, ou os exames por imagens podem revelar uma mudança de intervalo. Isso pode até mesmo acontecer se você fez mastectomia reconstrução ou não – as recidivas geralmente aparecem como caroços na ou sob a pele, ou em nódulos maiores.[52] E 75% das recidivas locorregionais acontecem dentro dos primeiros 5 anos após o seu tratamento original (daí o significado do muitas vezes celebrado aniversário de cinco anos sem câncer).

Se você tinha alguma esperança de que esse dia pudesse chegar ou se você se imaginava à prova de bala, é devastador o momento em que recebe essa notícia. Será que você escolheu a equipe errada? Será que você fez/pensou/comeu as coisas erradas? Os tratamentos não foram suficientemente bons? Bem, pode ser, e se é o caso de alguma dessas possibilidades ser verdadeira, *uhull!* Porque isso quer dizer que agora sim identificamos algo importante a ser mudado ou adicionado, que pode simplesmente eliminar com essa coisa para sempre. É quando você fez tudo certo que nós só temos a biologia do tumor como culpada, biologia que – ao que parece – gosta de voltar, não importando o que você joga nela. Nós chamamos o câncer próximo a uma área onde ele ocorreu de recidiva de tumor da mama ipsilateral ou apenas de recidiva [RTMI, IBTR em inglês]; quando o câncer retorna a mais de 2 ou 3 cm a partir da localização do câncer inicial, ou se ele aparece nos nódulos adjacentes, é uma falha locorregional [LRF – sigla em inglês]. Dentro de dez anos de tratamento para nódulos negativos, as recidivas e LRF ocorrem 6,4% e 1,9%, respectivamente; com linfonodos originalmente positivos, a recidiva e a LRF aumentam para 8,7% e 6,0%.[53] No total, esses números são bastante baixos, mas, quando o câncer está de volta na sua mama, as chances transformam-se em 100% – e o golpe pode dificultar a respiração. A LRF tem índice de sobrevivência mais precário que as recidivas (34,9% *versus* 76,7% vivas após cinco anos), e quando ocorre qualquer das duas em menos de dois anos após o câncer inicial a sobrevida piora.[54]

Seu plano de jogo tem de ter intenção curativa. Certifique-se de que o médico tem em mente 4 movimentos-chave: (1) RM das mamas; (2) exames do corpo (PET/CT, ossos e cérebro) para eliminar doença em estágio IV; (3) indicadores tumorais no sangue; e (4) perfil do tumor (ER, PR, HER2, Ki-67) no tecido que passou por biópsia para se diagnosticar o seu câncer recorrente. Se não se aconselha quimio antes, vamos extirpar esse câncer. Embora o padrão de intervenção para qualquer dos tipos de recidiva permaneça sendo a mastectomia, aquelas mulheres com IBTR pequena e tecido remanescente adequado podem conversar com o médico sobre repetir a quadrantectomia, seguida de radiação parcial ou de toda a mama (você pode fazer a radiação oposta à da primeira vez).[55] Mais: se a sua mama é pequena ou se você pensa *é hora de uma mastectomia* – nesses casos, o lance é a mastectomia. Se você já fez mastectomia, fale com o seu médico sobre excisão do tecido canceroso e fechamento da pele, ou recrutamento de tecido de outra parte do seu corpo, mais radiação, caso você ainda não a tenha recebido. Mastectomia ou não, qualquer recidiva de nódulo axilar ou supraclavicular requer a excisão do nódulo e, possivelmente, radiação direcionada, se não tiver sido feita anteriormente, e terapia sistêmica (quimioterapia e/ou terapia endócrina).

O seu maior medo

As mutações genéticas herdadas e adquiridas, os comportamentos em relação à saúde, as circunstâncias socioeconômicas, a assistência médica e as exposições ambientais contribuem e colidem de formas diferentes dentro de cada corpo para aumentar ou diminuir o seu risco pessoal de recidiva de câncer de mama. Nenhum fator isolado determina o seu destino, nem nós entendemos a complexidade das interações.

Apesar dos nossos melhores esforços, cerca de 28% das mulheres que receberam diagnóstico inicial com câncer de mama em estágio precoce (ou seja, não no estágio IV) eventualmente desenvolvem doença metastática num órgão como pulmão, fígado, cérebro ou osso; mas lembre-se, terapias cada vez mais eficientes e detecção cada vez mais precoce continuam a melhorar esse número.[56] Aproximadamente 155 mil mulheres nos Estados Unidos estão vivas hoje com câncer de mama metastático (CMM, ou MBC em inglês); 75% delas foram inicialmente estágios I a III e mais de 11% delas sobreviverão mais de dez anos.[57] As pacientes às vezes se enganam e tomam uma recidiva metastática por um câncer diferente, por exemplo, achando que o novo problema delas é um câncer no fígado. Pense no CMM desta forma: se uma norte-americana viaja a Paris, ela não se torna francesa; continua parecendo americana e falando inglês, mesmo estando ao pé da Torre Eiffel. Da mesma forma, o câncer de mama que faz metástase no fígado continua com aparência e comportamento de câncer de mama, e não de câncer do fígado.

A verdade é que alguns tipos de câncer são mais difíceis de curar que outros e os tratamentos não funcionam em todos os pacientes, ou às vezes funcionam por um tempo e depois deixam de funcionar. O risco de recaída persiste décadas após o diagnóstico inicial, de modo que precisamos de discernimento: em quem é mais provável que o câncer reapareça? Sim, estudos mostram que os detalhes do tumor, os perfis genômicos e os tratamentos desempenham um papel na recidiva. Por exemplo, numa análise de mais de 110 mil mulheres tratadas de 1985 a 2000, a quimioterapia reduziu a mortalidade em 38% (idade abaixo de 50 anos) e 20% (idade de 50 a 69 anos); depois dela, o tamoxifeno reduziu mais 31%; no total a mortalidade foi reduzida em 57% e 45%, respectivamente (e teria sido ainda menor com mais terapias atuais).[58] Em outras palavras, o tratamento melhora a sobrevida e essa proteção dura por quinze anos de observação.

Tratamento à parte, que outras coisas apresentam maior chance de recidiva? Tumores maiores, maior número de linfonodos positivos, graus mais elevados e RE/RP – tendo chance de recidiva mais alta.[59] É interessante notar que o fato de ser RE(+) lhe protege até quatro anos após o diagnóstico, mas é prejudicial depois de 7,7 anos; ou seja, as pacientes RE(–) se saem pior no início – 6,5% de recidiva a cada ano por três anos *versus* 2% para RE(+) –, mas, uma vez que a RE(–) sobreviva à janela dos três anos críticos, a recidiva se torna similar à da RE(+), com um cruzamento entre os anos sete e oito, quando os tumores RE(–) mostram metade do risco de recidiva dos RE(+). Esse mesmo padrão exato com risco decrescente de a coisa "ruim" se seguir, acompanhado de um cruzamento em torno dos anos sete a oito, com a coisa "boa", é evidente para tumores grandes *versus* tumores pequenos, linfonodos positivos *versus* negativos,[60] grau alto *versus* grau baixo,[61] subtipos bons *versus* subtipos maus (Luminal A/B/HER2/TN)[62] e perfis genômicos altos *versus* baixos (Oncotype DX[63] e MammaPrint).[64] Colocando de outra maneira, os traços' agressivos exercem seus poderes nos primeiros cinco anos, são frequentemente dominados pelo tratamento (e, caso não sejam, então ocorrem as recidivas), mas, depois disso, é o câncer mais favorável que parece ganhar ímpeto.

Talvez você conheça alguém que teve câncer há vinte anos e um dia fica sabendo que o câncer voltou, agora no fígado. Como é que isso acontece? A chave se encontra nos anos originais da vida do tumor. Veja, independentemente de taxas de crescimento, todo câncer começa a partir de uma única célula e cresce a taxas constantes por longos períodos de tempo (anos a décadas) sem ser reconhecido por qualquer exame, de imagem ou manual, e começa a fazer metástase antes mesmo de ser detectado. Além disso – e aqui está a chave –, as metástases, se não forem limpas pelo seu sistema *imunológico, crescem aproximadamente às mesmas taxas do tumor primário.*[65] *Ahá!* É a tartaruga e a lebre. Assim, quando a metástase é de um câncer "lebre" que se dividem rapidamente, ou que carrega nas costas alvos como um receptor HER2, nossos agentes terapêuticos as aniquilam muito facilmente; mas, se a terapia falhar, a lebre levanta a cabeça e a recidiva aparece abruptamente, geralmente dentro de poucos anos depois do diagnóstico. Por quê? Exatamente do mesmo modo que sua célula genitora, essas células metastáticas frequentemente resistem ao tratamento e têm a capacidade de se dividirem rapidamente. Por outro lado, o lodoso e preguiçoso câncer "tartaruga" não é reconhecido pela quimio, que só busca destruir células que se dividem rapidamente; no entanto, as terapias endócrinas retardam seu progresso com eficácia tanto nas células genitoras quanto nas metastáticas. Mesmo assim, algumas dessas células tartaruga marcham adiante, determinadas a encontrar um local numa terra não mama, com os seguintes índices de recidiva: de 0 a 5 anos – 9,9%; de 5 a 10 anos – 5,4%; de 10 a 15 anos – 2,9%; de 15 a 20 anos – 2,8%; e de 20 a 25 anos – 1,3%.[66]

O câncer de mama metastático pode surgir solitário ou na forma de incontáveis lesões metastáticas, capazes de aparecer em um ou múltiplos órgãos, com os principais locais sendo o osso, pulmão, fígado e cérebro (em ordem descendente de frequência). No geral, os índices de sobrevida ao câncer de mama metastático (CMM) vêm aumentando de 1 a 2% a cada ano,[67] em larga medida devido a melhores agentes quimioterápicos e hormonais.[68] O local mais comum da metástase é o osso, para todos os subtipos, com exceção dos triplo-negativos, que favorecem o cérebro, o pulmão e nódulos distantes.[69] O HER2(+) também vai para o cérebro. Ao mesmo tempo que a maior parte do CMM responde transitoriamente a tratamentos convencionais, a maioria mostrará progressão da doença dentro de um ou dois anos a partir do início do tratamento.[70] Entretanto, alguns tipos de câncer entram em remissão completa após a quimioterapia, permanecendo nesse estado até mesmo além de vinte anos. Herdei pacientes de CMM que sobreviveram aos seus médicos. Um subconjunto distinto das pacientes de CMM tem doença oligometastática, o que quer dizer que uma ou algumas lesões metastáticas estão limitadas a um único órgão; essa situação de estágio IV potencialmente curável ocorre de 1% a 10% das pacientes de CMM.[71] Digamos que você tenha uma lesão oligometastática em algum ponto da sua coluna vertebral. A radioterapia estereotáxica corporal [SBRT – em inglês] concentra no local um feixe de radiação em 5 tratamentos breves, quase não tem efeitos colaterais prejudiciais, alivia a dor e cura o câncer (naquela área) em 100% das pessoas tratadas.[72]

Eis aqui o que se deve esperar assim que se recebe um diagnóstico de CMM. Em primeiro lugar, são feitos repetidos exames para avaliar o estágio e a extensão total da doença. Depois, sempre que possível, queremos obter uma biópsia do câncer metastático para ver se sua biologia equivale à do seu câncer de mama original, de anos atrás. Pense nisto: se 70% do seu tumor fosse RE(+), talvez tenham sido os 30% de células RE(–) que ressurgiram. À medida que os cientistas se aprofundam no DNA do tumor, encontram um escopo impressionante de diversidade genética dentro de *um único tumor*.[73] Para esse fim, alguns centros usam as biópsias líquidas de que falamos anteriormente para analisar o cfDNA que se desprendeu do câncer, buscando mutações genéticas e outros impulsionadores do crescimento de um tumor. Na era da medicina personalizada, as biópsias líquidas nos permitem escolher quais terapias poderiam funcionar melhor para a sua recidiva em particular e, uma vez que se trata de apenas uma coleta de sangue, podemos monitorar a resposta ao tratamento e captar alterações no cfDNA, que indiquem a necessidade de mudança estratégica.[74] Queremos apontar as drogas direcionadas, a quimio sistêmica, a imunoterapia e as terapias endócrinas diretamente para aquilo que você tem agora, não para o que teve antes. A cirurgia e a radiação poderiam ser usadas para controle de sintomas locais, como dor, ou talvez para eliminação de um local com tumor solitário, mas com CMM temos que esperar que as células micrometastáticas não se encontrem muito atrás do(s) tumor(es) que apareceu(ram) e precisamos, portanto, caçá-los com tratamentos sistêmicos. Eu sugiro voltar ao capítulo 9 para refrescar sua memória a respeito das diferentes armas químicas que poderíamos usar nessa nova guerra. O seu médico geralmente irá continuar com um regime até que a doença progrida ou que os marcadores se elevem, e então mudará para algo novo. Temos uma série de truques no nosso arsenal, então não perca a esperança. Pergunte à equipe que está tratando você se existe uma pesquisa clínica em andamento da qual você possa participar, e verifique por si mesma em breastcancertrials.org. A Rede Nacional de Câncer (The National Comprehensive Cancer Network – NCCN.org) dispõe gratuitamente de um folheto intitulado "Diretrizes para Pacientes: Câncer de Mama – Estágio Metastático (estágio IV)", que faz um apanhado de todas as estratégias medicamentosas disponíveis.

Além de atacar as células cancerígenas você vai querer preservar as saudáveis e, durante todo o tempo, cuidar dos danos físicos e aspectos emocionais comuns ao se lidar com um CMM. É difícil manter uma perspectiva positiva diante de circunstâncias desestimulantes, mas você deveria saber que intervenções psicossociais podem reduzir a depressão, coisa que, por sua vez, prolonga a sobrevida, então considere buscar grupos religiosos ou de apoio e terapia. Numa experiência randomizada de terapia de apoio, 125 pacientes de CMM que melhoraram as pontuações de depressão por mais de um ano *versus* aquelas que não viveram uma média de 53,6 meses *versus* 25,1 meses.[75]

São muitos os aspectos dos cuidados de apoio. Como o osso é o local de mestástase mais comum, não é de surpreender que a dor no osso seja o sintoma mais comum do CMM, e você corre risco de fraturas, compressão da medula espinhal e nível alto de cálcio no sangue. Drogas como os bifosfonatos são prescritas para interromper o colapso do osso, reduzir dor e prevenir fraturas. Eles incluem ácido zoledrônico (Zometa, IV por mais de quinze minutos a cada três ou quatro semanas) e pamidronato (Aredia, IV por mais de duas horas a cada três ou quatro semanas). Você pode precisar suplementar com vitamina D e cálcio; denosumab (Xgeva ou Prolia, uma dose subcutânea a cada quatro semanas) também para a absorção óssea.[76] Essas drogas são capazes de acabar com o seu maxilar (efeito adverso grave chamado osteonecrose mandibular), o que nos faz lembrar que os esforços no sentido de prolongar a vida podem afetar de modo drástico a qualidade de vida. Converse com o seu médico a respeito de equilibrar as terapias para o câncer com controle dos sintomas, e discuta a sua disposição de suportar prejuízos colaterais. Certifique-se de dar ao seu corpo o apoio de que ele precisa durante esse momento: medicina complementar, nutrição e mais ou menos medicamentos da psicologia, conforme a necessidade, atenção para anemia, ansiedade, prisão de ventre, depressão, risco de infecção, insônia, perda de apetite, náusea/vômito, neuropatia e controle da dor.

Dissemos que parte da doença oligometastática pode ser curada, e que algumas mulheres vivem vinte ou mais anos? Pois é. Isso ocorre de 1% a 3% de todo o CMM.[77] Muitos relatórios de experiências clínicas prospectivas examinam os efeitos de todas as terapias que estrategicamente direcionamos ao CMM. Apesar de resposta inicial, a maioria das pacientes piora de 12 a 24 meses; a sobrevida média (metade mais, metade menos) após a resistência é de dezoito a vinte e quatro meses, e menos de 5% das pacientes vive cinco anos, uma vez que se desenvolve a resistência à terapia (atenção: não depois do diagnóstico de CMM inicial).[78] De tudo o que sabemos, é preciso que você adote uma abordagem razoável, informada por sua equipe médica, sempre levando em conta o que você quer do que provavelmente serão os seus últimos dois a quatro anos. Não me interprete mal – por natureza, sou uma eterna otimista, e não é fácil limitar o que Deus pode fazer. Eu, com toda a certeza, ia querer ter comprovação de que você não se encontra entre os 1% a 3% mencionados, antes de acreditar em qualquer outra coisa. Ao mesmo tempo, porém, é preciso que se diga que fingir que a maioria das mulheres com câncer de mama metastático vive décadas rouba sonhos daquelas que viveriam de maneira diferente caso soubessem que estão mais perto de terem mais três, ao invés de trinta anos. Escolha tratamentos que combinem com os seus desejos com respeito a terapia mais intensiva *versus* menos intensiva. Afinal, você não é uma estatística, média ou subtipo: *você é você*, e é você quem manda.

Buscar apoio e conforto onde for preciso

A força desencadeada da intimidade com um parceiro ou de amizades e apoio social, além da ligação com o Criador do Universo, traz consigo o poder de curar. O que é que cura corações e relacionamentos, e dor e perda, e – sim! – até mesmo mamas e corpos? No período vulnerável que se segue ao tratamento do câncer, esteja o câncer agora espalhado, de volta ou, felizmente, restrito ao seu passado, o que importa acima de tudo... é amor.

Fé

Existe uma diferença entre espiritualidade e religião, embora seus propósitos possam coincidir entre as pacientes. A espiritualidade geralmente se refere à conexão com um poder superior ou sensação de transcendência, enquanto a religião se utiliza de um sistema de crenças organizado para atingir esse senso de transcendência e inclui, nesse processo, a participação em cultos, como parte de uma comunidade. Estudos mostram que espiritualidade e religião podem influir na recuperação de uma doença iluminando o sentido e propósito da vida, e através disso produzindo mais vontade de viver:[79] 69% das pacientes de câncer rezam por sua própria saúde, *versus* 45% da população geral.[80] Uma investigação das necessidades espirituais/existenciais das pacientes de câncer de mama mostrou que elas desejam ajuda para superar os temores (51%), para encontrar esperança (42%), sentido na vida (40%), recursos espirituais (39%) e paz de espírito (43%), e para atravessar o processo de estar morrendo e encontrar a morte (25%).[81]

Vista num contexto espiritual, a jornada do câncer fortalece a determinação de uma mulher de emergir da experiência refinada, talvez com mais empatia ou um renovado sentido de paixão pela vida. Existe interconexão entre mente, corpo e espírito. Estudos mostram que o sentido da vida expresso pelas pacientes de câncer espiritualizadas melhora a *qualidade* geral de vida. A espiritualidade se correlaciona com bem-estar psicológico e atenua o impacto do estresse na saúde física;[82] de fato, quando se mede a quantidade de células que combatem o câncer na corrente sanguínea (as "boas" células brancas e linfócitos) e compara com autodeclarações de espiritualidade, a imunidade funcional mais elevada está correlacionada a maior espiritualidade.[83] Ser religiosa também acarreta sentimentos de otimismo,[84] conforta os medos existenciais,[85] eleva a autoestima, cria um *locus* interno de controle e reduz a ansiedade.[86] As sobreviventes de câncer de mama enfatizam os benefícios positivos da oração e de uma relação com Deus.[87] Por outro lado, o sofrimento espiritual e o sentimento de ter sido abandonada por Deus ou pela comunidade religiosa causa depressão e adesão reduzida ao aconselhamento médico entre pacientes de câncer.[88]

É verdade que os frequentadores *saudáveis* dos cultos de igreja têm 25% menos mortalidade em comparação com seus pares não religiosos (provavelmente em função de adotarem estilo de vida mais saudável: menos abuso de álcool e drogas, mais conectividade social, um sentido mais forte com relação a vida), mas nenhum estudo mostra sobrevida melhorada ou progressão mais lenta do câncer nas mulheres religiosas com câncer de mama.[89] Seja qual for o número de anos que lhe restam na Terra, a sua qualidade de vida melhora quando você tem fé e esperança, ao invés de desespero e medo. Peça indicações de um pastor, ministro, rabino ou outro conselheiro espiritual para explorar esta troca: negocie a confiança em sua habilidade ou recursos e aceite a fé na bondade e grandeza de Deus. Na igreja, recentemente, meu pastor disse uma coisa que me fez pensar em todas as minhas pacientes e agora, em você, querida leitora. "A causa número 1 da ansiedade é o futuro", disse ele. "O futuro não pertence a você. Pertence a Deus... e pode ser melhor do que você pensa!" Deus conduz incrementando, um passo de cada vez. A Bíblia afirma, no Salmo 119:105: "lâmpada para meus pés é tua palavra, e luz para o meu caminho" – e não holofote para a rodovia pelos próximos dez anos. Tudo o que você pode fazer é dar o próximo passo que Deus leva você a dar, e pode ter certeza: o que aguarda seu pé é terra firme.

Parceiros na saúde e na doença

Os parceiros de mulheres com câncer de mama sentem o golpe do diagnóstico tanto quanto suas esposas. Um dos maiores estudos que examina as relações conjugais observou que o apoio de um parceiro não aliviou as dores físicas ou mentais da paciente com câncer de mama dez meses após o diagnóstico. É claro, cada relacionamento é único, mas a conclusão é que existe limite para a eficácia das relações íntimas em momentos de estresse severo.[90] Isso realça a importância de uma rede de apoio social fora do lar nuclear para ambos os esposos.

Os parceiros não precisam adivinhar como dar suporte às esposas, porque os recursos estão aí. O difícil é navegar na torrente de sentimentos, tudo ao mesmo tempo e, às vezes, em velocidade vertiginosa. Por exemplo, algumas horas depois de uma discussão sobre prós e contras de uma mastectomia, o esposo pode se ver em conflito, sem saber se inicia um momento romântico. *Se eu fizer isso, é insensibilidade? Se não fizer, ela vai achar que é rejeição?* Como em qualquer relacionamento, a comunicação é vital, e isso inclui muita empatia, grau baixo de reclusão e simples escuta.[91] Talvez seja o caso de reler esses 3 requisitos para ter certeza de que estão preservados no seu "repertório de comunicação". Invente tempo num ambiente que conduza à conversa: esse local pode ser um parque, um restaurante ou o sofá. Se parece duro conversar, quem sabe escrever seus sentimentos e desejos e compartilhá-los com a amada? Fazer um trabalho com um profissional pode ajudar a navegar por esses mares mais suavemente.

Durante a jornada do câncer, os parceiros dividem muita coisa. Um estudo inventariou as tarefas que os maridos proviriam em base diária como se segue: assistência para vestir (37%), comer (31%), tomar banho (21%), fazer compras (66%), sair de casa (42%), tomar remédio (46%), administrar as finanças (49%) e organizar os compromissos agendados (41%).[92] Nesse estudo, os maridos relataram que as cargas mais altas que suportaram envolviam constrangimento social, seguido de sexo e intimidade, trabalho, questões domésticas e relações com o restante da família.

Eu tenho visto isto na minha própria prática e os estudos confirmam repetidamente: o câncer de mama nunca devolve o casal ao estado pré-câncer. Eles ficam mais próximos ou se afastam ainda mais.[93] Entretanto, não se divorciam com mais frequência que outros casais.[94] O aconselhamento conjugal oferece uma forma excelente de aprender estratégias de enfrentamento efetivas e de explorar técnicas úteis de comunicação (mesmo recorrer a frases simples pode eliminar uma série de mal-entendidos). Eis um fato comprovado que não surpreenderá ninguém: as crianças em idade escolar funcionam melhor com mais interação do genitor não enfermo quando as famílias enfrentam seus problemas.[95] Depois que passa a tempestade, muitas sobreviventes e seus esposos relatam mudanças de vida positivas e crescimento pós-traumático como resultado da jornada.[96] Os casamentos têm maior probabilidade de emergir intactos (1) quando os casais expressaram sua satisfação com o relacionamento pré-câncer, (2) com menos cirurgia (quadrantectomia) e (3) quando o esposo reagiu dando apoio.[97]

Relacionamentos positivos

Os relacionamentos entre você e sua família, amigos e a comunidade desempenham um papel integral, crítico – ouso até dizer, *um papel capaz de salvar ou destruir a vida* – na sua história. De fato, as sobreviventes de câncer com "menos apoio social" anterior à sua jornada de câncer experimentam níveis mais elevados de dor, depressão e marcadores sanguíneos inflamatórios (IL-6) seis meses após o tratamento, em comparação com aquelas com maior apoio social.[98] Entre sobreviventes do câncer de mama com 65 ou mais anos de idade, ter menos suporte social, independentemente de qualquer outra coisa, significou declínio acelerado na função emocional, física e cognitiva por mais de sete anos de acompanhamento.[99] Mais de 2.200 mulheres em estágio inicial foram acompanhadas por 10,8 anos no Estudo Epidemiológico Vida após o Câncer (Life After Cancer Epidemiology Study). Aquelas com níveis baixos de suporte social de amigos e família e falta de apoio religioso/social tiveram 58% mais probabilidade de morrer durante o período do estudo do que aquelas com altos níveis de apoio. Isto é importante: as redes sociais tiveram mais importância para as pacientes de câncer que eram cuidadas *versus* não cuidadas. Em outras palavras, o apoio social ajuda a compensar a carga física e emocional das suas responsabilidades familiares.[100]

Os seus relacionamentos influenciam seu comportamento, nível de estresse e crenças, então escolha a sua companhia sabiamente – sua saúde e o resultado do câncer dependem disso. Você merece força, encorajamento, amigos honestos e amorosos, que desejem vê-la saudável e alegre. Se você está acima do peso e a sua amiga sabe que você está determinada a perder algum, em função do combate ao câncer, ela não deve desviá-la do caminho, dizendo: "Ah, você está ótima. Abra uma exceção, ponha mais calda de chocolate nesse sorvete".[101]

Adivinhe quem provê às pacientes que acabam de receber o diagnóstico o apoio emocional e de informação por que elas mais anseiam, melhorando sua qualidade de vida e desfazendo a depressão? As sobreviventes de câncer de mama. Pessoas que responderam à pesquisa da Fundação Livestrong relataram que o câncer afetou positivamente as suas vidas das seguintes maneiras: 71% ajudam outras sobreviventes de câncer; 85% gostariam de fazer mais para ajudar outras sobreviventes; 86% advogam a favor dos exames para detectar o câncer; e 94% desejam compartilhar sua história pessoal. Sobreviventes que participaram de um fórum no Twitter expressaram um aumento de 43% a 85% no conhecimento sobre sobrevivência, câncer de mama metastático, tipos e biologia do câncer, experiências e pesquisa clínicas, opções de tratamento, exames das mamas por imagens, testes genéticos e avaliação de risco e radioterapia; 67% das mulheres que inicialmente relataram ansiedade "alta ou extrema" passaram a indicar ansiedade "baixa ou nenhuma" após a participação (e a propósito, ninguém passou de baixa a alta ansiedade).[102]

Um diagnóstico de câncer de mama é um acontecimento angustiante. As pessoas melhor equipadas para dissipar a aflição são as que a suportaram. Eu tenho um plano. O mundo precisa de você. E que coisa louca!

Você vai se tornar tão abençoada no processo que passará a pensar que tudo isso tinha mesmo a ver com você. Para qualquer pessoa que acabe de receber o diagnóstico de câncer de mama, e qualquer uma a quem a jornada do câncer de mama pareça mais distante: convido-as a participar do Amigas do Peito (Breast Buddies) (pinklotus.com/breastbuddies), espaço *on-line* que provê um refúgio seguro, gratuito, às mulheres que têm ou tiveram câncer de mama por todo o mundo, para que se reúnam com o propósito do suporte emocional e social. Ninguém se importa se você foi a rainha dos bailes ou a lerda da turma. Ninguém quer saber se seus dentes são terríveis ou se tem um cabelo perfeito que custa 500 dólares por mês. Ninguém se importa com seu carro velho e batido ou sua mansão de milhões. Mas *todo mundo se importa* com conectar-se a uma comunidade e/ou a uma amiga que compreenda os medos que você enfrenta. As Amigas do Peito se combinam de acordo com o que elas escolhem compartilhar, que é totalmente opcional: estágio do câncer, perfil do tumor, tratamentos recebidos, idade, *status* do relacionamento, filhos, língua, religião e mais. Sem política, sem julgamentos, sem medo... apenas amigas do peito. Seja bem-vinda a uma comunidade sagrada de sobreviventes – encontre a sua amiga do peito, compartilhe com ela uma xícara de café pessoalmente, ou simplesmente escreva e converse *on-line*, recebendo respostas para toda e qualquer coisa, e ao mesmo tempo transformando estranhas em amigas.

Não dê um lar feliz ao câncer

As células cancerígenas malignas rolam como sementes através da sua corrente sanguínea, aguardando aterrissagem em solo fértil. Você tem de fazê-las esperar indefinidamente, até exaurirem o próprio combustível ou as suas defesas as identificarem e destruírem. Como? Desabilite-as com um terreno árido que torne impossível que cresçam. Os fatores "semente" que dão aos tumores o poder de crescer baseiam-se na biologia: as células malignas podem circular, extravasar, proliferar e criar seu próprio suprimento de sangue (angiogênese).[103] Os fatores "solo" existem em qualquer lugar em que essas sementes de câncer tentem se enraizar: lá na mama, ou fora, no fígado, pulmão, cérebro ou osso.[104]

Você se lembra do estudo em ratos sobre o qual discutimos, que mostrava como um câncer de mama do tamanho de um cubo de açúcar lança 3,2 milhões de células na sua corrente sanguínea todo dia?[105] Pense em semente e solo como esperma e óvulo. Entre 200 e 500 milhões de espermatozoides apostam corrida em direção a um óvulo, mas somente 1 é o mais rápido, e todos os demais perecem. E, no entanto, apesar de serem vencedores a chance é de 1 em 500 milhões, 50% desses espermatozoides não conseguem passar pela fertilização. O corpo requer solo perfeito para criar e então implantar um embrião e dar suporte àquela pequena vida, por todo o seu percurso, até o primeiro ar que vai tragar. E assim também ocorre com os milhões de células tumorais lançados, ou retardatários em potencial, em algum ponto dentro de você: precisam de solo perfeito para se enraizar, crescer, lhe fazer mal. Considere a infinita sabedoria de Deus aqui: exatamente o mesmo fertilizante que a nutre e viabiliza *desabilita* todos os principais assassinos: doença cardíaca, diabetes, acidente vascular encefálico, mal de Alzheimer, obesidade e – sim – câncer de mama.

Então, como é que você transforma o microambiente desse solo em espinhos que asfixiem as sementes?

Mas que satisfação nos dão os círculos completos! Estrelas que se alinham, peças de quebra-cabeças que se encaixam sem esforço, aquele momento em que bate a descoberta, a inspiração! E você, minha amiga, volte as páginas e devore os capítulos 3, 4 e 5. Exatamente as mesmas verdades nutricionais e comportamentos de estilos de vida saudáveis que, antes de tudo, ajudam a afastar o câncer irão *impedir* o seu retorno. Eis aqui uns lembretes fundamentados na evidência sobre alimentos à base de plantas protelando a recidiva de câncer de mama. Uma experiência randomizada, de controle duplo-cego, envolvendo pacientes que comiam pão com linhaça *versus* placebo, por apenas cinco semanas antes da cirurgia de câncer de mama, mostrou significativa redução nas taxas de divisão do tumor e expressão de HER2, e elevou a apoptose (morte da célula), simplesmente por conta da lignana (fitoestrógenos) na linhaça.[106] Teor mais alto de lignana aumenta a endostatina – um potente inibidor da angiogênese tumoral – na sua corrente sanguínea;[107] a linhaça faz cair a recidiva de câncer de mama e a mortalidade entre 42% a 71% em pacientes RE(+) e RE(–).[108] E como a soja manteve o câncer ao largo? A soja de fontes alimentares, não suplementos, reduziu a recidiva de câncer de mama em 60% e a morte em 29%.[109] Você se lembra do sulforafano no brócolis e seus brotos? Foram capazes de eliminar inteiramente as *células-tronco* (as "células mestras", a partir das quais se supõe que brotem as metástases) dos tumores de câncer de mama implantados em ratos.[110] Os vegetais crucíferos são reis. Pesquisadores encontraram sulforafano dentro das amostras de tecidos de mulheres que beberam suco de broto de brócolis apenas uma hora antes da cirurgia de redução de mama (o equivalente a 1 quarto de xícara de broto); parece que esses matadores de células-tronco sabem exatamente para onde ir.[111] Mais de 75% dos viventes* com câncer não consomem vitamina D suficiente, de modo que você pode precisar de alguns alimentos fortificados, suplementos e Sol.[112] Gorduras trans e gorduras saturadas (queijo, pizza, sonhos, sorvete, frango, carne vermelha) elevam a recidiva de câncer em 78% e 41%, respectivamente.[113] Então corte a gordura.

LISTA "VENÇA O CÂNCER DE MAMA" DA DRA. FUNK

- Alimento integral, comida à base de plantas que prioriza verduras, frutas, grãos 100% integrais e legumes (feijão, ervilha, lentilha), soja integral, linhaça moída; eliminar toda carne, ave, peixe, laticínio e ovo; minimizar gordura saturada, açúcar simples, alimentos processados e cereais refinados.
- Exercícios: cinco horas por semana de atividades de esforço moderado ou duas horas e meia por semana de exercícios vigorosos, que fazem suar.
- Minimizar ou eliminar álcool: 7 drinques ou menos por semana, prefira aproximadamente 120 a 240 ml de vinho tinto.
- Não fumar.
- Técnicas de administração do estresse: vinte minutos diários no mínimo (oração, meditação, *tai chi*, ioga, imagens guiadas, respiração).
- Socialização: trinta minutos ao dia no mínimo (sem computadores, telefone ou telas quando estiver interagindo pessoalmente com outras pessoas). Exemplos: noite de encontro, café com um amigo, grupo da igreja, equipe de tênis, comunidade de encorajamento *on-line*, clube de buraco.
- Autoexame mensal das mamas, exame clínico anual das mamas, mamografia anual, imagens adicionais (ultrassom, RM) e exames clínicos quando recomendados.
- Crédito extra: retribua. Sorria. Ria.

Um estudo comparou fatores de estilo de vida com recidiva do câncer e mortalidade entre 6.295 sobreviventes há cinco anos de câncer de mama

* *O termo usado no original é thrivers, que em português significa florescem, vingam, expressão utilizada por aqueles que não gostam de falar em "sobreviventes" do câncer. (N.T.)*

RE(+), estágios I a III.[114] Eis aqui fertilizantes anticâncer para o seu solo: (1) não ganhe peso; ganho de peso de mais de 10% = 24% de aumento da recidiva após cinco anos; (2) mantenha um IMC saudável; obesidade (IMC de 30 ou mais) = 40% de aumento; (3) minimize o álcool; drinques diários = 28% de aumento; (4) exercícios; falta de atividade física = 29% de aumento; (5) não fume; fumar = 30% de aumento da recidiva após cinco anos. Você também deve perguntar ao seu médico sobre tomar aspirina regularmente. O uso de aspirina e a sobrevida foram analisados no Estudo da Saúde das Enfermeiras (Nurses' Health Study), que chegou à conclusão de que, entre as 4.164 mulheres com câncer de mama que usaram aspirina de dois a cinco dias por semana, houve 71% menos mortes que entre as que nunca usaram, independentemente de estágio, IMC, menopausa ou *status* do RE.[115] De maneira similar, o ibuprofeno três ou mais dias na semana em 2.292 mulheres mostrou 44% menos recidiva.[116] Verifique com o seu médico primeiro, mas tome aspirina de 325 mg e ibuprofeno de 200 mg a cada dois ou três dias.

Controle o controlável na sua vida; Deus sabe quanta coisa há fora da nossa esfera de influência, dos desastres naturais à data em que você recebeu o diagnóstico, então não insista nessas coisas. Não importa por quanto tempo você pondere sobre elas, não pode mudá-las. Concentre-se no que habita dentro do seu alcance, e certifique-se de que cada área da sua vida – espiritual, física, emocional, de relacionamento – receba atenção diária. Seja em forma de atividades, alimentos, pensamentos ou pessoas, as toxinas não fazem bem para o solo que é o seu corpo. Uma experiência de intervenção psicológica distribuiu ao acaso 227 mulheres com câncer de mama em estágio inicial que receberam 26 sessões de assistência psicológica de rotina *apenas* ou com acréscimo de intervenções conduzidas por psicólogo, como relaxamento muscular progressivo para redução de estresse e outras estratégias para melhorar o humor e alterar comportamentos relativos à saúde. Onze anos depois, as pessoas que receberam tratamento psicológico mostrou 45% menos recidiva e 56% menos morte que o grupo de controle.[117] Se você está estressada, ponha o estresse para fora. Considere mudar uma coisa nos seus hábitos ou formas de se expor que você sabe que cria o tipo errado de solo dentro de você ou à sua volta. Domine essa coisa e, depois, acrescente outra.

Talvez, acima de tudo, amplie e aprofunde o sentido da sua vida. Estudos mostram que é possível descobrir esse sentido ao se doar ao mundo através de atividades criativas.[118] Use seus dons inatos, *hobbies* ou vocação para retribuir. Tenho visto pacientes de câncer de mama colocarem em ação as habilidades, trabalhando em tempo integral como fisioterapeutas, professoras de ioga, psicólogas, esteticistas de oncologia e escritoras com um enfoque apaixonado recém-adquirido nas sobreviventes de câncer de mama. Conheci mulheres da indústria da beleza provendo cortes de cabelo pré-quimio, turbantes pós-quimio e aulas de maquiagem às pacientes. Uma paciente musicista faz CDs de meditação para sobreviventes; outra, óculos escuros, com temas cor-de-rosa, e toda a renda é revertida para a Fundação Pink Lotus (pinklotus.com/foundation). Você também é capaz de descobrir uma maneira de conseguir apoio fácil para a forma de caridade que preferir, promovendo um evento divertido. Tenho visto viventes promoverem torneios de golfe do pessoal do escritório, rodadas de tênis, projeções de filmes, vendas de comidas, autógrafos de livros, exposições de joias e degustação de vinhos. Participe de uma corrida. Se isso soa exaustivo, faça uma caminhada... ou simplesmente sente-se com uma amiga do peito e sorria. (Você queria este crédito extra, não queria?)

AGRADECIMENTOS

Para Andy, meu verdadeiro norte, meu verdadeiro amor. Obrigada por ser meu oxigênio.

Para Ethan, Sebastian e Justin. Não há honra maior que ser mãe de vocês. Como seria entediante a vida sem passeios épicos de bicicleta, noites de jogos, pernoites em fortes e peidos?

Para mamãe e papai. O amor de vocês brilha mais que mil sóis. É sério, vocês quase me cegaram com todo esse amor.

Para Jacqueline Busse, Diana Franklin, Donna Rapson, Natalie Razavi e Fernanda Carvalho. As constantes orações e mensagens de texto de vocês me mantiveram acesa enquanto eu escrevia.

Para as minhas pacientes. Obrigada por me pedirem para trilhar com vocês um dos momentos mais sombrios da vida – e caminhar ao seu lado até a luz brilhar. Que privilégio! Vocês são tão lindas!

Para os meus mentores, dr. John A. Ryan Jr., que, como ninguém, me ensinou excelência cirúrgica e perspicácia clínica, e dr. Edward H.

Phillips, que instigou em mim o desejo por me especializar em mamas e me salvou de passar toda uma vida com o esôfago.

Para os pesquisadores da Medicina em todo o mundo. Vocês levam anos, às vezes toda a carreira, para descobrir a evidência que escrevo numa única sentença. Sinto-me humilde diante de suas contribuições para desvendar os mistérios da vida e da morte.

Para o dr. Mike Dow. Bastou um encontro casual para que, um minuto depois, eu me visse escrevendo este livro. Seu conselho: escreva como se você amasse sua leitora. Foi o que fiz, e eu a amo.

Para Chrissy e J. D. Roth. Tudo acontece por uma razão. Gratidão.

Para Daisy Blackwell Hutton, Lori Cloud, Meaghan Porter e Mark Schoenwald, minha entusiasmada família editorial; para Kristina Grish, que faz a limpeza do texto para mim, e para os astros Celeste Fine e John Maas, meus agentes literários.

Vamos salvar vidas!

APÊNDICE: ACRÔNIMOS E ABREVIAÇÕES

ASCO	American Society of Clinical Oncology (Sociedade Norte-Americana de Oncologia Clínica)
ATRA	Ácido all-transretinoico (AATR)
AWBI	Radiação acelerada de mama inteira (RAMI)
AWS	Síndrome da rede axilar (SRA)
BCI	Índice do câncer de mama (ICM)
BHRT	Terapia de reposição hormonal bioidêntica (TRHB)
BI-RADS	Relatórios e sistema de dados dos exames de mama por imagens
BLV	Vírus da leucemia bovina
BMD	Densidade mineral óssea (DMO)
BMI	Índice de massa corporal (IMC)
BPA	Bisfenol A
BPM	Mastectomia profilática bilateral (MPB)
BRCA-1, BRCA-2	BReast CAncer-1 e -2 (câncer de mama 1 e 2)
BSE	Autoexame das mamas (AEM)
CAM	Medicina complementar e alternativa (MCA)
CBC	Câncer de mama contralateral (CMC)
CBD	Canabidiol
CBE	Exame clínico das mamas (ECM)

CCL Lesões de células colunares (LCC)

CDK Quinase dependente de ciclina (QDC)

CESM Mamografia espectral com contraste (MEC)

cfDNA DNA livre de células

CNB Biópsia com agulha grossa

CPM Mastectomia profilática contralateral (MPC)

CT Tomografia computadorizada (TC)

CTCs Células tumorais em circulação

DCIS Carcinoma ductal *in situ* (CDIS)

DDT Diclorodifeniltricloroetano

DES Dietilstilbestrol

DHEA Dehidroepiandrosterona

DNA Ácido desoxirribonucleico (ADN/DNA)

TVP Trombose venosa profunda (TVP)

DXA Absortometria de raios X de dupla energia

EDCs Compostos desreguladores endócrinos (CDEs)

EEC Comunidade Econômica Europeia (CEE)

EGCG Galato de epigalocatequina (GEGC)

EMF Campos eletromagnéticos (CEM)

EPA Agência de Proteção Ambiental

EPIC Estudo prospectivo europeu do câncer e nutrição

ER Receptor de estrogênio (RE)

ER(-) Receptor de estrogênio negativo

ER(+) Receptor de estrogênio positivo

ERD Desreguladores de RE

EU União Europeia (UE)

EWG Grupo de trabalho ambiental

FA Fibroadenoma

FAO Organização das Nações Unidas para Agricultura e Alimentação

FCC Mudança fibrocística

FDA Food and Drug Administration – órgão estatal norte-americano que cuida de alimentação e medicamentos

FEA Atipia epitelial plana (AEP)

FISH Hibridização *in situ* por fluorescência (HISF)

FNA Aspiração por agulha fina (AAF)

GINA Genetic Information Nondiscrimination Act – Lei de não discriminação da informação genética

GMO Organismo geneticamente modificado (OGM)

HCAs	Aminas heterocíclicas
HEPA	Ar particulado de alta eficiência
HER2	Oncogene do receptor 2 do fator de crescimento epidérmico humano
HER2(-)	HER2 negativo
HER2(+)	HER2 positivo
HGF	Fator de crescimento do hepatócito (FCH)
HIPAA	Health Insurance Portability and Accountability Act – Lei da portabilidade e responsabilidade do seguro-saúde
HR-	Receptor de hormônio negativo
HR+	Receptor de hormônio positivo
HRT	Terapia de reposição hormonal (TRH)
IAEA	International Atomic Energy Agency – Agência Internacional de Energia Atômica
IARC	International Agency for Research on Cancer – Agência Internacional para a Pesquisa do Câncer
IBTR	Recidiva do tumor mamário ipsilateral (RTMI)
IDC	Carcinoma ductal invasivo (CDI)
IGF-1	Fator de crescimento semelhante à insulina 1 (FCI-1)
IGFBP	Proteína de ligação ao fator de crescimento semelhante à insulina (PLFCI)
IGM	Mastite granulomatosa idiopática (MGI)
IHC	Imuno-histoquímica
IL-1	Interleucina 1
IL-6	Interleucina 6
MRT	Radioterapia de intensidade modulada (RTIM)
IORT	Radioterapia intraoperatória (RTI)
IVF	Fertilização in vitro (FIV)
LACE	Life After Cancer Epidemiology Study – Estudo Epidemiológico Vida Após o Câncer
LCIS	Carcinoma lobular *in situ* (CLIS)
LRF	Falha locorregional
MBC	Câncer de mama metastático (CMM)
MINDACT	Microarranjo em linfonodo negativo e doença linfonodal positiva 1 a 3 podem evitar quimioterapia
MRI	Ressonância magnética (RM)
MTHFR	Metilenotetraidrofolato redutase
MUFA	Ácidos graxos monoinsaturados (AGMI)

NCCN	National Comprehensive Cancer Network – Rede Nacional de Câncer
NCI	Instituto Nacional do Câncer (INC)
NHANES	Pesquisas nacionais em saúde e nutrição
NIH	Institutos nacionais de saúde (INS)
NIH-AARP	Institutos nacionais de saúde – Associação Norte-americana de Aposentados
NK	Predador natural
NRDC	Conselho de Defesa dos Rrecursos Naturais
NSAID	Anti-inflamatório não esteroide (AINE)
SM	Mastectomia com preservação do mamilo
NTP	Programa Nacional de Toxicologia
OCP	Pílula anticoncepcional
PAHs	Hidrocarbonetos aromáticos policíclicos (HAPs)
PAL	Atividade física e linfedema (AFL)
PARP	Poli (ADP-ribose) polimerase
PASH	Hiperplasia estromal pseudoangiomatosa
PBDE	Éter difenílico polibromado (EDPB)
PBDI	Injeção profilática de corante na mama (IPCM)
PCB	Bifenilos policlorados
pCR	Resposta completa patológica
PCRM	Comitê de Médicos pela Medicina Responsável
PE	Embolia pulmonar (EP)
PET	Tomografia por emissão de pósitrons
PGD	Diagnóstico genético pré-implantação (DGP)
PLCIS	Carcinoma lobular pleomórfico *in situ* (CLPIS)
PR(-)	Receptor de progesterona negativo
PR(+)	Receptor de progesterona positivo
PTH	Hormônio da paratireoide (HPT)
PUFA	Ácidos graxos poli-insaturados (AGPI)
PVC	Cloreto de polivinilo
rBGH	Hormônio de crescimento bovino recombinante
rBST	Somatotropina bovina recombinante
RDA	Tolerância diária recomendada
RF	Frequência de rádio
RRSO	Salpingo-ooforectomia redutora de risco
SAD	Dieta norte-americana padrão
SBRT	Radioterapia corporal estereotáxica
SEER	Vigilância, epidemiologia e resultados finais

SERM	Modulador seletivo do receptor de estrogênio
SES	Status socioeconômico
SLN	Linfonodo sentinela (LHS)
SLNB	Biópsia do linfonodo sentinela (BLNS)
SNP	Polimorfismo de nucleotídio único (PNU)
STAR	Estudo do tamoxifeno e raloxifeno
TBBPA	Tetrabromobisfenol A
TCM	Medicina chinesa tradicional
THC	Tetraidrocanabinol
TMAO	N-óxido detrimetilamina
TNBC	Câncer de mama triplo-negativo
TNFα	Fator de necrose tumoral alfa
TNM	Tamanho do tumor, nódulos, metástases
UDH	Hiperplasia ductal habitual
UK	Reino Unido
US	Estados Unidos
USDA	Ministério da Agricultura dos Estados Unidos
UV	Ultravioleta
VEGF	Fator de crescimento endotelial vascular
WBI	Radiação da mama inteira - RMI
WCRF	Fundo mundial para pesquisa do câncer
WHI	Iniciativa da saúde das mulheres
WHO	Organização Mundial da Saúde (OMS)

Unidades de medidas

cm	Centímetro(s)
g	Grama(s)
k	Quilograma(s)
kcal	Caloria(s)
IU	Unidade Internacional
lb	Libra(s)
m	Metro(s)
mcg	Micrograma(s)
mg	Miligrama(s)
ml	Mililitro(s)
mm	Milímetro(s)
ng	Nanograma(s)
oz	Onça(s)

NOTAS

Introdução

1. Grupo de colaboradores sobre fatores hormonais no câncer de mama, "Familial Breast Cancer: Collaborative Reanalysis of Individual Data from 52 Epidemiological Studies Including 58,209 Women with Breast Cancer and 101,986 Women Without the Disease" (Câncer de mama na família: reanálise pelos colaboradores dos dados individuais de 52 estudos epidemiológicos incluindo 58.209 mulheres com câncer de mama e 101.986 mulheres sem a doença), *Lancet* 358, n. 9291 (2001): 1389–99.

2. J. A. Dumalaon-Canaria et al., "What Causes BreastCancer? A Systematic Review of Causal Attributions Among Breast Cancer Survivors and How These Compare to Expert-Endorsed Risk Factors" (O que causa o câncer de mama? Uma análise sistemática das causas atribuídas por sobreviventes de câncer de mama e como estas se comparam aos fatores de risco endossados pelos especialistas), *Cancer Causes & Control* 25, n. 7 (2014): 771–85.

3. L. M. Sánchez-Zamorano et al., "Healthy Lifestyle on the Risk of Breast Cancer" (Estilo de vida saudável e risco de câncer de mama), *Cancer Epidemiology and Prevention Biomarkers* 20, n. 5 (2011): 912–22.

4. D. Evans et al., "The Angelina Jolie Effect: How High Celebrity Profile Can Have a Major Impact on Provision of Cancer-Related Services" (O efeito Angelina Jolie: como o perfil de uma grande celebridade pode ter um impacto importante na oferta de serviços relacionados ao câncer), *Breast Cancer Research* 16, n. 5 (2014): 442; D. Evans et al., "Longer-Term Effects of the Angelina Jolie Effect: Increased Risk-Reducing Mastectomy Rates in BRCA Carriers and Other High-Risk Women" (Efeitos de longo prazo do efeito Angelina Jolie: aumento dos índices de mastectomia redutora de risco em portadoras de BRCA e outras mulheres com risco elevado), *Breast Cancer Research* 17, n. 1 (2015): 143; R. H. Juthe, A. Zaharchuk e C. Wang, "Celebrity Disclosures and Information Seeking: The Case of Angelina Jolie" (Revelações de uma celebridade e a busca de informação: o caso de Angelina Jolie), *Genetics in Medicine* 17, n. 7 (2014): 545–53; P. B. Lebo et al., "The Angelina Effect Revisited: Exploring a Media-Related Impact on Public Awareness" (O efeito Angelina Jolie revisitado: explorando o impacto midiático na consciência do público),

Cancer 121, n. 22 (2015): 3959–64; C. M. Malcolm, M. U. Javed e D. Nguyen, "Has the Angelina Jolie Effect Led to na Increase in Risk-Reducing Mastectomy and Breast Reconstruction in Wales: A Retrospective, Single-Centre Cohort Study" O efeito Angelina Jolie levou a um aumento de mastectomias redutoras de risco e reconstrução das mamas no País de Gales?: um estudo retrospectivo de coorte e centro único), *Journal of Plastic, Reconstructive & Aesthetic Surgery* 69, n. 2 (2016): 288–89; C. Staudigl et al., "Changes of Socio-demographic Data of Clients Seeking Genetic Counseling for Hereditary Breast and Ovarian Cancer Due to the 'Angelina Jolie Effect'" (Mudanças nos dados sociodemográficos de clientes buscando aconselhamento genético sobre câncer de mama e ovário hereditário devido ao "efeito Angelina Jolie"), *BMC Cancer* 16, n. 1 (2016): 436; J. Lee et al., "Influence of the Angelina Jolie Announcement and Insurance Reimbursement on Practice Patterns for Hereditary Breast Cancer" (Influência do anúncio de Angelina Jolie e reembolso de seguro nos padrões da prática para câncer de mama hereditário), *Journal of Breast Cancer* 20, n. 2 (2017): 203–7.

5. P. Anand et al., "Cancer Is a Preventable Disease That Requires Major Lifestyle Changes" (O câncer é uma doença que se pode prevenir e requer mudanças importantes no estilo de vida), *Pharmaceutical Research* 25, n. 9 (2008): 2097–116; L. M. Sánchez-Zamorano et al., "Healthy Lifestyle on the Risk of Breast Cancer" (Estilo de vida saudável e risco de câncer de mama), *Cancer Epidemiology and Prevention Biomarkers* 20, n. 5 (2011): 912–22.

Capítulo 1: ABC dos cuidados com os seios

1. C. Ademetal, "Primary Breast Sarcoma: Clinicopathologic Series from the Mayo Clinic and Review of the Literature" (Sarcoma primário da mama: série clinicopatológica da Clínica Mayo e revisão da literatura), *British Journal of Cancer* 91, n. 2 (2004): 237–41.
2. R. P. Rapini, J. L. Bolognia e J. L. Jorizzo, *Dermatology: 2 – Volume Set* (St. Louis: Mosby, 2007).

Capítulo 2: Desfazendo mitos sobre câncer de mama

1. A. S. Hamilton e T. M. Mack, "Puberty and Genetic Susceptibility to Breast Cancer in a Case-Control Study in Twins" (Puberdade e suscetibilidade genética ao câncer de mama num estudo caso-controle de gêmeas), *New England Journal of Medicine* 348, n. 23 (2003): 2313–22.
2. American Cancer Society, *Breast Cancer Facts & Figures 2017–2018* (2017), acessado em 3 de dezembro de 2017, https://www.cancer.org/content/dam/cancer-org/research/cancer-facts-and-statistics/breast-cancer-facts-and-figures/breast-cancer-facts-and-figures-2017-2018.pdf.
3. American Cancer Society, *Breast CancerFacts & Figures 2017–2018* (2017), acessado em 7 de dezembro de 2017, https://www.cancer.org/content/dam/cancer-org/research/cancer-facts-and-statistics/breast-cancer-facts-and-figures/breast-cancer-facts-and-figures-2017-2018.pdf.
4. American Cancer Society, *Breast Cancer Facts & Figures 2017–2018* (2017), acessado em 3 de dezembro de 2017, https://www.cancer.org/content/dam/cancer-org/research/cancer-facts-and-statistics/breast-cancer-facts-and-figures/breast-cancer-facts-and-figures-2017-2018.pdf.
5. American Cancer Society, *Breast Cancer Facts & Figures 2017–2018* (2017), acessado em 6 de dezembro de 2017, https://www.cancer.org/content/dam/cancer-org/research/cancer-facts-and-statistics/breast-cancer-facts-and-figures/breast-cancer-facts-and-figures-2017-2018.pdf.
6. D. Ornish et al., "Changes in Prostate Gene Expression in Men Undergoing an Intensive Nutrition and Lifestyle Intervention" (Mudanças na expressão gênica da próstata em homens que atravessam intensa intervenção na nutrição e estilo de vida), *Proceedings of the National Academy of Sciences 105*, n. 24 (2008): 8369–74.
7. K. B. Michels et al., "Coffee, Tea, and Caffeine Consumption and Breast Cancer Incidence in a Cohort of Swedish Women" (Café, chá e consumo de cafeína e incidência de câncer de mama num estudo de coorte de mulheres suecas), *Annals of Epidemiology* 12, n. 1 (janeiro 2002): 21–26; L. J. Vatten, K. Solvoll e E. B. Løken, "Coffee Consumption and the Risk of Breast Cancer: A Prospective Study of 14,593 Norwegian Women" (Consumo de café e risco de câncer de mama:

um estudo prospectivo de 14.593 mulheres norueguesas), *British Journal of Cancer* 62 (1990): 267–70.

8. J. A. Baker et al., "Consumption of Coffee, but Not BlackTea, Is Associated with Decreased Risk of Premenopausal Breast Cancer" (O consumo de café, mas não o de chá preto, está associado a redução de risco de câncer de mama na pré-menopausa), *Journal of Nutrition* 136, n. 1 (janeiro 2006): 166–71; J. Li et al., "Coffee Consumption Modifies Risk of Estrogen-Receptor Negative Breast Cancer" (O consumo de café modifica o risco de câncer de mama com receptor de estrogênio negativo), *Breast Cancer Research* 13, n. 3 (2011): R49.

9. P. W. Parodi, "Dairy Product Consumption and the Risk of Breast Cancer" (O consumo de produtos laticínios e o risco de câncer de mama), *Journal of the American College of Nutrition* 24, n. 6 (dezembro 2005): 556S–68S; W. AlSarakbi, M. Salhab e K. Mokbel, "Dairy Products and Breast Cancer Risk: A Review of the Literature" (Produtos laticínios e risco de câncer de mama: uma revisão da literatura), *International Journal of Fertility and Women's Medicine* 50, n. 6 (novembro–dezembro 2005): 244–49; P. G. Moorman e P. D. Terry, "Consumption of Dairy Products and the Risk of Breast Cancer: A Review of the Literature" (Consumo de produtos laticínios e o risco de câncer de mama: uma revisão da literatura), *American Journal of Clinical Nutrition 80*, n. 1 (2004): 5–14; M. H. Shin et al., "Intake of Dairy Products, Calcium, and Vitamin D and Risk of Breast Cancer" (Ingestão de produtos laticínios, cálcio e vitamina D e risco de câncer de mama), *Journal of the National CancerInstitute* 94, n. 17 (setembro 2002): 1301–11.

10. S. A. Missmer et al., "Meat and Dairy Food Consumption and Breast Cancer: A Pooled Analysis of Cohort Studies" (Consumo de carne e alimentos laticínios e câncer de mama: uma análise agrupada de estudos de coorte), *International Journal of Epidemiology* 31, n. 1 (fevereiro 2002): 78–85; M. D. Holmes et al., "Meat, Fish and Egg Intake and Risk of Breast Cancer" (Ingestão de carne, peixe e ovo e risco de câncer de mama), *International Journal of Cancer* 104, n. 2 (março 2003): 221–27; D. D. Alexander et al., "A Review and Meta-analysis of Red and Processed Meat Consumption and Breast Cancer" (Revisão e meta-análise do consumo de carne vermelha e processada e câncer de mama), *Nutrition Research Reviews* 23, n. 2 (2010): 349–65.

11. V. Estrella et al., "Acidity Generated by the Tumor Microenvironment Drives Local Invasion" (A acidez gerada pelo microambiente tumoral impulsiona a invasão local), *Cancer Research* 73, n. 5 (2013): 1524–35; J. B. McGillen et al., "A General Reaction – Diffusion Model of Acidity in Cancer Invasion" (Um modelo geral de reação-difusão da acidez na invasão cancerígena), *Journal of Mathematical Biology* 68, n. 5 (2014): 1199–224; K. O. Alfarouk, A. K. Muddathir e M. E. A. Shayoub, "Tumor Acidity as Evolutionary Spite" (Acidez tumoral como malignidade em evolução), *Cancers* 3, n. 1 (2011): 408–14; M. F. McCarty e J. Whitaker, "Manipulating Tumor Acidification as a Cancer Treatment Strategy" (Manipulação da acidificação tumoral como estratégia do tratamento do câncer), *Alternative Medicine Review* 15, n. 3 (2010): 264–72.

12. C. R. Cassileth, *Principles and Practice of Gastrointestinal Oncology* (Filadélfia: Lippincott Williams & Wilkins, 2008): 137.

13. S. R. Harris et al., "Clinical Practice Guidelines for the Care and Treatment of Breast Cancer: 11. Lymphedema" (Diretrizes da prática clínica para o cuidado e o tratamento do câncer de mama: 11. Linfedema), *Canadian Medical Association Journal 164*, n. 2 (2001): 191–99.

14. L. Chen, K. E. Malone e C. I. Li, "Bra Wearing Not Associated with Breast Cancer Risk: A Population-Based Case-Control Study" (O uso de sutiã não está associado a risco de câncer de mama: um estudo caso-controle de base populacional), *Cancer Epidemiology, Biomarkers & Prevention* 23, n. 10 (2014): 2181–85.

15. D. K. Mirick, S. Davis e D. B. Thomas, "Antiperspirant Use and the Risk of Breast Cancer" (Uso de antiperspirante e risco de câncer de mama), *Journal of the National Cancer Institute* 94 (2002): 1578–80; P. D. Gikas, L. Mansfield e K. Mokbel, "Do Underarm Cosmetics Cause Breast Cancer?" (Os cosméticos para as axilas causam câncer?), *International Journal of Fertility and Women's Medicine* 49 (2004): 212–14.

16. P. D. Darbre, "Aluminum, Antiperspirants and Breast Cancer" (Alumínio, antiperspirantes e câncer de mama), *Journal of Inorganic Biochemistry* 99, n. 9 (2005): 1912–19.

17. P. D. Darbre, F. Mannello e C. Exley, "Aluminium and Breast Cancer: Sources of Exposure, Tissue Measurements and Mechanisms of Toxicological Actions on Breast Biology" (Alumínio e câncer de mama: fontes de exposição, medições do tecido e mecanismos de ações toxicológicas sobre a biologia da mama), *Journal of Inorganic Biochemistry* 128 (2013): 257–61.

18. C. C. Willhite et al., "Systematic Review of Potential Health Risks Posed by Pharmaceutical, Occupational and Consumer Exposures to Metallic and Nanoscale Aluminum, Aluminum Oxides, Aluminum Hydroxide and Its Soluble Salts" (Revisão sistemática dos riscos potenciais à saúde de farmacêuticos, trabalhadores e consumidores frente a exposição a alumínio metálico e em nanoescala, óxidos de alumínio, hidróxido de alumínio e seus sais solúveis), *Critical Reviews in Toxicology* 44, n. 4 (2014): 1–80.

19. P. D. Darbre et al., "Concentrations of Parabens in Human Breast Tumours" (Concentrações de parabenos em tumores mamários humanos), *Journal of Applied Toxicology* 24 (2004): 5–13.

20. L. Barr et al., "Measurement of Paraben Concentrations in Human Breast Tissue at Serial Locations Across the Breast from Axilla to Sternum" (Medição de concentrações de parabeno em tecido mamário humano em locações seriais através do peito, da axila ao esterno), *Journal of Applied Toxicology* 32 (2012): 219–32.

21. D. K. Mirick, S. Davis e D. B. Thomas, "Antiperspirant Use and the Risk of Breast Cancer" (Uso de antiperspirantes e risco de câncer de mama), *Journal of the National Cancer Institute* 94 (2002): 1578–80.

22. S. Fakri, A. Al-Azzawi e N. Al-Tawil, "Antiperspirant Use as a Risk Factor for Breast Cancer in Iraq" (Uso de antiperspirante como fator de risco de câncer de mama no Iraque), *Eastern Mediterranean Health Journal* 12, ns. 3–4 (2006): 478–82.

23. K. G. McGrath, "An Earlier Age of Breast Cancer Diagnosis Related to More Frequent Use of Antiperspirants/Deodorants and Underarm Shaving" (Diagnóstico de câncer de mama em idade mais jovem relacionado a uso mais frequente de antiperspirantes/desodorantes e depilação por raspagem das axilas), *European Journal of Cancer Prevention* 12 (2003): 479–85.

24. "Breast Cancer Statistics" (Estatísticas de câncer de mama), World Cancer Research Fund International, acessado em 10 de junho de 2017, http://www.wcrf.org/int/cancer facts figures/data-specific-cancers/breast-cancer-statistics.

25. M. Donovan et al., "Personal Care Products That Contain Estrogens or Xenoestrogens May Increase Breast Cancer Risk" (Produtos de cuidados pessoais que contêm estrogênios ou xenoestrogênios podem aumentar o risco de câncer de mama), *Medical Hypotheses* 68 (2007): 756–66.

26. L. Rosenberg et al., "Hair Relaxers Not Associated with Breast Cancer Risk: Evidence from the Black Women's Health Study" (Os alisadores de cabelo não estão associados com risco de câncer de mama: evidência do Estudo da saúde das mulheres negras), *Cancer Epidemiology and Prevention Biomarkers* 16, n. 5 (2007): 1035–37.

27. M. E. Herman-Giddens et al., "Secondary Sexual Characteristics and Menses in Young Girls Seen in Office Practice: A Study from the Pediatric Research in Office Settings Network" (Características sexuais secundárias e menstruação em meninas jovens vistas na prática do consultório: um estudo a partir da pesquisa pediátrica em rede nos ambientes de consultório), *Pediatrics* 99, n. 4 (1997): 505–12.

28. M. Donovan et al., "Personal Care Products That Contain Estrogens or Xenoestrogens May Increase Breast Cancer Risk" (Produtos de cuidados pessoais que contêm estrogênios ou xenoestrogênios podem aumentar o risco do câncer de mama), *Medical Hypotheses* 68, n. 4 (2007): 756–66.

29. V. R. Jacobs et al., "Mastitis Nonpuerperalis After Nipple Piercing: Time to Act" (Mastite não puerperal após *piercing* no mamilo: hora de agir). *International Journal of Fertility and Women's Medicine* 48, n. 5 (2002): 226–31; J. Martin, "Is Nipple Piercing Compatible with Breastfeeding?" (*Piercing* no mamilo é compatível com amamentação?), *Journal of Human Lactation* 20, n. 3 (2004): 319–21.

30. Kluger e V. Koljonen, "Tattoos, Inks, and Cancer" (Tatuagens, tintas e câncer), *Lancet Oncology* 13, n. 4 (2012): e161–e168.

31. N. K. Lehner et al., "Black Tattoo Inks Are a Source of Problematic Substances such as Dibutyl Phthalate" (As tintas pretas da tatuagem são fonte de substâncias problemáticas, tais como ftalato de dibutilo), *Contact Dermatitis* 65 (2011): 231–38.

32. M. Shermer, "Can You Hear Me Now? The Truth About Cell Phones and Cancer" (Você está me ouvindo agora? A verdade a respeito de telefones celulares e câncer), *Scientific American* 303, n. 4 (2010): 98.

33. B. Leikind, "Do Cell Phones Cause Cancer?" (Telefones celulares causam câncer?), *Skeptic* 15, n. 4 (2010): 30.

34. E. Cardis et al., "Brain Tumour Risk in Relation to Mobile Telephone Use: Results of the INTERPHONE International Case-Control Study" (Risco de tumor no cérebro em relação ao uso de telefone celular: resultados do estudo caso-controle internacional INTERPHONE), *International Journal of Epidemiology* 39 (2010): 675; C. Johansen et al., "Cellular Telephones and Cancer: A Nationwide Cohort Study in Denmark" (Telefones celulares e câncer: um estudo de coorte em escala nacional na Dinamarca), *Journal of the National Cancer Institute* 93 (2001): 203; V. G. Khurana et al., "Cell Phones and Brain Tumors: A Review Including the Long-Term Epidemiologic Data" (Telefones celulares e tumores no cérebro: uma revisão incluindo os dados epidemiológicos de longo prazo), *Surgical Neurology* 70 (2009): 205; V. S. Benson et al., "Mobile Phone Use and Risk of Brain Neoplasms and Other Cancers: Prospective Study" (Uso do telefone celular e risco de neoplasia cerebral e outros tipos de câncer: estudo prospectivo), *International Journal of Epidemiology* 42, n. 3 (2013): 792–802.

35. V. G. Khurana et al., "Cell Phones and Brain Tumors: A Review Including the Long-Term Epidemiologic Data" (Telefones celulares e tumores cerebrais: uma revisão, incluindo os dados epidemiológicos de longo prazo), *Surgical Neurology* 70 (2009): 205.

36. E. R. Schoenfeld et al., "Electromagnetic Fields and Breast Cancer on Long Island: A Case-Control Study" (Campos eletromagnéticos e câncer de mama em Long Island: um estudo caso-controle), *American Journal of Epidemiology* 158, n. 1 (2003): 47–58.

37. P. K.Verkasalo et al., "Magnetic Fields of High Voltage Power Lines and Risk of Cancer in Finnish Adults: Nationwide Cohort Study" (Campos magnéticos de linhas de transmissão de alta voltagem e risco de câncer em adultos finlandeses: estudo de coorte em escala nacional), *British Medical Journal* 313 (1996): 1047–51; S. Davis, D. K. Mirick e R. G. Stevens, "Residential Magnetic Fields and the Risk of Breast Cancer" (Campos magnéticos residenciais e risco de câncer de mama), *American Journal of Epidemiology* 155, n. 5 (2002): 446–54.

38. R. K. Adair, "Constraints on Biological Effects of Weak Extremely-Low-Frequency Electromagnetic Fields" (Restrições aos efeitos biológicos de campos eletromagnéticos fracos de frequência extremamente baixa), *Physics Review* A43 (1991): 1039–48.

39. Grupo colaborativo sobre fatores hormonais no câncer de mama, "Breast Cancer and Hormonal Contraceptives: Collaborative Reanalysis of Individual Data on 53,297 Women with Breast Cancer and 100,239 Women Without Breast Cancer from 54 Epidemiological Studies" (Câncer de mama e contraceptivos hormonais: reanálise colaborativa de dados individuais de 53.297 mulheres com câncer de mama e 100.239 mulheres sem câncer de mama a partir de 54 estudos epidemiológicos), *Lancet* 347, n. 9017 (1996): 1713–27.

40. Jennifer M. Gierisch et al., "Oral Contraceptive Use and Risk of Breast, Cervical, Colorectal, and Endometrial Cancers: A Systematic Review" (Uso de contraceptivo oral e risco de câncer de mama, cervical, colorretal e do endométrio: uma revisão sistemática), *Cancer Epidemiology and Prevention Biomarkers* 22, n. 11 (2013): 1931–43.

41. S. A. Narod et al., "Oral Contraceptives and the Risk of Hereditary Ovarian Cancer: Hereditary Ovarian Cancer Clinical Study Group" (Contraceptivos orais e risco de câncer do ovário hereditário: grupo de estudo clínico do câncer do ovário hereditário), *New England Journal of Medicine* 339, n. 7 (1998): 424–28.

42. G. Nikas et al., "Endometrial Pinopodes Indicate a Shift in the Window of Receptivity in IVF Cycles" (Pinopodos do endométrio indicam mudança na janela de receptividade em ciclos FIV), *Human Reproduction* 14 (1999): 787–92.

43. C. Fei et al., "Fertility Drugs and Young-Onset Breast Cancer: Results from the Two Sister Study" (Drogas para a fertilidade e câncer de mama inicial jovem: resultados do estudo das duas irmãs), *Journal of the National Cancer Institute* 104 (2012): 1021–27; L. G. Liat et al., "Are Infertility Treatments a Potential Risk Factor for Cancer Development? Perspective of 30 Years of Follow-Up" (Os tratamentos da infertilidade constituem um fator de risco para desenvolvimento de câncer? Perspectiva de 30 anos de acompanhamento), *Gynecological Endocrinology* 28, n. 10 (2012): 809–14; L. M. Stewart et al., "In Vitro Fertilization and Breast Cancer: Is There Cause for Concern?" (Fertilização *in vitro* e câncer de mama: existe motivo para preocupação?), *Fertility and Sterility* 98, n. 2 (2012): 334–40; A. N. Yli-Kuha et al., "Cancer Morbidity in a Cohort of 9,175 Finnish Women Treated for Infertility" (Morbidade cancerígena num estudo de coorte de 9.175 mulheres finlandesas tratadas por infertilidade), *Human Reproduction* 27, n. 4 (2012): 1149–55; L. A. Brinton et al., "In Vitro Fertilization and Risk of Breast and Gynecologic Cancers: A Retrospective Cohort Study Within the Israeli Maccabi Healthcare Services" (Fertilização *in vitro* e risco de câncer de mama e ginecológico: um estudo retrospectivo de coorte dentro dos serviços de saúde israelenses de Maccabi), *Fertility and Sterility* 99, n. 5 (2013): 1189–96.

44. T. N. Sergentanis et al., "IVF and Breast Cancer: A Systematic Review and Meta-analysis" (FIV e câncer de mama: uma revisão sistemática e meta-análise), *Human Reproduction Update* 20, n. 1 (2013): 106–23.

45. A. Q. van den Belt-Dusebout et al., "Ovarian Stimulation for In Vitro Fertilization and Long-Term Risk of Breast Cancer" (Estimulação do ovário para fertilização *in vitro* e risco de câncer de mama a longo prazo), *Journal of the American Medical Association* 316, n. 3 (2016): 300–312.

46. L. M. Stewart, "In Vitro Fertilization and Breast Cancer: Is There Cause for Concern?" (Fertilização *in vitro* e câncer de mama: existe motivo para preocupação?), *Fertility and Sterility* 98, n. 2 (2012): 334–40.

47. V. Beral et al., "Breast Cancer and Abortion: Collaborative Reanalysis of Data from 53 Epidemiological Studies, including 83,000 Women with Breast Cancer from 16 Countries" (Câncer de mama e aborto: reanálise colaborativa de dados de 53 estudos epidemiológicos, incluindo 83 mil mulheres com câncer de mama de 16 países), *Lancet* 363, n. 9414 (2004): 1007–16; K. B. Michels et al., "Induced and Spontaneous Abortion and Incidence of Breast Cancer Among Young Women: A Prospective Cohort Study" (Aborto induzido e espontâneo e incidência de câncer de mama entre jovens mulheres: um estudo de coorte prospectivo), *Archives of Internal Medicine* 167, n. 8 (2007): 814–20; G. K. Reeves et al., "Breast Cancer Risk in Relation to Abortion: Results from the EPIC Study" (Risco de câncer de mama em relação ao aborto: resultados do estudo EPIC), *International Journal of Cancer* 119, n. 7 (2006): 1741–45; J. Couzin, "Cancer Risk: Review Rules Out Abortion – Cancer Link" (Risco de câncer: revisão elimina o elo aborto-câncer), *Science* 299, n. 5612 (2003): 1498.

48. Instituto Nacional do Câncer, "Abortion, Miscarriage, and Breast Cancer Risk: 2003 Workshop" (Aborto, aborto espontâneo e risco de câncer de mama: oficina 2003), revisto em janeiro de 2010, http://www.cancer.gov/types/breast/abortion-miscarriage-risk.

49. V. Beral et al., "Breast Cancer and Abortion: Collaborative Reanalysis of Data from 53 Epidemiological Studies, Including 83,000 Women with Breast Cancer from 16 Countries" (Câncer de mama e aborto: reanálise colaborativa de dados de 53 estudos epidemiológicos incluindo 83 mil mulheres com câncer de mama de 16 países), *Lancet* 363, n. 9414 (2004): 1007–16.

50. D. M. Deapen et al., "The Relationship Between Breast Cancer and Augmentation Mammaplasty: Na Epidemiologic Study" (A relação entre câncer de mama e mamoplastia de aumento: um estudo epidemiológico), *Plastic and Reconstructive Surgery* 77, n. 3 (1986): 361–68.

51. D. M. Deapen et al., "Cancer Risk Among Los Angeles Women with Cosmetic Breast Implants" (Risco de câncer entre mulheres de Los Angeles com implante de mama cosmético), *Plastic and Reconstructive Surgery* 119, n. 7 (2007): 1987–92.

52. E. C. Noels et al., "Breast Implants and the Risk of Breast Cancer: A Meta-analysis of Cohort Studies" (Implantes de mama e risco de câncer de mama: meta-análise de estudos de coorte), *Aesthetic Surgery Journal* 35, n. 1 (2015): 55–62.

53. K. Kjøller et al., "Characteristics of Women with Cosmetic Breast Implants Compared with Women with Other Types of Cosmetic Surgery and Population-Based Controls in Denmark" (Características de mulheres com implante de mama cosmético comparadas a mulheres com outros tipos de cirurgia cosmética e controles de base populacional na Dinamarca), *Annals of Plastic Surgery* 50, n. 1 (2003): 6–12.

54. A. Stivala et al., "Breast Cancer Risk in Women Treated with Augmentation Mammoplasty" (Risco de câncer de mama em mulheres tratadas com mamoplastia de aumento), Oncology Reports 28, n. 1 (2012): 3–7.

55. M. McCarthy, "Rare Lymphoma Is Linked to Breast Implants, US Officials Conclude" (Linfoma raro está ligado a implantes de mama, concluem autoridades dos EUA), *British Medical Journal* 356 (2017).

56. K. Lund, M. Ewertz e G. Schou, "Breast Cancer Incidence Subsequent to Surgical Reduction of the Female Breast" (Incidência do câncer de mama subsequente à redução cirúrgica da mama feminina), *Scandinavian Journal of Plastic and Reconstructive Surgery and Hand Surgery* 21, n. 2 (1987): 209–12; M. Baasch et al., "Breast Cancer Incidence Subsequent to Surgical Reduction of the Female Breast" (Incidência do câncer de mama subsequente à redução cirúrgica da mama feminina), *British Journal of Cancer* 73, n. 9 (1996): 961; J. D. Boice et al., "Cancer Following Breast Reduction Surgery in Denmark" (Câncer subsequente à cirurgia de redução de mama na Dinamarca), *Cancer Causes and Control* 8, n. 2 (1997): 253–58; J. D. Boice et al., "Breast Cancer Following Breast Reduction Surgery in Sweden" (Câncer de mama subsequente à cirurgia de redução de mama na Suécia), *Plastic and Reconstructive Surgery* 106, n. 5 (2000): 755–62; M. H. Brown et al., "A Cohort Study of Breast Cancer Risk in Breast Reduction Patients" (Um estudo de coorte de risco de câncer de mama em pacientes de redução da mama), *Plastic and Reconstructive Surgery* 103, n. 8 (1999): 1674–81; J. P. Fryzek et al., "A Nationwide Study of Breast Cancer Incidence Following Breast Reduction Surgery in a Large Cohort of Swedish Women" (Um estudo em escala nacional da incidência de câncer de mama subsequente à cirurgia de redução de mama numa grande coorte de mulheres suecas), *Breast Cancer Research and Treatment* 97, n. 2 (2006): 131–34; L. Brinton et al., "Breast Cancer Risk in Relation to Amount of Tissue Removed During Breast Reduction Operations in Sweden" (Risco de câncer de mama em relação à quantidade de tecido removido em operações de redução de mama na Suécia), *Cancer* 91, n. 3 (2001): 478–83; L. A. Brinton et al., "Breast Enlargement and Reduction: Results from a Breast Cancer Case-Control Study" (Aumento e redução de mama: resultados de um estudo caso-controle de câncer de mama), *Plastic and Reconstructive Surgery* 97, n. 2 (1996): 269–75.

57. R. E. Tarone et al., "Breast Reduction Surgery and Breast Cancer Risk: Does Reduction Mammaplasty Have a Role in Primary Prevention Strategies for Women at High Risk of Breast Cancer?" (Cirurgia de redução de mama e risco de câncer de mama: terá a mamoplastia de redução um papel nas estratégias primárias de prevenção para mulheres com risco elevado de câncer de mama?), *Plastic and Reconstructive Surgery* 113, n. 9 (2004): 2104–10.

58. A. Brodiet, B. Long e Q. Lu, "Aromatase Expression in the Human Breast" (Expressão de aromatase na mama humana), *Breast Cancer Research and Treatment* 49, n. 1 (1998): S85–91; K. Lund, M. Ewertz e G. Schou, "Breast Cancer Incidence Subsequent to Surgical Reduction of the Female Breast" (Incidência de câncer de mama subsequente à cirurgia de redução de mama feminina), *Scandinavian Journal of Plastic Surgery and Hand Surgery* 21, n. 2 (1987): 209–12.

59. D.Trichopoulos e L. Lipworth, "Is Cancer Causation Simpler Than We Thought, but More Intractable?" (Será a causa do câncer mais simples do que pensávamos, porém mais intratável?). *Epidemiology* 6, n. 4 (1995): 347–49; W. Y. J. Imagawa, R. Guzman e S. Nandi, *Control of Mammary Gland Growth and Differentiation* (Controle do crescimento e diferenciação da glândula mamária), 2. ed. (Nova York: Raven Press, 1994); R. T. Senie et al., "Is Breast Size a Predictor of Breast Cancer Risk or the Laterality of the Tumor?" (O tamanho da mama é indicador de risco de câncer de mama ou lateralidade do tumor?), *Cancer Causes and Control* 4, n. 3 (1993): 203–8.

60. A. S. Kusano et al., "A Prospective Study of Breast Size and Premenopausal Breast Cancer Incidence" (Estudo prospectivo do tamanho da mama e incidência de câncer de mama na pré-menopausa), *International Journal of Cancer* 118, n. 8 (2006): 2031–34.

61. R. T. Senie et al., "Is Breast Size a Predictor of Breast Cancer Risk or the Laterality of the Tumor?" (O tamanho da mama é indicador de risco de câncer de mama ou lateralidade do tumor?), *Cancer Causes and Control* 4, n. 3 (1993): 203–8; R. N. Katariya, P. Forrest e I. H. Gravelle, "Breast Volumes in Cancer of the Breast" (Volume dos seios no câncer de mama), *British Journal of Cancer* 29, n. 3 (1974): 270–73; E. Thurfjell et al., "Breast Size and Mammographic Pattern in Relation to Breast Cancer Risk" (Tamanho dos seios e padrão mamográfico em relação ao risco de câncer de mama), *European Journal of Cancer Prevention* 5, n. L (1996): 37–41; E. L. Wynder, I. J. Bross e T. Hirayama, "A Study of the Epidemiology of Cancer of the Breast" (Um estudo da epidemiologia do câncer de mama), *Cancer* 13 (1960): 559–601; H. O. Adami e A. Rimsten, "Adipose Tissue and Aetiology of Breast Cancer" (Tecido adiposo e etiologia do câncer de mama), *Lancet* 2, n. 8091 (1978): 677–78; T. Hirohata, A. M. Nomura e L. N. Kolonel, "Breast Size and Cancer" (Tamanho da mama e câncer), *British Medical Journal* 2, n. 6087 (1977): 641; I. Soini, "Risk Factors of Breast Cancer in Finland" (Fatores de risco do câncer de mama na Finlândia), *International Journal of Epidemiology* 6, n. 4 (1977): 365–73; A. Tavani et al., "Breast Size and Breast Cancer Risk" (Tamanho dos seios e risco de câncer de mama), *European Journal of Cancer Prevention* 5, n. 5 (1996): 337–42.

62. C. T. Pham e S. J. McPhee, "Knowledge, Attitudes, and Practices of Breast and Cervical Cancer Screening Among Vietnamese Women" (Conhecimento, atitudes e práticas referentes aos exames de câncer de mama e cervical entre mulheres vietnamitas), *Journal of Cancer Education* 7, n. 4 (1992): 305–10.

63. R. J. Donovan et al., "Changes in Beliefs About Cancer in Western Australia, 1964–2001" (Mudanças nas crenças a respeito do câncer na Austrália ocidental), *Medical Journal of Australia* 181 (2004): 23–25.

Capítulo 3: Coma isto!

1. T. P. Butler e P. M. Gullino, "Quantitation of Cell Shedding into Efferent Blood of Mammary Adenocarcinoma" (Quantificação de derramamento de células em sangue eferente de adenocarcinoma mamário), *Cancer Research* 35, n. 3 (1975): 512–16.

2. T. C. Campbell e T. M. Campbel III, *The China Study: The Most Comprehensive Study of Nutrition Ever Conducted and the Startling Implications for Diet, Weight Loss, and Long-Term Health* (O estudo China: o mais abrangente estudo de nutrição já conduzido e as implicações surpreendentes para dieta, perda de peso e saúde a longo prazo) (Dallas: BenBella, 2004).

3. M. O. Harris et al., "Grasses and Gall Midges: Plant Defense and Insect Adaptation" (Gramíneas e dípteros: defesa da planta e adaptação do inseto), *Annual Review of Entomology* 48, n. 1 (2003): 549–77.

4. A. A. Oliveira et al., "Antimicrobial Activity of Amazonian Medicinal Plants" (Atividade antimicrobiana de plantas medicinais amazônicas), *Springer Plus* 2, n. 1 (2013): 371.

5. J. Sun et al., "Antioxidant and Antiproliferative Activities of Fruits" (Atividades antioxidantes e antiproliferativas das frutas), *Journal of Agricultural and Food Chemistry* 50 (2002): 7449–54; Y. F. Chu et al., "Antioxidant and Antiproliferative Activities of Vegetables" (Atividades antioxidantes e antiproliferativas dos legumes), *Journal of Agricultural and Food Chemistry* 50 (2002): 6910–16; L. O. Dragsted, M. Strube e J. C. Larsen, "Cancer-Protective Factors in Fruits and Vegetables: Biochemical and Biological Background" (Fatores que protegem do câncer em frutas e legumes: fundo bioquímico e biológico), *Pharmacology and Toxicology* 72 (1993): 116–35; A. R. Waladkhani e M. R. Clemens, "Effect of Dietary Phytochemicals on Cancer Development" (Efeito dos fitoquímicos dietéticos no desenvolvimento do câncer), *International Journal of Molecular Medicine* 1 (1998): 747–53.

6. M. Valko et al., "Free Radicals, Metals, and Antioxidants in Oxidative Stress-Induced Cancer" (Radicais livres, metais e antioxidantes no câncer induzido por estresse oxidativo), *Chemico-Biological Interactions* 160, n. 1 (2006): 1–40.

7. B. Burton-Freeman et al., "Strawberry Modulates LDL Oxidation and Postprandial Lipemia in Response to High-Fat Meal in Overweight Hyperlipidemic Men and Women" (Morango modula

oxidação LDL e lipemia pós-prandial em resposta a refeição com alto teor de gordura em homens e mulheres acima do peso e hiperlipidêmicos), *Journal of the American College of Nutrition* 29, n. 1 (2010): 46–54.

8. M. A. Martinez-Gonzalez e N. Martin-Calvo, "Mediterranean Diet and Life Expectancy: Beyond Olive Oil, Fruits, and Vegetables" (Dieta mediterrânea e expectativa de vida: além do azeite de oliva, frutas e legumes), *Current Opinion in Clinical Nutrition and Metabolic Care* 19, n. 6 (2016): 401–7.

9. A. Trichopoulou et al., "Cancer and Mediterranean Dietary Traditions" (Câncer e tradições dietéticas mediterrâneas), *Cancer Epidemiology, Biomarkers and Prevention* 9, n. 9 (2000): 869–73; W. C. Willett et al., "Mediterranean Diet Pyramid: A Cultural Model for Healthy Eating" (A pirâmide da dieta mediterrânea: um modelo cultural para a alimentação saudável), *American Journal of Clinical Nutrition* 61, n. 6 (1995): 1402S–6S; F. Levi, FLucchini e C. La Vecchia, "Worldwide Patterns of Cancer Mortality" (Padrões mundiais de mortalidade por câncer), *European Journal of Cancer Prevention* 3 (1994): 109–43.

10. A. Castelló et al., "Spanish Mediterranean Diet and Other Dietary Patterns and Breast Cancer Risk: Case-Control EpiGEICAM Study" (A dieta mediterrânea espanhola e outros padrões dietéticos e o risco de câncer de mama: estudo caso-controle EpiGEICAM), *British Journal of Cancer* 111, n. 7 (2014): 1454–62.

11. P. A. van den Brandt e M. Schulpen, "Mediterranean Diet Adherence and Risk of Postmenopausal Breast Cancer: Results of a Cohort Study and Meta-analysis" (Adesão à dieta mediterrânea e risco de câncer de mama pós-menopausa: resultados de um estudo de coorte e meta-análise), *International Journal of Cancer* 140 (2017): 2220–31.

12. G. Buckland et al., "Adherence to the Mediterranean Diet and Risk of Breast Cancer in the European Prospective Investigation into Cancer and Nutrition Cohort Study" (Adesão à dieta mediterrânea e risco de câncer de mama no estudo de coorte Investigação prospectiva europeia do câncer e nutrição), *International Journal of Cancer* 132, n. 12 (2013): 2918–27.

13. K. Pintha, S. Yodkeeree e P. Limtrakul, "Proanthocyanidin in Red Rice Inhibits MDA-MB-231 Breast Cancer Cell Invasion via the Expression Control of Invasive Proteins" (A proantocianidina no arroz vermelho inibe a invasão de células cancerígenas mamárias MDA-MB-231 via controle da expressão de proteínas invasivas), *Biological and Pharmaceutical Bulletin* 38, n. 4 (2015): 571–81; E. A. Hudson et al., "Characterization of Potentially Chemopreventive Phenols in Extracts of Brown Rice that Inhibit the Growth of Human Breast and Colon Cancer Cells" (Caracterização de fenóis potencialmente quimiopreventivos nos extratos de arroz integral que inibem o crescimento de células cancerosas humanas na mama e no cólon), *Cancer Epidemiology and Prevention Biomarkers* 9, n. 11 (2000): 1163–70; C. Hui et al., "Anticancer Activities of na Anthocyanin-Rich Extract from Black Rice Against Breast Cancer Cells In Vitro and In Vivo" (Atividades anticâncer do extrato rico em antocianina do arroz negro contra células de câncer de mama *in vitro* e *in vivo*), *Nutrition and Cancer* 62, n. 8 (2010): 1128–36.

14. American Cancer Society, *Breast Cancer Facts & Figures* 2017–2018 (2017), acessado em 2 de dezembro de 2017, https://www.cancer.org/content/dam/cancer-org/research/cancer-facts-and-statistics/breast-cancer-facts-and-figures/breast-cancer-facts-and-figures-2017–2018.pdf.

15. American Institute for Cancer Research, brochura *Facts on Preventing Cancer: The Cancer Fighters in Your Food* (Fatos sobre a prevenção do câncer: combatentes contra o câncer na sua alimentação), acessado em 26 de dezembro de 2017, https://www.aicr.org/assets/docs/pdf/brochures.

16. "5 Colors of Phytonutrients" (5 cores de fitonutrientes), Naturally Healthy Concepts, acessado em 26 de dezembro de 2017, https://www.naturalhealthyconcepts.com/resources/infographics/phytonutrients; Office of Disease Prevention and Health Promotion, "Shifts Needed to Align with Healthy Eating Patterns" (Mudanças necessárias para se alinhar aos padrões de alimentação saudável), em *Dietary Guidelines for Americans 2015–2020*, 8. ed., acessado em 3 de dezembro de 2017, https://health.gov/dietaryguidelines/2015/guidelines/chapter-2/a-closer-look-at-current-intakes-and-recommended-shifts/.

17. C. B. Ambrosone et al., "Breast Cancer Risk in Premenopausal Women Is Inversely Associated with Consumption of Broccoli, a Source of Isothiocyanates, but Is Not Modified by GST Genotype" (O risco de câncer de mama em mulheres na pré-menopausa está inversamente associado com o consumo de brocólis, uma fonte de isotiocianatos, mas não é modificado pelo genótipo GST), *Journal of Nutrition* 134, n. 5 (2004): 1134–38.

18. Y. Li et al., "Sulforaphane, a Dietary Component of Broccoli/Broccoli Sprouts, Inhibits Breast Cancer Stem Cells" (Sulforafano, um componente dietético do brócolis/brotos de brocólis, inibe as células-tronco de câncer de mama), *Clinical Cancer Research* 16, n. 9 (2010): 2580–90.

19. J. J. Michnovicz, H. Adlercreutz e H. L. Bradlow, "Changes in Levels of Urinary Estrogen Metabolites after Oral Indole-3-Carbinol Treatment in Humans" (Mudanças nos níveis de metabólitos estrogênicos urinários depois do tratamento com indol-3-carbinol oral em seres humanos), *Journal of the National Cancer Institute* 89, n. 10 (1997): 718–23.

20. D. A. Boggs et al., "Fruit and Vegetable Intake in Relation to Risk of Breast Cancer in the Black Women's Health Study" (Consumo de fruta e legume em relação a risco de câncer de mama no Estudo da saúde das mulheres negras), *American Journal of Epidemiology* 172, n. 11 (2010): 1268–79.

21. M. Gerber, "Fibre and Breast Cancer" (Fibra e câncer de mama), *European Journal of Cancer Prevention* 7, n. 2 (maio 1998): S63–67; L. A. Cohen, "Dietary Fiber and Breast Cancer" (Fibra dietética e câncer de mama), *Anticancer Research* 19, n. 5 A (setembro–outubro 1999): 3685–88.

22. S. Gandini et al., "Meta-analysis of Studies on Breast Cancer Risk and Diet: The Role of Fruit and Vegetable Consumption and the Intake of Associated Micronutrients" (Meta-análise de estudos sobre risco de câncer de mama e dieta: o papel do consumo de fruta e legume e do insumo de micronutrientes associados), *European Journal of Cancer* 36, n. 5 (março 2000): 636–46; T. T. Fung et al., "Diet Quality Is Associated with the Risk of Estrogen Receptor-Negative Breast Cancer in Postmenopausal Women" (A qualidade da dieta está associada ao risco de câncer de mama de receptor negativo de estrogênio em mulheres na pós-menopausa), *Journal of Nutrition* 136, n. 2 (fevereiro 2006): 466–72.

23. I. Mattisson et al., "Intakes of Plant Foods, Fibre and Fat and Risk of Breast Cancer: A Prospective Study in the Malmo Diet and Cancer Cohort" (Ingestão de alimentos vegetais, fibra e gordura e risco de câncer de mama: um estudo prospectivo de coorte sobre a dieta Malmo e câncer), *British Journal of Cancer* 90, n. 1 (janeiro 2004): 122–27.

24. G. R. Howe et al., "Dietary Factors and Risk of Breast Cancer: Combined Analysis of 12 Case-Control Studies" (Fatores dietéticos e risco de câncer de mama: análise combinada de 12 estudos caso-controle), *Journal of the National Cancer Institute* 82, n. 7 (1990): 561–69.

25. A. Moshfegh, J. Goldman e L. Cleveland, "What We Eat in America, NHANES 2001–2002: Usual Nutrient Intakes from Food Compared to Dietary Reference Intakes" (O que comemos na América do Norte, NHANES 2001-2002: ingestão habitual de nutrientes da alimentação comparados a ingestão dietética referencial), *US Department of Agriculture, Agricultural Research Service* 9 (2005).

26. G. D. Stoner, L. S. Wang e B. C. Casto, "Laboratory and Clinical Studies of Cancer Chemoprevention by Antioxidants in Berries" (Estudos laboratoriais e clínicos da quimioprevenção do câncer por antioxidantes das frutas vermelhas), *Carcinogenesis* 29, n. 9 (2008): 1665–74.

27. M. H. Carlsen et al., "The Total Antioxidant Content of More than 3,100 Foods, Beverages, Spices, Herbs and Supplements Used Worldwide" (Conteúdo total antioxidante de mais de 3.100 alimentos, bebidas, especiarias, ervas e suplementos usados em todo o mundo), *Nutrition Journal* 9, n. 1(2010): 3.

28. C. Gerhauser, "Cancer Chemopreventive Potential of Apples, Apple Juice, and Apple Components" (Potencial quimiopreventivo da maçã, suco de maçã e componentes da maçã), *Planta Medica* 74, n. 13 (2008): 1608–24.

29. S. Gallus et al., "Does na Apple a Day Keep the Oncologist Away?" (Uma maçã por dia mantém o oncologista a distância?), *Annals of Oncology* 16, n. 11 (2005): 1841–44.

30. K. Wolfe, W. Xianzhong e R. H. Liu, "Antioxidant Activity of Apple Peels" (Atividade antioxidante da casca da maçã), *Journal of Agricultural and Food Chemistry* 51, n. 3 (2003): 609–14.

31. E. Giovannucci, "Tomatoes, Tomato-Based Products, Lycopene, and Cancer: Review of the Epidemiologic Literature" (Tomates, produtos à base de tomate, licopeno e câncer: revisão da literatura epidemiológica), *Journal of the National CancerInstitute* 91, n. 4 (1999): 317–31; G. Masala et al., "Fruit and Vegetables Consumption and Breast Cancer Risk: The EPIC Italy study" (Consumo de frutas e legumes e risco de câncer de mama: o estudo EPIC da Itália), *Breast Cancer Research and Treatment* 132, n. 3 (2012): 1127–36.

32. V. Dewanto et al., "Thermal Processing Enhances the Nutritional Value of Tomatoes by Increasing Total Antioxidant Activity" (Processamento térmico melhora o valor nutritivo do tomate aumentando a atividade antioxidante total), *Journal of Agricultural and Food Chemistry* 50, n. 10 (2002): 3010–14.

33. B. J. Grube et al., "White Button Mushroom Phytochemicals Inhibit Aromatase Activity and Breast Cancer Cell Proliferation" (Fitoquímicos do cogumelo botão branco inibem atividade da aromatase e proliferação de células de câncer de mama), *Journal of Nutrition* 131, n. 12 (2001): 3288–93.

34. M. Zhang, "Dietary Intakes of Mushrooms and Green Tea Combine to Reduce the Risk of Breast Cancer in Chinese Women" (A ingestão dietética de cogumelos e chá-verde combinados reduz risco de câncer de mama nas mulheres chinesas), *International Journal of Cancer* 124, n. 6 (2009): 1404–8.

35. S. P. Wasser, "Medicinal Mushroom Science: History, Current Status, Future Trends, and Unsolved Problems" (Ciência do cogumelo medicinal: história, *status* atual, tendências futuras e problemas não resolvidos), *International Journal of Medicinal Mushrooms* 12, n. 1 (2010).

36. S. Oommen et al., "Allicin (from Garlic) Induces Caspase-Mediated Apoptosis in Cancer Cells" (A alicina [do alho] induz a apoptose mediada por caspases nas células cancerígenas), *European Journal of Pharmacology* 485, n. 1 (2004): 97–103; J. Antosiewicz et al., "Role of Reactive Oxygen Intermediates in Cellular Responses to Dietary Cancer Chemopreventive Agents" (Papel dos intermediários do oxigênio reativo nas respostas celulares a agentes dietéticos quimiopreventivos do câncer), *Planta Medica* 74, n. 13 (2008): 1570–79.

37. B. Challier, J. M. Perarnau e J. F. Viel, "Garlic, Onion and Cereal Fibre as Protective Factors for Breast Cancer: A French Case-Control Study" (Alho, cebola e fibra de cereal como fatores de proteção contra o câncer de mama: um estudo caso-controle francês), *European Journal of Epidemiology* 14, n. 8 (1998): 737–47.

38. B. B. Aggarwal et al., "Curcumin Suppresses the Paclitaxel-Induced Nuclear Factor-κB Pathway in Breast Cancer Cells and Inhibits Lung Metastasis of Human Breast Cancer in Nude Mice" (A curcumina suprime o caminho do fator nuclear-κB induzido por paclitaxel nas células de câncer de mama e inibe a metástase no pulmão do câncer de mama humano em ratos de laboratório), *Clinical Cancer Research* 11, n. 20 (2005): 7490–98; T. Choudhuri et al., "Curcumin Induces Apoptosis in Human Breast Cancer Cells Through p53-Dependent BAX Induction" (A curcumina induz à apoptose as células do câncer de mama humano através de indução BAX dependente de p53), *FEBS Letters* 512, ns. 1–3 (2002): 334–40; S. Somasundaram et al., "Dietary Curcumin Inhibits Chemotherapy-Induced Apoptosis in Models of Human Breast Cancer" (A curcumina dietética inibe a apoptose induzida por quimioterapia em modelos de câncer de mama humano), *Cancer Research* 62, n. 13 (2002): 3868–75.

39. S. Percival et al., "Bioavailability of Herbs and Spices in Humans as Determined by Ex Vivo Inflammatory Suppression and DNA Strand Breaks" (Biodisponibilidade de ervas e especiarias em seres humanos determinada por supressão inflamatória *ex vivo* e quebras de cadeia do DNA), *Journal of the American College of Nutrition* 31, n. 4 (2012): 288–94.

40. G. Shoba et al., "Influence of Piperine on the Pharmacokinetics of Curcumin in Animals and Human Volunteers" (Influência da piperina na farmacocinética da curcumina em animais e voluntários humanos), *Planta Medica* 64, n. 4 (1998): 353–56.

41. L. Lai et al., "Piperine Suppresses Tumor Growth and Metastasis In Vitro and In Vivo in a 4T1 Murine Breast Cancer Model" (A piperina suprime o crescimento do tumor e a metástase *in vitro* e *in vivo* num modelo 4T1 de câncer de mama murino), *Acta Pharmacologica Sinica* 33, n. 4 (2012): 523–30.

42. J. Kim et al., "Turmeric (Curcuma Longa) Inhibits Inflammatory Nuclear Factor (NF)-κB and NF-κB-Regulated Gene Products and Induces Death Receptors Leading to Suppressed Proliferation, Induced Chemosensitization, and Suppressed Osteoclastogenesis" (O açafrão [*Curcuma longa*] inibe o fator nuclear inflamatório [NF]-κB e os produtos genéticos regulados por NF-κB e induz os receptores de morte que levam a proliferação suprimida, quimiosensibilização induzida e supressão da osteoclastogênese), *Molecular Nutrition and Food Research* 56, n. 3 (2012): 454–65.

43. A. Rasyid et al., "Effect of Different Curcumin Dosages on Human Gall Bladder" (Efeito de dosagens diferentes de curcumina sobre a vesícula biliar humana), *Asia Pacific Journal of Clinical Nutrition* 11, n. 4 (2002): 314–18.

44. J. Zheng et al., "Spices for Prevention and Treatment of Cancers" (Especiarias para a prevenção e o tratamento de câncer), *Nutrients* 8, n. 8 (2016): 495; A. Iyer et al., "Potential Health Benefits of Indian Spices in the Symptoms of the Metabolic Syndrome: A Review" (Benefícios potenciais das especiarias indianas à saúde nos sintomas da síndrome metabólica: uma revisão), *Indian Journal of Biochemistry and Biophysics* 46, n. 6 (2009): 467–81; C. M. Kaefer e J. A. Milner, "The Role of Herbs and Spices in Cancer Prevention" (O papel das ervas e especiarias na prevenção do câncer), *Journal of Nutritional Biochemistry* 19, n. 6 (2008): 347–61; K. Krishnaswamy, "Traditional Indian Spices and Their Health Significance" (Especiarias indianas tradicionais e sua significação para a saúde), *Asia Pacific Journal of Clinical Nutrition* 17, n. 1 (2008): 265–8.

45. S. S. Percival et al., "Bioavailability of Herbs and Spices in Humans as Determined by Ex Vivo Inflammatory Suppression and DNA Strand Breaks" (Biodisponibilidade de ervas e especiarias em seres humanos determinada por supressão inflamatória *ex vivo* e quebras de cadeia do DNA), *Journal of the American College of Nutrition* 31, n. 4 (2012): 288–94; I. Paur et al., "Extract of Oregano, Coffee, Thyme, Clove, and Walnuts Inhibits NF-κB in Monocytes and in Transgenic Reporter Mice" (Extrato de orégano, café, tomilho, cravo e nozes inibe NF-κB em monócitos e em camundongos transgênicos), *Cancer Prevention Research* 3, n. 5 (2010): 653–63; N. Wang et al., "Ellagic Acid, a Phenolic Compound, Exerts Anti-angiogenesis Effects via VEGFR-2 Signaling Pathway in Breast Cancer" (Ácido elágico, um composto fenólico, exerce efeitos antiangiogênese através da via de sinalização VEGFR-2 no câncer de mama), Breast Cancer Research and Treatment 134, n. 3 (2012): 943–55; K. Aruna e V. M. Sivaramakrishnan, "Plant Products as Protective Agents Against Cancer" (Produtos vegetais como agentes protetores contra o câncer), *Indian Journal of Experimental Biology* 28, n. 11 (1990): 1008–11.

46. Federal Institute for Risk Assessment (Instituto Federal de Avaliação de Riscos), "High Daily Intakes of Cinnamon: Daily Health Risks Cannot be Ruled Out" (Alta ingestão diária de canela: riscos diários à saúde não podem ser descartados), *BfR Health Assessment*, 18 de agosto de 2006, http://www.bfr.bund.de/cm/349/high_daily_intakes_of_cinnamon_health_risk_cannot_be_ruled_out.pdf.

47. C. M. Kaefer e J. A. Milner, "Herbs and Spices in Cancer Prevention and Treatment" (Ervas e especiarias na prevenção e no tratamento do câncer), in *Herbal Medicine: Biomolecular and Clinical Aspects*, 2. ed., eds. I. F. F. Benzie e S. Wachtel-Galor (Boca Raton, FL: CRC Press, 2011), acessado em 3 de dezembro de 2017, https://www.ncbi.nlm.nih.gov/books/NBK92774; B. B. Aggarwal et al., "Potential of Spice-Derived Phytochemicals for Cancer Prevention" (Potencial de fitoquímicos derivados de especiarias para a prevenção do câncer), *Planta Medica* 74, n. 13 (2008): 1560–69; S. Dragland et al., "Several Culinary and Medicinal Herbs Are Important Sources of Dietary Antioxidants" (Várias ervas culinárias e medicinais são fontes importantes de antioxidantes dietéticos), *Journal of Nutrition* 133, n. 5 (2003): 1286–90.

48. J. Teas et al., "Dietary Seaweed Modifies Estrogen and Phytoestrogen Metabolism in Healthy Postmenopausal Women" (A alga marinha na dieta modifica o metabolismo do estrogênio e do fitoestrogênio em mulheres saudáveis na pré-menopausa), *Journal of Nutrition* 139, n. 5 (2009): 939–44.

49. Y. J. Yang et al., "A Case-Control Study on Seaweed Consumption and the Risk of Breast Cancer" (Um estudo caso-controle sobre consumo de alga marinha e risco de câncer de mama), *British Journal of Nutrition* 103, n. 9 (2010): 1345–53.

50. F. M. Steinberg et al., "Cocoa and Chocolate Flavonoids: Implications for Cardiovascular Health" (Flavonoides do cacau e do chocolate: implicações para a saúde cardiovascular), *Journal of the American Dietetic Association* 103, n. 2 (2003): 215–23.

51. Z. Faridi et al., "Acute Dark Chocolate and Cocoa Ingestion and Endothelial Function: A Randomized Controlled Crossover Trial" (Ingestão de chocolate amargo escuro e cacau e função endotelial: uma experiência randomizada cruzada controlada), *American Journal of Clinical Nutrition* 88, n. 1 (2008): 58–63.

52. R. S. Muthyala et al., "Equol, a Natural Estrogenic Metabolite from Soy Isoflavones: Convenient Preparation and Resolution of R- and S-equols and Their Differing Binding and Biological Activity through Estrogen Receptors Alpha and Beta" (Equol, um metabólito estrogênico natural de isoflavonas de soja: preparação conveniente e resolução de equol R e equol S e suas diferentes atividades de ligação e biológica através de receptores de estrogênio alfa e beta), *Bioorganic & Medicinal Chemistry* 12, n. 6 (2004): 1559–67.

53. F. V. So et al., "Inhibition of Proliferation of Estrogen Receptor-Positive MCF-7 Human Breast Cancer Cells by Flavonoids in the Presence and Absence of Excess Estrogen" (Inibição da proliferação de células de câncer de mama humano de receptor de estrogênio positivo MCF-7 por Flavonoides na presença e ausência de excesso de estrogênio), *Cancer Letters* 112, n. 2 (1997): 127–33; S. O. Mueller et al., "Phytoestrogens and Their Human Metabolites Show Distinct Agonistic and Antagonistic Properties on Estrogen Receptor α(ERα) and ERβ in Human Cells" (Fitoestrógenos e seus metabólitos humanos mostram propriedades agonísticas e antagônicas distintas em receptor de estrogênio α[ERα] e ERβ em células humanas), *Toxicological Sciences* 80, n. 1 (2004): 14–25.

54. J. T. Kellis Jr. e L. E. Vickery, "Inhibition of Human Estrogen Synthetase (Aromatase) by Flavones" (Inibição de sintetase de estrogênio humano [aromatase] por flavonas), *Science* 225 (1984): 1032–35.

55. L. J. Lu et al., "Effects of Soya Consumption for One Month on Steroid Hormones in Premenopausal Women: Implications for Breast Cancer Risk Reduction" (Efeitos do consumo de soja por um mês em hormônios esteroides em mulheres na pré-menopausa: implicações para a redução do risco de câncer de mama), *Cancer Epidemiology and Prevention Biomarkers* 5, n. 1 (1996): 63–70.

56. S. A. Lee et al., "Adolescent and Adult Soy Food Intake and Breast Cancer Risk: Results from the Shanghai Women's Health Study" (Ingestão de alimentos de soja por adolescentes e adultos e risco de câncer de mama: resultados do Estudo de saúde das mulheres de Xangai), *American Journal of Clinical Nutrition* 89, n. 6 (2009): 1920–26.

57. L. A. Korde et al., "Childhood Soy Intake and Breast Cancer Risk in Asian American Women" (Ingestão de soja na infância e risco de câncer de mama nas mulheres norte-americanas asiáticas), *Cancer Epidemiology and Prevention Biomarkers* 18, n. 4 (2009): 1050–59.

58. K. P. Ko et al., "Dietary Intake and Breast Cancer Among Carriers and Noncarriers of BRCA Mutations in the Korean Hereditary Breast Cancer Study" (Ingestão dietética e câncer de mama entre portadoras e não portadoras de mutações BRCA no Estudo de câncer de mama hereditário coreano), *American Journal of Clinical Nutrition* 98, n. 6 (2013): 1493–501.

59. N. Guha et al., "Soy Isoflavones and Risk of Cancer Recurrence in a Cohort of Breast Cancer Survivors: The Life after Cancer Epidemiology Study" (Isoflavonas da soja e risco de recidiva de câncer num estudo de coorte de sobreviventes de câncer de mama: estudo epidemiológico A vida após o câncer), *Breast Cancer Research and Treatment* 118, n. 2 (2009): 395–405.

60. P. J. Magee e I. R. Rowland, "Phyto-oestrogens, Their Mechanism of Action: Current Evidence for a Role in Breast and Prostate Cancer" (Fitoestrógenos, seu mecanismo de ação: evidência atual de um papel no câncer de mama e da próstata), *British Journal of Nutrition* 91, n. 4 (2004): 513–31; L. Varinska et al., "Soy and Breast Cancer: Focus on Angiogenesis" (Soja e câncer de mama: foco na angiogênese), *International Journal of Molecular Sciences* 16, n. 5 (2015): 11728–49.

61. F. F. Zhang et al., "Dietary Isoflavone Intake and All-Cause Mortality in Breast Cancer Survivors: The Breast Cancer Family Registry" (Ingestão de isoflavona dietética e mortalidade por todas as causas em sobreviventes de câncer de mama: o registro de câncer de mama das famílias, *Cancer* 123, n. 11 (2017): 2070–79.

62. X. O. Shu et al., "Soy Food Intake and Breast Cancer Survival" (Ingestão de alimentos de soja e sobrevivência ao câncer de mama), *Journal of the American Medical Association* 302, n. 22 (2009): 2437–43.

63. S. J. Nechuta et al., "Soy Food Intake After Diagnosis of Breast Cancer and Survival: Na In-Depth Analysis of Combined Evidence from Cohort Studies of US and ChineseWomen" (Ingestão de alimentos de soja após o diagnóstico de câncer de mama e sobrevivência: uma análise profunda de evidência combinada de estudos de coorte de mulheres dos EUA e mulheres chinesas), *American Journal of Clinical Nutrition* 96, n. 1 (2012): 123–32.

64. F. Chi et al., "Post-Diagnosis Soy Food Intake and Breast Cancer Survival: A Meta-analysis of Cohort Studies" (Ingestão de alimentos de soja pós-diagnóstico e sobrevivência ao câncer de mama: uma meta-análise de estudos de coorte), *Asian Pacific Journal of Cancer Prevention* 14, n. 4 (2013): 2407–12.

65. Economic Research Service, "Recent Trends in GE Adoption" (Tendências recentes na adoção de EG), United States Department of Agriculture, atualizado pela última vez em 12 de julho de 2017, http://www.ers.usda.gov/data-products/adoption-of-genetically-engineered-crops-in-the-us/recent-trends-in-ge-adoption.aspx.

66. J. A. Miller et al., "Human Breast Tissue Disposition and Bioactivity of Limonene in Women with Early-Stage Breast Cancer" (Disposição do tecido mamário humano e bioatividade do limoneno em mulheres com câncer de mama em estágio inicial), *Cancer Prevention Research* 6, n. 6 (2013): 577–84.

67. U. Veronesi et al., "Randomized Trial of Fenretinide to Prevent Second Breast Malignancy in Women with Early Breast Cancer" (Experiência randomizada de fenretinida para prevenir a segunda malignidade mamária em mulheres com câncer de mama em estágio inicial), *Journal of the National Cancer Institute* 91, n. 21 (novembro 1999): 1847–56.

68. S. Gandini et al., "Meta-analysis of Studies on Breast Cancer Risk and Diet. The Role of Fruit and Vegetable Consumption and the Intake of Associated Micronutrients" (Meta-análise de estudos sobre risco de câncer de mama e dieta: o papel do consumo de fruta e legume e a ingestão de micronutrientes associados), *European Journal of Cancer* 36, n. 5 (março 2000): 636–46.

69. S. M. Zhang et al., "Plasma Folate, Vitamin B6, Vitamin B12, Homocysteine, and Risk of Breast Cancer" (Folato plasmático, vitamina B6, vitamina B12, homocisteína e risco de câncer de mama), *Journal of the National Cancer Institute* 95, n. 5 (março 2003): 373–80.

70. S. Gandini, "Meta-analysis of Studies on Breast Cancer Risk and Diet: The Role of Fruit and Vegetable Consumption and the Intake of Associated Micronutrients" (Meta-análise de estudos sobre risco de câncer de mama e dieta: o papel do consumo de fruta e legume e a ingestão de micronutrientes associados), *European Journal of Cancer* 36, n. 5 (março 2000): 636–46.

71. M. S. Donaldson, "Metabolic Vitamin B12 Status on a Mostly Raw Vegan Diet with Follow-Up Using Tablets, Nutritional Yeast, or Probiotic Supplements" (*Status* da vitamina B12 metabólica numa dieta vegetariana principalmente crua acompanhada do uso de comprimidos, levedura nutricional ou suplementos probióticos), *Annals of Nutrition and Metabolism* 44, n. 5–6 (2000): 229–34.

72. S. J. P. M. Eussen et al., "Oral Cyanocobalamin Supplementation in Older People with Vitamin B12 Deficiency: A Dose-Finding Trial" (Suplementação de cianocobalamina oral em pessoas idosas com deficiência de vitamina B12: um ensaio de determinação de dose), *Archives of Internal Medicine* 165, n. 10 (2005): 1167–72.

73. A. J. L. Cooper, "Biochemistry of Sulfur-Containing Amino Acids" (Bioquímica de aminoácidos contendo enxofre), *Annual Review of Biochemistry* 52 (1983): 187–222; J. D. Hayes e L. I. McLellan, "Glutathione and Glutathione-Dependent Enzymes Represent a Co-ordinately Regulated Defence Against Oxidative Stress" (Glutationa e enzimas dependentes de glutationa repre-

sentam uma defesa regulada de maneira coordenada contra o estresse oxidativo), *Free Radical Research* 31 (1999): 273–300.

74. S. M. Zhang et al., "Plasma Folate, Vitamin B6, Vitamin B12, Homocysteine, and Risk of Breast Cancer" (Folato plasmático, vitamina B6, vitamina B12, homocisteína e risco de câncer de mama), *Journal of the National Cancer Institute* 95, n. 5 (2003): 373–80.

75. J. K. Song e J. M. Bae, "Citrus Fruit Intake and Breast Cancer Risk: A Quantitative Systematic Review" (Ingestão de fruta cítrica e risco de câncer de mama: uma revisão sistemática quantitativa), *Journal of Breast Cancer* 16, n. 1 (2013): 72–76.

76. G. R. Howe et al., "Dietary Factors and Risk of Breast Cancer: Combined Analysis of 12 Case-Control Studies" (Fatores dietéticos e risco de câncer de mama: análise combinada de 12 estudos caso-controle), *Journal of the National Cancer Institute* 82, n. 7 (1990): 561–69.

77. K. Robien, G. J. Cutler e D. Lazovich, "Vitamin D Intake and Breast Cancer Risk in Postmenopausal Women: The Iowa Women's Health Study (Ingestão de vitamina D e risco de câncer de mama em mulheres na pós-menopausa: o Estudo de saúde das mulheres de Iowa), *Cancer Causes and Control* 18, n. 7 (setembro 2007): 775–82.

78. C. F. Garland et al., "Vitamin D and Prevention of Breast Cancer: Pooled Analysis" (Vitamina D e a prevenção de câncer de mama: análise agrupada), *Journal of Steroid Biochemistry and Molecular Biology* 103, ns. 3–5 (March 2007): 708–11.

79. S. B. Mohr et al., "Meta-analysis of Vitamin D Sufficiency for Improving Survival of Patients with Breast Cancer" (Meta-análise da suficiência da vitamina D para melhora da sobrevida de pacientes com câncer de mama), *Anticancer Research* 34, n. 3 (2014): 1163–66.

80. C. F. Garland et al., "Vitamin D and Prevention of Breast Cancer: Pooled Analysis" (Vitamina D e a prevenção de câncer de mama: análise agrupada), *Journal of Steroid Biochemistry and Molecular Biology* 103, ns. 3–5 (março 2007): 708–11.

81. C. F. Garland et al., "Vitamin D Supplement Doses and Serum 25-Hydroxy vitamin D in the Range Associated with Cancer Prevention" (Doses de suplemento de vitamina D e 25-hidroxivitamina D no soro no espectro associado à prevenção de câncer), *Anticancer Research* 31, n. 2 (2011): 607–11.

82. E. Kesse-Guyot et al., "Dairy Products, Calcium, and the Risk of Breast Cancer: Results of the French SU.VI.MAX Prospective Study" (Produtos laticínios, cálcio e o risco de câncer de mama: resultados do estudo prospectivo francês SU.VI.MAX), *Annals of Nutrition and Metabolism* 51, n. 2 (2007): 139–45; M. L. McCullough et al., "Dairy, Calcium, and Vitamin D Intake and Postmenopausal Breast Cancer Risk in the Cancer Prevention Study II Nutrition Cohort" (Laticínios, cálcio e ingestão de vitamina D e risco de câncer de mama na pós-menopausa no Estudo de coorte de prevenção de câncer II – Nutrição), *Cancer Epidemiology, Biomarkers and Prevention* 14, n. 12 (dezembro 2005): 2898–904.

83. P. W. Parodi, "Dairy Product Consumption and the Risk of Breast Cancer" (Consumo de produtos laticínios e risco de câncer de mama), *Journal of the American College of Nutrition* 24 (2005): 556S–68S; Y. Cui e T. E. Rohan, "Vitamin D, Calcium, and Breast Cancer Risk: A Review" (Vitamina D, cálcio e risco de câncer de mama: uma revisão), *Cancer Epidemiology, Biomarkers and Prevention* 15, n. 8 (2006): 1427–37.

84. B. C. Davis e P. M. Kris-Etherton, "Achieving Optimal Essential FattyAcid Status in Vegetarians: Current Knowledge and Practical Implications" (Conquista de *status* ótimo de ácidos graxos essenciais em vegetarianos: conhecimento atual e implicações práticas), *The American Journal of Clinical Nutrition* 78, n. 3 (2003): 640S–46S.

85. E. D. Rosen e B. M. Spiegelman, "What We Talk About When We Talk About Fat" (De que falamos quando falamos de gordura), *Cell* 156, n. 1 (2014): 20–44.

86. M. Khodarahmi e L. Azadbakht, "The Association Between Different Kinds of Fat Intake and Breast Cancer Risk in Women" (A associação entre ingestão de diferentes tipos de gordura e risco de câncer nas mulheres), *International Journal of Preventive Medicine* 5, n. 1 (2014): 6–15.

87. S. Sieri et al., "Dietary Fat Intake and Development of Specific Breast Cancer Subtypes" (Ingestão de gordura dietética e desenvolvimento de subtipos de câncer de mama específicos), *Journal of the National Cancer Institute* 106, n. 5 (2014): dju068.

88. Y. Liu et al., "Adolescent Dietary Fiber, Vegetable Fat, Vegetable Protein, and Nut Intakes and Breast Cancer Risk" (Ingestão dietética de fibra, gordura vegetal, proteína vegetal e nozes em adolescentes e risco de câncer de mama), *Breast Cancer Research and Treatment* 145, n. 2 (2014): 461–70; G. A. Colditz, K. Bohlke e C. S. Berkey, "Breast Cancer Risk Accumulation Starts Early: Prevention Must Also" (A acumulação de risco de câncer de mama começa cedo: a prevenção também deve começar), *Breast Cancer Research and Treatment* 145, n. 3 (2014): 567–79.

89. A. L. Frazier et al., "Adolescent Diet and Risk of Breast Cancer" (Dieta de adolescente e risco de câncer de mama), *Cancer Causes and Control* 15, n. 1 (fevereiro 2004): 73–82.

90. A. I. Smeds et al., "Quantification of a Broad Spectrum of Lignans in Cereals, Oilseeds, and Nuts" (Quantificação de um amplo espectro de lignanas em cereais, sementes oleaginosas e nozes), *Journal of Agricultural and Food Chemistry* 55, n. 4 (2007): 1337–46.

91. L. B. Kardono et al., "Cytotoxic Constituents of the Bark of Plumeria Rubra Collected in Indonesia" (Constituintes citotóxicos da casca da Plumeria rubra coletada na Indonésia), *Journal of Natural Products* 53 (1990): 1447–55; T. Hirano et al., "Antiproliferative Activity of Mammalian Lignan Derivatives Against the Human Breast Carcinoma Cell Line, ZR-75–1" (Atividade antiproliferativa dos derivados de lignana de mamíferos contra a linha ZR-75-1 da célula de carcinoma mamário humano), *Cancer Investigation* 8 (1990): 592–602; M. Serraino e L. U. Thompson, "The Effect of Flaxseed Supplementation on Early Risk Markers for Mammary Carcinogenesis" (O efeito da suplementação de linhaça sobre marcadores de risco precoces para carcinogênese mamária), *Cancer Letters* 60 (1991): 135–42; L. U. Thompson et al., "Antitumorigenic Effect of a Mammalian Lignan Precursor from Flaxseed" (Efeito antitumorigênico de um precursor da lignana de mamíferos da linhaça), *Nutrition and Cancer* 26, n. 2 (1996): 159–65; C. Wang et al., "Lignans and Flavonoids Inhibit Aromatase Enzyme in Human Preadipocytes" (Lignanas e Flavonoides inibem aromatase enzimática em pré-adipócitos humanos), *Journal of Steroid Biochemistry and Molecular Biology* 50, ns. 3–4 (1994): 205–12; H. Adlercreutz et al., "Dietary Phytoestrogens and Cancer. In Vitro and In Vivo Studies" (Fitoestrógenos dietéticos e câncer: estudos *in vitro* e *in vivo*), *Journal of Steroid Biochemistry and Molecular Biology* 41, ns. 3–8 (1992): 331–37.

92. C. J. Fabian et al., "Reduction in Ki-67 in Benign Breast Tissue of High-Risk Premenopausal Women with the SERM Acolbifene" (Redução de Ki-67 em tecido mamário benigno de mulheres de alto risco na pré-menopausa com o acolbifeno SERM), *Journal of Clinical Oncology* 30, n. 15 (2012): 520.

93. H. L. Newmark, "Squalene, Olive Oil, and Cancer Risk: Review and Hypothesis" (Esqualeno, azeite de oliva e risco de câncer: revisão e hipótese), *Annals of the New York Academy of Sciences* 889, n. 1 (1999): 193–203.

94. G. K. Beauchamp et al., "Phytochemistry: Ibuprofen-like Activity in Extra-Virgin Olive Oil" (Fitoquímica: atividade similar à do ibuprofeno no azeite de oliva extravirgem), *Nature* 437, n. 7055 (2005): 45–46.

95. L. Bozzetto et al., "Extra-Virgin Olive Oil Reduces Glycemic Response to a High–Glycemic Index Meal in Patients with Type 1 Diabetes: A Randomized Controlled Trial" (O azeite de oliva extravirgem reduz a resposta glicêmica a uma refeição de índice glicêmico elevado em pacientes com diabetes tipo 1: uma experiência controlada randomizada), *Diabetes Care* 39, n. 4 (2016): 518–24.

96. A. Trichopoulou et al., "Consumption of Olive Oil and Specific Food Groups in Relation to Breast Cancer Risk in Greece" (Consumo de azeite de oliva e grupos alimentares específicos em relação a risco de câncer de mama na Grécia), *Journal of the National Cancer Institute* 87, n. 2 (1995): 110–16; J. M. Martin-Moreno et al., "Dietary Fat, Olive Oil Intake and Breast Cancer Risk" (Gordura dietética, ingestão de azeite de oliva e risco de câncer de mama), *International Journal of Cancer* 58, n. 6 (1994): 774–80; L. Lipworth et al., "Olive Oil and Human Cancer: An Assessment of the Evidence" (Azeite de oliva e câncer humano: uma avaliação da evidência), *Preventive Medicine* 26, n. 2 (1997): 181–90.

97. E. Toledo et al., "Mediterranean Diet and Invasive Breast Cancer Risk Among Women at High Cardiovascular Risk in the PREDIMED Trial: A Randomized Clinical Trial" (A dieta mediterrânea e o risco de câncer de mama invasivo entre mulheres com alto risco cardiovascular na experiência PREDIMED: uma experiência clínica randomizada), *Journal of the American Medical Association Internal Medicine* 14 (setembro 2015).

98. C. Razquin et al., "A 3 Years Follow-Up of a Mediterranean Diet Rich in Virgin Olive Oil Is Associated with High Plasma Antioxidant Capacity and Reduced Body Weight Gain" (Um acompanhamento de três anos de uma dieta mediterrânea rica em azeite de oliva virgem é associado com capacidade antioxidante de plasma elevada e ganho de peso corporal reduzido), *European Journal of Clinical Nutrition* 63, n. 12 (2009): 1387–93.

99. M. Ni, *Secrets of Longevity* (Segredos da longevidade) (San Francisco: Chronicle Books, 2006).

100. M. R. Sartippour et al., "Green Tea and Its Catechins Inhibit Breast Cancer Xeno-grafts" (O chá-verde e suas catequinas inibem xenoenxertos do câncer de mama), *Nutrition and Cancer* 40, n. 2 (2001): 149–56; S. F. Eddy, S. E. Kane e F. E.Sonenshein, "Trastuzumab-Resistant HER2-Driven Breast Cancer Cells Are Sensitive to Epigallocatechin-3 Gallate" (As células de câncer de mama impulsionadas por HER-2 resistente a trastuzumabe são sensíveis a epigalocatequina-3-galato), *Cancer Research* 67, n. 19 (2007): 9018–23.

101. A. Büyükbalci, "Determination of In Vitro Antidiabetic Effects, Antioxidant Activities, and Phenol Contents of Some Herbal Teas" (Determinação de efeitos antidiabéticos *in vitro*, atividades antioxidantes e conteúdos de fenol de alguns chás de ervas), *Plant Foods for Human Nutrition* 63, n. 1 (março 2008): 27–33.

102. M. Inoue et al., "Regular Consumption of Green Tea and the Risk of Breast Cancer Recurrence: Follow-Up Study from the Hospital-Based Epidemiologic Research Program at Aichi Cancer Center (HERPACC), Japan" (Consumo regular de chá-verde e o risco de recidiva de câncer de mama: estudo de acompanhamento do Programa de pesquisa epidemiológica de base hospitalar no Centro de câncer Aichi (HERPACC), Japão), *Cancer Letters* 167, n. 2 (junho 2001): 175–82.

103. A. H. Wu et al., "Green Tea and Risk of Breast Cancer in Asian Americans" (O chá-verde e o risco de câncer de mama em norte-americanos asiáticos), *International Journal of Cancer* 106, n. 4 (setembro 2003): 574–79.

104. A. A. Ogunleye, F. Xue e K. B. Michels, "Green Tea Consumption and Breast Cancer Risk or Recurrence: A Meta-analysis" (O consumo de chá-verde e o risco de câncer de mama ou recidiva: uma meta-análise), *Breast Cancer Research and Treatment* 119, n. 2 (2010): 477–84.

105. M. Inoue et al., "Regular Consumption of Green Tea and the Risk of Breast Cancer Recurrence: Follow-Up Study from the Hospital-Based Epidemiologic Research Program at Aichi Cancer Center (HERPACC), Japan" (Consumo regular de chá-verde e o risco de recidiva de câncer de mama: estudo de acompanhamento do Programa de pesquisa epidemiológica de base hospitalar no Centro de câncer Aichi (HERPACC), Japão), *Cancer Letters* 167, n. 2 (junho 2001): 175–82.

106. K. Nakachi et al., "Influence of Drinking Green Tea on Breast Cancer Malignancy Among Japanese Patients" (Influência de beber chá-verde na malignidade do câncer de mama entre pacientes japonesas), *Japanese Journal of Cancer Research* 89, n. 3 (1998): 254–61.

107. Pianetti et al., "Green Tea Polyphenol Epigallocatechin-3 Gallate Inhibits Her-2/neu Signaling, Proliferation, and Transformed Phenotype of Breast Cancer Cells" (O polifenol epigalocatequina-3-galato do chá-verde inibe a sinalização Her-2 Neu, a proliferação e o fenótipo transformado das células cancerígenas mamárias), *Cancer Research* 62, n. 3 (2002): 652–55.

108. J. Jankun et al., "Why Drinking Green Tea Could Prevent Cancer" (Por que beber chá-verde pode prevenir câncer), *Nature* 387, n. 6633 (1997): 561.

109. C. Cabrera, R. Giménez e M. C. López, "Determination of Tea Components with Antioxidant Activity" (Determinação dos componentes do chá com atividade antioxidante), *Journal of Agricultural and Food Chemistry* 51, n. 15 (2003): 4427–35.

110. R. J. Green et al., "Common Tea Formulations Modulate In Vitro Digestive Recovery of Green Tea Catechins" (Formulações comuns de chá modulam a recuperação digestiva *in vitro* de catequinas do chá-verde), *Molecular Nutrition and Food Research* 51, n. 9 (2007): 1152–62.

111. World Cancer Research Fund, "Food, Nutrition, and the Prevention of Cancer: A Global Perspective" (Alimentos, nutrição e a prevenção do câncer) (Washington, DC: American Institute for Cancer Research, 1997).

112. K. B. Michels et al., "Coffee, Tea, and Caffeine Consumption and Breast Cancer Incidence in a Cohort of Swedish Women" (Consumo de café, chá e cafeína e incidência de câncer de mama numa coorte de mulheres suecas), *Annals of Epidemiology* 12, n. 1 (janeiro 2002): 21–26; A. Tavani et al., "Coffee Consumption and the Risk of Breast Cancer" (Consumo de café e o risco de câncer de mama), *European Journal of Cancer Prevention* 7, n. 1 (fevereiro 1998): 77–82.

113. J. A. Baker et al., "Consumption of Coffee, but Not Black Tea, Is Associated with Decreased Risk of Premenopausal Breast Cancer" (Consumo de café, mas não de chá preto, está associado com risco reduzido de câncer de mama na pré-menopausa), *Journal of Nutrition* 136, n. 1 (janeiro 2006): 166–71; J. Li et al., "Coffee Consumption Modifies Risk of Estrogen-Receptor Negative Breast Cancer" (Consumo de café modifica risco de câncer de mama de receptor de estrogênio negativo), *Breast Cancer Research* 13, n. 3 (2011): R49.

114. N. Bhoo-Pathy et al., "Coffee and Tea Consumption and Risk of Pre-and Postmenopausal Breast Cancer in the European Prospective Investigation into Cancer and Nutrition (EPIC) Cohort Study" (Consumo de café e de chá e risco de câncer de mama pré e pós-menopausa no estudo de coorte Investigação prospectiva europeia do câncer e da nutrição [EPIC]), *Breast Cancer Research* 17, n. 1 (2015): 15.

115. I. E. Milder et al., "Lignan Contents of Dutch Plant Foods: A Database Including Lariciresinol, Pinoresinol, Secoisolariciresinol, and Matairesinol" (Conteúdo de lignana em plantas alimentícias holandesas: uma base de dados incluindo lariciresinol, pinoresinol, secoisolariciresinol e matairesinol), *British Journal of Nutrition* 93, n. 3 (2005): 393–402.

116. Ann. H. Rosendahl et al., "Caffeine and Caffeic Acid Inhibit Growth and Modify Estrogen Receptor and Insulin-like Growth Factor I Receptor Levels in Human Breast Cancer" (Cafeína e ácido cafeico inibem crescimento e modificam os níveis de receptor de estrogênio e receptor de fator de crescimento I semelhante à insulina no câncer de mama humano), *Clinical Cancer Research* 21, n. 8 (abril 2015): 1877–87.

117. E. C. Lowcock et al., "High Coffee Intake, but Not Caffeine, Is Associated with Reduced Estrogen Receptor Negative and Postmenopausal Breast Cancer Risk with No Effect Modification by CYP1A2 Genotype" (Ingestão alta de café, mas não de cafeína, está associada com redução de receptor negativo de estrogênio e risco de câncer de mama na pós-menopausa sem modificação do efeito por genótipo CYP1A2), *Nutrition and Cancer* 65, n. 3 (2013): 398–409.

118. A. Nkondjock et al., "Coffee Consumption and Breast Cancer Risk among BRCA1 and BRCA2 Mutation Carriers" (Consumo de café e risco de câncer de mama entre portadoras de mutação BRCA1 e BRCA2), *International Journal of Cancer* 118, n. 1 (2006): 103–7.

119. L. J. Vatten, K. Solvoll e E. B. Løken, "Coffee Consumption and the Risk of Breast Cancer: A Prospective Study of 14,593 Norwegian Women" (Consumo de café e risco de câncer de mama: um estudo prospectivo de 14.593 mulheres norueguesas), *British Journal of Cancer* 62, n. 2 (agosto 1990): 267–70.

120. L. Zhu et al., "Coffee Consumption Increases Risk of Advanced Breast Cancer Among Singapore Chinese Women" (O consumo de café aumenta o risco de câncer de mama avançado entre mulheres chinesas de Singapura), *CSU Theses and Dissertations* (Fort Collins, CO: Colorado State University, 2013),135.

121. S. C. Killer, A. K. Blannin e A. E. Jeukendrup, "No Evidence of Dehydration with Moderate Daily Coffee Intake: A Counterbalanced Cross-Over Study in a Free-Living Population" (Não há evidência de desidratação com ingestão diária moderada de café: um estudo cruzado contrabalançado de base populacional livre), *PloS One* 9, n. 1 (2014): e84154.

122. B. Benelam e L. Wyness, "Hydration and Health: A Review" (Hidratação e saúde: uma revisão), *Nutrition Bulletin* 35, n. 1 (2010): 3–25.

123. B. M. Popkin et al., "A New Proposed Guidance System for Beverage Consumption in the United States" (Um novo sistema de orientação proposto para o consumo de bebidas nos Estados Unidos), *American Journal of Clinical Nutrition* 83, n. 3 (2006): 529–42.

124. M. A. Saleh et al., "Chemical, Microbial, and Physical Evaluation of Commercial Bottled Waters in Greater Houston Area of Texas" (Avaliação química, microbiana e física das águas engarrafadas comerciais na área do Grande Houston, Texas), *Journal of Environmental Science and Health Part A* 43, n. 4 (2008): 335–47.

125. S. Arranz, J. M. Silván e F. Saura-Calixto, "Nonextractable Polyphenols, Usually Ignored, Are the Major Part of Dietary Polyphenols: A Study on the Spanish Diet" (Os polifenóis que não se pode extrair, habitualmente ignorados, compõem a maior parte dos polifenóis dietéticos: um estudo da dieta espanhola), *Molecular Nutrition and Food Research* 54, n. 11 (novembro 2010): 1646–58.

126. I. Muraki et al., "Fruit Consumption and Risk of Type 2 Diabetes: Results from Three Prospective Longitudinal Cohort Studies" (Consumo de frutas e risco de diabetes tipo 2: resultados de 3 estudos de coorte longitudinais prospectivos), *British Medical Journal* 347 (2013): f5001.

127. H. Ali e J. F. Tahmassebi, "The Effects of Smoothies on Enamel Erosion: an In Situ Study" (O efeito das vitaminas na erosão do esmalte: um estudo *in situ*), *International Journal of Paediatric Dentistry* 24, n. 3 (maio 2014): 184–91.

Capítulo 4: Não coma aquilo!

1. D. Ornish et al., "Can Lifestyle Changes Reverse Coronary Heart Disease? The Lifestyle Heart Trial" (As mudanças no estilo de vida são capazes de reverter a doença cardíaca coronária? A experiência do estilo de vida para o coração), *Lancet* 336, n. 8708 (1990): 129–33.

2. J. W. Anderson e K.Ward, "High-Carbohydrate, High-Fiber Diets for Insulin-Treated Men with Diabetes Mellitus" (Dietas com alto teor de carboidrato e de fibra para homens com diabetes *mellitus* tratados com insulina), *American Journal of Clinical Nutrition* 32, n. 11 (1979): 2312–21.

3. D. Ornish et al., "Intensive Lifestyle Changes May Affect the Progression of Prostate Cancer" (Mudanças de estilo de vida intensivas podem afetar a progressão do câncer de próstata), *Journal of Urology* 174, n. 3 (2005): 1065–70.

4. C. R. Daniel et al., "Trends in Meat Consumption in the USA" (Tendências do consumo de carne nos EUA), *Public Health Nutrition* 14, n. 4 (2011): 575–83.

5. Y. T. Szeto, T. C. Kwok e I. F. Benzie, "Effects of a Long-Term Vegetarian Diet on Biomarkers of Antioxidant Status and Cardiovascular Disease Risk" (Efeitos de uma dieta vegetariana de longo prazo em biomarcadores de status antioxidante e risco de doença cardiovascular), *Nutrition* 20, n. 10 (outubro 2004): 863–66; V. Wijendran e K. C. Hayes, "Dietary n-6 and n-3 Fatty Acid Balance and Cardiovascular Health" (Equilíbrio de ácidos graxos n-6 e n-3 na dieta e saúde cardiovascular) *Annual Review Nutrition* 24: 597–615; J. M. Genkinger e A. Koushik, "Meat Consumption and Cancer Risk" (Consumo de carne e risco de câncer), *PLoS Medicine* 4, n. 12 (2007): e345; A. Tappel, "Heme of Consumed Red Meat Can Act as a Catalyst of Oxidative Damage and Could Initiate Colon, Breast and Prostate Cancers, Heart Disease, and Other Diseases" (Heme da carne vermelha consumida pode atuar como catalisador de dano oxidativo e poderia dar início a câncer do cólon, da mama e da próstata, doença cardíaca e outras doenças), *Medical Hypotheses* 68, n. 3 (2007): 562–64.

6. M. Inoue-Choi et al., "Red and Processed Meat, Nitrite, and Heme Iron Intakes and Postmenopausal Breast Cancer Risk in the NIH-AARP Diet and Health Study" (Ingestão de carne vermelha e processada, nitrito e ferro heme e risco de câncer de mama na pós-menopausa no Estudo da dieta e da saúde NIH-AARP), *International Journal of Cancer* 138, n. 7 (2016): 1609–18; V. Pala et al., "Meat, Eggs, Dairy Products, and Risk of Breast Cancer in the European Prospective Investigation into Cancer and Nutrition (EPIC) Cohort" (Carne, ovos e produtos laticínios e risco de câncer de mama na Investigação de coorte prospectiva europeia sobre câncer e nutrição (EPIC),

American Journal of Clinical Nutrition 90, n. 3 (2009): 602–12; S. C. Larsson, L. Bergkvist e A. Wolk, "Long-Term Meat Intake and Risk of Breast Cancer by Oestrogen and Progesterone Receptor Status in a Cohort of Swedish Women" (Ingestão de carne de longo prazo e risco de câncer de mama por *status* do receptor de estrogênio e prosgesterona numa coorte de mulheres suecas), *European Journal of Cancer* 45, n. 17 (2009): 3042–46; J. M. Genkinger et al., "Consumption of Dairy and Meat in Relation to Breast Cancer Risk in the Black Women's Health Study" (Consumo de laticínios e carne em relação ao risco de câncer de mama no Estudo da saúde das mulheres negras), *Cancer Causes and Control* 24, n. 4 (2013): 675–84.

7. E. F. Taylor et al., "Meat Consumption and Risk of Breast Cancer in the UK Women's Cohort Study" (Consumo de carne e risco de câncer de mama no estudo de coorte das mulheres do Reino Unido), *British Journal of Cancer* 96, n. 7 (2007): 1139.

8. Y. Tantamango-Bartley et al., "Vegetarian Diets and the Incidence of Cancer in a Low-Risk Population" (Dietas vegetarianas e a incidência de câncer em população de baixo risco), *Cancer Epidemiology and Prevention Biomarkers* (2012): cebp-1060.

9. S. S. Epstein, "The Chemical Jungle: Today's Beef Industry" (A selva química: a indústria de carne hoje), *International Journal of Health Services* 20, n. 2 (1990): 277–80.

10. G. M. Fara et al., "Epidemic of Breast Enlargement in an Italian School" (Epidemia de aumento das mamas numa escola italiana), *Lancet* 314, n. 8137 (1979): 295–97.

11. Henrik Leffers et al., "Oestrogenic Potencies of Zeranol, Oestradiol, Diethylstilboestrol, Bisphenol-A and Genistein: Implications for Exposure Assessment of Potential Endocrine Disrupters" (Potências estrogênicas do zeranol, estradiol, dietilestilbestrol, bisfenol A e genisteína: implicações para a avaliação da exposição de desreguladores endócrinos em potencial), *Human Reproduction* 16, n. 5 (2001): 1037–45.

12. W. Ye et al., "In VitroTransformation of MCF-10ª Cells by Sera Harvested from Heifers Two Months Post-Zeranol Implantation" (Transformação *in vitro* de células MCF-10A por soro coletado de novilhas dois meses depois da implantação de zeranol), *International Journal of Oncology* 38, n. 4 (2011b): 985–92; R. Khosrokhavar et al., "Effects of Zearalenone and α-Zearalenol in Comparison with Raloxifene on T47D Cells" (Efeitos de zearalenona e de α-zearalenol em comparação com raloxifeno em células T47D), *Toxicology Mechanisms and Methods* 19, n. 3 (2009): 246–50.

13. E. V. Bandera et al., "Urinary Mycoestrogens, Body Size and Breast Development in New Jersey Girls" (Micoestrógenos urinários, tamanho corporal e desenvolvimento das mamas em meninas de Nova Jersey), *Science of the Total Environment* 409, n. 24 (2011): 5221–27.

14. F. Massart e G. Saggese, "Oestrogenic Mycotoxin Exposures and Precocious Pubertal Development" (Exposições a micotoxina estrogênica e desenvolvimento puberal precoce), *International Journal of Andrology* 33, n. 2 (2010): 369–76.

15. E. Linos et al., "Red Meat Consumption During Adolescence Among Premenopausal Women and Risk of Breast Cancer" (O consumo de carne vermelha durante a adolescência entre mulheres na pré-menopausa e o risco de câncer de mama), *Cancer Epidemiology and Prevention Biomarkers* 17, n. 8 (2008): 2146–51.

16. M. S. Farvid et al., "Premenopausal Dietary Fat in Relation to Pre- and Post-menopausal Breast Cancer" (Gordura dietética na pré-menopausa em relação a câncer de mama pré e pós-menopausa), *Breast Cancer Research and Treatment* 145, n. 1 (2014): 255.

17. J. Niu et al., "The Association Between Leptin Level and Breast Cancer: A Meta-analysis" (A associação entre nível de leptina e câncer de mama: uma meta-análise), *PloS One* 8, n. 6 (2013): e67349.

18. P. Xu et al., "Zeranol Enhances Leptin-Induced Proliferation in Primary Cultured Human Breast Cancer Epithelial Cells" (Zeranol impulsiona proliferação induzida por leptina em células epiteliais primárias cultivadas do câncer de mama humano), *Molecular Medicine Reports* 3, n. 5 (2010): 795–800.

19. A. C. Vergnaud et al., "Meat Consumption and Prospective Weight Change in Participants of the EPIC-PANACEA Study" (Consumo de carne e mudança de peso prospectiva em participantes do Estudo EPIC-PANACEA), *American Journal of Clinical Nutrition* 92, n. 2 (2010): 398–407.

20. C. P. Velloso, "Regulation of Muscle Mass by Growth Hormone and IGF-1" (Regulação da massa muscular por hormônio do crescimento e IGF-1), *British Journal of Pharmacology* 154 (2008): 557–68, doi: 10.1038/bjp.2008.153; M. Llorens-Martin, I. Torres-Aleman e J. L. Trejo, "Mechanisms Mediating Brain Plasticity: IGF1 and Adult Hippocampal Neurogenesis" (Mecanismos que mediam a plasticidade do cérebro: IGF-1 e neurogênese hipocampal adulta), Neuroscientist 15 (2009): 134–48, doi: 10.1177/1073858408331371.

21. S. Y. Yang et al., "Growth Factors and Their Receptors in Cancer Metastases" (Fatores de crescimento e seus receptores nas metástases do câncer), *Frontiers in Bioscience* (Landmark Edition) 16 (2011): 531–38.

22. M. E. Levine et al., "Low Protein Intake Is Associated with a Major Reduction in IGF-1, Cancer, and Overall Mortality in the 65 and Younger but not Older Population" (Baixa ingestão de proteína está associada a uma redução importante do IGF-1, do câncer e da mortalidade geral nas pessoas de 65 anos de idade ou menos, mas não na população mais idosa), *Cell Metabolism* 19, n. 3 (2014): 407–17.

23. M. Leslie, "Growth Defect Blocks Cancer and Diabetes" (Deficiência de crescimento bloqueia câncer e diabetes), *Science* 331, n. 6019 (2011): 837.

24. J. Guevara-Aguirre et al., "Growth Hormone Receptor Deficiency Is Associated with a Major Reduction in Pro-aging Signaling, Cancer, and Diabetes in Humans" (Deficiência em receptor de hormônio do crescimento está associada a uma redução importante em sinalização do envelhecimento, câncer e diabetes em seres humanos), *Science Translational Medicine* 16, n. 3 (fevereiro 2011): 70ra13.

25. P. F. Christopoulos, P. Msaouel e M. Koutsilieris, "The Role of the Insulin-Like Growth Factor-1 SysteminBreastCancer" (O papel do sistema do fator de crescimento 1, semelhante à insulina, no câncer de mama), *Molecular Cancer* 14, n. 1 (2015): 43; S. Sarkissyan et al., "IGF-1 Regulates Cyr61 Induced Breast Cancer Cell Proliferation and Invasion" (O IGF-1 regula a proliferação e invasão de células cancerígenas de mama induzidas por Cyr61), *PloS One* 9, n. 7 (2014): e103534.

26. Hormones, the Endogenous, and Breast Cancer Collaborative Group (Grupo colaborativo sobre hormônios, endógenos e câncer de mama), "Insulin-Like Growth Factor1 (IGF1), IGF Binding Protein 3 (IGFBP3), and Breast Cancer Risk: Pooled Individual Data Analysis of 17 Prospective Studies" (Fator de crescimento 1 semelhante à insulina [IGF-1], proteína 3 de ligação do IGF [IGFBP3] e risco de câncer de mama: análise de dados individuais agrupados de 17 estudos prospectivos), *Lancet Oncology* 11, n. 6 (2010): 530–42.

27. R. J. Barnardetal, "Effects of a Low-Fat, High-Fiber Diet and Exercise Program on Breast Cancer Risk Factors In Vivo and Tumor Cell Growth and Apoptosis In Vitro" (Efeitos de uma dieta de baixo teor de gordura e alto teor de fibra e programa de exercícios nos fatores de risco do câncer de mama *in vivo* e crescimento de células tumorais e apoptose *in vitro*), *Nutrition and Cancer* 55, n. 1 (2006): 28–34.

28. R. J. Barnard et al., "A Low-Fat Diet and/or Strenuous Exercise Alters the IGF Axis In Vivo and Reduces Prostate Tumor Cell Growth In Vitro" (Uma dieta de baixo teor de gordura e/ou exercício vigoroso altera o eixo IGF *in vivo* e reduz o crescimento da célula tumoral da próstata *in vitro*), *Prostate* 56, n. 3 (2003): 201–6.

29. N. E. Allen et al., "The Associations of Diet with Serum Insulin-Like Growth Factor 1 and Its Main Binding Proteins in 292 Women Meat-Eaters, Vegetarians, and Vegans" (As associações de dieta com soro fator de crescimento 1 semelhante à insulina e suas principais proteínas de ligação em 292 mulheres consumidoras de carne, vegetarianas e veganas), *Cancer Epidemiology and Prevention Biomarkers* 11, n. 11(2002): 1441–48.

30. S. E. Steck et al., "Cooked Meat and Risk of Breast Cancer: Lifetime Versus Recent Dietary Intake" (Carne cozida e risco de câncer de mama: ingestão dietética vitalícia *versus* recente), *Epidemiology* 18, n. 3 (maio 2007): 373–82.

31. R. Zaidi, S. Kumar e P. R. Rawat, "Rapid Detection and Quantification of Dietary Mutagens in Food Using Mass Spectrometry and Ultraperformance Liquid Chromatography " (Detecção e quantificação rápida de mutagênicos dietéticos no alimento usando espectrometria de massa e cromatografia líquida de ultraperformance), *Food Chemistry* 135, n. 4 (2012): 2897–903.

32. H. P. Thiebaud et al., "Airborne Mutagens Produced by Frying Beef, Pork and a Soy-based Food" (Mutagenes transportados pelo ar produzidos através da fritura de carne bovina, porco e alimento à base de soja), *Food and Chemical Toxicology* 33, n. 10 (1995): 821–28.

33. W. Zheng et al., "Well-Done Meat Intake and the Risk of Breast Cancer" (Ingestão de carne bem passada e o risco de câncer de mama), *Journal of the National Cancer Institute* 90, n. 22 (novembro 1998): 1724–29.

34. S. N. Lauber, S. Ali e N. J. Gooderham, "The Cooked Food Derived Carcinogen 2-amino-1-methyl-6-phenylimidazo[4,5-b] Pyridine Is a Potent Oestrogen: A Mechanistic Basis for Its Tissue-Specific Carcinogenicity" (O carcinógeno derivado de alimento cozido, 2-amino-1-metil-6fenilimidazol[4,5-b]piridina, é um potente estrogênio: uma base mecanicista para a sua carcinogenicidade específica de tecido), *Carcinogenesis* 25, n. 12 (2004): 2509–17.

35. L. S. De Bruin, P. A. Martos e P. D. Josephy, "Detection of PhIP (2-amino-1-methyl-6-phenylimidazo[4,5-b]Pyridine) in the Milk of Healthy Women" (Detecção de 2-amino-1-metil-6fenilimidazol[4,5-b]piridina no leite de mulheres saudáveis), *Chemical Research in Toxicology* 14, n. 11(2001): 1523–28.

36. R. D. Holland et al., "Formation of a Mutagenic Heterocyclic Aromatic Amine from Creatinine in Urine of Meat Eaters and Vegetarians" (Formação de uma amina aromática heterocíclica mutagênica a partir da creatinina na urina de consumidores de carne e vegetarianos), *Chemical Research in Toxicology* 18, n. 3 (2005): 579–90.

37. S. Murray et al., "Effect of Cruciferous Vegetable Consumption on Heterocyclic Aromatic Amine Metabolism in Man" (Efeito do consumo de legumes crucíferos no metabolismo da amina aromática heterocíclica no homem), *Carcinogenesis* 22, n. 9 (2001): 1413–20.

38. H. A. J. Schut e R. Yao, "Tea as a Potential Chemopreventive Agent in PhIP Carcinogenesis: Effects of Green Tea and Black Tea on PhIP-DNA Adduct Formation in Female F-344 Rats" (Chá como agente quimiopreventivo em potencial na carcinogênese PhIP: efeitos do chá-verde e do chá preto na formação de adutos de DNA PhIP em fêmeas de rato F-344), *Nutrition and Cancer* 36, n. 1 (2000): 52–58.

39. E. F. Taylor et al., "Meat Consumption and Risk of Breast Cancer in the UK Women's Cohort Study" (Consumo de carne e risco de câncer de mama no estudo de coorte das mulheres do Reino Unido), *British Journal of Cancer* 96, n. 7 (2007): 1139.

40. D. D. Alexander et al., "A Review and Meta-analysis of Red and Processed Meat Consumption and Breast Cancer" (Uma revisão e meta-análise do consumo de carne vermelha e processada e câncer de mama), *Nutrition Research Reviews* 23, n. 2 (2010): 349–65.

41. V. Bouvard et al., "Carcinogenicity of Consumption of Red and Processed Meat" (Carcinogenicidade do consumo de carne vermelha e processada), *Lancet Oncology* 16, n. 16 (2015): 1599.

42. M. Inoue-Choi et al., "Red and Processed Meat, Nitrite, and Heme Iron Intakes and Postmenopausal Breast Cancer Risk in the NIH-AARP Diet and Health Study" (Ingestão de carne vermelha e processada, nitrito e ferro heme e risco de câncer de mama na pós-menopausa no Estudo da dieta e da saúde NIH-AARP), *International Journal of Cancer* 138, n. 7 (2016): 1609–18.

43. "Animal Foods" (Alimentos animais), World Cancer Research Fund International, acessado em 14 de outubro de 2017, http://www.wcrf.org/int/research-we-fund/cancer-prevention-recommendations/animal-foods.

44. R. Sinha et al., "Meat Intake and Mortality: A Prospective Study of over Half a Million People" (Ingestão de carne e mortalidade: um estudo prospectivo de mais de meio milhão de pessoas),

Archives of Internal Medicine 169, n. 6 (2009): 562–71; S. Rohrmann et al., "Meat Consumption and Mortality: Results from the European Prospective Investigation into Cancer and Nutrition" (Ingestão de carne e mortalidade: resultados da Investigação prospectiva europeia sobre câncer e nutrição), *BMC Medicine* 11, n. 1 (2013): 63.

45. A. J. Cross et al., "A Prospective Study of Red and Processed Meat Intake in Relation to Cancer Risk" (Um estudo prospectivo da ingestão de carne vermelha e processada em relação ao risco de câncer), *PLoS Medicine* 4, n. 12 (dezembro 2007): e325.

46. T. P. Robinson et al., "Mapping the Global Distribution of Livestock" (Mapeando a distribuição global de pecuária), *PloS One* 9, n. 5 (2014): e96084, acessado em 3 de dezembro de 2017, https://doi.org/10.1371/journal.pone.0096084.

47. USDA, *USDA Climate Change Science Plan* 4, 2010, http://www.usda.gov/oce/climate_change/science_plan2010/USDA_CCSPlan_120810.pdf.

48. P. Ross, "Cow Farts Have 'Larger Greenhouse Gas Impact' Than Previously Thought; Methane Pushes Climate Change" (Os gases que as vacas soltam têm maior impacto no efeito estufa do que se imaginava; o metano impulsiona a mudança climática), *International Business Times*, 26 de novembro de 2013, http://www.ibtimes.com/cow-farts-have-larger-greenhouse-gas-impact-previously-thought-methane-pushes-climate-change-1487502.

49. USDA Economic Research Service, "How Important Is Irrigation to US Agriculture?" (Qual a importância da irrigação para a agricultura dos EUA?), 12 de outubro de 2016, https://www.ers.usda.gov/topics/farm-practices-management/irrigation-water-use/background/.

50. EPA, "Draft Plan to Study the Potential Impacts of Hydraulic Fracturing on Drinking Water Resources" (Esboço de plano de estudo dos impactos em potencial do fraturamento hidráulico sobre os recursos de água potável), fevereiro 2011, http://www2.epa.gov/sites/production/files/documents/HFStudyPlanDraft_SAB_020711.pdf.

51. D. Pimentel et al., "Water Resources: Agricultural and Environmental Issues" (Recursos hídricos: questões agrícolas e ambientais), *Bio Science* 54 (2004): 909,911.

52. M. M. Mekonnen e A. Y. Hoekstra, "A Global Assessment of the Water Footprint of Farm Animal Products" (Uma avaliação global da pegada hídrica de produtos de animais de fazenda), *Ecosystems* 15 (2012): 401–15.

53. P. Thornton, M. Herrero e P. Ericksen, "Livestock and Climate Change" (Pecuária e mudança climática), *Livestock Exchange* 3 (novembro 2011).

54. S. Margulis, *Causes of Deforestation of the Brazilian Amazon* (Causas do desflorestamento da Amazônia brasileira) (The World Bank, 2004), http://wwwwds.worldbank.org/servlet/WDSContentServer/WDSP/IB/2004/02/02/000090341_20040202130625/Rendered/PDF/277150PAPER0wbwp0no1022.pdf.

55. R. Oppenlander, "The World Hunger-Food Choice Connection: A Summary" (A conexão mundial – opção fome x comida: um resumo), *Comfortably Unaware* (*blog*), 22 de abril de 2012, http://comfortablyunaware.com/blog/the-world-hunger-food-choice-connectionasummary/; United Nations Children's Fund, Improving Child Nutrition: The Achievable Imperative for Global Progress (Fundo para as crianças das Nações Unidas), Melhorar a nutrição infantil: imperativo alcançável do progresso global (NovaYork: UNICEF, 2013).

56. "General Situation of World Fish Stocks" (Situação geral dos estoques de pescado mundiais), Food and Agricultural Organization of the United Nations, acessado em 26 de dezembro de 2007, http://www.fao.org/newsroom/common/ecg/1000505/en/stocks.pdf.

57. Annenberg Learner, "Unit 9: Biodiversity Decline, Section 7: Habitat Loss — Causes and Consequences" (Unidade 9: declínio da biodiversidade, seção 7: perda de *habitat* – causas e consequências), Habitable Planet multimídia course, acessado em 26 de dezembro de 2007, https://www.learner.org/courses/envsci/unit/text.php?unit=9&secNum=7.

58. R. Maughan, "Wedge Wolf Pack Will Be Killed Because of Its Increasing Beef Consumption" (Alcateia de Wedge será eliminada devido ao seu crescente consumo de carne), *Wildlife News*, 28

de setembro de 2012, http://www.thewildlifenews.com/2012/09/22/wedge-wolf-pack-will-be-killed-because-of-increasing-beef-consumption/.

59. D. Tilman e M. Clark, "Global Diets Link Environmental Sustainability and Human Health" (Dietas globais unem sustentabilidade ambiental e saúde humana), *Nature* 515, n. 7528 (novembro 2014): 518–22.

60. H. Davoodi, S. Esmaeili e A. M. Mortazavian, "Effects of Milk and Milk Products Consumption on Cancer: A Review" (Efeitos do consumo de leite e derivados sobre o câncer: uma revisão), *Comprehensive Reviews in Food Science and Food Safety* 12, n. 3 (2013): 249–64.

61. P. W. Parodi, "Dairy Product Consumption and the Risk of Breast Cancer" (Consumo de produtos laticínios e o risco de câncer de mama), *Journal of the American College of Nutrition* 24, n. 6 (dezembro 2005): 556S–68S; W. AlSarakbi, M. Salhab e K. Mokbel, "Dairy Products and Breast Cancer Risk: A Review of the Literature" (Produtos laticínios e risco de câncer de mama: uma revisão da literatura), *International Journal of Fertility and Women's Medicine* 50, n. 6 (novembro–dezembro 2005): 244–49; P. G. Moorman e P. D. Terry, "Consumption of Dairy Products and the Risk of Breast Cancer: A Review of the Literature" (Consumo de produtos laticínios e o risco de câncer de mama: uma revisão da literatura), *American Journal of Clinical Nutrition* 80, n. 1 (julho 2004): 5–14; M. H. Shin et al., "Intake of Dairy Products, Calcium, and Vitamin D and Risk of Breast Cancer" (Ingestão de produtos laticínios, cálcio e vitamina D e risco de câncer de mama), *Journal of the National Cancer Institute* 94, n. 17 (setembro 2002): 1301–11.

62. H. Davoodi, S. Esmaeili e A. M. Mortazavian, "Effects of Milk and Milk Products Consumption on Cancer: A Review" (Efeitos do consumo de leite e derivados sobre o câncer: uma revisão), *Comprehensive Reviews in Food Science and Food Safety* 12, n. 3 (2013): 249–64.

63. M. H. Shin et al., "Intake of Dairy Products, Calcium, and Vitamin D and Risk of Breast Cancer" (Ingestão de produtos laticínios, cálcio e vitamina D e risco de câncer de mama), *Journal of the National Cancer Institute* 94, n. 17 (2002): 1301–10.

64. C. H. Kroenke et al., "High- and Low-Fat Dairy Intake, Recurrence, and Mortality After Breast Cancer Diagnosis" (Ingestão de laticínios com alto e baixo teor de gordura, recidiva e mortalidade depois do diagnóstico de câncer de mama), *Journal of the National Cancer Institute* 105, n. 9 (2013): 616–23.

65. D. Ganmaa e A. Sato, "The Possible Role of Female Sex Hormones in Milk from Pregnant Cows in the Development of Breast, Ovarian and Corpus Uteri Cancers" (O possível papel de hormônios sexuais femininos em leite de vacas grávidas no desenvolvimento de câncer de mama, ovário e *corpus uteri*), *Medical Hypotheses* 65, n. 6 (2005): 1028–37.

66. D. A. Pape-Zambito, R. F. Roberts e R. S. Kensinger, "Estrone and 17β-estradiol Concentrations in Pasteurized-Homogenized Milk and Commercial Dairy Products" (Concentrações de estrona e estradiol 17β em leite homogeneizado pasteurizado e produtos laticínios comerciais), *Journal of Dairy Science* 93, n. 6 (2010): 2533–40.

67. S. Stender e J. Dyerberg, "Influence of Trans Fatty Acids on Health" (A influência dos ácidos graxos trans sobre a saúde), *Annals of Nutrition and Metabolism* 48, n. 2 (2004): 61–66.

68. A. Trichopoulou et al., "Consumption of Olive Oil and Specific Food Groups in Relation to Breast Cancer Risk in Greece" (Consumo de azeite de oliva e grupos de alimentos específicos em relação ao risco de câncer de mama na Grécia), *Journal of the National Cancer Institute* 87, n. 2 (1995): 110–16.

69. J. R. Hebert, T. G. Hurley e Y. Ma, "The Effect of Dietary Exposures on Recurrence and Mortality in Early Stage Breast Cancer" (O efeito das exposições dietéticas na recidiva e mortalidade em câncer de mama no estágio inicial), *Breast Cancer Research and Treatment* 51, n. 1 (setembro 1998): 17–28; A. J. McEligot et al., "Dietary Fat, Fiber, Vegetable, and Micronutrients Are Associated with Overall Survival in Postmenopausal Women Diagnosed with Breast Cancer" (Gordura, fibra, legume e micronutrientes dietéticos estão associados com sobrevida geral em mulheres na pós-menopausa com diagnóstico de câncer de mama), *Nutrition and Cancer* 55, n. 2 (2006): 132–40.

70. D. Doell et al., "Updated Estimate of Trans Fat Intake by the US Population" (Estimativa atualizada da ingestão de gordura trans pela população dos EUA), *Food Additives and Contaminants: Part A* 29, n. 6 (2012): 861–74.

71. I. Laake et al., "A Prospective Study of Intake of Trans-Fatty Acids from Ruminant Fat, Partially Hydrogenated Vegetable Oils, and Marine Oils and Mortality from CVD" (Um estudo prospectivo da ingestão de ácidos graxos trans de gordura de ruminantes, óleos vegetais parcialmente hidrogenados e óleos marinhos e mortalidade por CVD – doença cardiovascular), *British Journal of Nutrition* 108, n. 4 (2012): 743–54.

72. D. Mozaffarian et al., "Trans Fatty Acids and Cardiovascular Disease" (Ácidos graxos trans e doença cardiovascular), *New England Journal of Medicine* 354, n. 15 (2006): 1601–13.

73. J. M. Beasley et al., "Post-diagnosis Dietary Factors and Survival after Invasive Breast Cancer" (Fatores dietéticos pós-diagnóstico e sobrevida depois do câncer de mama invasivo), *Breast Cancer Research and Treatment* 128, n. 1 (2011): 229–36.

74. A. C. Thiebaut et al., "Dietary Fat and Postmenopausal Invasive Breast Cancer in the National Institutes of Health-AARP Diet and Health Study Cohort" (Gordura dietética e câncer de mama invasivo na pós-menopausa no estudo de coorte Dieta e saúde, dos Institutos Nacionais de Saúde-AARP), *Journal of the National Cancer Institute* 99, n. 6 (março 2007): 451–62.

75. Y. Liu et al., "Adolescent Dietary Fiber, Vegetable Fat, Vegetable Protein, and Nut Intakes and Breast Cancer Risk" (Ingestão dietética de fibra, gordura vegetal, proteína vegetal e nozes por adolescentes e risco de câncer de mama), *Breast Cancer Research and Treatment* 145, n. 2 (2014): 461–70.

76. Division of Cancer Control and Population Sciences, "Top Food Sources of Saturated Fat Among US Population" (Principais fontes alimentares de gordura saturada entre a população dos EUA), National Cancer Institute, atualizado pela última vez em 20 de abril de 2016, https://epi.grants.cancer.gov/diet/foodsources/sat_fat/sf.html.

77. A. P. Simopoulos, "Evolutionary Aspects of Diet, the Omega-6/Omega-3 Ratio and Genetic Variation: Nutritional Implications for Chronic Diseases" (Aspectos evolucionários da dieta, proporção ômega 6/ômega 3 e variação genética: implicações nutricionais para doenças crônicas), *Biomedicine and Pharmacotherapy* 60, n. 9 (2006): 502–7.

78. M. Hansen et al., "Potential Public Health Impacts of the Use of Recombinant Bovine Somatotropin in Dairy Production" (Impactos em potencial para a saúde pública do uso de somatotropina bovina recombinante na produção de laticínios), *Consumers Union*, setembro 1997, http://consumersunion.org/news/potential-public-health-impacts-of-the-use-of-recombinant-bovine-somatotropin-in-dairy-production-part-1/.

79. R. P. Heaney et al., "Dietary Changes Favorably Affect Bone Remodeling in Older Adults" (Mudanças dietéticas afetam favoravelmente remodelação óssea em adultos mais idosos), *Journal of the American Dietetic Association* 99, n. 10 (1999): 1228–33.

80. USDA Animal and Plant Health Inspection Service (Serviço de inspeção de saúde de animais e plantas do USDA), "Dairy 2007, Part IV: Reference of Dairy Cattle Health and Management Practices in the United States" (Laticínios 2007, parte IV: Referência de saúde do gado de leite e práticas de administração nos Estados Unidos), *NAHMS Dairy* 2007 (2007).

81. P. G. Moorman e P. D. Terry, "Consumption of Dairy Products and the Risk of Breast Cancer: A Review of the Literature" (Consumo de produtos laticínios e risco de câncer de mama: uma revisão da literatura), *American Journal of Clinical Nutrition* 80, n. 1 (2004): 5–14.

82. Centers for Epidemiology and Animal Health (Centros de epidemiologia e saúde animal), "Bovine Leukosis Virus (BLV) on U.S. Dairy Operations" (Vírus da leucose bovina [BLV] nas operações de laticínios nos EUA), *APHIS Info Sheet* (outubro 2008).

83. G. C. Buehring, S. M. Philpott e K. Y. Choi, "Humans Have Antibodies Reactive with Bovine Leukemia Virus" (Os seres humanos têm anticorpos que reagem ao vírus da leucemia bovina), *AIDS Research and Human Retroviruses* 19, n. 12 (2003): 1105–13.

84. G. C. Buehring et al., "Exposure to Bovine Leukemia Virus Is Associated with Breast Cancer: A Case-Control Study" (Exposição ao vírus da leucemia bovina está associada ao câncer de mama: um estudo caso-controle), *PLoS One* 10, n. 9 (2015): e0134304.

85. Bartlett et al., "Options for the Control of Bovine Leukemia Virus in Dairy Cattle" (Opções para o controle do vírus da leucemia bovina no gado de leite), *Journal of the American Veterinary Medical Association* 244, n. 8 (2014): 914–22.

86. K. E. Nachman et al., "Roxarsone, Inorganic Arsenic, and Other Arsenic Species in Chicken: A US-Based Market Basket Sample" (Roxarsona, arsênico não orgânico e outras espécies arsênicas em frango: uma amostra de cesta de bens com base nos EUA), *Environmental Health Perspectives* 121, n. 7 (2013): 818.

87. R. Vogt et al., "Cancer and Non-cancer Health Effects from Food Contaminant Exposures for Children and Adults in California: A Risk Assessment" (Efeitos na saúde com câncer e sem câncer das exposições a contaminação de alimentos para crianças e adultos na Califórnia: uma avaliação de riscos), *Environmental Health* 11, n. 1 (2012): 83.

88. B. P. Jackson et al., "Arsenic, Organic Foods, and Brown Rice Syrup" (Arsênico, alimentos orgânicos e xarope de arroz integral), *Environmental Health Perspectives* 120, n. 5 (2012): 623.

89. K. E. Nachman et al., "Arsenic Species in Poultry Feather Meal" (Espécies de arsênico na farinha de penas das aves), *Science of the Total Environment* 417 (2012): 183–88.

90. R. Si et al., "Egg Consumption and Breast Cancer Risk: A Meta-analysis" (Consumo de ovo e risco de câncer de mama: uma meta-análise), *Breast Cancer* 21, n. 3 (2014): 251–61.

91. S. A. Missmer et al., "Meat and Dairy Food Consumption and Breast Cancer: A Pooled Analysis of Cohort Studies" (Consumo alimentar de carne e laticínios e câncer de mama: uma análise agrupada de estudos de coorte), *International Journal of Epidemiology* 31, n. 1 (fevereiro 2002): 78–85.

92. Z. Wang et al., "Gut Flora Metabolism of Phosphatidylcholine Promotes Cardiovascular Disease" (O metabolismo da flora intestinal de fosfatidilcolina promove doença cardiovascular), *Nature* 472, n. 7341 (2011): 57–63.

93. E. L. Richman et al., "Egg, Red Meat, and Poultry Intake and Risk of Lethal Prostate Cancer in the Prostate-Specific Antigen Era: Incidence and Survival" (Ingestão de ovo, carne vermelha e aves e risco de câncer de próstata letal na era do antígeno prostático específico: incidência e sobrevida), *Cancer Prevention Research* 4, n. 12 (dezembro 2011): 2110–21.

94. R. D. Holland et al., "Formation of a Mutagenic Heterocyclic Aromatic Amine from Creatinine in Urine of Meat Eaters and Vegetarians" (Formação de uma amina aromática heterocíclica mutagênica a partir da creatinina na urina de consumidores de carne e vegetarianos), *Chemical Research in Toxicology* 18, n. 3 (2005): 579–90.

95. M. J. Rudling et al., "Content of Low Density Lipoprotein Receptors in Breast Cancer Tissue Related to Survival of Patients" (Conteúdo de receptores de lipoproteína de baixa densidade no tecido do câncer de mama relacionado à sobrevida de pacientes), *British Medical Journal (Clinical Research Edition)* 292, n. 6520 (1986): 580–82.

96. A. H. Lichtenstein et al., "Diet and Lifestyle Recommendations Revision 2006: A Scientific Statement from the American Heart Association Nutrition Committee" (Revisão 2006 de recomendações de dieta e estilo de vida: uma declaração científica do Comitê de nutrição da Associação norte-americana do coração), *Circulation* 114, n. 1 (2006): 82–96.

97. C. M. Kitahara et al., "Total Cholesterol and Cancer Risk in a Large Prospective Study in Korea" (Colesterol total e risco de câncer num grande estudo prospectivo na Coreia), *Journal of Clinical Oncology* 29, n. 12 (2011): 1592–98.

98. E. B. Rimm et al., "Review of Moderate Alcohol Consumption and Reduced Risk of Coronary Heart Disease: Is the Effect Due to Beer, Wine, or Spirits?" (Revisão do consumo moderado de álcool e risco reduzido de doença cardíaca coronária: o efeito se deve a cerveja, vinho ou bebidas destiladas?), *British Medical Journal* 312, n. 7033 (1996): 731–36.

99. NIAAA Publications, "Tips for Cutting Down on Drinking" (Dicas para reduzir o consumo de bebidas), National Institute on Alcohol Abuse and Alcoholism, setembro de 2008, http://pubs.niaaa.nih.gov/publications/Tips/tips.htm.

100. R. C. Ellison et al., "Exploring the Relation of Alcohol Consumption to Risk of Breast Cancer" (Explorando a relação do consumo de álcool com risco de câncer de mama), *American Journal of Epidemiology* 154, n. 8 (outubro 2001): 740–47; S. M. Zhang et al., "Alcohol Consumption and Breast Cancer Risk in the Women's Health Study" (Consumo de álcool e risco de câncer de mama no Estudo da saúde das mulheres), *American Journal of Epidemiology* 165, n. 6 (março 2007): 667–76; N. Hamajima et al., "Alcohol, Tobacco and Breast Cancer: Collaborative Reanalysis of Individual Data from 53 Epidemiological Studies, including 58,515 Women with Breast Cancer and 95,067 Women Without the Disease" (Álcool, tabaco e câncer de mama: reanálise colaborativa de dados individuais de 53 estudos epidemiológicos incluindo 58.515 mulheres com câncer de mama e 95.067 mulheres sem a doença), *British Journal of Cancer* 87, n. 11 (novembro 2002): 1234–45.

101. D. G. Weir, P. G. McGing e J. M. Scott, "Folate Metabolism, the Enterohepatic Circulation and Alcohol" (Metabolismo do folato, circulação enteroepática e álcool), *Biochemical Pharmacology* 34, n. 1 (1985): 1–7; I. P. Pogribny et al., "Breaks in Genomic DNA and Within the p53 Gene Are Associated with Hypomethylation in Livers of Folate/Methyl-Deficient Rats" (Quebras no DNA genômico e dentro do gene p53 estão associadas com hipometilação em fígados de ratos com deficiência de folato/metila), *Cancer Research* 55, n. 9 (maio 1995): 1894–901.

102. E. Ergul et al., "Polymorphisms in the MTHFR Gene Are Associated with Breast Cancer" (Polimorfismos no gene MTHFR estão associados com câncer de mama), *Tumor Biology* 24, n. 6 (2003): 286–90

103. J. Chen et al., "One-Carbon Metabolism, MTHFR Polymorphisms, and Risk of Breast Cancer" (Metabolismo de um carbono, polimorfismos MTHFR e risco de câncer de mama), *Cancer Research* 65, n. 4 (2005): 1606–14; I. G. Campbell et al., "Methylenetetrahydrofolate Reductase Polymorphism and Susceptibility to Breast Cancer" (Polimorfismo do gene metilenotetrahidrofolato redutase e suscetibilidade ao câncer de mama), *Breast Cancer Research* 4, n. 6 (2002): R14.

104. S. M. Zhang et al., "Plasma Folate, Vitamin B6, Vitamin B12, Homocysteine, and Risk of Breast Cancer" (Folato plasmático, vitamina B6, vitamina B12, homocisteína e risco de câncer de mama), *Journal of the National Cancer Institute* 95, n. 5 (2003): 373–80; S. Zhang et al., "A Prospective Study of Folate Intake and the Risk of Breast Cancer" (Um estudo prospectivo de ingestão de folato e o risco de câncer de mama), *Journal of the American Medical Association* 281, n. 17 (maio 1999): 1632–37.

105. T. A. Sellers et al., "Interaction of Dietary Folate Intake, Alcohol, and Risk of Hormone Receptor--Defined Breast Cancer in a Prospective Study of Postmenopausal Women" (Interação da ingestão dietética de folato, álcool e risco de câncer de mama definido por receptor de hormônio num estudo prospectivo de mulheres na pós-menopausa), *Cancer Epidemiology, Biomarkers and Prevention* 11, n. 10 (outubro 2002): 1104–10.

106. S. Zhang et al., "Dietary Carotenoids and Vitamins A, C, and E and Risk of Breast Cancer" (Carotenoides e vitamin A, C e E dietéticas e risco de câncer de mama), *Journal of the National Cancer Institute* 91, n. 6 (1999): 547–56.

107. D. E. Nelson et al., "Alcohol-Attributable Cancer Deaths and Years of Potential Life Lost in the United States" (Mortes por câncer e anos de vida potencial perdidos atribuíveis ao álcool nos Estados Unidos), *American Journal of Public Health* 103, n. 4 (abril 2013): 641–48.

108. M. Grønbæk et al., "Type of Alcohol Consumed and Mortality from All Causes, Coronary Heart Disease, and Cancer" (Tipo de álcool consumido e mortalidade por todas as causas, doença do coração coronária e câncer), *Annals of Internal Medicine* 133, n. 6 (2000): 411–29.

109. C. Shufelt et al., "Red Versus White Wine as a Nutritional Aromatase Inhibitor in Premenopausal Women: A Pilot Study" (Vinho tinto *versus* vinho branco como inibidor da aromatase nutricional em mulheres na menopausa), *Journal of Women's Health* 21, n. 3 (2012): 281–84.

110. M. Jang et al., “Cancer Chemopreventive Activity of Resveratrol, a Natural Product Derived from Grapes” (Atividade quimiopreventiva contra o câncer do resveratrol, um produto natural derivado da uva), *Science* 275, n. 5297 (1997): 218–20.

111. S. Chen et al., “Suppression of Breast Cancer Cell Growth with Grape Juice” (Supressão do crescimento da célula do câncer de mama com suco de uva), *Pharmaceutical Biology* 36, n. 1 (1998): 53–61.

112. R. Baan et al., “Carcinogenicity of Alcoholic Beverages” (Carcinogenicidade das bebidas alcoólicas), *Lancet Oncology* 8, n. 4 (2007): 292.

113. T. A. Hastert et al., “Adherence to WCRF/AICR Cancer Prevention Recommendations and Risk of Postmenopausal Breast Cancer” (Adesão às recomendações de prevenção do câncer WCRF/AICR e risco de câncer de mama na pós-menopausa), *Cancer Epidemiology and Prevention Biomarkers* 22, n. 9 (setembro 2013): 1498–508

114. S. Takayama et al., “Long-Term Feeding of Sodium Saccharin to Nonhuman Primates: Implications for Urinary Tract Cancer” (Alimentação por um prazo longo de primatas não humanos com sacarina de sódio: implicações para o câncer do trato urinário), *Journal of the National Cancer Institute* 90, n. 1 (1998): 19–25; O. M. Jensen e C. Kamby, “Intrauterine Exposure to Saccharine and Risk of Bladder Cancer in Man” (Exposição intrauterina à sacarina e risco de câncer da vesícula biliar no homem), *International Journal of Cancer* 29, n. 5 (1982): 507–9; H. A. Risch et al., “Dietary Factors and the Incidence of Cancer of the Urinary Bladder” (Fatores dietéticos e a incidência de câncer na bexiga urinária), *American Journal of Epidemiology* 127, n. 6 (1988): 1179–91.

115. S. R. Sturgeon et al., “Associations Between Bladder Cancer Risk Factors and Tumor Stage and Grade at Diagnosis” (Associações entre fatores de risco de câncer da bexiga e estágio e grau tumoral no diagnóstico), *Epidemiology* 5, n. 2 (março 1994): 218–25.

116. M. B. Azad et al., “Nonnutritive Sweeteners and Cardiometabolic Health: A Systematic Review and Meta-analysis of Randomized Controlled Trials and Prospective Cohort Studies” (Adoçantes não nutritivos e saúde cardiometabólica: uma revisão sistemática e meta-análise de experiências randomizadas controladas e estudos de coorte prospectivos), *Canadian Medical Association Journal* 189, n. 28 (julho 2017): e929–e939; S. E. Swithers, “Artificial Sweeteners Produce the Counterintuitive Effect of Inducing Metabolic Derangements” (Os adoçantes artificiais produzem o efeito contraintuitivo de induzir desarranjos metabólicos), *Trends in Endocrinology and Metabolism* 24, n. 9 (2013): 431–41; J. A. Nettleton et al., “Diet Soda Intake and Risk of Incident Metabolic Syndrome and Type 2 Diabetes in the Multi-Ethnic Study of Atherosclerosis (MESA)” (Ingestão de soda *diet* e risco de incidência da síndrome metabólica e diabetes tipo 2 no estudo multiétnico da aterosclerose [MESA]), *Diabetes Care* 32, n. 4 (2009): 688–94; S. S. Schiffman e K. I. Rother, “Sucralose, a Synthetic Organochlorine Sweetener: Overview of Biological Issues” (Sucralose, um adoçante organoclorado sintético: visão geral de questões biológicas), *Journal of Toxicology and Environmental Health*, Par tB 16, n. 7 (2013): 399–451.

117. R. Mattes, “Effects of Aspartame and Sucrose on Hunger and Energy Intake in Humans” (Efeitos do aspartame e sucrose sobre a fome e ingestão de energia em seres humanos), *Physiology and Behavior* 47, n. 6 (1990): 1037–44.

118. Q. Yang, “GainWeight by ‘Going Diet?’ Artificial Sweeteners and the Neurobiology of Sugar Cravings: Neuroscience 2010” (Ganhar peso “fazendo dieta”? Adoçantes artificiais e a neurobiologia do desejo de açúcar), *Yale Journal of Biology and Medicine* 83, n. 2 (2010): 101.

119. Joint FAO/WHO Expert Committee on Food Additives, “Evaluation of Certain Food Additives” (Avaliação de certos aditivos alimentares), *World Health Organization Technical Report Series* 952 (2009): 1–208.

120. G. J. M. den Hartog et al., “Erythritol Is a Sweet Antioxidant” (Eritrol é um antioxidante doce), *Nutrition* 26, n. 4 (2010): 449–58.

121. N. M. Avena, P. Rada e B. G. Hoebel, “Evidence for Sugar Addiction: Behavioral and Neurochemical Effects of Intermittent, Excessive Sugar Intake” (Evidência do vício em açúcar: efeitos comportamentais e neuroquímicos da ingestão intermitente, excessiva de açúcar), *Neuroscience and Biobehavioral Reviews* 32, n. 1 (2008): 20–39.

122. D. G. Liem e C. de Graaf, "Sweet and Sour Preferences in Young Children and Adults: Role of Repeated Exposure" (Preferências doces e azedas em crianças pequenas e adultos: o papel da exposição repetida), *Physiology and Behavior* 83, n. 3 (dezembro 2004): 421–29.

123. S. Thongprakaisang et al., "Glyphosate Induces Human Breast Cancer Cells Growth via Estrogen Receptors" (O glifosato induz o crescimento das células de câncer de mama humano via receptores de estrogênio), *Food and Chemical Toxicology* 59 (2013): 129–36.

124. K. E. Bradbury et al., "Organic Food Consumption and the Incidence of Cancer in a Large Prospective Study of Women in the United Kingdom" (Consumo de alimentos orgânicos e a incidência de câncer num grande estudo prospectivo de mulheres no Reino Unido), *British Journal of Cancer* 110, n. 9 (2014): 2321.

125. C. Smith-Spangler et al., "Are Organic Foods Safer or Healthier than Conventional Alternatives? A Systematic Review" (São os alimentos orgânicos mais seguros ou mais saudáveis que as alternativas convencionais? Uma revisão sistemática), *Annals of Internal Medicine* 157, n. 5 (2012): 348–66.

126. B. P. Baker et al., "Pesticide Residues in Conventional, Integrated Pest Management (IPM)-grown and Organic Foods: Insights from Three US Data Sets" (Resíduos de pesticida em alimentos convencionais, cultivados com administração integrada de pesticida [AIP] e orgânicos: considerações a partir de 3 conjuntos de dados dos EUA), *Food Additives and Contaminants* 19, n. 5 (2002): 427–46.

127. Agricultural Marketing Service, "The National List" (A lista nacional), United States Department of Agriculture, atualizada em 21 de dezembro de 2017, https://www.ams.usda.gov/rules-regulations/organic/national-list.

128. W. J. Krol et al., "Reduction of Pesticide Residues on Produce by Rinsing" (Redução dos resíduos de pesticida na produção através de enxaguamento), *Journal of Agricultural and Food Chemistry* 48, n. 10 (2000): 4666–70.

129. Z. Y. Zhang, X. J. Liu e X. Y. Hong, "Effects of Home Preparation on Pesticide Residues in Cabbage" (Efeitos do preparo caseiro nos resíduos de pesticida no repolho), *Food Control* 18, n. 12 (2007): 1484–87

130. G. Perelló et al., "Concentrations of Polybrominated Diphenyl Ethers, Hexachlorobenzene and Polycyclic Aromatic Hydrocarbons in Various Foodstuffs Before and After Cooking" (Concentrações de éteres difenílicos polibromados, hexaclorobenzeno e hidrocarbonetos aromáticos policíclicos em vários produtos alimentícios antes e depois de cozidos), *Food and Chemical Toxicology* 47, n. 4 (2009): 709–15.

131. U. Bajwa e K. S. Sandhu, "Effect of Handling and Processing on Pesticide Residues in Food: A Review" (Efeitos da manipulação e processamento nos resíduos de pesticida nos alimentos: uma revisão), *Journal of Food Science and Technology* 51, n. 2 (2014): 201–20.

132. P. Chandon e B. Wansink, "The Biasing Health Halos of Fast-Food Restaurant Health Claims: Lower Calorie Estimates and Higher Side-Dish Consumption Intentions" (As mensagens de saúde enviesadas dos restaurantes de *fast-food*: estimativas de menos calorias e intenções de maior consumo de pratos de acompanhamento), Journal of Consumer Research 34, n. 3 (2007): 301–14.

133. "Distinction Between Genetic Engineering and Conventional Plant Breeding Becoming Less Clear, Says New Report on GE Crops" (A distinção entre engenharia genética e o cultivo convencional de plantas vem se tornando menos clara, diz novo relatório sobre colheitas de EG), The National Academies of Sciences, Engineering, and Medicine, 17 de maio de 2016, http://www8.nationalacademies.org/onpinews/newsitem.aspx?RecordID=23395.

134. United States Department of Agriculture, "Pesticide Data Program Annual Summary, Calendar Year 2011" (Resumo anual do Programa de dados sobre pesticidas, ano de 2011), https://www.ams.usda.gov/sites/default/files/media/2011%20PDP%20Annual%20Summary.pdf; E. Reverchon et al., "Hexane Elimination from Soybean Oil by Continuous Packed Tower Processing with Supercritical CO2" (Eliminação do hexano do óleo de soja por meio de processamento contínuo de coluna com CO2 supercrítico), *Journal of the American Oil Chemists' Society* 77, n. 1 (2000): 9.

135. M. H. Carlsen et al., "The Total Antioxidant Content of More than 3100 Foods, Beverages, Spices, Herbs and Supplements Used Worldwide" (Conteúdo antioxidante total de mais de 3.100 alimentos, bebidas, especiarias, ervas e suplementos usados em escala mundial), *Nutrition Journal* 9, n. 1 (2010): 3.

136. Superfoodly.com, "ORAC Values: Antioxidant Values of Foods and Beverages" (Valores ORAC: valores de antioxidante de alimentos e bebidas), https://www.superfoodly.com/orac-values.

Capítulo 5: Além da comida: o que você deve fazer

1. G. N. Hortobagyi et al., "The Global Breast Cancer Burden: Variations in Epidemiology and Survival" (O fardo global do câncer de mama: variações na epidemiologia e sobrevida), *Clinical Breast Cancer* 6, n. 5 (2005): 391–401.

2. J. Ferlay et al., "Cancer Incidence and Mortality Worldwide: Sources, Methods and Major Patterns in GLOBOCAN 2012" (Incidência de câncer e mortalidade em todo o mundo: fontes, métodos e padrões principais em GLOBOCAN 2012), *International Journal of Cancer* 136, n. 5 (março 2015): E359–E386.

3. K. Katanoda e D. Qiu, "Comparison of Time Trends in Female Breast Cancer Incidence (1973–1997) in East Asia, Europe, and USA, from Cancer Incidence in Five Continents, Vols IV–VIII" (Comparação das tendências ao longo do tempo da incidência de câncer de mama feminino [1973-1997] na Ásia Oriental, na Europa e nos EUA, a partir de *Incidência de câncer em 5 continentes*, volumes IV-VIII), *Japanese Journal of Clinical Oncology* 37, n. 8 (agosto 2007): 638–39, https://doi.org/10.1093/jjco/hym122.

4. "WHO Mortality Data base" (Base de dados de mortalidade da OMS), World Health Organization, acessado em 27 de dezembro de 2017, http://www.who.int/healthinfo/mortality_data/en/.

5. R. G. Ziegler et al., "Relative Weight, Weight Change, Height, and Breast Cancer Risk in Asian-American Women" (Peso relativo, mudança de peso, altura e risco de câncer de mama em mulheres americanas asiáticas), *Journal of the National Cancer Institute* 88, n. 10 (1996): 650–60.

6. L. A. Torre et al., "Global Cancer Statistics, 2012" (Estatísticas do câncer global, 2012), *CA: A Cancer Journal for Clinicians* 65 (2015): 87–108.

7. R. G. Ziegler et al., "Migration Patterns and Breast Cancer Risk in Asian-American Women" (Padrões de migração e risco de câncer de mama em mulheres americanas asiáticas), *Journal of the National Cancer Institute* 85, n. 22 (1993): 1819–27.

8. S. L. Gomez et al., "Cancer Incidence Trends Among Asian American Populations in the United States, 1990–2008" (Tendências da incidência de câncer entre populações americanas asiáticas nos Estados Unidos, 1990-2008), *Journal of the National Cancer Institute* 105, n. 15 (2013): 1096–110.

9. Centers for Disease Control and Prevention, Division for Heart Disease and Stroke Prevention (Centros de controle e prevenção de doença, Divisão de doença cardíaca e prevenção de acidente vascular encefálico), "Women and Heart Disease Fact Sheet" (Ficha informativa sobre mulheres e doença cardíaca), acessado em 4 de novembro de 2017, https://www.cdc.gov/dhdsp/data_statistics/fact_sheets/fs_women_heart.htm; American Cancer Society, *Breast Cancer Facts & Figures 2017–2018* (Atlanta: American Cancer Society, Inc., 2017), acessado em 4 de novembro de 2017, https://www.cancer.org/content/dam/cancer-org/research/cancer-facts-and-statistics/breast-cancer-facts-and-figures/breast-cancer-facts-and-figures-2017-2018.pdf.

10. IARC Working Group on the Evaluation of Cancer-Preventive Agents (Grupo de trabalho IARC sobre avaliação de agentes de prevenção de câncer), "Weight Control and Physical Activity" (Controle do peso e atividade física), *IARC Handbook of Cancer Prevention*, vol. 6 (Lyon, França: IARC, 2002).

11. J. M. Petrelli et al., "Body Mass Index, Height, and Postmenopausal Breast Cancer Mortality in a Prospective Cohort of US Women" (Índice de massa corporal, altura e mortalidade por câncer de mama na pós-menopausa num estudo prospectivo de coorte de mulheres dos EUA), *Cancer Causes and Control* 13, n. 4 (maio 2002): 325–32.

12. A. Afshin et al., "Health Effects of Overweight and Obesity in 195 Countries over 25 Years" (Efeitos sobre a saúde do excesso de peso e obesidade em 195 países por mais de 25 anos), *New England Journal of Medicine* 377 (2017): 13–27.

13. E. Weiderpass et al., "A Prospective Study of Body Size in Different Periods of Life and Risk of Premenopausal Breast Cancer" (Um estudo prospectivo do tamanho corporal em diferentes períodos da vida e o risco de câncer de mama na pré-menopausa), *Cancer Epidemiology and Prevention Biomarkers* 13, n. 7 (2004): 1121–27.

14. A. McTiernan, "Behavioral Risk Factors in Breast Cancer: Can Risk Be Modified?" (Fatores de risco comportamentais no câncer de mama: é possível modificar o risco?), *Oncologist* 8, n. 4 (2003): 326–34.

15. S. Loi et al., "Obesity and Outcomes in Premenopausal and Postmenopausal Breast Cancer" (Obesidade e resultados no câncer de mama na pré-menopausa e na pós-menopausa), *Cancer Epidemiology, Biomarkers and Prevention* 14, n. 7 (julho 2005): 1686–91.

16. E. E. Calle et al., "Overweight, Obesity, and Mortality from Cancer in a Prospectively Studied Cohort of U.S. Adults" (Excesso de peso, obesidade e mortalidade por câncer num estudo de coorte prospectivo de adultos dos EUA), *New England Journal of Medicine* 348 (2003): 1625–38.

17. J. M. Petrelli et al., "Body Mass Index, Height, and Postmenopausal Breast Cancer Mortality in a Prospective Cohort of US Women" (Índice de massa corporal, altura e mortalidade por câncer de mama na pós-menopausa num estudo prospectivo de coorte de mulheres dos EUA), *Cancer Causes and Control* 13, n. 4 (maio 2002): 325–32.

18. S. A. Khan et al., "Estrogen Receptor Expression of Benign Breast Epithelium and Its Association with Breast Cancer" (Expressão de receptor estrogênico de epitélio mamário benigno e sua associação com câncer de mama), *Cancer Research* 54, n. 4 (1994): 993–97.

19. A. R. Carmichael, "Obesity as a Risk Factor for Development and Poor Prognosis of Breast Cancer" (Obesidade enquanto fator de risco para o desenvolvimento e mau prognóstico de câncer de mama), BJOG: *An International Journal of Obstetrics and Gynaecology* 113, n. 10 (outubro 2006): 1160–66.

20. R. M. Cento et al., "Leptin Levels in Menopause: Effect of Estrogen Replacement Therapy" (Níveis de leptina na menopausa: efeito da terapia de reposição do estrogênio), *Hormone Research in Paediatrics* 52, n. 6 (1999): 269–73.

21. A. A. J. Van Landeghem et al., "Endogenous Concentration and Subcellular Distribution of Androgens in Normal and Malignant Human Breast Tissue" (Concentração endógena e distribuição subcelular de andrógenos no tecido mamário humano normal e maligno), *Cancer Research* 45, n. 6 (1985): 2907–12.

22. A. Kendall, E. J. Folkerd e M. Dowsett, "Influences on Circulating Oestrogens in Postmenopausal Women: Relationship with Breast Cancer" (Influências sobre os estrogênios em circulação nas mulheres em pós-menopausa: relação com o câncer de mama), *Journal of Steroid Biochemistry and Molecular Biology* 103, n. 2 (2007): 99–109; H. Kuhl, "Breast Cancer Risk in the WHI Study: The Problem of Obesity" (Risco de câncer de mama no estudo WHI: o problema da obesidade), *Maturitas* 51, n. 1 (maio 2005): 83–97.

23. L. M. Morimoto et al., "Obesity, Body Size, and Risk of Postmenopausal Breast Cancer: The Women's Health Initiative (United States)" (Obesidade, tamanho corporal e risco de câncer de mama na pós-menopausa: a Iniciativa da saúde das mulheres [Estados Unidos]), *Cancer Causes and Control* 13, n. 8 (outubro 2002): 741–51.

24. D. P. Rose, D. Komninou e G. D. Stephenson, "Obesity, Adipocytokines, and Insulin Resistance in Breast Cancer" (Obesidade, adipocitocinas e resistência à insulina no câncer de mama), *Obesity Reviews* 5, n. 3 (2004): 153–65.

25. A. Tchernof et al., "Weight Loss Reduces C-Reactive Protein Levels in Obese Postmenopausal Women" (A perda de peso reduz os níveis de proteína C reativa em mulheres obesas na pós-menopausa), *Circulation* 105, n. 5 (2002): 564–69.

26. N. V. Christou et al., "Bariatric Surgery Reduces Cancer Risk in Morbidly Obese Patients" (A cirurgia bariátrica reduz o risco de câncer em pacientes morbidamente obesos), *Surgery for Obesity and Related Diseases* 4, n. 6 (2008): 691–95.

27. M. Harvie et al., "Association of Gain and Loss of Weight Before and After Menopause with Risk of Postmenopausal Breast Cancer in the Iowa Women's Health Study" (Associação de ganho e perda de peso antes e depois da menopausa com risco de câncer de mama na pós-menopausa no Estudo da saúde das mulheres de Iowa), *Cancer Epidemiology, Biomarkers and Prevention* 14, n. 3 (março 2005): 656–61.

28. P. T. Bradshaw et al., "Postdiagnosis Change in Bodyweight and Survival after Breast Cancer Diagnosis" (Mudança no peso corporal pós-diagnóstico e sobrevida após o diagnóstico de câncer de mama), *Epidemiology* 23 (2012): 320–27.

29. A. McTiernan et al., "Recreational Physical Activity and the Risk of Breast Cancer in Postmenopausal Women: The Women's Health Initiative Cohort Study" (Atividade física recreacional e o risco de câncer de mama em mulheres na pós-menopausa: estudo de coorte Iniciativa da saúde das mulheres), *Journal of the American Medical Association* 290, n. 10 (setembro 2010): 1331–36.

30. A. McTiernan, "Behavioral Risk Factors in Breast Cancer: Can Risk Be Modified?" (Fatores de risco comportamentais no câncer de mama: é possível modificar o risco?), *Oncologist* 8, n. 4 (2003): 326–34.

31. L. Bernstein et al., "Physical Exercise and Reduced Risk of Breast Cancer in Young Women" (Exercício físico e redução de risco de câncer de mama em mulheres jovens), *Journal of the National Cancer Institute* 86, n. 18 (1994): 1403–8.

32. J. P. Pierce et al., "Greater Survival after Breast Cancer in Physically Active Women with High Vegetable-Fruit Intake Regardless of Obesity" (Maior sobrevida após o câncer de mama em mulheres fisicamente ativas com ingestão alta de legume-fruta independentemente de obesidade), *Journal of Clinical Oncology* 25, n. 17 (2007): 2345–51.

33. M. L. Irwin et al., "Influence of Pre- and Postdiagnosis Physical Activity on Mortality in Breast Cancer Survivors: The Health, Eating, Activity, and Lifestyle Study" (Influência de atividade física pré e pós-diagnóstico sobre a mortalidade nas sobreviventes de câncer de mama: Estudo da saúde, alimentação, atividade e estilo de vida), *Journal of Clinical Oncology* 26, n. 24 (2008): 3958–64.

34. McTiernan et al., "Relation of BMI and Physical Activity to Sex Hormones in Postmenopausal Women" (Relação de IMC e atividade física com hormônios sexuais em mulheres na pós-menopausa), *Obesity* 14, n. 9 (2006): 1662–77.

35. J. F. Meneses Echávez et al., "The Effect of Exercise Training on Mediators of Inflammation in Breast Cancer Survivors: A Systematic Review with Meta-analysis" (O efeito do treinamento físico em mediadores de inflamação em sobreviventes de câncer de mama: uma revisão sistemática com meta-análise), *Cancer Epidemiology, Biomarkers and Prevention* 25, n. 7 (2016): 1009–17.

36. C. M. Dieli-Conwright e B. Z. Orozco, "Exercise after Breast Cancer Treatment: Current Perspectives" (Exercício depois do tratamento de câncer de mama: perspectivas atuais), *Breast Cancer: Targets and Therapy* 7 (2015): 353.

37. "Physical Activity and Your Heart: Recommendations for Physical Activity" (Atividade física e o seu coração: recomendações para a atividade física), National Heart, Lung, and Blood Institute, acessado em 31 de julho de 2017, https://www.nhlbi=.nih.gov/health/healthtopics/topics/phys/recommend.

38. J. M. Beasley et al., "Meeting the Physical Activity Guidelines and Survival after Breast Cancer: Findings from the After Breast Cancer Pooling Project" (Cumprindo diretrizes de atividade física e sobrevivência após o câncer de mama: descobertas do projeto combinado Após o câncer de mama), *Breast Cancer Research and Treatment* 131, n. 2 (janeiro 2012): 637–43.

39. B. MacMahon et al., "Age at First Birth and Breast Cancer Risk" (Idade no primeiro parto e risco de câncer de mama), *Bulletin of the World Health Organization* 43, n. 2 (1970): 209–21.

40. B. MacMahon, "Reproduction and Cancer of the Breast" (Reprodução e câncer da mama), *Cancer* 71, n. 10 (1993): 3185–88.

41. P. Bruzzi et al., "ShortTerm Increase in Risk of Breast Cancer After Full Term Pregnancy" (Aumento de curto prazo no risco do câncer de mama após a gravidez a termo), *British Medical Journal* 297, n. 6656 (outubro 1988): 1096–98.

42. B. MacMahon et al., "Age at First Birth and Breast Cancer Risk" (Idade no primeiro parto e risco de câncer de mama), *Bulletin of the World Health Organization* 43, n. 2 (1970): 209–21.

43. B. MacMahon et al., "Age at First Birth and Breast Cancer Risk" (Idade no primeiro parto e risco de câncer de mama), *Bulletin of the World Health Organization* 43, n. 2 (1970): 209–21.

44. Y. Zhou et al., "Association Between Breastfeeding and Breast Cancer Risk: Evidence from a Meta-analysis" (Associação entre amamentação e risco de câncer de mama: evidência de uma meta-análise), *Breastfeeding Medicine* 10, n. 3 (2015): 175–82.

45. P. A. Newcomb, "Lactation and Breast Cancer Risk" (Lactação e risco de câncer de mama), *Journal of Mammary Gland Biology and Neoplasia* 2, n. 3 (1997): 311–18; S. Y. Lee et al., "Effect of Lifetime Lactation on Breast Cancer Risk: A Korean Women's Cohort Study" (Efeito de lactação ao longo da vida no risco de câncer de mama: um estudo de coorte de mulheres coreanas), *International Journal of Cancer* 105, n. 3 (junho 2003): 390–93; J. L. Freudenheim et al., "Lactation History and Breast Cancer Risk" (Histórico de lactação e risco de câncer de mama), *American Journal of Epidemiology* 146, n. 11 (dezembro 1997): 932–38.

46. F. Islami et al., "Breastfeeding and Breast Cancer Risk by Receptor Status — a Systematic Review and Meta-analysis" (Amamentação e risco de câncer de mama por *status* de receptor – uma revisão sistemática e meta-análise), *Annals of Oncology* 26, n. 12 (2015): 2398–407.

47. J. Kotsopoulos et al., "Breastfeeding and the Risk of Breast Cancer in BRCA1 and BRCA2 Mutation Carriers" (Amamentação e risco de câncer de mama em portadoras das mutações BRCA1 e BRCA2), *Breast Cancer Research* 14, n. 2 (2012): R42.

48. G. Brignone et al., "A Case-Control Study on Breast Cancer Risk Factors in a Southern European Population" (Um estudo caso-controle sobre fatores de risco do câncer de mama numa população sul-europeia), *International Journal of Epidemiology* 16, n. 3 (setembro 1987): 356–61; E. Negri et al., "Lactation and the Risk of Breast Cancer in an Italian Population" (Lactação e o risco de câncer de mama numa população italiana), *International Journal of Cancer* 67, n. 2 (julho 1996): 161–64; S. J. London et al., "Lactation and Risk of Breast Cancer in a Cohort of USWomen" (Lactação e risco de câncer de mama num estudo de coorte de mulheres dos EUA), *American Journal of Epidemiology* 132, n. 1 (julho1990): 17–26.

49. J. Russo et al., "17-Betaestradiol Induces Transformation and Tumorigenesis in Human Breast Epithelial Cells" (17-betaestradiol induz transformação e tumorigênese nas células epiteliais mamárias humanas), *FASEB Journal* 20, n. 10 (2006): 1622–34.

50. T. Zhu e A. H. Conney, "Functional Role of Estrogen Metabolism in Target Cells: Review and Perspectives" (Papel funcional do metabolismo estrogênico em células-alvo: revisão e perspectivas), *Carcinogenesis* 19, n. 1 (1998): 1–27.

51. A. McTiernan et al., "Estrogen-Plus-Progestin Use and Mammographic Density in Postmenopausal Women: Women's Health Initiative Randomized Trial" (Uso de estrogênio + progestina e densidade mamográfica em mulheres na pós-menopausa: experiência randomizada na Iniciativa de saúde das mulheres), *Journal of the National Cancer Institute* 97, n. 18 (setembro 2005): 1366–76.

52. J. E. Rossouw et al., "Risks and Benefits of Estrogen Plus Progestin in Healthy Postmenopausal Women: Principal Results from the Women's Health Initiative Randomized Controlled Trial" (Riscos e benefícios de estrogênio mais progestina em mulheres saudáveis na pós-menopausa: resultados principais da experiência controlada randomizada da Iniciativa da saúde das mulheres), *Journal of the American Medical Association* 288, n. 3 (julho 2002): 321–33.

53. Million Women Study Collaborators (Colaboradores do estudo Um milhão de mulheres), "Breast Cancer and Hormone-Replacement Therapy in the Million Women Study" (Câncer de mama e terapia de reposição hormonal no estudo Um milhão de mulheres), *Lancet* 362, n. 9382 (2003): 419–27.

54. G. Heiss et al., "Health Risks and Benefits 3 Years after Stopping Randomized Treatment with Estrogen and Progestin" (Riscos à saúde e benefícios três anos depois da interrupção de tratamento randomizado com estrogênio e progestina), *Journal of the American Medical Association* 299, n. 9 (2008): 1036–45.

55. V. Beralet et al., "Breast Cancer Risk in Relation to the Interval between Menopause and Starting Hormone Therapy" (Risco de câncer de mama em relação ao intervalo entre menopausa e início de terapia hormonal), *Journal of the National Cancer Institute* 103, n. 4 (2011): 296–305.

56. W. Y. Chen et al., "Unopposed Estrogen Therapy and the Risk of Invasive Breast Cancer" (Terapia de estrógeno sem oposição e o risco de câncer de mama invasivo), *Archives of Internal Medicine* 166, n. 9 (2006): 1027–32.

57. J. E. Manson et al., "Estrogen Therapy and Coronary-Artery Calcification" (Terapia de estrógeno e calcificação arterial coronariana), *New England Journal of Medicine* 356 (junho 2007): 2591–602.

58. T. M. Brasky et al., "Specialty Supplements and Breast Cancer Risk in the Vitamins and Lifestyle (VITAL) Cohort" (Suplementos especiais e risco de câncer de mama no estudo de coorte Vitaminas e estilo de vida [VITAL]), *Cancer Epidemiology, and Biomarkers and Prevention* 19, n. 7 (2010): 1696–708; C. L. Loprinzi et al., "Venlafaxine in Management of Hot Flashes in Survivors of Breast Cancer: A Randomised Controlled Trial" (Venlafaxina na administração das ondas de calor em sobreviventes de câncer de mama: uma experiência randomizada controlada), *Lancet* 356, n. 9247 (2000): 2059–63.

59. A. Chang et al., "The Effect of Herbal Extract (EstroG-100) on Pre-, Peri- and Post-menopausal Women: A Randomized Double-Blind, Placebo-Controlled Study" (O efeito de extrato de erva [EstrogG-100] em mulheres na pré, peri e pós-menopausa: um estudo duplo-cego randomizado, controlado por placebo), *Phytotherapy Research* 26, n. 4 (2012): 510–16.

60. J. V. Pinkerton e G. D. Constantine, "Compounded Non-FDA–Approved Menopausal Hormone Therapy Prescriptions Have Increased: Results of a Pharmacy Survey" (As prescrições de terapias hormonais compostas não aprovadas pelo FDA para a menopausa aumentaram: resultados de uma pesquisa de farmácia), *Menopause* 23, n. 4 (2016): 359.

61. A. Fournieret et al., "Use of Different Postmenopausal Hormone Therapies and Risk of Histology--and Hormone Receptor–Defined Invasive Breast Cancer" (Uso de diferentes terapias hormonais na menopausa e risco de câncer de mama invasivo definido por histologia e receptor de hormônio), *Journal of Clinical Oncology* 26, n. 8 (2008): 1260–68.

62. American Cancer Society, Cancer Facts & Figures 2017 (Atlanta: American Cancer Society, Inc., 2017), acessado em 14 de janeiro de 2018, https://www.cancer.org/content/dam/cancer-org/research/cancer-factsand-statistics/annual-cancer-facts-and-figures/2017/cancer-facts-and figures-2017.pdf.

63. American Cancer Society, *Cancer Prevention and Early Detection 2005* (Prevenção do câncer e detecção precoce 2005).

64. P. D. Terry e T. E. Rohan, "Cigarette Smoking and the Risk of Breast Cancer in Women: A Review of the Literature" (Fumo de cigarro e risco de câncer de mama em mulheres: uma revisão da literatura), *Cancer Epidemiology, Biomarkers and Prevention* 11, n. 10 (outubro 2002): 953–71.

65. M. D. Gammon et al., "Cigarette Smoking and Breast Cancer Risk among Young Women (United States)" (Fumo de cigarro e risco de câncer de mama entre jovens mulheres [Estados Unidos]), *Cancer Causes and Control* 9, n. 6 (dezembro 1998): 583–90.

66. P. Reynolds, "Smoking and Breast Cancer" (Fumo e câncer de mama), *Journal of Mammary Gland Biology and Neoplasia* 18 (2013): 15–23; S. A. Glantz e K. C. Johnson, "The Surgeon General Report on Smoking and Health 50 Years Later: Breast Cancer and the Cost of Increasing Caution" (O Relatório do cirurgião geral sobre fumo e saúde 50 anos depois: câncer de mama e o custo de aumentar o cuidado), *Cancer Epidemiology, Biomarkers and Prevention* 23, n. 1 (janeiro 2014): 37–46.

67. L. Dossus et al., "Active and Passive Cigarette Smoking and Breast Cancer Risk: Results from the EPIC Cohort" (Fumo de cigarro ativo e passivo e risco de câncer de mama: resultados do estudo de coorte EPIC), *International Journal of Cancer* 134, n. 8 (2014): 1871–88.

68. Y. Cui, A. B. Miller e T. E. Rohan, "Cigarette Smoking and Breast Cancer Risk: Update of a Prospective Cohort Study" (Fumo de cigarro e risco de câncer de mama: atualização de um estudo de coorte prospectivo), *Breast Cancer Research and Treatment* 100, n. 3 (dezembro 2006): 293–99.

69. P. Reynolds et al., "Active Smoking, Household Passive Smoking, and Breast Cancer: Evidence from the California Teachers Study" (Fumo ativo, fumo doméstico passivo e câncer de mama: evidência do Estudo das professoras da Califórnia), *Journal of the National Cancer Institute* 96, n. 1 (2004): 29–37.

70. M. N. Passarelli et al., "Cigarette Smoking Before and After Breast Cancer Diagnosis: Mortality from Breast Cancer and Smoking-Related Diseases" (Fumo de cigarro antes e depois do diagnóstico de câncer de mama: mortalidade por câncer de mama e doenças relacionadas ao fumo), *Journal of Clinical Oncology* 34, n. 12 (abril 2016): 1315–22.

71. J. Russo et al., "Cancer Risk Related to Mammary Gland Structure and Development" (Risco de câncer relacionado a estrutura e desenvolvimento da glândula mamária), *Microscopy Research and Technique* 52, n. 2 (2001): 204–23.

72. M. R. Bonner et al., "Breast Cancer Risk and Exposure in Early Life to Polycyclic Aromatic Hydrocarbons UsingTotal Suspended Particulates as a Proxy Measure" (Risco de câncer de mama e exposição no início da vida a hidrocarbonetos aromáticos policíclicos usando o total de partículas em suspensão como medida aproximada), *Cancer Epidemiology, Biomarkers and Prevention* 14 (2005): 53–60.

73. R. A. Rudel et al., "Chemicals Causing Mammary Gland Tumors in Animals Signal New Directions for Epidemiology, Chemicals Testing, and Risk Assessment for Breast Cancer Prevention" (As substâncias químicas que causam tumores nas glândulas mamárias dos animais sinalizam novas direções a epidemiologia, testes químicos e avaliação de riscos na prevenção do câncer de mama), *Cancer* 109, n. 12 (2007): 2635–66.

74. C. D. Land, "Radiation and Breast Cancer Risk" (Radiação e risco de câncer de mama), *Progress in Clinical Biological Research* 396 (1997): 115–24; E. Pukkala et al., "Breast Cancer in Belarus and Ukraine After the Chernobyl Accident" (Câncer de mama na Bielorússia e na Ucrânia depois do acidente de Chernobil), *International Journal of Cancer* 119 (2006): 651–58.

75. M. Morin-Doody et al., "Breast Cancer Mortality after Diagnostic Radiography: Findings from the U.S. Scoliosis Cohort Study" (Mortalidade por câncer de mama após radiografia diagnóstica: descobertas do estudo de coorte da escoliose dos EUA), *Spine* 25 (2005): 2052–63.

76. N. G. Hildreth, R. E. Shore e P. M. Dvoretsky, "The Risk of Breast Cancer After Irradiation of the Thymus in Infancy" (O risco de câncer de mama depois da irradiação do timo na infância), *New England Journal of Medicine* 321, n. 19 (1989): 1281–84.

77. S. L. Hancock, M. A. Tucker e R. T. Hoppe, "Breast Cancer After Treatment of Hodgkin's Disease" (Câncer de mama depois do tratamento da doença de Hodgkin), *Journal of the National Cancer Institute* 85 (1993): 25–31; A. C. Aisenberg et al., "High Risk of Breast Carcinoma After Irradiation of Young Women with Hodgkin's Disease" (Alto risco de carcinoma mamário após irradiação de mulheres jovens com doença de Hodgkin), *Cancer* 79 (1997): 1203–10.

78. K. Deniz et al., "Breast Cancer in Women After Treatment for Hodgkin's Disease" (Câncer de mama em mulheres após tratamento da doença de Hodgkin), *Lancet Oncology* 4, n. 4 (abril 2003): 207–14.

79. K. C. Oeffinger et al., "Breast Cancer Surveillance Practices Among Women Previously Treated with Chest Radiation for a Childhood Cancer" (Práticas de vigilância em mulheres anteriormente tratadas com radiação do tórax devido a câncer na infância), *Journal of the American Medical Association* 301, n. 4 (2009): 404–14.

80. National Cancer Institute, Cancer and the Environment: *What You Need to Know, What You Can Do* (Câncer e o ambiente: o que você precisa saber, o que você pode fazer) National Institutes of Health, 2003.

81. J. G. Brody e R. A. Rudel, "Environmental Pollutants and Breast Cancer" (Poluentes ambientais e câncer de mama), *Environmental Health Perspectives* 111, n. 8 (2003): 1007.

82. K. Wada et al., "Life Style-Related Diseases of the Digestive System: Endocrine Disruptors Stimulate Lipid Accumulation in Target Cells Related to Metabolic Syndrome" (Doenças do sistema digestivo relacionadas com o estilo de vida: desreguladores endócrinos estimulam acumulação de lipídio nas células-alvo relacionadas à síndrome metabólica), *Journal of Pharmacological Sciences* 105, n. 2 (2007): 133–37.

83. J. Gray et al., "State of the Evidence: The Connection Between Breast Cancer and the Environment" (Estado da evidência: a conexão entre câncer de mama e o ambiente), *International Journal of Occupational and Environmental Health* 15, n. 1 (2009): 43–78; National Research Council Committee, *Hormonally Active Agents in the Environment* (Agentes hormonalmente ativos no ambiente) Washington, DC: National Academies Press, 1999.

84. "Plastics —The Facts 2013" (Plástico – os fatos 2013), Plastics Europe, acessado em 10 de dezembro de 2017, http://www.plasticseurope.org/Document/plastics-the-facts-2013.aspx?FolID=2.

85. International Baby Food Action Network, "Brazil, China, Malaysia, and Now the US Follow the EU with Bans on BPA in Feeding Bottles and Infant Food Containers" (Brasil, China, Malásia e agora os EUA seguem a UE na proibição de BPA em mamadeiras e recipientes de alimentos infantis), IBFAN.org, acessado em 10 de dezembro de 2017, http://ibfan.org/stop-press-bpa-sept-2012.

86. A. Schecter et al., "Polybrominated Diphenyl Ether (PBDE) Levels in na Expanded Market Basket Survey of US Food and Estimated PBDE Dietary Intake by Age and Sex" (Níveis de éter difenílico polibromado [PBDE] numa pesquisa expandida da cesta básica alimentar nos EUA e a ingestão estimada de PBDE dietético por idade e sexo), *Environmental Health Perspectives* 114, n. 10 (2006): 1515.

87. M. K. Kettles et al., "Triazine Herbicide Exposure and Breast Cancer Incidence: Na Ecologic Study of Kentucky Counties" (Exposição ao herbicida triazina e incidência de câncer de mama: um estudo ecológico dos condados de Kentucky), *Environmental Health Perspectives* 105, n. 11 (1997): 1222; United States Environmental Protection Agency, "Pesticides Industry Sales and Usage, 2008–2012 Market Usage" (Vendas e uso da indústria de pesticidas, uso do mercado 2008-2012), EPA.gov, acessado em 2 de janeiro de 2018, https://www.epa.gov/sites/production/files/2017-01/documents/pesticides-industry-sales-usage-2016_0.pdf.

88. T. B. Hayes et al., "Atrazine Induces Complete Feminization and Chemical Castration in Male African Clawed Frogs (Xenopus Laevis)" (Atrazina induz à completa feminilização e castração química sapos machos africanos [*Xenopus laevis*]), *Proceedings of the National Academy of Sciences* 107, n. 10 (2010): 4612–17.

89. R. J. Biggar et al., "Digoxin Use and the Risk of Breast Cancer in Women" (O uso de digoxina e o risco de câncer de mama em mulheres), *Journal of Clinical Oncology* 29, n. 16 (2011): 2165–70.

90. A. L. Herbst, H. Ulfelder e D. C. Poskanzer, "Adenocarcinoma of the Vagina: Association of Maternal Stilbestrol Therapy with Tumor Appearance in Young Women" (Adenocarcinoma da vagina: associação de terapia materna com estilbestrol com aparência tumoral em mulheres jovens), *New England Journal of Medicine* 284 (1971): 878–81.

91. J. R. Palmer et al., "Prenatal Diethylstilbestrol Exposure and Risk of Breast Cancer" (Exposição pré-natal a dietilstilbestrol e risco de câncer de mama), *Cancer Epidemiology, Biomarkers and Prevention* 15 (2006): 1509–14.

92. F. S. vom Saal et al., "Chapel Hill Bisphenol A Expert Panel Consensus Statement: Integration of Mechanisms, Effects in Animals and Potential to Impact Human Health at Current Levels of Exposure" (Declaração consensual sobre o bisfenol A no painel de especialistas em Chapel Hill: integração de mecanismos, efeitos em animais e potencial de impacto sobre a saúde humana nos níveis atuais de exposição), *Reproductive Toxicology* 24, n. 2 (agosto-setembro 2007): 131–8.

93. C. M. Jandegian et al., "Developmental Exposure to Bisphenol A (BPA) Alters Sexual Differentiation in Painted Turtles (Chrysemys Picta)" (Exposição ao bisfenol A [BPA] durante o desenvolvimento altera a diferenciação sexual em tartarugas pintadas [*Chrysemys picta*], *General and Comparative Endocrinology* 216 (2015): 77–85.

94. D. Case, "The Real Story Behind Bisphenol A" (A verdadeira história por trás do bisfenol A), *Fast Company*, 1º de fevereiro de 2009, https://www.fastcompany.com/1139298/real-story-behind-bisphenol.

95. F. S. vom Saal e C. Hughes, "An Extensive New Literature Concerning Low-Dose Effects of Bisphenol A Shows the Need for a New Risk Assessment" (Uma extensa literatura nova concernente aos efeitos de dose baixa de bisfenol A mostra a necessidade de uma nova avaliação de riscos), *Environmental Health Perspectives* 113, n. 8 (2005): 926–33.

96. G. M. Gray et al., "Weight of the Evidence Evaluation of Low-Dose Reproductive and Developmental Effects of Bisphenol A" (Peso da avaliação de evidência de efeitos reprodutivos e no desenvolvimento de dose baixa de bisfenol A), *Human and Ecological Risk Assessment* 10, n. 5 (2004): 875–921.

97. J. Gray et al., "State of the Evidence: The Connection Between Breast Cancer and the Environment" (Estado da evidência: a conexão entre câncer de mama e o ambiente), *International Journal of Occupational and Environmental Health* 15, n. 1 (2009): 43–78.

98. P. Franklin, "Down the Drain: Plastic Water Bottles Should No Longer Be a Wasted Resource" (Ralo abaixo: as garrafas de água de plástico não deveriam mais ser um recurso desperdiçado), *Waste Management World*, 6 de fevereiro de 2006, https://waste-management-world.com/a/down--the-drain.

99. J. R. Jambeck et al., "Plastic Waste Inputs from Land into the Ocean" (Entrada dos resíduos plásticos da terra no oceano), *Science* 347, n. 6223 (2015): 768–71.

100. S. Spear, "Stomach Contents of Seabirds Show that Marine Plastic Pollution Is Out of Control" (O conteúdo do estômago das aves marinhas mostra que a poluição do mar por plásticos está fora de controle), Eco Watch, 9 de julho de 2012, https://www.ecowatch.com/stomach-contents-of-seabirds-show-that-marine-plastic-pollution-is-out-1881631462.html.

101. B. C. Wolverton, A. Johnson e K. Bounds, *Interior Landscape Plants for Indoor Air Pollution Abatement: Final Report — September 1989* (Plantas paisagísticas de interior para atenuação da poluição do ar em ambiente fechado: relatório final – setembro de 1989) Bay Saint Louis, MS: National Aeronautics and Space Administration, John C. Stennis Space Center, 1989.

102. S. J. Genuis et al., "Blood, Urine, and Sweat (BUS) Study: Monitoring and Elimination of Bioaccumulated Toxic Elements" (Estudo do sangue, urina e suor [SUS]: monitoramento e eliminação de elementos tóxicos bioacumulados), *Archives of Environmental Contamination and Toxicology* 61, n. 2 (2011): 344–57.

103. S. C. Segerstrom e G. E. Miller, "Psychological Stress and the Human Immune System: A Meta--analytic Study of 30 Years of Inquiry" (Estresse psicológico e o sistema imunológico humano: um estudo meta-analítico de 30 anos de investigação), *Psychological Bulletin* 130, n. 4 (2004): 601.

104. D. S. Krantz e M. K. McCeney, "Effects of Psychological and Social Factors on Organic Disease: A Critical Assessment of Research on Coronary Heart Disease" (Efeitos de fatores psicológicos e sociais na doença orgânica: uma avaliação crítica da pesquisa sobre doença cardíaca coronária), *Annual Review of Psychology* 53 (2002): 341–69.

105. C. Hammen, "Stress and Depression" (Estresse e depressão), *Annual Review of Clinical Psychology* 1 (2005): 293–319.

106. R. J. Wright, M. Rodriguez e S. Cohen, "Review of Psychosocial Stress and Asthma: Na Integrated Biopsychosocial Approach" (Revisão do estresse psicológico e asma: uma abordagem integrada biopsicosocial), *Thorax* 53, n. 12 (1998): 1066–74.

107. M. F. Dallman et al., "Chronic Stress and Obesity: A New View of 'Comfort Food'" (Estresse crônico e obesidade: uma nova visão da "comida confortadora"), *Proceedings of the National Academy of Sciences* 100, n. 20 (2003). 11696–701.

108. K. E. Wellen e G. S. Hotamisligil, "Inflammation, Stress, and Diabetes" (Inflamação, estresse e diabetes), *Journal of Clinical Investigation* 115, n. 5 (2005): 1111.

109. J. Leserman et al., "Progression to AIDS, a Clinical AIDS Condition and Mortality: Psychosocial and Physiological Predictors" (Progressão à aids, uma condição clínica de aids e mortalidade: pré-indicadores psicossociais e fisiológicos), *Psychological Medicine* 32, n. 6 (2002): 1059–73.

110. J. Passchier e J. F. Orlebeke, "Headaches and Stress in Schoolchildren: Na Epidemiological Study" (Dor de cabeça e estresse em crianças em idade escolar: um estudo epidemiológico), *Cephalalgia* 5, n. 3 (1985): 167–76.

111. M. A. Smith et al., "Oxidative Stress in Alzheimer's Disease" (Estresse oxidativo no mal de Alzheimer), *Biochimica et Biophysica Acta (BBA) – Molecular Basis of Disease* 1502, n. 1 (2000): 139–44.

112. E. A. Mayer, "The Neurobiology of Stress and Gastrointestinal Disease" (A neurobiologia do estresse e doença gastrointestinal), *Gut* 47, n. 6 (2000): 861–69.

113. K. W. Davidson, E. Mostofsky e W. Whang, "Don't Worry, Be Happy: Positive Affect and Reduced 10-Year Incident Coronary Heart Disease: The Canadian Nova Scotia Health Survey" (Não se preocupe, seja feliz: afeto positivo e incidência reduzida de 10 anos de doença cardíaca coronária: a pesquisa de saúde canadense Nova Scotia), *European Heart Journal* 31, n. 9 (2010): 1065–70.

114. E. L. Worthington e M. Scherer, "Forgiveness Is na Emotion-Focused Coping Strategy that Can Reduce Health Risks and Promote Health Resilience: Theory, Review, and Hypotheses" (O perdão é uma estratégia de cooperação focada na emoção que pode reduzir riscos de saúde e promover resiliência na saúde: teoria, revisão e hipóteses), *Psychology & Health* 19, n. 3 (2004): 385–405; C. van Oyen Witvliet, T. E. Ludwig e K. L. Vander Laan, "Granting Forgiveness or Harboring Grudges: Implications for Emotion, Physiology, and Health" (Conceder o perdão ou guardar rancor: implicações para a emoção, fisiologia e saúde), *Psychological Science* 12, n. 2 (2001): 117–23.

115. K. A. Lawler et al., "The Unique Effects of Forgiveness on Health: An Exploration of Pathways" (Os efeitos únicos do perdão na saúde: uma exploração de caminhos), *Journal of Behavioral Medicine* 28, n. 2 (2005): 157–67.

116. M. E. McCullough et al., "Religious Involvement and Mortality: A Meta-analytic Review" (Envolvimento religioso e mortalidade: uma revisão meta-analítica), *Health Psychology* 19, n. 3 (2000): 211.

117. Y. Jia et al., "Does Night Work Increase the Risk of Breast Cancer? A Systematic Review and Meta-analysis of Epidemiological Studies" (O trabalho noturno aumenta o risco de câncer de mama? Uma revisão sistemática e meta-análise de estudos epidemiológicos), *Cancer Epidemiology* 37 (2013): 197–206.

118. International Agency for Research on Cancer, IARC Monographs on the Evaluation of Carcinogenic Risks to Humans, Volume 98: Painting, Firefighting, and Shiftwork (Monografias do IARC sobre avaliação de riscos carcinogênicos para os seres humanos, volume 98: pintura, combate ao fogo e trabalho por turnos) Lyon, França: International Agency for Research on Cancer, 2007.

119. G. C. Brainard, R. Kavet e L. I. Kheifets, "The Relationship Between Electromagnetic Field and Light Exposures to Melatonin and Breast Cancer Risk: A Review of the Relevant Literature" (A relação entre campo eletromagnético e exposições leves a melatonina e risco de câncer: uma revisão da literatura relevante), *Journal of Pineal Research* 26, n. 2 (1999): 65–100; R. G. Stevens et al., "Breast Cancer and Circadian Disruption from Electric Lighting in the Modern World" (Câncer de mama e desregulação do ritmo circadiano em função da iluminação elétrica no mundo moderno), *CA: A Cancer Journal for Clinicians* 64 (2014): 207–18.

120. E. E. Flynn-Evans et al., "Total Visual Blindness Is Protective Against Breast Cancer" (Cegueira visual total protege contra câncer de mama), *Cancer Causes and Control* 20, n. 9 (2009): 1753–56.

121. M. Cohen, M. Lippman e B. Chabner, "Pineal Gland and Breast Cancer" (Glândula pineal e câncer de mama), *Lancet* 2, n. 8104–5 (dezembro 1978): 1381–82.

122. I. Kloog et al., "Light at Night Co-distributes with Incident Breast but Not Lung Cancer in the Female Population of Israel" (A luz à noite está correlacionada com incidência de câncer de mama,

mas não de pulmão, na população feminina de Israel), *Chronobiology International* 25, n. 1 (2008): 65–81.

Capítulo 6: Fatores de risco incontroláveis: você tem?

1. L. M. Sánchez-Zamorano et al., "Healthy Lifestyle on the Risk of Breast Cancer" (Estilo de vida saudável sob risco de câncer de mama), *Cancer Epidemiology, Biomarkers and Prevention* 20, n. 5 (2011): 912–22.
2. L. A. Brinton et al., "Anthropometric and Hormonal Risk Factors for Male Breast Cancer: Male Breast Cancer Pooling Project Results" (Fatores de risco antropométrico e hormonal para câncer de mama masculino: resultados do Projeto agrupado de câncer de mama masculino), *Journal of the National Cancer Institute* 106, n. 3 (março 2014): djt465; K. J. Ruddy e E. P. Winer, "Male Breast Cancer: Risk Factors, Biology, Diagnosis, Treatment, and Survivorship" (Câncer de mama masculino: fatores de risco, biologia, diagnóstico, tratamento e sobrevida), *Annals of Oncology* 24, n. 6 (2013): 1434–43.
3. American Cancer Society, *Breast Cancer Facts & Figures 2017-2018* (Atlanta: American Cancer Society, Inc., 2017), acessado em 4 de novembro de 2017, https://www.cancer.org/content/dam/cancer-org/research/cancer-facts-and-statistics/breast-cancer-facts-and-figures/breast-cancer--facts-and-figures-2017-2018.pdf.
4. "World Health Statistics 2016: Monitoring Health for the SDGs: Annex B: Tables of Health Statistics by Country, WHO Region and Globally" (Estatística mundial da saúde 2016: monitorando a saúde para os ODS, objetivos do desenvolvimento sustentável: anexo B: tabelas de estatística da saúde por país, região OMS e globais), World Health Organization, 2016, acessado em 4 de novembro de 2017, http://www.who.int/gho/publications/world_health_statistics/2016/EN_WHS_AnnexB.pdf.
5. M. Pierce e R. Hardy, "Commentary: The Decreasing Age of Puberty As Much a Psychosocial as Biological Problem?" (Comentário: a idade decrescente da puberdade, problema psicossocial tanto quanto problema biológico?), *International Journal of Epidemiology* 41, n. 1 (2012): 300–302.
6. M. E. Herman-Giddens et al., "Secondary Sexual Characteristics and Menses in Young Girls Seen in Office Practice: A Study from the Pediatric Research in Office Settings Network" (Características sexuais secundárias e menstruação em meninas jovens vistas na prática do consultório: um estudo a partir da pesquisa pediátrica em rede nos ambientes de consultório), *Pediatrics* 99, n. 4 (1997): 505–12.
7. M. M. Grumbach, "Puberty: Ontogeny, Neuroendocrinology, Physiology, and Disorder" (Puberdade: ontogenia, neuroendocrinologia, fisiologia e desordem), *Williams Textbook of Endocrinology* (Filadélfia: Saunders, 1998), 1509–625.
8. S. J. Jordan, P. M. Webb e A. C. Green, "Height, Age at Menarche, and Risk of Epithelial Ovarian Cancer" (Altura, idade na menarca e risco de câncer de ovário epitelial), *Cancer Epidemiology, Biomarkers and Prevention* 14 (2005): 2045–48.
9. M. B. Pierce e D. A. Leon, "Age at Menarche and Adult BMI in the Aberdeen Children of the 1950s Cohort Study" (Idade na menarca e IMC adulto nas crianças de Aberdeen do estudo de coorte dos anos 1950), *American Journal of Clinical Nutrition* 82 (2005): 733–98.
10. M. B. Pierce, D. Kuh e R. Hardy, "The Role of BMI Across the Life Course in the Relationship Between Age at Menarche and Diabetes, in a British Birth Cohort" (O papel do IMC ao longo da vida na relação entre idade na menarca e diabetes, num estudo britânico de coorte de nascimentos), *Diabetic Medicine* 29, n. 5 (maio 2012): 600–603.
11. G. C. Patton e R. Viner, "Pubertal Transitions in Health" (Transições puberais em saúde), *Lancet* 369, n. 9567 (março 2007): 1130–39.
12. M. B. Pierce, D. Kuh e R. Hardy, "Role of Lifetime Body Mass Index in the Association Between Age at Puberty and Adult Lipids: Findings from Men and Women in a British Birth Cohort" (Papel do índice de massa corporal ao longo da vida na associação entre idade na puberdade e lipídios

adultos: descobertas de homens e mulheres num estudo de coorte britânico de nascimentos), *Annals of Epidemiology* 20, n. 9 (setembro 2010): 676–82.

13. M. R. Palmert et al., "Is Obesity an Outcome of Gonadotropin Releasing Hormone Agonist Administration? Analysis of Growth and Body Composition in 110 Patients with Central Precocious Puberty" (A obesidade é um resultado da administração de agonistas do hormônio que libera gonadotropina? Análise do crescimento e da composição do corpo em 110 pacientes com puberdade precoce central), *Journal of Clinical Endocrinology and Metabolism* 84, n. 12 (1999): 4480–88; F. Massart et al., "How Do Environmental Estrogen Disruptors Induce Precocious Puberty?" (Como os desreguladores de estrogênio ambiental induzem a puberdade precoce?), *Minerva Pediatrica* 58, n. 3 (2006): 247–54.

14. J. Dratva et al., "Is Age at Menopause Increasing Across Europe? Results on Age at Menopause and Determinants from Two Population-Based Studies" (A idade da menopausa está aumentando na Europa? Resultados sobre idade na menopausa e determinantes de dois estudos de base populacional), *Menopause* 16, n. 2 (2009): 385–94.

15. J. R. Wisbey et al., "Natural History of Breast Pain" (História natural da dor na mama), *Lancet* 322, n. 8351 (1983): 672–74.

16. Collaborative Group on Hormonal Factors in Breast Cancer (Grupo colaborativo sobre fatores hormonais no câncer de mama), "Menarche, Menopause, and Breast Cancer Risk: Individual Participant Meta-analysis, Including 118,964 Women with Breast Cancer from 117 Epidemiological Studies" (Menarca, menopausa e risco de câncer de mama: meta-análise individual de participante, incluindo 118.964 mulheres com câncer de mama de 117 estudos epidemiológicos), *Lancet Oncology* 13, n. 11 (2012): 1141–51.

17. G. Copeland et al., *Cancer in North America: 2008–2012. Volume One: Combined Cancer Incidence for the United States, Canada and North America* (Câncer na América do Norte: 2008-2012. Volume um: incidência combinada de câncer para Estados Unidos, Canadá e América do Norte) Springfield, IL: North American Association of Central Cancer Registries, 2015.

18. American Cancer Society, *Breast Cancer Facts & Figures 2017-2018* (Atlanta: American Cancer Society, Inc., 2017), acessado em 5 de novembro de 2017, https://www.cancer.org/content/dam/cancer-org/research/cancer-facts-and-statistics/breast-cancer-facts-and-figures/breast-cancer-facts-and-figures-2017-2018.pdf.

19. L. X. Clegg et al., "Cancer Survival Among US Whites and Minorities: ASEER (Surveillance, Epidemiology and End Results) Program Population-Based Study" (Sobrevida do câncer entre brancos e minorias dos EUA: estudo de base populacional do programa ASEER (Vigilância, epidemiologia e resultados finais), *Archives of Internal Medicine* 162, n. 17 (setembro 2002): 1985–93.

20. American Cancer Society, "Cancer Facts & Figures for African Americans, 2016–18" (Fatos & números do câncer para afro-americanos, 2016-2018), acessado em 4 de novembro de 2017, https://www.cancer.org/content/dam/cancer-org/research/cancer-facts-and-statistics/cancer-facts-and-figures-for-african-americans/cancer-facts-and-figures-for-african-americans-2016-2018.pdf.

21. D. Huo et al., "Comparison of Breast Cancer Molecular Features and Survival by African and European Ancestry in The Cancer Genome Atlas" (Comparação de características moleculares do câncer de mama e sobrevida por ascendência africana e europeia no atlas do genoma do câncer), *JAMA Oncology*, acessado em 10 de dezembro de 2017, doi: 10.1001/jamaoncol.2017.0595.

22. R. T. Chlebowski et al., "Ethnicity and Breast Cancer: Factors Influencing Differences in Incidence and Outcome" (Etnia e câncer de mama: fatores que influenciam diferenças em incidência e resultado), *Journal of the National Cancer Institute* 97, n. 6 (março 2005): 439–48; A. Naeim et al., "Do Age and Ethnicity Predict Breast Cancer Treatment Received? A Cross-Sectional Urban Population–Based Study, Breast Cancer Treatment: Age and Ethnicity" (Idade e etnia predizem o tratamento de câncer recebido? Um estudo transversal de base populacional urbana, tratamento de câncer de mama: idade e etnia), *Critical Reviews in Oncology – Hematology* 59, n. 3 (setembro 2006): 234–42; G. Maskarinec et al., "A Longitudinal Investigation of Mammographic Density: The Multiethnic Cohort" (Uma investigação longitudinal da densidade mamográfica: o estudo de coorte multiétnico), *Cancer Epidemiology, Biomarkers and Prevention* 15, n. 4 (abril 2006):

732–39; C. P. Kaplan et al., "Breast Cancer Risk Reduction Options: Awareness, Discussion, and Use Among Women from Four Ethnic Groups" (Opções de redução do risco de câncer de mama: consciência, discussão e uso entre mulheres de 4 grupos étnicos), *Cancer Epidemiology, Biomarkers and Prevention* 15, n. 1 (janeiro 2006): 162–66; L. Tillman et al., "Breast Cancer in Native American Women Treated at an Urban-Based Indian Health Referral Center 1982–2003" (Câncer de mama em mulheres norte-americanas nativas tratadas num Centro de referência de saúde indígena de base urbana – 1982-2003), *American Journal of Surgery* 190, n. 6 (dezembro 2005): 895–902; R. Nanda et al., "Genetic Testing in an Ethnically Diverse Cohort of High-Risk Women: A Comparative Analysis of BRCA1 and BRCA2 Mutations in American Families of European and African Ancestry" (Testes genéticos numa coorte de diversas etnias de mulheres de alto risco: uma análise comparativa de mutações BRCA1 e BRCA 2 em famílias norte-americanas de ascendência europeia e africana), *Journal of the American Medical Association* 294, n. 15 (2005): 1925–33; Hunt et al., "Increasing Black: White Disparities in Breast Cancer Mortality in the 50 Largest Cities in the US" (Aumentam as disparidades negras X brancas na mortalidade por câncer de mama nas 50 maiores cidades nos EUA), *Cancer Epidemiology* 38, n. 2 (abril 2014): 118–23; S. Percac Lima et al., "Decreasing Disparities in Breast Cancer Screening in Refugee Women Using Culturally Tailored Patient Navigation" (Diminuição das disparidades no rastreamento de câncer de mama em mulheres refugiadas usando abordagem culturalmente amoldada à paciente), *Journal of General Internal Medicine* 28 (2013): 1463–68.

23. J. S. Lawson, "The Link Between Socioeconomic Status and Breast Cancer — a Possible Explanation" (O elo entre *status* socioeconômico e câncer de mama – uma explicação possível), *Scandinavian Journal of Public Health* 27, n. 3 (setembro 1999): 203–5.

24. S. A. Robert et al., "Socioeconomic Risk Factors for Breast Cancer: Distinguishing Individual- and Community-Level Effects" (Fatores de risco socioeconômicos do câncer de mama: distinção entre efeitos no nível individual e no nível da comunidade), *Epidemiology* 15, n. 4 (julho 2004): 442–50.

25. Centers for Disease Control and Prevention (CDC), "Breast Cancer Screening and Socioeconomic Status — 35 Metropolitan Areas, 2000 and 2002" (Rastreamento do câncer de mama e *status* socioeconômico – 35 áreas metropolitanas, 2000 e 2002), *Morbidity and Mortality Weekly Report* 54, n. 39 (outubro 2005): 981–85.

26. A. Downing et al., "Socioeconomic Background in Relation to Stage at Diagnosis, Treatment and Survival in Women with Breast Cancer" (Fundo socioeconômico em relação a estágio no diagnóstico, tratamento e sobrevida em mulheres com câncer de mama), *British Journal of Cancer* 96, n. 5 (março 2007): 836–40; L. E. Rutqvist e A. Bern, "Socioeconomic Gradients in Clinical Stage at Presentation and Survival Among Breast Cancer Patients in the Stockholm Area 1977 – 1997" (Gradientes socioeconômicos no estágio clínico da apresentação e sobrevida entre pacientes de câncer de mama na área de Estocolmo), *International Journal of Cancer* 119, n. 6 (setembro 2006): 1433–39.

27. R. Shi, "Effects of Payer Status on Breast Cancer Survival: A Retrospective Study" (Efeitos do *status* de pagante na sobrevida do câncer de mama: um estudo retrospectivo), *BMC Cancer* 15 (2015): 211.

28. L. A. Newman et al., "Impact of Breast Carcinoma on African-American Women: The Detroit Experience" (Impacto do carcinoma mamário em mulheres afro-americanas: a experiência de Detroit), *Cancer* 91, n. 9 (maio 2001): 1834–43.

29. H. J. Baer et al., "Adult Height, Age at Attained Height, and Incidence of Breast Cancer in Premenopausal Women" (Altura adulta, idade ao atingir a altura e incidência de câncer de mama em mulheres na pré-menopausa), *International Journal of Cancer* 119, n. 9 (novembro 2006): 2231–35.

30. J. M. Petrelli et al., "Body Mass Index, Height, and Postmenopausal Breast Cancer Mortality in a Prospective Cohort of US Women" (índice de massa corporal, altura e mortalidade por câncer de mama na pós-menopausa num estudo de coorte prospectivo de mulheres dos EUA), *Cancer Causes and Control* 13, n. 4 (maio 2002): 325–32.

31. R. G. Ziegler, "Anthropometry and Breast Cancer" (Antropometria e câncer de mama), *Journal of Nutrition* 127, n. 5 (maio 1997): 924S–928S.

32. Hormones, the Endogenous, and Breast Cancer Collaborative Group (Grupo colaborativo sobre hormônios, endógenos e câncer de mama), "Insulin-like Growth Factor 1 [IGF1], IGF Binding Protein 3 [IGFBP3], and Breast Cancer Risk: Pooled Individual Data Analysis of 17 Prospective Studies" (Fator de crescimento semelhante à insulina 1 [IGF1], Proteína 3 de ligação do IGF [IGFBP3] e risco de câncer de mama: análise de dados individuais agrupados de 17 estudos prospectivos), *Lancet Oncology* 11, n. 6 (2010): 530–42.

33. R. Pacifici, "Cytokines, Estrogen, and Postmenopausal Osteoporosis — the Second Decade" (Citocinas, estrogênio e osteoporose na pós-menopausa – a segunda década), *Endocrinology* 139, n. 6 (junho 1998): 2659–61.

34. Y. Zhang et al., "Bone Mass and the Risk of Breast Cancer Among Postmenopausal Women" (Massa óssea e o risco de câncer de mama entre mulheres na pós-menopausa), *New England Journal of Medicine* 336, n. 9 (fevereiro 1997): 611–17; J. A. Cauley et al., "Bone Mineral Density and Risk of Breast Cancer in Older Women: The Study of Osteoporotic Fractures; Study of Osteoporotic Fractures Research Group" (Densidade óssea e risco de câncer de mama em mulheres mais idosas: o Estudo de fraturas osteoporóticas; Grupo de pesquisa Estudo de fraturas osteoporóticas), *Journal of the American Medical Association* 276, n. 17 (novembro 1996): 1404–8.

35. I. Persson et al., "Reduced Risk of Breast and Endometrial Cancer Among Women with Hip Fractures" (Redução de risco de câncer de mama e do endométrio entre mulheres com fraturas de quadril), *Cancer Causes and Control* 5, n. 6 (novembro 1994): 523–28; H. Olsson e G. Hagglund, "Reduced Cancer Morbidity and Mortality in a Prospective Cohort of Women with Distal Forearm Fractures" (Redução da morbidade e mortalidade do câncer num estudo de coorte prospectivo de mulheres com fraturas do rádio distal do antebraço), *American Journal of Epidemiology* 136, n. 4 (agosto 1992): 422–27.

36. N. F. Boyd et al., "Mammographic Density: A Hormonally Responsive Risk Factor for Breast Cancer" (Densidade mamográfica: um fator de risco de câncer de mama que responde a hormônio), *Journal of the British Menopause Society* 12, n. 4 (dezembro 2006): 186–93; M. P. V. Shekhar et al., "Breast Stroma Plays a Dominant Regulatory Role in Breast Epithelial Growth and Differentiation: Implications for Tumor Development and Progression" (O estroma mamário desempenha um papel regulador dominante no crescimento epitelial e diferenciação mamários: implicações para o desenvolvimento e progressão do tumor), *Cancer Research* 61, n. 4 (2001): 1320–26.

37. T. M. Kolb, J. Lichy e J. H. Newhouse, "Comparison of the Performance of Screening Mammography, Physical Examination, and Breast US and Evaluation of Factors that Influence Them: An Analysis of 27,825 Patient Evaluations" (Comparação do desempenho do exame de mamografia, exame físico e ultrassonografia das mamas e avaliação de fatores que os influenciam: uma análise das avaliações de 27.825 pacientes), *Radiology* 225, n. 1 (2002): 165–75.

38. N. F. Boyd et al., "Quantitative Classification of Mammographic Densities and Breast Cancer Risk: Results from the Canadian National Breast Screening Study" (Classificação quantitativa de densidades mamográficas e risco de câncer de mama: resultados do Estudo nacional canadense do exame de mama), *Journal of the National Cancer Institute* 87, n. 9 (maio1995): 670–75; R. M. Tamimi et al., "Endogenous Hormone Levels, Mammographic Density, and Subsequent Risk of Breast Cancer in Postmenopausal Women" (Níveis de hormônio endógeno, densidade mamográfica e risco subsequente de câncer de mama em mulheres na pós-menopausa), *Journal of the National Cancer Institute* 99, n. 15 (agosto 2007): 1178–87.

39. J. A. Knight et al., "Macronutrient Intake and Change in Mammographic Density at Menopause: Results from a Randomized Trial" (Ingestão de macronutrientes e alteração da densidade mamográfica na menopausa: resultados de uma experiência randomizada), *Cancer Epidemiology, Biomarkers and Prevention* 8, n. 2 (fevereiro 1999): 123–28; G. A. Greendale et al., "Effects of Estrogen and Estrogen-Progestin on Mammographic Parenchymal Density: Postmenopausal Estrogen/Progestin Interventions (PEPI) Investigators" (Efeitos de estrogênio e de estrogênio-progestina na densidade do parênquima na mamografia: investigadores de intervenções estrogênio/progestina [PEPI] na pós-menopausa), *Annals of Internal Medicine* 130, n. 4 (fevereiro 1999): 262–69.

40. G. Ursin et al., "Can Mammographic Densities Predict Effects of Tamoxifen on the Breast?" (As densidades mamográficas podem predizer os efeitos do tamoxifeno na mama?), *Journal of the National Cancer Institute* 88, n. 2 (janeiro 1996): 128–29.

41. A. McTiernan et al., "Estrogen-Plus-Progestin Use and Mammographic Density in Postmenopausal Women: Women's Health Initiative Randomized Trial" (Uso de estrogênio mais progestina e densidade mamográfica em mulheres na pós-menopausa: experiência randomizada da Iniciativa da saúde das mulheres), *Journal of the National Cancer Institute* 97, n. 18 (2005): 1366–76.

42. J. Cuzick et al., "Tamoxifen-Induced Reduction in Mammographic Density and Breast Cancer Risk Reduction: A Nested Case-Control Study" (Redução induzida por tamoxifeno da densidade mamográfica e redução de risco de câncer de mama: um estudo caso-controle aninhado), *Journal of the National Cancer Institute* 103, n. 9 (2011): 744–52.

43. K. A. Elyetal., "Core Biopsy of the Breast with A typical Ductal Hyperplasia: A Probabilistic Approach to Reporting" (Biópsia por agulha grossa de mama com hiperplasia ductal típica: uma abordagem probabilística do relatório), *American Journal of Surgical Pathology* 25, n. 8 (agosto 2001): 1017–21.

44. "Consensus Guideline on Concordance Assessment of Image-Guided Breast Biopsies and Management of Borderline or High-Risk Lesions" (Diretrizes consensuais sobre avaliação de concordância de biópsias mamárias guiadas por imagem e gestão de lesões limítrofes ou de alto risco), The American Society of Breast Surgeons, acessado em 9 de setembro de 2017, https://www.breastsurgeons.org/new_layout/about/statements/PDF_Statements/Concordance_and_High%20RiskLesions.pdf; M. Morrow, S. J. Schnitt e L. Norton, "Reviews: Current Management of Lesions Associated with an Increased Risk of Breast Cancer" (Revisões: gestão atual de lesões associadas com um aumento do risco de câncer de mama), *National Review of Clinical Oncology* 12 (2015): 227–38.

45. M. Guray e A. A. Sahin, "Benign Breast Diseases: Classification, Diagnosis, and Management" (Doenças benignas da mama: classificação, diagnóstico e gestão), *Oncologist* 11, n. 5 (2006): 435–49; R. A. Jensen et al., "Invasive Breast Cancer Risk in Women with Sclerosing Adenosis" (Risco de câncer de mama invasivo em mulheres com adenose esclerosante), *Cancer* 64, n. 10 (1989): 1977–83.

46. B. Fisher et al., "Tamoxifen for Prevention of Breast Cancer: Report of the National Surgical Adjuvant Breast and Bowel Project P-1 Study" (Tamoxifeno para prevenção do câncer de mama: relatório do estudo nacional de cirurgia adjuvante da mama e intestino do Projeto P-1), *Journal of the National Cancer Institute* 90, n. 18 (setembro 1998): 1371–88.

47. N. Houssami et al., "The Association of Surgical Margins and Local Recurrence in Women with Early-Stage Invasive Breast Cancer Treated with Breast-Conserving Therapy: A Meta-analysis" (A associação de margens cirúrgicas e recidiva local em mulheres com câncer de mama invasivo em estágio inicial tratadas com terapia de preservação da mama: uma meta-análise), *Annals of Surgical Oncology* 21, n. 3 (2014): 717–30.

48. R. E. Curtis et al., *New Malignancies Among Cancer Survivors: SEER Cancer Registries*, 1973–2000 (Novas malignidades entre sobreviventes de câncer: registros de câncer SEER, 1973-2000), Bethesda, MD: National Cancer Institute, 2006.

49. R. E. Curtis et al., "New Malignancies Following Breast Cancer" (Novas malignidades em seguida ao câncer de mama), in *New Malignancies Among Cancer Survivors: SEER Cancer Registries, 1973–2000* (Bethesda, MD: National Cancer Institute, 2006).

50. "Familial Breast Cancer: Collaborative Reanalysis of Individual Data from 52 Epidemiological Studies Including 58,209 Women with Breast Cancer and 101,986 Women Without the Disease" (Câncer de mama familiar: reanálise colaborativa de dados individuais de 52 estudos epidemiológicos incluindo 58.209 mulheres com câncer de mama e 101.986 mulheres sem a doença), *Lancet* 358, n. 9291 (2001): 1389–99.

51. P. Pharoah et al., "Family History and the Risk of Breast Cancer: A Systematic Review and Meta-analysis" (Histórico familiar e o risco de câncer de mama: uma revisão sistemática e meta-análise), *International Journal of Cancer* 71, n. 5 (1997): 800–9.

52. K. A. Metcalfe et al., "Breast Cancer Risks in Women with a Family History of Breast or Ovarian Cancer Who Have Tested Negative for a BRCA1 or BRCA2 Mutation" (Riscos de câncer de mama em mulheres com histórico familiar de câncer de mama ou ovário com resultados negativos para mutação BRCA1 ou BRCA2), *British Journal of Cancer* 100, n. 2 (2009): 421.

53. B. N. Peshkin, M. L. Alabek e C. Isaacs, "BRCA1/2 Mutations and Triple Negative Breast Cancers" (Mutações BRCA1/2 e câncer de mama triplo negativo), *Breast Disease* 32, n. 1–2 (2011): 25–33.

54. "Prevalence and Penetrance of BRCA1 and BRCA2 Mutations in a Population-Based Series of Breast Cancer Cases: Anglian Breast Cancer Study Group" (Prevalência e penetração de mutações BRCA1 e BRCA2 em séries de base populacional de casos de câncer de mama: grupo anglicano de estudos do câncer de mama), *British Journal of Cancer* 83, n. 10 (2000): 1301–8; V. A. Moyer, "Risk Assessment, Genetic Counseling, and Genetic Testing for BRCA-Related Cancer in Women: US Preventive Services Task Force Recommendation Statement" (Avaliação de risco, aconselhamento genético e teste genético para câncer relacionado a BRCA em mulheres: declaração de recomendações da força-tarefa de serviços preventivos dos EUA), *Annals of Internal Medicine* 160, n. 4 (fevereiro 2014): 271–81.

55. N. Petrucelli, M. B. Daly e T. Pal, "BRCA1-and BRCA2-Associated Hereditary Breast and Ovarian Cancer" (Câncer de mama e do ovário hereditário associado a BRCA1 e BRCA2), in M. P. Adam et al., eds., *Gene Reviews* (Seattle: Universidade de Washington, 1993–2018).

56. S. Chenand G. Parmigiani, "Meta-analysis of BRCA1 and BRCA2 Penetrance" (Meta-análise da penetração de BRCA1 e BRCA2), *Journal of Clinical Oncology* 25, n. 11 (abril 2007): 1329–33.

57. B. N. Peshkin, M. L. Alabek e C. Isaacs, "BRCA1/2 Mutations and Triple Negative Breast Cancers" (Mutações BRCA1/2 e câncer de mama triplo negativo), *Breast Disease* 32, ns. 1–2 (2011): 25–33.

58. K. Metcalfe et al., "Contralateral Breast Cancer in BRCA1 and BRCA2 Mutation Carriers" (Câncer de mama contralateral em portadoras de mutações BRCA1 e BRCA2), *Journal of Clinical Oncology* 22, n. 12 (junho 2004): 2328–35.

59. S. Panchal et al., "Does Family History Predict the Age at Onset of New Breast Cancers in BRCA1 and BRCA2 Mutation-Positive Families?" (O histórico familiar prediz a idade ao despontar de novo câncer de mama em famílias com resultado positivo para mutação BRCA1 e BRCA2?), *Clinical Genetics* 77, n. 3 (2010): 273–79.

60. E. Mocci et al., "Risk of Pancreatic Cancer in Breast Cancer Families from the Breast Cancer Family Registry" (Risco de câncer pancreático em famílias com câncer de mama do Registro familiar de câncer de mama), *Cancer Epidemiology, Biomarkers and Prevention* 22, n. 5 (maio 2013): 803–11.

61. D. Easton et al., "Cancer Risks in BRCA2 Mutation Carriers" (Riscos de câncer em portadoras da mutação BRCA2), *Journal of the National Cancer Institute* 91, n. 15 (agosto 1999): 1310–16.

62. A. Liede, B. Y. Karlan e S. A. Narod, "Cancer Risks for Male Carriers of Germline Mutations in BRCA1 or BRCA2: A Review of the Literature" (Riscos de câncer para portadores homens de mutações germinativas em BRCA1 ou BRCA2: uma revisão da literatura), *Journal of Clinical Oncology* 22, n. 4 (fevereiro 2004): 735–42.

63. D. Easton et al., "Cancer Risks in BRCA2 Mutation Carriers" (Riscos de câncer em portadoras da mutação BRC2), *Journal of the National Cancer Institute* 91, n. 15 (agosto 1999): 1310–16.

64. L. Castéra et al., "Next-Generation Sequencing for the Diagnosis of Hereditary Breast and Ovarian Cancer Using Genomic Capture Targeting Multiple Candidate Genes" (Sequenciamento de próxima geração para o diagnóstico de câncer de mama e do ovário hereditário usando captura genômica que segmenta genes candidatos múltiplos), *European Journal of Human Genetics* 22, n. 11 (2014): 1305.

65. K. D. Gonzalez et al., "Beyond Li Fraumeni Syndrome: Clinical Characteristics of Families with p53 Germline Mutations" (Além da síndrome de Li Fraumeni: características clínicas de famílias com mutações germinativas, p. 53), *Journal of Clinical Oncology* 27, n. 8 (2009): 1250–56.

66. P. D. Pharoah, P. Guilford e C. Caldas, "Incidence of Gastric Cancer and Breast Cancer in CDH1 (E-cadherin) Mutation Carriers from Hereditary Diffuse Gastric Cancer Families" (Incidência de câncer gástrico e de mama em portadoras da mutação CDH1 [E-caderina] de famílias de câncer gástrico difuso hereditário), *Gastroenterology* 121, n. 6 (2001): 1348–53.

67. M. K. Schmidt et al., "Breast Cancer Survival and Tumor Characteristics in Premenopausal Women Carrying the CHEK2*1100delC Germline Mutation" (Sobrevida de câncer de mama e características do tumor em mulheres na pré-menopausa portadoras de mutação germinativa 1100delC no gene CHEK2*), *Journal of Clinical Oncology* 25, n. 1 (2006): 64–69.

68. M. K. Schmidt et al., "Breast Cancer Survival and Tumor Characteristics in Premenopausal Women Carrying the CHEK2*1100delC Germline Mutation" (Sobrevida de câncer de mama e características do tumor em mulheres na pré-menopausa portadoras de mutação germinativa 1100delC no gene CHEK2*), *Journal of Clinical Oncology* 25, n. 1 (2006): 64–69.

69. B. Zhang et al., "Genetic Variants Associated with Breast Cancer Risk: Comprehensive Research Synopsis, Meta-analysis, and Epidemiological Evidence" (Variantes genéticas associadas com risco de câncer de mama: sinopse abrangente da pesquisa, meta-análise e evidência epidemiológica), *Lancet Oncology* 12, n. 5 (maio 2011): 477–88.

70. D. F. Easton et al., "Gene Panel Sequencing and the Prediction of Breast Cancer Risk" (Sequenciamento de painéis genéticos e a previsão de risco de câncer de mama), *New England Journal of Medicine* 372, n. 23 (2015): 2243–57.

71. A. Broeks et al., "Identification of Women with an Increased Risk of Developing Radiation-Induced Breast Cancer: A Case Only Study" (Identificação de mulheres com risco aumentado de desenvolver câncer de mama induzido por radiação: um único estudo de caso), *Breast Cancer Research* 9, n. 2 (2007): R26.

72. A. Broeks et al., "Identification of Women with an Increased Risk of Developing Radiation-Induced Breast Cancer: A Case Only Study" (Identificação de mulheres com risco aumentado de desenvolver câncer de mama induzido por radiação: um único estudo de caso), *Breast Cancer Research* 9, n. 2 (2007): R26.

73. F. J. Couchetal., "Inherited Mutations in 17 Breast Cancer Susceptibility Genes Among a Large Triple-Negative Breast Cancer Cohort Unselected for Family History of Breast Cancer" (Mutações herdadas em 17 genes de suscetibilidade ao câncer de mama entre uma grande coorte de câncer de mama triplo negativo não selecionada para histórico familiar de câncer de mama), *Journal of Clinical Oncology* 33, n. 4 (2015): 304–11.

74. National Comprehensive Cancer Network, "Genetic/Familial High-Risk Assessment: Breast and Ovarian" (Avaliação de alto risco genético/familiar: mama e ovário), *NCCN Clinical Practice Guidelines in Oncology*, acessado em 19 de agosto de 2017, https://www.tri-kobe.org/nccn/guideline/gynecological/english/genetic_familial.pdf.

75. C. K. Kuhletal., "Mammography, Breast Ultrasound, and Magnetic Resonance Imaging for Surveillance of Women at High Familial Risk for Breast Cancer" (Imagens de mamografia, ultrassonografia de mama e ressonância magnética para a vigilância de mulheres com alto risco familiar de câncer de mama), *Journal of Clinical Oncology* 23, n. 33 (2005): 8469–76.

76. S. Iodice et al., "Oral Contraceptives and Breast or Ovarian Cancer Risk in BRCA1/2 Carriers: A Meta-analysis" Contraceptivos orais e risco de câncer de mama ou ovário em portadoras de BRCA1/2: uma meta-análise), *European Journal of Cancer* 46, n. 12 (agosto 2010): 2275–84.

77. American Cancer Society, *Breast Cancer Facts & Figures 2017–2018* (Atlanta: American Cancer Society, Inc., 2017), acessado em 11 de dezembro de 2017, https://www.cancer.org/content/dam/cancer-org/research/cancer-facts-and-statistics/breast-cancer-facts-and-figures/breast-cancer--facts-and-figures-2017-2018.pdf.

Capítulo 7: Medicação e operações a serem considerados

1. J. Cuzick et al., "Preventive Therapy for Breast Cancer: A Consensus Statement" (Terapia preventiva para câncer de mama: uma declaração de consenso), *Lancet Oncology* 12, n. 5 (2011): 496–503.

2. P. E. Goss et al., "Exemestane for Breast Cancer Prevention in Postmenopausal Women" (Exemestano para a prevenção de câncer de mama em mulheres na pós-menopausa), *New England Journal of Medicine* 364, n. 25 (2011): 2381–91.

3. J. Cuzick et al., "Anastrozole for Prevention of Breast Cancer in High-Risk Postmenopausal Women (IBIS-II): An International, Double-Blind, Randomised Placebo-Controlled Trial" (Anastrozol para a prevenção de câncer de mama em mulheres de alto risco na pós-menopausa [IBIS-II]: uma experiência internacional duplo-cego, randomizada, controlada por placebo), *Lancet* 383, n. 9922 (2014): 1041–48.

4. L. E. Rutqvist et al., "Contralateral Primary Tumors in Breast Cancer Patients in a Randomized Trial of Adjuvant Tamoxifen Therapy" (Tumores contralaterais primários em pacientes de câncer de mama numa experiência randomizada de terapia adjuvante com tamoxifeno), *Journal of the National Cancer Institute* 83: 1299–306.

5. B. Fisher et al., "Tamoxifen for Prevention of Breast Cancer: Report of the National Surgical Adjuvant Breast and Bowel Project P-1 Study" (Tamoxifeno para a prevenção do câncer de mama: relatório do estudo P-1 – Projeto nacional adjuvante de cirurgia de mama e intestino), *Journal of the National Cancer Institute* 90, n. 18 (setembro 1998): 1371–88.

6. J. Cuzick et al., "Tamoxifen and Breast Density in Women at Increased Risk of Breast Cancer" (Tamoxifeno e densidade da mama em mulheres com risco aumentado de câncer de mama), *Journal of the National Cancer Institute* 96, n. 8 (abril 2004): 621–28.

7. M. C. King et al., "Tamoxifen and Breast Cancer Incidence Among Women with Inherited Mutations in BRCA1 and BRCA2: National Surgical Adjuvant Breast and Bowel Project (NSABP-P1) Breast Cancer Prevention Trial" (Tamoxifeno e incidência de câncer de mama entre mulheres com mutações BRCA1 e BRCA2 herdadas: experiência de prevenção do câncer de mama do Projeto nacional adjuvante de cirurgia de mama e intestino (NSABP-P1), *Journal of the American Medical Association* 286, n. 18 (2001): 2251–56.

8. K. A. Phillips et al., "Tamoxifen and Risk of Contralateral Breast Cancer for BRCA1 and BRCA2 Mutation Carriers" (Tamoxifeno e risco de câncer de mama colateral para portadoras de mutação BRCA1 e BRCA2), *Journal of Clinical Oncology* 31, n. 25 (2013): 3091–99.

9. N. Orr et al., "Fine-Mapping Identifies Two Additional Breast Cancer Susceptibility Loci at 9q31.2" (Mapeamento fino identifica dois *loci* adicionais de suscetibilidade ao câncer de mama em 9q31.2), *Human Molecular Genetics* 24, n. 10 (maio 2015): 2966–84.

10. A. C. Antoniou et al., "Common Alleles at 6q25.1 and 1p11.2 Are Associated with Breast Cancer Risk for BRCA1 and BRCA2 Mutation Carriers" (Alelos comuns em 6q25.1 e 1p11.2 estão associados a risco de câncer de mama para portadoras das mutações BRCA1 e BRCA2), *Human Molecular Genetics* 20, n. 16 (2011): 3304–21.

11. V. G. Vogel et al., "Effects of Tamoxifen vs Raloxifene on the Risk of Developing Invasive Breast Cancer and Other Disease Outcomes: The NSABP Study of Tamoxifen and Raloxifene (STAR) P2 Trial" (Efeitos de tamoxifeno *versus* raloxifeno sobre o risco de desenvolvimento de câncer de mama e outros resultados de doenças: teste P2 do estudo NSABP de tamoxifeno e raloxifeno [STAR]), *Journal of the American Medical Association* 295, n. 23 (junho 2006): 2727–41.

12. J. Cuzick et al., "Selective Oestrogen Receptor Modulators in Prevention of Breast Cancer: An Updated Meta-analysis of Individual Participant Data" (Moduladores seletivos de receptor de estrogênio na prevenção do câncer de mama: uma meta-análise atualizada de dados individuais de participantes), *Lancet* 381, n. 9880 (2013): 1827–34.

13. R. T. Chlebowski et al., "Oral Bisphosphonate Use and Breast Cancer Incidence in Postmenopausal Women" (Uso de bifosfonato oral e incidência de câncer de mama em mulheres na pós-menopausa), *Journal of Clinical Oncology* 28, n. 22 (2010): 3582–90.

14. G. Rennert, M. Pinchev e H. S. Rennert, "Use of Bisphosphonates and Risk of Postmenopausal Breast Cancer" (Uso de bifosfonatos e risco de câncer de mama na pós-menopausa), *Journal of Clinical Oncology* 28, n. 22 (2010): 3577–81.

15. T. J. Halland M. Schaueblin, "A Pharmacological Assessment of the Mammalian Osteoclast Vacuolar H+ATPase" (Uma avaliação farmacológica de ATPase H+ vacuolar em osteoclasto de mamífero), *Bone and Mineral* 27, n. 2 (1994): 159–66.

16. Bodmer et al., "Long Term Metformin Use Is Associated with Decreased Risk of Breast Cancer" (Uso a longo prazo de metformina está associado a redução de risco de câncer de mama), *Diabetes Care* 33, n. 6 (2010): 1304–8.

17. R. Govindarajan et al., "Thiazolidinediones and the Risk of Lung, Prostate, and Colon Cancer in Patients with Diabetes" (Tiazolidinedionas e o risco de câncer de pulmão, próstata e cólon em pacientes com diabetes), *Journal of Clinical Oncology* 25, n. 12 (2007): 1476–81.

18. F. Frasca et al., "The Role of Insulin Receptors and IGF-I Receptors in Cancer and Other Diseases" (O papel dos receptores de insulina e dos receptores de IGF-1 no câncer e outras doenças), *Archives of Physiology and Biochemistry* 114, n. 1 (2008): 23–37; L. Lipscombe et al., "The Impact of Diabetes on Survival Following Breast Cancer" (O impacto do diabetes na sobrevida após o câncer de mama), *Breast Cancer Research and Treatment* 109, n. 2 (2008): 389–95.

19. A. De Censi et al., "Metformin and Cancer Risk in Diabetic Patients: A Systematic Review and Meta-analysis" (Metformina e risco de câncer em pacientes diabéticos: uma revisão sistemática e meta-análise), *Cancer Prevention Research* 3, n. 11 (2010): 1451–61.

20. D. Barnard et al., "A Low-Fat Vegan Diet Improves Glycemic Control and Cardiovascular Risk Factors in a Randomized Clinical Trial in Individuals with Type 2 Diabetes" (Uma dieta vegana com baixo teor de gordura melhora o controle glicêmico e os fatores de risco cardiovascular numa experiência clínica randomizada em indivíduos com diabetes tipo 2), *Diabetes Care* 29, n. 8 (2006): 1777–83.

21. M. F. Arisi et al., "All Trans-retinoic Acid (ATRA) Induces Re-differentiation of Early Transformed Breast Epithelial Cells" (Todo ácido trans-retinoico [ATRA] induz rediferenciação de células epiteliais mamárias antecipadamente transformadas), *International Journal of Oncology* 44, n. 6 (2014): 1831–42.

22. U. Veronesi et al., "Fifteen-Year Results of a Randomized Phase III Trial of Fenretinide to Prevent Second Breast Cancer" (Resultados de quinze anos de uma fase III randomizada de uma experiência de fenretinida para prevenir segundo câncer de mama), *Annals of Oncology* 17, n. 7 (2006): 1065–71.

23. E. Garattini et al., "Retinoids and Breast Cancer: from Basic Studies to the Clinic and Back Again" (Retinoides e câncer de mama: dos estudos básicos à clínica e de volta), *Cancer Treatment Reviews* 40, n. 6 (2014): 739–49.

24. R. E. Harris et al., Women's Health Initiative, "Breast Cancer and Nonsteroidal Anti-inflammatory Drugs: Prospective Results from the Women's Health Initiative" (Câncer de mama e anti-inflamatórios não esteroides: resultados prospectivos da Iniciativa da saúde das mulheres), *Cancer Research* 63, n. 18 (setembro 2003): 6096–101.

25. L. Gallicchio et al., "Nonsteroidal Anti-inflammatory Drugs and the Risk of Developing Breast Cancer in a Population-Based Prospective Cohort Study in Washington County, MD" (Anti-inflamatórios não esteroides e o risco de desenvolvimento de câncer de mama num estudo de coorte prospectivo baseado em população no condado de Washington, Maryland), *International Journal of Cancer* 121, n. 1 (julho 2007): 211–15; E. Rahme et al., "Association Between Frequent Use of Nonsteroidal Anti-inflammatory Drugs and Breast Cancer" (Associação entre uso frequente de anti-inflamatórios não esteroides e câncer de mama), *BMC Cancer* 5 (2005): 159; T. M. Brasky et al., "Non-steroidal Anti-inflammatory Drug (NSAID) Use and Breast Cancer Risk in the Western New York Exposures and Breast Cancer (WEB) Study" (Uso de anti-inflamatórios não esteroides

[NSAID] e risco de câncer de mama no estudo das Exposições no oeste de Nova York e câncer de mama), *Cancer Causes and Control* 21, n. 9 (2010): 1503–12.

26. K. K. Ludwigetal., "Risk Reduction and Survival Benefit of Prophylactic Surgery in BRCA Mutation Carriers, a Systematic Review" (Redução de risco e benefício de sobrevida da cirurgia profilática em portadoras da mutação BRCA, uma revisão sistemática), *American Journal of Surgery* 212, n. 4 (2016): 660–69.

27. L. Lostumbo et al., "Prophylactic Mastectomy for the Prevention of Breast Cancer" (Mastectomia profilática para a prevenção do câncer de mama), *Cochrane Database Systematic Reviews* 4, n. 4 (outubro 2004).

28. J. K. Litton et al., "Earlier Age of Onset of BRCA Mutation-Related Cancers in Subsequent Generations" (Idade mais precoce do aparecimento de câncer relacionado a mutação BRCA em gerações subsequentes), *Cancer* 118, n. 2 (2012): 321–25.

29. H. B. Nichols et al., "Declining Incidence of Contralateral Breast Cancer in the United States from 1975 to 2006" (Declínio da incidência do câncer de mama contralateral nos Estados Unidos de 1975 a 2006), *Journal of Clinical Oncology* 29, n. 12 (2011): 1564–69.

30. L. Bertelsen et al., "Effect of Systemic Adjuvant Treatment on Risk for Contralateral Breast Cancer in the Women's Environment, Cancer and Radiation Epidemiology Study" (Efeito de tratamento adjuvante sistêmico sobre o risco de câncer de mama contralateral no Estudo epidemiológico do ambiente, câncer e radiação das mulheres), *Journal of the National Cancer Institute* 100, n. 1 (2008): 32–40.

31. Y. Chenetal., "Epidemiology of Contralateral Breast Cancer" (Epidemiologia do câncer de mama contralateral), *Cancer Epidemiology, Biomarkers and Prevention* 8 (1999): 855–61.

32. S. Reiner et al., "Hormone Receptor Status of a First Primary Breast Cancer Predicts Contralateral Breast Cancer Risk in the WECARE Study Population" (O *status* do receptor de hormônio do primeiro câncer de mama primário prediz risco de câncer de mama contralateral no estudo de população WECARE), *Breast Cancer Research* 19, n. 1 (2017): 83.

33. J. Jiand K. Hemminki, "Risk for Contralateral Breast Cancers in a Population Covered by Mammography. Effects of Family History, Age at Diagnosis and Histology" (Risco de câncer de mama contralateral numa população coberta por mamografia: efeitos do histórico familiar, idade no diagnóstico e histologia), *Breast Cancer and Research Treatment* 105 (2007): 229–36.

34. K. Hemminki, J. Ji e A. Forsti, "Risks for Familial and Contralateral Breast Cancer Interact Multiplicatively and Cause a High Risk" (Riscos de câncer familiar e câncer colateral de mama interagirem de maneira multiplicativa e causarem alto risco), *Cancer Research* 67 (2007): 868–70.

35. M. K. Graeser et al., "Contralateral Breast Cancer Risk in BRCA1 and BRCA2 Mutation Carriers" (Risco de câncer de mama contralateral em portadoras de mutações BRCA1 e BRC2), *Journal of Clinical Oncology* 27 (2009): 5887–92.

36. J. A. Largent et al., "Reproductive History and Risk of Second Primary Breast Cancer: The WECARE Study" (Histórico reprodutivo e risco de segundo câncer de mama primário: o estudo WECARE), *Cancer Epidemiology, Biomarkers and Prevention* 16 (2007): 906–11.

37. J. A. Largent et al., "Reproductive History and Risk of Second Primary Breast Cancer: The WECARE Study" (Histórico reprodutivo e risco de segundo câncer de mama primário: o estudo WECARE), *Cancer Epidemiology, Biomarkers and Prevention* 16 (2007): 906–11.

38. N. Druesne-Pecollo et al., "Excess Body Weight and Second Primary Cancer Risk after Breast Cancer: A Systematic Review and Meta-analysis of Prospective Studies" (Excesso de peso corporal e risco de segundo câncer primário após câncer de mama: uma revisão sistemática e meta-análise de estudos prospectivos), *Breast Cancer Research and Treatment* 135 (2012): 647–54.

39. H. B. Nichols et al., "Declining Incidence of Contralateral Breast Cancer in the United States from 1975 to 2006" (Declínio da incidência do câncer de mama contralateral nos Estados Unidos de 1975 a 2006), *Journal of Clinical Oncology* 29, n. 12 (2011): 1564–69.

40. L. Lostumbo, N. E. Carbine e J. Wallace, "Prophylactic Mastectomy for the Prevention of Breast Cancer" (Mastectomia profilática para a prevenção do câncer de mama), *Cochrane Database Systematic Reviews* (novembro 2010).

41. T. Musiello, E. Bornhammar e C. Saunders, "Breast Surgeons' Perceptions and Attitudes Towards Contralateral Prophylactic Mastectomy" (Percepções e atitudes de cirurgiões de mama em relação à mastectomia profilática contralateral), *ANZ Journal of Surgery* 83, ns. 7–8 (2013): 527–32.

42. C. E. Pesce et al., "Changing Surgical Trends in Young Patients with Early Stage Breast Cancer, 2003 to 2010: A Report from the National Cancer Data Base" (Mudanças nas tendências cirúrgicas em pacientes jovens com câncer de mama em estágio inicial, 2003 a 2010: um relatório da Base nacional de dados do câncer), *Journal of the American College of Surgeons* 219, n. 1 (2014): 19–28.

43. K. L. Kummerow et al., "Nationwide Trends in Mastectomy for Early-Stage Breast Cancer" (Tendências em escala nacional da mastectomia para o câncer de mama em estágio inicial), *JAMA Surgery* 150 (2015): 9–16.

44. A. K. Arrington et al., "Patient and Surgeon Characteristics Associated with Increased Use of Contralateral Prophylactic Mastectomy in Patients with Breast Cancer" (Características do paciente e cirurgião associadas ao uso crescente de mastectomia profilática contralateral em pacientes com câncer de mama), *Annals of Surgical Oncology* 16, n. 10 (2009): 2697–704.

45. U. Güth et al., "Increasing Rates of Contralateral Prophylactic Mastectomy A Trend Made in USA?" (Índices crescentes de mastectomia profilática contralateral: uma tendência produzida nos EUA?), *European Journal of Surgical Oncology* 38, n. 4 (2012): 296–301.

46. J. Gahm, M. Wickman e Y. Brandberg, "Bilateral Prophylactic Mastectomy in Women with Inherited Risk of Breast Cancer — Prevalence of Pain and Discomfort, Impact on Sexuality, Quality of Life and Feelings of Regret Two Years After Surgery" (Mastectomia profilática bilateral em mulheres com risco herdado de câncer de mama – prevalência de dor e desconforto, impacto na sexualidade, qualidade de vida e sentimentos de arrependimento dois anos após a cirurgia), *Breast* 19, n. 6 (2010): 462–69.

47. M. H. Frost et al., "Contralateral Prophylactic Mastectomy: Long-Term Consistency of Satisfaction and Adverse Effects and the Significance of Informed Decision-Making, Quality of Life, and Personality Traits" (Mastectomia profilática contralateral: consistência a longo prazo de satisfação e efeitos adversos e significação da tomada de decisão informada, qualidade de vida e traços de personalidade), *Annals of Surgical Oncology* 18, n. 11 (2011): 3110.

48. S. M. Domchek et al., "Association of Risk-Reducing Surgery in BRCA1 or BRCA2 Mutation Carriers with Cancer Risk and Mortality" (Associação de cirurgia redutora de risco em portadoras de mutação BRCA1 ou BRCA2 com risco de câncer e mortalidade), *Journal of the American Medical Association* 304, n. 9 (2010): 967–75.

49. C. Iavazzo, I. D. Gkegkes e N. Vrachnis, "Primary Peritoneal Cancer in BRCA Carriers After Prophylactic Bilateral Salpingo-oophorectomy" (Câncer de peritônio primário em portadoras de BRCA após a Salpingo-ooforectomia profilática bilateral), *Journal of the Turkish German Gynecological Association* 17, n. 2 (2016): 73.

50. National Comprehensive Cancer Network, "Genetic/Familial High-Risk Assessment: Breast and Ovarian" (Avaliação de alto risco genético/familiar: mama e ovariano), *NCCN Clinical Practice Guidelines in Oncology*, acessado em 25 de agosto de 2017, https://www.tri-kobe.org/nccn/guideline/gynecological/english/genetic_familial.pdf.

51. T. R. Rebbeck et al., "Effect of Short-Term Hormone Replacement Therapy on Breast Cancer Risk Reduction After Bilateral Prophylactic Oophorectomy in BRCA1 and BRCA2 Mutation Carriers: The PROSE Study Group" (Efeito da terapia de reposição hormonal de curto prazo na redução de risco de câncer de mama após ooforectomia profilática bilateral em portadoras das murações BRCA1 e BRCA2: o Grupo de estudos PROSE), *Journal of Clinical Oncology* 23, n. 31 (2005): 7804–10.

52. K. Armstrong et al., "Hormone Replacement Therapy and Life Expectancy After Prophylactic Oophorectomy in Women with BRCA1/2 Mutations: A Decision Analysis" (Terapia de reposição

hormomal e expectativa de vida após ooforectomia profilática em mulheres com mutações BRCA1 e BRCA2: uma análise de decisão), *Journal of Clinical Oncology* 22, n. 6 (2004): 1045–54.

Capítulo 8: Rastreamento e detecção do câncer de mama

1. J. P. Kösters e P. C. Gøtzsche, "Regular Self-Examination or Clinical Examination for Early Detection of Breast Cancer" (Autoexame ou exame clínico regular para detecção precoce de câncer de mama), *Cochrane Database of Systematic Reviews* 2 (2003).

2. T. Roeke et al., "The Additional Cancer Yield of Clinical Breast Examination in Screening of Women at Hereditary Increased Risk of Breast Cancer: A Systematic Review" (O rendimento adicional do câncer do exame clínico de mama na triagem de mulheres com risco aumentado hereditário de câncer de mama), *Breast Cancer Research and Treatment* 147, n. 1 (2014): 15–23.

3. F. D. Schwabetal., "Self-Detection and Clinical Breast Examination: Comparison of the Two 'Classical' Physical Examination Methods for the Diagnosis of Breast Cancer" (Autodetecção e exame de mama clínico: comparação dos 2 métodos de exame físicos "clássicos" para diagnóstico de câncer de mama), *Breast* 24, n. 1 (2015): 90–92.

4. B. L. Sprague et al., "National Performance Benchmarks for Modern Diagnostic Digital Mammography: Update from the Breast Cancer Surveillance Consortium" (Referências nacionais de desempenho para a mamografia digital diagnóstica moderna: atualização do Consórcio de vigilância do câncer de mama), *Radiology* 283, n. 1 (2017): 59–69.

5. S. Sayed et al., "Training Health Workers in Clinical Breast Examination for Early Detection of Breast Cancer in Low-and Middle-Income Countries" (Treinamento de trabalhadores da saúde em exame de mama clínico para a detecção precoce de câncer de mama em países com renda baixa e média), *Cochrane Database Systematic Reviews* 1 (2017).

6. B. C. R. Devi, T. S. Tang e M. Corbex, "Reducing by Half the Percentage of Late-Stage Presentation for Breast and Cervix Cancer over 4 Years: A Pilot Study of Clinical Downstaging in Sarawak, Malaysia" (Reduzindo pela metade a porcentagem de apresentação de estágio avançado do câncer de mama e de cérvix por mais de quatro anos: um estudo piloto de exame clínico em Sarawak, Malásia), *Annals of Oncology* 18, n. 7 (2007): 1172–76.

7. M. G. Marmot et al., "The Benefits and Harms of Breast Cancer Screening — An Independent Review: A Report Jointly Commissioned by Cancer Research UK and the Department of Health (England) October 2012" (Os benefícios e danos do rastreamento de câncer de mama – uma revisão independente: relatório conjunto de incumbência de Pesquisa do câncer Reino Unido e Ministério da Saúde (Inglaterra), outubro 2012), *British Journal of Cancer* 108, n. 11 (2013): 2205.

8. K. L. Kummerow et al., "Nationwide Trends in Mastectomy for Early-Stage Breast Cancer" (Tendências em escala nacional da mastectomia para câncer em estágio inicial), *JAMA Surgery* 150 (2015): 9–16; S. T. Hawleyetal., "Social and Clinical Determinants of Contralateral Prophylactic Mastectomy" (Determinantes sociais e clínicas da mastectomia profilática contralateral), *JAMA Surgery* 149 (2014): 582–89.

9. C. P. McPherson, K. K. Swenson e M. W. Lee, "The Effects of Mammographic Detection and Comorbidity on the Survival of Older Women with Breast Cancer" (Os efeitos da detecção mamográfica e comorbidade na sobrevida de mulheres mais idosas com câncer de mama), *Journal of the American Geriatrics Society* 50, n. 6 (2002): 1061–68.

10. M. M. Eberl et al., "BI-RADS Classification for Management of Abnormal Mammograms" (Classificação BI-RADS para a gestão de mamografias anormais), *Journal of the American Board of Family Medicine* 19, n. 2 (2006): 161–64.al

11. P. A. Carney et al., "Individual and Combined Effects of Age, Breast Density, and Hormone Replacement Therapy Use on the Accuracy of Screening Mammography" (Efeitos individuais e combinados de idade, densidade da mama e uso de terapia de reposição hormonal na precisão do exame mamográfico), *Annals of Internal Medicine* 138 (2003): 168–75.

12. B. L. Sprague et al., "National Performance Benchmarks for Modern Diagnostic Digital Mammography: Update from the Breast Cancer Surveillance Consortium" (Referências nacionais de desempenho para a mamografia digital diagnóstica moderna: atualização do Consórcio de vigilância do câncer de mama), *Radiology* 283, n. 1 (2017): 59–69.

13. S. H. Taplin et al., "Reason for Late-Stage Breast Cancer: Absence of Screening or Detection, or Breakdown in Follow-Up?" (Razão para câncer de mama em estágio avançado: ausência de exame ou detecção, ou quebra do acompanhamento?), *Journal of the National Cancer Institute* 96, n. 20 (outubro 2004): 1518–27.

14. L. Tabar et al., "Mammography Service Screening and Mortality in Breast Cancer Patients: 20-Year Follow-Up Before and After Introduction of Screening" (Rastreamento do serviço de mamografia e mortalidade em pacientes de câncer de mama: acompanhamento de vinte anos antes e depois da introdução de rastreamento), *Lancet* 361, n. 9367 (2003): 1405–10.

15. D. R. Youlden et al., "Incidence and Mortality of Female Breast Cancer in the Asia-Pacific Region" (Incidência e mortalidade de câncer de mama feminino na região Ásia-Pacífico), *Cancer Biology and Medicine* 11 (2014): 101–15.

16. R. A. Smith et al., "The Randomized Trials of Breast Cancer Screening: What Have We Learned?" (Os testes randomizados de rastreamento do câncer de mama: o que aprendemos?), *Radiologic Clinics of North America* 42, n. 5 (2004): 793–806; Broeders et al., "The Impact of Mammographic Screening on Breast Cancer Mortality in Europe: A Review of Observational Studies" (O impacto do rastreamento mamográfico na mortalidade por câncer de mama na Europa: uma revisão de estudos de observação), *Journal of Medical Screening* 19, n. 1 (2012): 14–25; Preventive Services Task Force, "Screening for Breast Cancer: Recommendations and Rationale" (Rastreamento de câncer de mama: recomendações e fundamentação), *Annals of Internal Medicine* 137 (2002): 344–46; D. A. Berry, "Benefits and Risks of Screening Mammography for Women in Their Forties: A Statistical Appraisal" (Benefícios e riscos de mamografia de rastreamento para mulheres na casa dos 40 anos: uma avaliação estatística), *Journal of the National Cancer Institute* 90 (1998): 1431–39.

17. E. D. Pisano et al., "Digital Mammographic Imaging Screening Trial (DMIST) Investigators Group: Diagnostic Performance of Digital Versus Film Mammography for Breast-Cancer Screening" (Grupo de investigadores da experiência de triagem de imagens mamográficas digitais [DMIST]: desempenho diagnóstico digital *versus* mamografia de filme no rastreamento de câncer de mama), *New England Journal of Medicine* 353, n. 17 (outubro 2005): 1773–83.

18. S. Ciatto et al., "Integration of 3D Digital Mammography with Tomosynthesis for Population Breast-Cancer Screening (STORM): A Prospective Comparison Study" (Integração de mamografia 3D com tomossíntese para o rastreamento de câncer de mama da população [STORM]: um estudo comparativo prospectivo), *Lancet Oncology* 14 (2013): 583–89.

19. S. Tagliafico et al., "Diagnostic Performance of Contrast-Enhanced Spectral Mammography: Systematic Review and Meta-analysis" (Desempenho diagnóstico da mamografia espectral aprimorada com contraste: revisão sistemática e meta-análise), *Breast* 28 (2016): 13–19.

20. E. M. Fallenberg et al., "Contrast-Enhanced Spectral Mammography Versus MRI: Initial Results in the Detection of Breast Cancer and Assessment of Tumour Size" (Mamografia espectral aprimorada com contraste *versus* ressonância magnética: resultados iniciais na detecção de câncer de mama e avaliação do tamanho do tumor), *European Radiology* 24, n. 1 (2014): 256–64.

21. P. A. Carney et al., "Factors Associated with Imaging and Procedural Events Used to Detect Breast Cancer After Screening Mammography" (Fatores associados à imagem e eventos processuais usados para detectar câncer de mama após a mamografia de rastreamento), *American Journal of Roentgenology* 188, n. 2 (2007): 385–92.

22. J. G. Elmore et al., "Ten-Year Risk of False Positive Screening Mammograms and Clinical Breast Examinations" (Risco de dez anos de mamografias de rastreamento e exames de mama clínicos falsos positivos), *New England Journal of Medicine* 338, n. 16 (abril 1998): 1089–96.

23. S. Törnberg et al., "A Pooled Analysis of Interval Cancer Rates in Six European Countries" (Uma análise agrupada de índices de câncer no intervalo em 6 países europeus), *European Journal of Cancer Prevention* 19, n. 2 (2010): 87–93.

24. P. A. Carney et al., "Individual and Combined Effects of Age, Breast Density, and Hormone Replacement Therapy Use on the Accuracy of Screening Mammography" (Efeitos individuais e combinados de idade, densidade da mama e uso de terapia de reposição hormonal na precisão do exame mamográfico), *Annals of Internal Medicine* 138, n. 3 (2003): 168–75; T. M. Kolb, J. Lichy e J. H. Newhouse, "Comparison of the Performance of Screening Mammography, Physical Examination, and Breast US and Evaluation of Factors That Influence Them: An Analysis of 27,825 Patient Evaluations" (Comparação do desempenho de mamografia de rastreamento, exame físico e ultrassonografia das mamas e avaliação dos fatores que os influenciam: uma análise de 27.825 avaliações de pacientes), *Radiology* 225, n. 1 (2002): 165–75.

25. S. S. K. Tang e G. P. H. Gui, "A Review of the Oncologic and Surgical Management of Breast Cancer in the Augmented Breast: Diagnostic, Surgical and Surveillance Challenges" (Uma revisão da gestão oncológica e cirúrgica do câncer de mama na mama aumentada: desafios de diagnóstico, cirúrgico e de vigilância), *Annals of Surgical Oncology* 18, n. 8 (2011): 2173–81.

26. J. Yaffe e J. G. Mainprize, "Risk of Radiation-Induced Breast Cancer from Mammographic Screening 1" (Risco de câncer de mama induzido por radiação da triagem mamográfica 1), *Radiology* 258, n. 1 (2011): 98–105.

27. L. M. Warren, D. R. Dance e K. C. Young, "Radiation Risk of Breast Screening in England with Digital Mammography" (Risco de radiação da triagem mamária na Inglaterra com mamografia digital), *British Journal of Radiology* 89 (novembro 2016): 1067; D. L. Miglioretti et al., "Radiation-Induced Breast Cancer Incidence and Mortality from Digital Mammography Screening: A Modeling Study" (Incidência e mortalidade por câncer de mama induzido por radiação da triagem mamográfica digital), *Annals of Internal Medicine* 164, n. 4 (2016): 205–14.

28. "Patient Safety: Radiation Dose in X-Ray and CT Exams" (Segurança do paciente: dose de radiação em raios X e exames de TC), RadiologyInfo.org, atualizada em 8 de fevereiro de 2017, https://www.radiologyinfo.org/en/info.cfm?pg=safety-xray.

29. "Patient Safety: Radiation Dose in X-Ray and CT Exams" (Segurança do paciente: dose de radiação em raios X e exames de TC), RadiologyInfo.org, atualizada em 8 de fevereiro de 2017, https://www.radiologyinfo.org/en/info.cfm?pg=safety-xray.

30. C. H. C. Drossaert, H. Boer e E. R. Seydel, "Monitoring Women's Experiences During Three Rounds of Breast Cancer Screening: Results from a Longitudinal Study" (Monitorando as experiências das mulheres durante 3 rodadas de exames de câncer de mama: resultados de um estudo longitudinal), *Journal of Medical Screening* 9, n. 4 (2002): 168–75.

31. US Preventive Services Task Force, "Screening for Breast Cancer: US Preventive Services Task Force Recommendation Statement" (Rastreamento do câncer de mama: declaração de recomendações da força-tarefa do Serviço de prevenção dos EUA), *Annals of Internal Medicine* 151, n. 10 (2009): 716.

32. L. M. Schwartz et al., "US Women's Attitudes to False Positive Mammography Results and Detection of Ductal Carcinoma In Situ: Cross Sectional Survey" (Atitudes de mulheres dos EUA diante de resultados mamográficos falsos positivos e detecção de carcinoma ductal *in situ*: uma pesquisa transversal), *British Medical Journal* 320, n. 7250 (2000): 1635–40.

33. E. K. Arleo et al., "Comparison of Recommendations for Screening Mammography Using CISNET Models" (Comparação de recomendações para a mamografia de rastreamento usando modelos CISNET), *Cancer* 123, n. 19 (outubro 2017): 3673–80.

34. A. S. Tagliafico et al., "Adjunct Screening with Tomosynthesis or Ultrasound in Women with Mammography-Negative Dense Breasts: Interim Report of a Prospective Comparative Trial" (Rastreamento adjunto com tomossíntese ou ultrassom em mulheres com seios densos com resultado mamográfico negativo: relatório intercalar de um ensaio comparativo prospectivo), *Journal of Clinical Oncology* 34, n. 16 (2016): 1882–88.

35. F. Sardanelli et al., "Multicenter Surveillance of Women at High Genetic Breast Cancer Risk Using Mammography, Ultrasonography, and Contrast-Enhanced Magnetic Resonance Imaging (the High Breast Cancer Risk Italian 1 Study): Final Results" (Vigilância multicêntrica de mulheres com alto risco genético de câncer de mama usando mamografia, ultrassonografia e ressonância magnética com aprimoramento por contraste [O estudo italiano de alto risco de câncer de mama 1]: resultados finais), *Investigative Radiology* 46, n. 2 (2011): 94–105.

36. E. Brennan et al., "Magnetic Resonance Imaging Screening of the Contralateral Breast in Women with Newly Diagnosed Breast Cancer: Systematic Review and Meta-analysis of Incremental Cancer Detection and Impact on Surgical Management" (Rastreamento por ressonância magnética do seio contralateral em mulheres com câncer de mama recém-diagnosticado: revisão sistemática e meta-análise de detecção de câncer incremental e impacto na administração cirúrgica), *Journal of Clinical Oncology* 27, n. 33 (2009): 5640–49.

37. M. Kriege et al., "Efficacy of MRI and Mammography for Breast-Cancer Screening in Women with a Familial or Genetic Predisposition" (Eficácia da RM e mamografia para o rastreamento do câncer de mama em mulheres com predisposição familiar ou genética), *New England Journal of Medicine* 351, n. 5 (2004): 427–37.

38. C. D. Lehman, "Clinical Indications: What Is the Evidence?" (Indicações clínicas: qual é a evidência?), *European Journal of Radiology* 81 (2012): S82–S84.

39. N. Houssami, R. Turner e M. Morrow, "Preoperative Magnetic Resonance Imaging in Breast Cancer: Meta-analysis of Surgical Outcomes" (Ressonância magnética pré-operatória no câncer de mama: meta-análise de resultados cirúrgicos), *Annals of Surgery* 257, n. 2 (2013): 249–55.

40. M. Morrow, J. Waters e E. Morris, "MRI for Breast Cancer Screening, Diagnosis, and Treatment" (RM para rastreamento, diagmóstico e tratamento de câncer de mama), *Lancet* 378, n. 9805 (2011): 1804–11.

41. National Comprehensive Cancer Network, "Guidelines for Breast Cancer Screening and Diagnosis" (Diretrizes para triagem e diagnóstico de câncer de mama), http://www.NCCN.org.

42. C. C. Riedl et al., "Triple-Modality Screening Trial for Familial Breast Cancer Underlines the Importance of Magnetic Resonance Imaging and Questions the Role of Mammography and Ultrasound Regardless of Patient Mutation Status, Age, and Breast Density" (Teste de triagem de modalidade tripla para câncer de mama familiar sublinha a importância da ressonância magnética e questiona o papel da mamografia e ultrassom independentemente do *status* de mutação, idade e densidade mamária da paciente), *Journal of Clinical Oncology* 33, n. 10 (2015): 1128–35.

43. M. Fallenberg et al., "Contrast-Enhanced Spectral Mammography versus MRI: Initial Results in the Detection of Breast Cancer and Assessment of Tumour Size" (Mamografia espectral aprimorada por contraste *versus* RM: resultados iniciais na detecção de câncer de mama e avaliação do tamanho do tumor), *European Radiology* 24, n. 1 (2014): 256–64.

44. US Food and Drug Administration, "FDA Drug Safety Communication: FDA Evaluating the Risk of Brain Deposits with Repeated Use of Gadolinium-Based Contrast Agents for Magnetic Resonance Imaging (MRI)" (Comunicação de segurança de medicamentos da FDA: FDA avaliando o risco de depósitos cerebrais com uso repetido de agentes de contraste à base de gandolínio na ressonância magnética [RM]), FDA.gov, acessado em 27 de agosto de 2017, http://www.fda.gov/Drugs/DrugSafety/ucm455386.htm.

45. J. Hermans, "The Value of Aspiration Cytologic Examination of the Breast: A Statistical Review of the Medical Literature" (O valor do exame citológico de aspiração da mama: uma revisão estatística da literatura médica), *Cancer* 69, n. 8 (abril 1992): 2104–10; F. O'Malley et al., "Clinical Correlates of False-Negative Fine Needle Aspirations of the Breast in a Consecutive Series of 1,005 Patients" (Correlatos clínicos de aspiração da mama com agulha fina falsa negativa numa série consecutiva de 1.005 pacientes), *Surgery, Gynecology and Obstetrics* 176, n. 4 (abril 1993): 360–64; N. J. Wollenberg et al., "Fine Needle Aspiration Cytology of the Breast: A Review of 321 Cases with Statistical Evaluation" (Citologia aspirativa por agulha fina da mama: uma revisão de 321 casos com avaliação estatística), *Acta Cytologica* 29 (1985): 425–29.

46. P. Crystal et al., "Accuracy of Sonographically Guided 14-Gauge Core-Needle Biopsy: Results of 715 Consecutive Breast Biopsies with at Least Two-Year Follow-Up of Benign Lesions" (Precisão de biópsia com agulha grossa calibre 14 guiada sonograficamente: resultados de 715 biópsias de mama consecutivas com pelo menos dois anos de acompanhamento de lesões benignas), *Journal of Clinical Ultrasound* 33, n. 2 (fevereiro 2005): 47–52; M. Memarsadeghi et al., "Value of 14-Gauge Ultrasound-Guided Large-Core Needle Biopsy of Breast Lesions: Own Results in Comparison with the Literature" (Valor da biópsia de lesões mamárias com agulha grossa calibre 14 guiada por ultrassom: resultados próprios em comparação com a literatura), *RoFo* 175, n. 3 (março 2003): 374–80; J. M. Schoonjans e R. F. Brem, "Fourteen-Gauge Ultrasonographically Guided Large-Core Needle Biopsy of Breast Masses" (Biópsia de massas mamárias com agulha grossa calibre 14 ultrassonograficamente guiada), *Journal of Ultrasound in Medicine* 20, n. 9 (setembro 2001): 967–72; D. N. Smith et al., "The Utility of Ultrasonographically Guided Large-Core Needle Biopsy: Results from 500 Consecutive Breast Biopsies" (A utilidade da biópsia com agulha grossa ultrassonograficamente guiada: resultados de 500 biópsias de mama consecutivas), *Journal of Ultrasound in Medicine* 20, n. 1 (janeiro 2001): 43–49.

47. C. F. Loughran e C. R. Keeling, "Seeding of Tumour Cells Following Breast Biopsy: A Literature Review" (Semeadura de células tumorais após a biópsia da mama: uma revisão da literatura), *British Journal of Radiology* 84, n. 1006 (2011): 869–74.

48. L. E. Hoorntje et al., "Tumour Cell Displacement after 14G Breast Biopsy" (Deslocamento das células tumorais após biópsia de calibre 14), *European Journal of Surgical Oncology* 30, n. 5 (junho 2004): 520–25.

49. C. Peters-Engl et al., "The Impact of Preoperative Breast Biopsy on the Risk of Sentinel Lymph Node Metastases: Analysis of 2502 Cases from the Austrian Sentinel Node Biopsy Study Group" (O impacto da biópsia de mama pré-operatória no risco de metástases do linfonodo sentinela: análise de 2.502 casos do Grupo de estudo austríaco de biópsia do nódulo sentinela), *British Journal of Cancer* 91, n. 10 (outubro 2004): 1782–86.

50. N. M. Diaz, J. R. Mayes e V. Vrcel, "Breast Epithelial Cells in Dermal Angiolymphatic Spaces: A Manifestation of Benign Mechanical Transport" (Células epiteliais mamárias em espaços dérmicos angiolinfáticos: uma manifestação de transporte mecânico benigno), *Human Pathology* 36 (2005): 310-13; I. J. Bleiweiss, C. S. Nagi e S. Jaffer, "Axillary Sentinel Lymph Nodes Can Be Falsely Positive Due to Iatrogenic Displacement and Transport of Benign Epithelial Cells in Patients with Breast Carcinoma" (Os linfonodos sentinela axilares podem ser falsamente positivos devido a deslocamento iatrogênico e transporte de células epiteliais benignas em pacientes com carcinoma mamário), *Journal of Clinical Oncology* 24, n. 13 (2006): 2013–18.

51. T. P. Butler e P. M. Gullino, "Quantitation of Cell Shedding into Efferent Blood of Mammary Adenocarcinoma" (Quantificação do derramamento de células no sangue eferente do adenocarcinoma mamário), *Cancer Research* 35, n. 3 (1975): 512–16.

52. M. Silverstein, "Where's the Outrage?" (Onde está a indignação?), *Journal of the American College of Surgeons* 208, n. 1 (janeiro 2009): 78–79.

53. L. G. Gutweinet al., "Utilization of Minimally Invasive Breast Biopsy for the Evaluation of Suspicious Breast Lesions" (Utilização de biópsia de mama minimamente invasiva para avaliação de lesões mamárias suspeitas), *American Journal of Surgery* 202, n. 2 (2011): 127–32.

54. W. Bruening, K. Schoelles e J. Treadwell, "Comparative Effectiveness of Core-Needle Biopsies and Open Surgical Biopsy for the Diagnosis of Breast Lesions" (Eficácia comparativa de biópsias com agulha grossa e biópsia cirúrgica aberta para o diagnóstico de lesões mamárias) (Rockville, MD: Agency for Healthcare Research and Quality, 2009).

55. W. Bruening, K. Schoelles e J. Treadwell, "Comparative Effectiveness of Core-Needle Biopsies and Open Surgical Biopsy for the Diagnosis of Breast Lesions" (Eficácia comparativa de biópsias com agulha grossa e biópsia cirúrgica aberta para o diagnóstico de lesões mamárias), Rockville, MD: Agency for Healthcare Research and Quality, 2009).

56. C. Conry, "Evaluation of a Breast Complaint: Is It Cancer?" (Avaliação de uma queixa relacionada à mama: é câncer?), *American Family Physician* 49 (1994): 445–50, 453–54.

57. G. Fariselli et al., "Localized Mastalgia as Presenting Symptom in Breast Cancer" (Mastalgia localizada como apresentação de sintoma no câncer de mama), *European Journal of Surgical Oncology* 14 (1988): 213–15; F. Lumachi et al., "Breast Complaints and Risk of Breast Cancer: Population-Based Study of 2,879 Self-Selected Women and Long-Term Follow-Up" (Queixas relacionadas à mama e risco de câncer de mama: estudo de base populacional de 2.879 mulheres autosselecionadas e acompanhamento de longo prazo), *Biomedicine and Pharmacotherapy* 56 (2002): 8892; National Breast Cancer Centre, "The Investigation of a New Breast Symptom: A Guide for General Practitioners" (A investigação de um novo sintoma de mama: um guia para clínicos gerais), *Cancer Australia*, atualizado por último em 23 de outubro de 2017, https://canceraustralia.gov.au/publications-and-resources/cancer-australia-publications/investigation-new-breast-symptom-guide-general-practitioners.

58. M. M. Koo et al., "Typical and Atypical Presenting Symptoms of Breast Cancer and Their Associations with Diagnostic Intervals: Evidence from a National Audit of Cancer Diagnosis" (Apresentação típica e atípica dos sintomas do câncer de mama e suas associações com os intervalos de diagnóstico: evidência de uma auditoria nacional do diagnóstico do câncer), *Cancer Epidemiology* 48 (maio 2017): 140–46.

59. J. N. Clegg-Lamptey et al., "Breast Cancer Risk in Patients with Breast Pain in Accra, Ghana" (Risco de câncer de mama em pacientes com dor na mama em Accra, Gana), *East African Medical Journal* 84, n. 5 (maio 2007): 215–18.

60. B. A. Ayoade, A. O. Tade e B. A. Salami, "Clinical Features and Pattern of Presentation of Breast Diseases in Surgical Outpatient Clinic of a Suburban Tertiary Hospital in South-West Nigeria" (Características clínicas e padrão de apresentação de doenças mamárias em ambulatório cirúrgico de um hospital suburbano terciário no sudoeste da Nigéria), *Nigerian Journal of Surgery: Official Publication of the Nigerian Surgical Research Society* 18, n. 1 (2012): 13–16.

61. N. Ader e M.W. Browne, "Prevalence and Impact of Cyclic Mastalgia in a United States Clinic–Based Sample" (Prevalência e impacto da mastalgia cíclica numa amostra de base clínica nos Estados Unidos), *American Journal of Obstetrics and Gynecology* 177, n. 1 (1997): 126–32.

62. M. B. Barton, J. G. Elmore e S. W. Fletcher, "Breast Symptoms Among Women Enrolled in a Health Maintenance Organization: Frequency, Evaluation, and Outcome" (Sintomas de mamas entre mulheres matriculadas numa organização de manutenção da saúde: frequência, avaliação e resultado), *Annals of Internal Medicine* 130, n. 8 (1999): 651–57.

63. E. L. Davies et al., "The Long-Term Course of Mastalgia" (O curso de longo prazo da mastalgia), *Journal of the Royal Society of Medicine* 91, n. 9 (1998): 462–64.

64. L. Smith, S. Pruthi e L. A. Fitzpatrick, "Evaluation and Management of Breast Pain" (Avaliação e administração da dor na mama), *Mayo Clinic Proceedings* 79, n. 3 (2004): 353–72.

65. "Klimberg Versus Etiology and Management of Breast Pain" (Klimberg *versus* etiologia e administração da dor na mama), in *Diseases of the Breast*, J. R. Harris et al., eds. (Filadélfia: Lippincott-Raven, 1996), 99–106.

66. N. L. Pashby et al., "A Clinical Trial of Evening Primrose Oil in Mastalgia [abstract]" (Uma experiência clínica com óleo de prímula na mastalgia [resumo]), *British Journal of Surgery* 68 (1981): 801; P. E. Preece et al., "Evening Primrose Oil (Efamol) for Mastalgia" (Óleo de prímula [efamol] na mastalgia), *Clinical Uses of Essential Fatty Acids* (Usos clínicos de ácidos graxos essenciais), D. F. Horrobin, ed. (Montreal, Quebec: Eden Press, 1982), 147–54; D. F. Horrobin, "The Role of Essential Fatty Acids and Prostaglandins in the Premenstrual Syndrome" (O papel dos ácidos graxos essenciais e prostaglandinas na síndrome pré-menstrual), *Journal of Reproductive Medicine* 28, n. 7 (1983): 46568; C. A. Gateley et al., "Plasma Fatty Acid Profiles in Benign Breast Disorders" (Perfis de ácido graxo plasmático em distúrbios mamários benignos), *British Journal of Surgery* 79 (1992): 407–9.

67. Pruthi et al., "Vitamin E and Evening Primrose Oil for Management of Cyclical Mastalgia: A Randomized Pilot Study" (Vitamina E e óleo de prímula para a administração de mastalgia cíclica: um estudo piloto randomizado), *Alternative Medicine Review* 15, n. 1 (2010): 59.

68. E. G. Loch, H. Selle e N. Boblitz, "Treatment of Premenstrual Syndrome with a Phytopharmaceutical Formulation ContainingVitex Agnus Castus" (Tratamento da síndrome pré-menstrual com uma formulação fitofarmacêutica contendo Vitex agnus castus), *Journal of Women's Health and Gender-Based Medicine* 9, n. 3 (2000): 315–20.

69. A. Cassidy, S. Bingham e K. D. Setchell, "Biological Effects of a Diet of Soy Protein Rich in Isoflavones on the Menstrual Cycle of Premenopausal Women" (Efeitos biológicos de uma dieta de proteína de soja rica em isoflavonas sobre o ciclo menstrual de mulheres na pré-menopausa), *American Journal of Clinical Nutrition* 60 (1994): 333–40.

70. C. Nagata et al., "Decreased Serum Estradiol Concentration Associated with High Dietary Intake of Soy Products in Premenopausal Japanese Women" (Concentração de soro estradiol reduzida associada a alta ingestão dietética de produtos de soja em mulheres japonesas na pré-menopausa), *Nutrition and Cancer* 29, n. 3 (1997): 228–33.

71. N. F. Boyd et al., "Effect of a Low-Fat High-Carbohydrate Diet on Symptoms of Cyclical Mastopathy" (Efeito de uma dieta com baixo teor de gordura e alto teor de carboidrato em sintomas de mastopatia cíclica), Lancet 2, n. 8603 (1988): 128–32; P. J. Goodwin et al., "Elevated High--Density Lipoprotein Cholesterol and Dietary Fat Intake in Women with Cyclic Mastopathy" (Colesterol elevado de lipoproteína de alta densidade e ingestão de gordura dietética em mulheres com mastopatia cíclica), *American Journal of Obstetrics and Gynecology* 179, n. 2 (1998): 430–37.

72. N. F. Boyd et al., "Canadian Diet and Breast Cancer Prevention Study Group: Effects at Two Years of a Low-Fat, High-Carbohydrate Diet on Radiologic Features of the Breast: Results from a Randomized Trial" (Grupo de estudos da dieta canadense e prevenção de câncer de mama: efeitos de dois anos de uma dieta de baixo teor de gordura e alto teor de carboidratos sobre as características radiológicas da mama: resultados de uma experiência randomizada), *Journal of the National Cancer Institute* 89, n. 7 (1997): 488–96.

73. J. P. Minton et al., "Clinical and Biochemical Studies on Methylxanthine-Related Fibrocystic Breast Disease" (Estudos clínicos e bioquímicos sobre doença mamária fibrocística relacionada com metilxantina), *Surgery* 90 (1981): 299–304; B. Bullough, M. Hindey-Alexander, H. Fetou, "Methylxanthines and Fibrocystic Breast Disease: A Study of Correlations" (Metilxantinas e doença fibrocística mamária: um estudo de correlações), *Nurse Practitioner* 15 (1990): 36; J. P. Minton e H. Abou-Issa, "Nonendocrine Theories of Etiology of Benign Breast Disease" (Teorias não endócrinas da etiologia da doença mamária benigna), *World Journal of Surgery* 1989; 13: 680–84.

74. L. M. Dickerson, P. J. Mazyck e M. H. Hunter, "Premenstrual Syndrome" (Síndrome pré-menstrual), *American Family Physician* 67, n. 8 (2003): 1743–52; P. W. Budoff, "The Use of Prostaglandin Inhibitors for the Premenstrual Syndrome" (O uso de inibidores de prostaglandina para a síndrome pré-menstrual), *The Journal of Reproductive Medicine* 28, n. 7 (1983): 469–78.

75. Fox et al., "Are Patients with Mastalgia Anxious, and Does Relaxation Therapy Help?" (Serão as pacientes com mastalgia ansiosas, e será que a terapia de relaxamento ajuda?), *Breast* 6, n. 3 (1997): 138–42; L. Thicke et al., "Acupuncture for Treatment of Noncyclic Breast Pain: A Pilot Study" (Acupuntura para o tratamento da dor não cíclica na mama), *American Journal of Chinese Medicine* 39, n. 6 (2011): 1117-29; S. Colegrave, C. Holcombe, P. Salmon, "Psychological Characteristics of Women Presenting with Breast Pain" (Características psicológicas de mulheres que se apresentam com dor na mama), *Journal of Psychosomatic Research* 50, n. 6 (2001): 303–7; A. A. Wren et al., "Yoga for Persistent Pain: New Findings and Directions for an Ancient Practice" (Ioga para dor persistente: novas descobertas e direções para uma prática antiga), *Pain* 152, n. 3 (2011): 477; F. Zeidan et al., "Mindfulness Meditation–Related Pain Relief: Evidence for Unique Brain Mechanisms in the Regulation of Pain" (Alívio da dor relacionado à meditação consciente: evidência de mecanismos cerebrais únicos na regulação da dor), *Neuroscience Letters* 520, n. 2 (2012): 165–73.

76. M. C. Wilson e R. A. Sellwood, "Therapeutic Value of a Supporting Brassiere in Mastodynia" (Valor terapêutico de um sutiã de apoio na mastodinia), BMJ 2, n. 6027 (1976): 90; B. R. Mason, K. A. Page e K. Fallon" (An Analysis of Movement and Discomfort of the Female Breast During Exercise and the Effects of Breast Support in Three Cases" (Uma análise de movimento e des-

conforto da mama feminina durante exercícios e os efeitos do suporte de um sutiã em três casos), *Journal of Science and Medicine in Sport* 2, n. 2 (1999): 134–44.

77. M. D. Sullivan, J. A. Turner e J. Romano, "Chronic Pain in Primary Care: Identification and Management of Psychosocial Factors" (Dor crônica na Atenção Básica: identificação e administração dos fatores psicossociais), *Journal of Family Practice* 32, n. 2 (1991): 193–99.

78. D. Irving e S. L. Morrison, "Effectiveness of Topical Non-steroidal Anti-Inflammatory Drugs in the Management of Breast Pain" (Eficácia de anti-inflamatórios não esteroides na administração da dor na mama), *Journal of the Royal College of Surgeons of Edinburgh* 43, n. 3 (1998): 158–59; G. Gabbrielli et al., "Nimesulide in the Treatment of Mastalgia" (Nimelisulida no tratamento de mastalgia), *Drugs* 46, supl. 1 (1993): 137–39.

79. L. E. Hughes et al., *Benign Disorders and Diseases of the Breast* (Distúrbios e doenças benignas da mama), Londres: W B Saunders, 2000.

80. A. N. Hussain, C. Policarpio e M. T. Vincent, "Evaluating Nipple Discharge" (Avaliando a descarga do mamilo), *Obstetrical and Gynecological Survey* 61, n. 4 (abril 2006): 278–83.

81. H. Gülay et al., "Management of Nipple Discharge" (Administração da descarga do mamilo), *Journal of the American College of Surgeons* 178, n. 5 (1994): 471–74.

82. J. E. Devitt, "Management of Nipple Discharge by Clinical Findings" (Administração da descarga do mamilo por descobertas clínicas), *American Journal of Surgery* 149, n. 6 (1985): 789–92.

83. V. J. Harris e V. P. Jackson, "Indications for Breast Imaging in Women Under Age 35 Years" (Indicações de exame de mama por imagem em mulheres com menos de 35 anos de idade), *Radiology* 172 (1989): 445–48; M. Morrow, S. Wong e L.Venta, "The Evaluation of Breast Masses in Women Younger than Forty Years of Age" (A avaliação de massa mamária em mulheres com menos de 45 anos de idade), *Surgery* 124 (1998): 634–40.

84. M. Hall et al., "Nonpalpable Breast Lesions: Recommendations for Biopsy Based on Suspicion of Carcinoma at Mammography" (Lesões mamárias não palpáveis: recomendações para biópsia com base em suspeita de carcinoma na mamografia), *Radiology* 167 (1988): 353–58; P. Crone et al., "The Predictive Value of Three Diagnostic Procedures in the Evaluation of Palpable Breast Tumours" (O valor de previsão de três procedimentos diagnósticos na avaliação de tumores mamários palpáveis), *Ovid Health star Annales Chirurgiae et Gynaecologiae* 73, n. 5 (1984): 273–76.

85. S. V. Hilton et al., "Real-Time Breast Sonography: Application in 300 Consecutive Patients" (Sonografia da mama em tempo real: aplicação em 300 pacientes consecutivas), *American Journal of Roentgenology* 147, n. 3 (setembro 1986): 479–86.

86. W. A. Berg et al., "Cystic Breast Masses and the ACRIN 6666 Experience" (Massa mamária cística e a experiência 6666 ACRIN), *Radiologic Clinics of North America* 48, n. 5 (2010): 931–87.

87. R. J. Brenner et al., "Spontaneous Regression of Interval Benign Cysts of the Breast" (Regressão espontânea de cistos mamários benignos de intervalo), *Radiology* 193, n. 2 (1994): 365–68.

88. C. P. Daly et al., "Complicated Breast Cysts on Sonography: Is Aspiration Necessary to Exclude Malignancy?" (Cistos mamários complicados na sonografia: a aspiração é necessária para excluir a malignidade?), *Academic Radiology* 15, n. 5 (2008): 610–17; Y. W. Chang et al., "Sonographic Differentiation of Benign and Malignant Cystic Lesions of The Breast" (Diferenciação sonográfica de lesões císticas benignas e malignas da mama), *Journal of Ultrasound in Medicine* 26, n. 1 (2007): 47–53; W. Berg, C. Campassi e O. Ioffe, "Cystic Lesions of the Breast: Sonographic-Pathologic Correlation" (Lesões císticas da mama: correlação sonográfico-patológica), *Radiology* 227, n. 1 (2003): 183–91.

89. R. J. Santen e R. Mansel, "Benign Breast Disorders" (Distúrbios benignos da mama), *New England Journal of Medicine* 353 (2005): 275.

90. A. D. DiVasta, C. Weldon e B. I. Labow, "The Breast: Examination and Lesions" (A mama: exame e lesões), in *Goldstein's Pediatric and Adolescent Gynecology*, 6. ed., ed. L. Emans e M. R. Laufer (Filadélfia: Lippincott Williams e Wilkins, 2012), 405.

91. Y. Jayasinghe e P. S. Simmons, "Fibroadenomas in Adolescence" (Fibroadenomas na adolescência), *Current Opinion in Obstetrics and Gynecology* 21, n. 5 (outubro 2009): 402.

92. J. A. Harvey et al., "Short-Term Follow-Up of Palpable Breast Lesions with Benign Imaging Features: Evaluation of 375 Lesions in 320 Women" (Acompanhamento de curto prazo de lesões mamárias palpáveis com características benignas nos exames por imagem: avaliação de 375 lesões em 320 mulheres), *American Journal of Roentgenology* 193, n. 6 (dezembro 2009): 1723.

93. D. M. Dent e P. J. Cant, "Fibroadenoma" (Fibroadenoma), *World Journal of Surgery* 13, n. 6 (novembro–dezembro 1989): 706–10.

94. L. Deschênes et al., "Beware of Breast Fibroadenomas in Middle-Aged Women" (Cuidado com os fibroadenomas de mama em mulheres de meia-idade), *Canadian Journal of Surgery* 28, n. 4 (julho 1985): 372–74; K. Guzanowski-Konakry, E. G. Harrison Jr. e W. S. Payne, "Lobular Carcinoma Arising in Fibroadenoma of the Breast" (Carcinoma lobular que surge em fibroadenoma mamário), *Cancer* 35, n. 2 (fevereiro 1975): 450–56.

95. P. J. Littrup et al., "Cryotherapy for Breast Fibroadenomas" (Crioterapia para fibroadenomas mamários), *Radiology* 234, n. 1 (janeiro 2005): 63–72; C. S. Kaufman et al., "Office-Based Ultrasound-Guided Cryoablation of Breast Fibroadenomas" (Crioablação em consultório guiada por ultrassom de fibroadenomas de mama), *American Journal of Surgery* 184, n. 5 (novembro 2002): 394–400; I. Grady, H. Gorsuch e S. Wilburn-Bailey, "Long-Term Outcome of Benign Fibroadenomas Treated by Ultrasound-Guided Percutaneous Excision" (Resultado de longo prazo de fibroadenomas benignos tratados com excisão percutânea guiada por ultrassom), *Breast Journal* 14 (2008): 275–78.

96. S. Kaufman et al., "Office-Based Cryoablation of Breast Fibroadenomas: 12-Month Follow-Up" (Crioablação em consultório de fibroadenomas da mama), *Journal of the American College of Surgeons* 198, n. 6 (2004): 914–23.

97. O. Kenneth Macdonald et al., "Malignant Phyllodes Tumor of the Female Breast" (Tumor de Phyllodes maligno na mama feminina), *Cancer* 107, n. 9 (2006): 2127–33.

98. F. A. Tavassoli e P. Devilee, eds., *Pathology and Genetics of Tumours of the Breast and Female Genital Organs* (Patologia e genética de tumores da mama e órgãos genitais femininos), Lyon, França: International Agency for Research on Cancer, 2003.

99. M. F. Dillon et al., "Needle Core Biopsy in the Diagnosis of Phyllodes Neoplasm" (Biópsia por agulha grossa no diagnóstico de neoplasia de Phyllodes), *Surgery* 140, n. 5 (2006): 779–84; A. H. Lee, "Recent Developments in the Histological Diagnosis of Spindle Cell Carcinoma, Fibromatosis and Phyllodes Tumour of the Breast" (Recentes desenvolvimentos do diagnóstico de carcinoma de células fusiformes e tumor de Phyllodes na mama), *Histopathology* 52, n. 1 (janeiro 2008): 45–57; A. H. Lee et al., "Histological Features Useful in the Distinction of Phyllodes Tumour and Fibroadenoma on Needle Core Biopsy of the Breast" (Características histológicas úteis na distinção do tumor de Phyllodes e fibroadenoma na biópsia da mama por agulha grossa), *Histopathology* 51, n. 3 (setembro 2007): 336.

100. R. J. Barth Jr. et al., "A Prospective, Multi-institutional Study of Adjuvant Radiotherapy After Resection of Malignant Phyllodes Tumors" (Um estudo prospectivo, multi-institucional da radioterapia adjuvante após ressecção de tumores de Phyllodes malignos), *Annals of Surgical Oncology* 16, n. 8 (agosto 2009): 2288–94; M. L. Telli et al., "Phyllodes Tumors of the Breast: Natural History, Diagnosis, and Treatment" (Tumores de Phyllodes da mama: história natural, diagnóstico e tratamento), *Journal of the National Comprehensive Cancer Network* 5, n. 3 (março 2007): 324–30.

101. M. S. Lenhard et al., "Phyllodes Tumour of the Breast: Clinical Follow-Up of 33 Cases of This Rare Disease" (Tumor de Phyllodes da mama: acompanhamento clínico de 33 casos dessa doença rara), *European Journal of Obstetrics & Gynecology and Reproductive Biology* 138, n. 2 (2008): 217–21.

102. J. Hoon Yu et al., "Breast Diseases During Pregnancy and Lactation" (Doenças da mama durante a gravidez e a lactação), *Obstetrics & Gynecology Science* 56, n. 3 (2013): 143–59.

103. M. S. Soo et al., "Tubular Adenomas of the Breast Imaging Findings with Histologic Correlation" (Adenomas tubulares descobertos em imagens da mama com correlação histológica), *American Journal of Roentgenology* 174, n. 3 (2000): 757–61; M. Guray e A. A. Sahin, "Benign Breast Di-

seases: Classification, Diagnosis, and Management" (Doenças benignas da mama: classificação, diagnóstico e administração), *Oncologist* 11, n. 5 (maio 2006): 435–49.

104. W. L. Donegan, "Common Benign Conditions of the Breast" (Condições benignas comuns da mama), in *Cancer of the Breast* (Câncer da mama), 5. ed., W. L. Donegan e J. S. Spratt (St. Louis: Saunders, 2002): 67–110; A. D. Montemarano, P. Sau e W. D. James, "Superficial Papillary Adenomatosis of the Nipple: A Case Report and Review of the Literature" (Adenomatose papilar superficial do mamilo: um relatório de caso e revisão da literatura), *Journal of the American Academy of Dermatology* 33 (1995): 871–75.

105. S. Jaffer, I. J. Bleiweiss e C. Nagi, "Incidental Intraductal Papillomas (< 2 mm) of the Breast Diagnosed on Needle Core Biopsy Do Not Need to Be Excised" (Papilomas intraductais incidentais da mama [< 2 mm] diagnosticados em biópsia de agulha grossa não precisam ser extirpados), *Breast Journal* 19, n. 2 (2013): 130–33.

106. M. K. Sydnor et al., "Underestimation of the Presence of Breast Carcinoma in Papillary Lesions Initially Diagnosed at Core-Needle Biopsy" (Presença subestimada de carcinoma da mama em lesões papilares inicialmente diagnosticadas por biópsia de agulha grossa), *Radiology* 242, n. 1 (2007): 58–62.

107. M. S. Soo, P. J. Kornguth e B. S. Hertzberg, "Fat Necrosis in the Breast: Sonographic Features" (Necrose gordurosa na mama: características sonográficas), *Radiology* 206, n. 1 (janeiro 1998): 261–69.

108. C. de Blacam et al., "Evaluation of Clinical Outcomes and Aesthetic Results after Autologous Fat Grafting for Contour Deformities of the Reconstructed Breast" (Avaliação de resultados clínicos e estéticos após enxerto autólogo de gordura para deformidades de contorno da mama reconstruída), *Plastic and Reconstructive Surgery* 128, n. 5 (2011): 411e–18e.

109. B. Erguvan-Dogan e W. T. Yang, "Direct Injection of Paraffin into the Breast: Mammographic, Sonographic, and MRI Features of Early Complications" (Injeção direta de parafina na mama: características mamográficas, sonográficas e da RM de complicações precoces), *American Journal of Roentgenology* 186, n. 3 (março 2006): 888–94.

110. S. Majedah, I. Alhabshi e S. Salim, "Granulomatous Reaction Secondary to Intramammary Silicone Injection" (Reação granulomatosa secundária à injeção de silicone intramamária), *BMJ Case Reports 2013* (fevereiro 2013).

111. R. Lewin et al., "Risk Factors for Complications After Breast Reduction Surgery" (Fatores de risco para complicações após a cirurgia de câncer de mama), *Journal of Plastic Surgery and Hand Surgery* 48, n. 1 (2014): 10–14.

112. I. J. Wagner, W. M. Tong e E. G. Halvorson, "A Classification System for Fat Necrosis in Autologous Breast Reconstruction" (Um sistema de classificação para necrose gordurosa em reconstrução autóloga da mama), *Annals of Plastic Surgery* 70, n. 5 (2013): 553–56.

113. F. Meric et al., "Long-Term Complications Associated with Breast-Conservation Surgery and Radiotherapy" (Complicações de longo prazo associadas à cirurgia de conservação da mama e radioterapia), *Annals of Surgical Oncology* 9, n. 6 (julho 2002): 543–49; M. D. Piroth et al., "Fat Necrosis and Parenchymal Scarring after Breast-Conserving Surgery and Radiotherapy with an Intraoperative Electron or Fractionated, Percutaneous Boost: A Retrospective Comparison" (Necrose gordurosa e cicatriz parenquimatosa após cirurgia de conservação da mama e radioterapia com um elétron intraoperatório ou impulso percutâneo fracionado: uma comparação retrospectiva), *Breast Cancer* 21, n. 4 (2004): 409–14.

114. L. H. Amir et al., "Incidence of Breast Abscess in Lactating Women: Report from an Australian Cohort" (Incidência de abscesso de mama em mulheres lactantes: relatório de uma coorte australiana), *BJOG: An International Journal of Obstetrics and Gynaecology* 111, n. 12 (2004): 1378–81.

115. A. Bharat et al., "Predictors of Primary Breast Abscesses and Recurrence" (Indicadores de abscessos primários de mama e recidiva), *World Journal of Surgery* 33, n. 12 (dezembro 2009): 2582–86.

116. J. D. Berna-Serna e M. Madrigal, "Percutaneous Management of Breast Abscesses. An Experience of 39 Cases" (Administração percutânea de abscessos primários de mama. Uma experiência de 39 casos), *Ultrasound in Medicine and Biology* 30, n. 1 (janeiro 2004): 1–6.

117. J. P. Wilson et al., "Idiopathic Granulomatous Mastitis: In Search of a Therapeutic Paradigm" (Mastite granulomatosa idiopática: em busca de um paradigma terapêutico), *American Journal of Surgery* 73 (2007): 798–802.

118. W. S. Symmers, "Silicone Mastitis in 'Topless' Waitresses and Some Other Varieties of Foreign--Body Mastitis" (Mastite de silicone em garçonetes de "topless" e algumas outras variedades de mastite de corpo estranho), *British Medical Journal* 3, n. 5609 (1968): 19–22.

119. M. E. Bouton et al., "Management of Idiopathic Granulomatous Mastitis with Observation" (Administração da mastite granulomatosa idiopática com observação), *American Journal of Surgery* 210 (2015): 258.

120. S. Imoto et al., "Idiopathic Granulomatous Mastitis: Case Report and Review of the Literature" (Mastite granulomatosa idiopática: relatório de caso e revisão da literatura), *Japanese Journal of Clinical Oncology* 27, n. 4 (agosto 1997): 274–77; A. Krause, B. Gerber e E. Rhode, "Puerperal and Non-puerperal Mastitis" (Mastite puerperal e não puerperal), *Zentral-blattfür Gynäkologie* 116, n. 8 (1994): 488–91; S. Akbulut et al., "Is Methotrexate an Acceptable Treatment in the Management of Idiopathic Granulomatous Mastitis?" (O metotrexato é um tratamento aceitável na administração da mastite granulomatosa idiopática?), *Archives of Gynecology and Obstetrics* 284, n. 5 (2011): 1189–95.

121. K. P. Hunfeld e R. Bassler, "Lymphocytic Mastitis and Fibrosis of the Breast in Long-Standing Insulin-Dependent Diabetics" (Mastite linfocítica e fibrose da mama em diabéticos dependentes de insulina de longa data), *General and Diagnostic Pathology* 143, n. 1 (julho 1997): 49–58.

122. W. W. Logan e N. Y. Hoffman, "Diabetic Fibrous Breast Disease" (Doença da mama fibrosa diabética), *Radiology* 172, n. 3 (1989): 667–70.

123. G. M. K. Tse et al., "Hamartoma of the Breast: A Clinicopathological Review" (Hamartoma da mama: uma revisão clinicopatológica), *Journal of Clinical Pathology* 55, n. 12 (2002): 951–54.

124. G. M. Tse et al., "Ductal Carcinoma in Situ Arising in Mammary Hamartomas" (Carcinoma ductal *in situ* que surge em hamartomas mamários), *Journal of Clinical Pathology* 55 (2002): 541–42; M. Herbert et al., "Breast Hamartomas: Clinicopathological and Immunohistochemical Studies of 24 Cases" (Hamartomas mamários: estudos clinicopatológicos e imuno-histoquímicos de 24 casos), *Histopathology* 41 (2002): 30–34.

125. R. Salvador et al., "Pseudo-angiomatous Stromal Hyperplasia Presenting as a Breast Mass: Imaging Findings in Three Patients" (Hiperplasia estromal pseudoangiomatosa apresentando-se como massa mamária: descobertas por imagem em três pacientes), *Breast* 13, n. 5 (2004): 431–35.

126. C. L. Mercado et al., "Pseudoangiomatous Stromal Hyperplasia of the Breast: Sonographic Features with Histopathologic Correlation" (Hiperplasia estromal pseudoangiomatosa da mama: características sonográficas com correlação histopatológica), *Breast Journal* 10, n. 5 (2004): 427–32; S. D. Raj et al., "Pseudoangiomatous Stromal Hyperplasia of the Breast: Multimodality Review with Pathologic Correlation" (Hiperplasia estromal pseudoangiomatosa da mama: revisão de multimodalidade com correlação patológica), *Current Problems in Diagnostic Radiology* 46, n. 2 (2017): 130–35.

127. L. Celliers, D. D. Wong e A. Bourke, "Pseudoangiomatous Stromal Hyperplasia: A Study of the Mammographic and Sonographic Features" (Hiperplasia estromal pseudoangiomatosa: um estudo das características mamográficas e sonográficas), *Clinical Radiology* 65, n. 2 (2010): 145–49.

128. G. C. Hargaden et al., "Analysis of the Mammographic and Sonographic Features of Pseudoangiomatous Stromal Hyperplasia" (Análise das características mamográficas e sonográficas da hiperplasia estromal pseudoangiomatosa), *American Journal of Roentgenology* 191, n. 2 (2008): 359–63.

129. A. C. Degnim et al., "Pseudoangiomatous Stromal Hyperplasia and Breast Cancer Risk" (Hiperplasia estromal pseudoangiomatosa e risco de câncer de mama), *Annals of Surgical Oncology* 17, n. 12 (2010): 3269–77.

130. E. E. Lower, H. H. Hawkins e R. P. Baughman, "Breast Disease in Sarcoidosis" (Doença mamária na sarcoidose), *Sarcoidosis, Vasculitis, and Diffuse Lung Diseases: Official Journal of World Association of Sarcoidosis and Other Granulomatous Disorders* 18, n. 3 (2001): 301–6.

131. P. P. Rosen, *Breast Pathology* (Patologia da mama), 3. ed. (Filadélfia: Lippincott Williams & Wilkins, 2009).

Capítulo 9: O câncer acontece: kit para iniciante recém--diagnosticada

1. C. I. Li, D. J. Uribe e J. R. Daling, "Clinical Characteristics of Different Histologic Types of Breast Cancer" (Características clínicas de diferentes tipos histológicos de câncer de mama), *British Journal of Cancer* 93, n. 9 (2005): 1046–52.

2. A. Bane, "Ductal Carcinoma In Situ: What the Pathologist Needs to Know and Why" (Carcinoma ductal *in situ*: o que o patologista precisa saber e por quê), *International Journal of Breast Cancer* 2013 (2013).

3. M. E. Sanders et al., "Continued Observation of the Natural History of Low-Grade Ductal Carcinoma In Situ Reaffirms Proclivity for Local Recurrence Even After More than 30 Years of Follow Up" (Observação contínua da história natural de carcinoma ductal de grau baixo *in situ* reafirma tendência a recidiva local mesmo depois de mais de 30 anos de acompanhamento), *Modern Pathology: An Official Journal of the United States and Canadian Academy of Pathology, Inc.* 28, n. 5 (maio 2015): 662–69.

4. S. A. Lari e H. M. Kuerer, "Biological Markers in DCIS and Risk of Breast Recurrence: A Systematic Review" (Marcadores biológicos em CDIS e risco de recidiva de câncer de mama: uma revisão sistemática), *Journal of Cancer* 2 (2011): 232–61.

5. National Comprehensive Cancer Network, "NCCN Clinical Practice Guidelines in Oncology: Breast Cancer" (Diretrizes de prática clínica em oncologia da NCCN: câncer de mama), http://www.nccn.org/professionals/physician_gls/pdf/breast.pdf.

6. B. C. Pestalozzi et al., "Distinct Clinical and Prognostic Features of Infiltrating Lobular Carcinoma of the Breast: Combined Results of 15 International Breast Cancer Study Group Clinical Trials" (Características clínicas e de prognóstico distintas do carcinoma lobular que se infiltra na mama: resultados combinados de 15 experiências clínicas de grupo de estudo internacional do câncer de mama), *Journal of Clinical Oncology* 26, n. 18 (2008): 3006–14.

7. N. Wasif et al., "Invasive Lobular vs. Ductal Breast Cancer: A Stage-Matched Comparison of Outcomes" (Câncer de mama invasivo lobular *versus* ductal: uma comparação de resultados por fases), *Annals of Surgical Oncology* 17, n. 7 (2010): 1862–69; J. G. Molland et al., "Infiltrating Lobular Carcinoma—A Comparison of Diagnosis, Management and Outcome with Infiltrating Duct Carcinoma" (Carcinoma lobular infiltrante: uma comparação de diagnóstico, administração e resultado com o carcinoma ductal infiltrante), *Breast* 13, n. 5 (2004): 389–96.

8. I. Jatoi et al., "Breast Cancer Adjuvant Therapy: Time to Consider Its Time-Dependent Effects" (Terapia adjuvante do câncer de mama: hora de considerar seus efeitos dependentes do tempo), *Journal of Clinical Oncology* 29, n. 17 (2011): 2301–4.

9. K. Wu et al., "Meta-analysis on the Association Between Pathologic Complete Response and Triple-Negative Breast Cancer After Neoadjuvant Chemotherapy" (Meta-análise sobre a associação entre resposta patológica completa e câncer de mama triplo-negativo após quimioterapia neoadjuvante), *World Journal of Surgical Oncology* 12, n. 1 (2014): 95.

10. C. Liedtke et al., "Response to Neoadjuvant Therapy and Long-Term Survival in Patients with Triple-Negative Breast Cancer" (Resposta a terapia neoadjuvante e sobrevida a longo prazo em

pacientes com câncer de mama triplo-negativo), *Journal of Clinical Oncology* 26, n. 8 (2008): 1275–81.

11. P. Cortazar et al., "Pathological Complete Response and Long-Term Clinical Benefit in Breast Cancer: The CTNeoBC Pooled Analysis" (Resposta patológica completa e benefício clínico a longo prazo no câncer de mama: a análise agrupada CTNeoBC), *Lancet* 384, n. 9938 (2014): 164–72.

12. C. E. De Santis et al., "Breast Cancer Statistics, 2015: Convergence of Incidence Rates Between Black and White Women" (Estatísticas de câncer de mama, 2015: convergência das taxas de incidência entre mulheres negras e brancas), *CA: A Cancer Journal for Clinicians* 66, n. 1 (2016): 31–42; B. A. Kohler et al., "Annual Report to the Nation on the Status of Cancer, 1975–2011: Featuring Incidence of Breast Cancer Subtypes byRace/Ethnicity, Poverty, and State" (Relatório anual à nação sobre o *status* do câncer de mama, 1975-2011: apresentando a incidência de subtipos do câncer de mama por raça/etnia/pobreza e estado), *Journal of the National Cancer Institute* 107, n. 6 (2015): djv048; R. M. Amimi et al., "Traditional Breast Cancer Risk Factors in Relation to Molecular Subtypes of Breast Cancer" (Fatores de risco tradicionais do câncer de mama em relação aos subtipos moleculares de câncer de mama), *Breast Cancer Research and Treatment* 131 (2012): 159–67.

13. K. C. Aalders et al., "Characterisation of Multifocal Breast Cancer Using the 70-Gene Signature in Clinical Low-Risk Patients Enrolled in the EORTC 10041/BIG0304MINDACT Trial" (Caracterização de câncer de mama multifocal usando a assinatura de 70 genes em pacientes clínicas de baixo risco matriculadas na experiência EORTC 10041/BIG304MINDACT), *European Journal of Cancer* 79 (2017): 98–105; J. A. Sparano et al., "Prospective Validation of a 21 Gene Expression Assay in Breast Cancer" (Validação prospectiva de um ensaio de expressão de 21 genes no câncer de mama), *New England Journal of Medicine* 373, n. 21 (2015): 2005–14.

14. J. Iqbal et al., "Differences in Breast Cancer Stage at Diagnosis and Cancer-Specific Survival by Race and Ethnicity in the United States" (Diferenças em estágio de câncer de mama no diagnóstico e sobrevida específica de câncer por raça e etnia nos Estados Unidos), *Journal of the American Medical Association* 313, n. 2 (2015): 165–73; "Breast Cancer Survival Rates" (Índices de sobrevida do câncer de mama), American Cancer Society, última revisão em 20 de dezembro de 2017, http://www.cancer.org/cancer/breastcancer/detailedguide/breast-cancer-survival-by-stage.

15. American Cancer Society, *Global Cancer Facts & Figures*, 3. ed. (Atlanta: American Cancer Society, 2015), acessado em 23 de setembro de 2017, https://www.cancer.org/content/dam/cancer-org/research/cancer-facts-and-statistics/global-cancer-facts-and-figures/global-cancer-facts-and-figures-3rd-edition.pdf.

16. A. M. Soto et al., "Does Breast Cancer Start in the Womb?" (Câncer de mama começa no útero?), *Basic and Clinical Pharmacology and Toxicology* 102, n. 2 (2008): 125–33.

17. P. G. M. Peer et al., "Age-Dependent Growth Rate of Primary Breast Cancer" (Taxa de crescimento dependente da idade do câncer de mama primário), *Cancer* 71 (1993): 3547–51.

18. U. Del Monte, "Does the Cell Number 109 Still Really Fit One Gram of Tumor Tissue?" (O número de células 109 ainda se ajusta a um grama de tecido tumoral?), *Cell Cycle* 8, n. 3 (2009): 505–6.

19. H. G. Welch e W. C. Black, "Using Autopsy Series to Estimate the Disease 'Reservoir' for Ductal Carcinoma In Situ of the Breast: How Much More Breast Cancer Can We Find?" (Usando séries de autópsias para estimar o "reservatório" da doença carcinoma ductal *in situ* da mama: quanto mais câncer de mama podemos encontrar?), *Annals of Internal Medicine* 127, n. 11 (1997): 1023–28.

20. P. H. Zahl, P. C. Gøtzsche e J. Mæhlen, "Natural History of Breast Cancers Detected in the Swedish Mammography Screening Programme: A Cohort Study" (História natural dos casos de câncer de mama detectados no programa sueco de rastreamento por mamografia: um estudo de coorte), *Lancet Oncology* 12, n. 12 (2011): 1118–24.

21. K. D. Miller et al., "Cancer Treatment and Survivorship Statistics" (Tratamento do câncer e estatísticas de sobrevivência), *CA: A Cancer Journal for Clinicians* 66 (2016): 271–89.

22. N. Howlader et al., *SEER Cancer Statistics Review, 1975–2012* (Bethesda, MD: National Cancer Institute, 2015), http://seer.cancer.gov/csr/1975_2012.

23. D. A. Berry et al., "Effect of Screening and Adjuvant Therapy on Mortality from Breast Cancer" (Efeito da triagem e terapia adjuvante na mortalidade por câncer de mama), *New England Journal of Medicine* 353 (2005): 1784–92.

24. F. Cardoso et al., "70-Gene Signature as an Aid to Treatment Decisions in Early-Stage Breast Cancer" (Assinatura de 70 genes como auxílio nas decisões de tratamento no estágio inicial de câncer de mama), *New England Journal of Medicine* 375, n. 8 (2016): 717–29.

25. R. J. Simes e A. S. Coates, "Patient Preferences for Adjuvant Chemotherapy of Early Breast Cancer: How Much Benefit Is Needed?" (Preferências das pacientes por quimioterapia adjuvante do estágio inicial de câncer de mama: quanto benefício é necessário?), *JNCI Monographs* 2001, n. 30 (2001): 146–52.

26. "Dose-Dense Chemotherapy Improves Outcomes in Breast Cancer" (Quimioterapia em dose densa melhora resultados no câncer de mama), Medscape, acessado em 9 de dezembro de 2017, https://www.medscape.com/viewarticle/889697?nlid=119488_2202.

27. E. L. Mayer, "Early and Late Long-Term Effects of Adjuvant Chemotherapy" (Efeitos de longo prazo iniciais e tardios da quimioterapia adjuvante), in *American Society of Clinical Oncology Educational Book* 2013 (Houston, TX: ASCO University, 2013), 9–14, https://meetinglibrary.asco.org/record/78715/edbook.

28. I. F. Tannock et al., "Cognitive Impairment Associated with Chemotherapy for Cancer: Report of a Workshop" (Comprometimento cognitivo associado à quimioterapia para câncer: relatório de uma oficina), *Journal of Clinical Oncology* 22, n. 11 (2004): 2233–39.

29. V. Fuchs-Tarlovsky, "Role of Antioxidants in Cancer Therapy" (Papel de antioxidantes na terapia do câncer), *Nutrition* 29, n. 1 (2013): 15–21.

30. M. G. Marmot et al., "The Benefits and Harms of Breast Cancer Screening: An Independent Review: A Report Jointly Commissioned by Cancer Research UK and the Department of Health (England), October 2012" (Os benefícios e danos do rastreamento de câncer de mama – uma revisão independente: relatório conjunto de incumbência de Pesquisa do câncer Reino Unido e Ministério da saúde [Inglaterra], outubro 2012) *British Journal of Cancer* 108, n. 11 (2013): 2205–40.

31. J. A. van der Hage et al., "Preoperative Chemotherapy in Primary Operable Breast Cancer: Results from the European Organization for Research and Treatment of Cancer Trial" (Quimioterapia pré-operatória em câncer de mama primário operável: resultados da experiência da Organização europeia para a pesquisa e o tratamento de câncer), *Journal of Clinical Oncology* 19, n. 22 (2001): 4224–37.

32. A. F. Schott e D. F. Hayes, "Defining the Benefits of Neoadjuvant Chemotherapy for Breast Cancer" (Definindo os benefícios da quimioterapia neoadjuvante para câncer de mama), *Journal of Clinical Oncology* 30, n. 15 (maio 2012): 1747–49.

33. M. Chavez-MacGregor et al., "Delayed Initiation of Adjuvant Chemotherapy Among Patients with Breast Cancer" (Início retardado da quimioterapia adjuvante entre pacientes com câncer de mama), *JAMA Oncology* 2, n. 3 (2016): 322–29.

34. B. Fisher et al., "Eight-Year Results of a Randomized Clinical Trial Comparing Total Mastectomy and Lumpectomy with or Without Irradiation in the Treatment of Breast Cancer" (Resultados de oito anos de uma experiência clínica randomizada comparando mastectomia total e lumpectomia com ou sem irradiação no tratamento de câncer de mama), *New England Journal of Medicine* 320 (1989): 822–28; D. Sarrazin et al.. "Conservative Treatment Versus Mastectomy in Breast Cancer Tumors with Macroscopic Diameter of 20 Millimeters or Less: The Experience of the Institut Gustave-Roussy" (Tratamento conservador *versus* mastectomia em tumores de câncer de mama com diâmetro macroscópico de 20 milímetros ou menos: a experiência do instituto Gustave-Roussy), *Cancer* 53 (1984): 1209-13; U. Veronesi et al., "Breast Conservation Is the Treatment of Choice in Small Breast Cancer: Long-Term Results of a Randomized Trial" (Conservação da mama é o tratamento escolhido em câncer de mama pequeno: resultados de longo prazo de uma experiência

randomizada), *European Journal of Cancer* 26 (1990): 668–70; J. A. van Dongen et al., "Randomized Clinical Trial to Assess the Value of Breast-Conserving Therapy in Stage I and II Breast Cancer, EORTC10801 Trial" (Experiência clínica randomizada para aferir o valor da terapia de conservação da mama no câncer de mama estágios I e II), *Journal of the National Cancer Institute Monograms* 11 (1992): 8–15; M. Blichert-Toft et al., "Danish Randomized Trial Comparing Breast Conservation Therapy with Mastectomy: Six Years of Life-Table Analysis. Danish Breast Cancer Cooperative Group" (Experiência randomizada dinamarquesa comparando terapia de conservação da mama com mastectomia: 6 anos de análise de tabelas de vida. Grupo cooperativo dinamarquês do câncer de mama), *Journal of the National Cancer Institute Monograms* 11 (1992): 19–25; K. Straus et al., "Results of the National Cancer Institute Early Breast Cancer Trial" (Resultados da experiência câncer de mama em estágio inicial do Instituto Nacional do Câncer), *Journal of the National Cancer Institute Monograms* 27 (1992): 11–32.

35. Early Breast Cancer Trialists' Collaborative Group (Grupo colaborativo investigadores do câncer de mama em estágio inicial), "Effects of Radiotherapy and of Differences in the Extent of Surgery for Early Breast Cancer on Local Recurrence and 15-Year Survival: an Overview of the Randomised Trials" (Efeitos da radioterapia e das diferenças de extensão da cirurgia para o câncer de mama em estágio inicial sobre a recidiva local e 15 anos de sobrevida – uma revisão geral das experiências randomizadas), *Lancet* 366, n. 9503 (2006): 2087–2106.

36. B. Fisher et al., "Twenty-Year Follow-Up of a Randomized Trial Comparing Total Mastectomy, Lumpectomy, and Lumpectomy Plus Irradiation for the Treatment of Invasive Breast Cancer" (Acompanhamento de 20 anos de uma experiência randomizada comparando mastectomia total, lumpectomia e lumpectomia mais irradiação para o tratamento de câncer de mama invasivo), *New England Journal of Medicine* 347, n. 16 (2002): 1233–41; J. A. van Dongen et al., "Long-Term Results of a Randomized Trial Comparing Breast Conserving Therapy with Mastectomy: European Organization for Research and Treatment of Cancer Trial" (Resultados de longo prazo de uma experiência randomizada comparando terapia de conservação de mama com mastectomia: experiência da Organização europeia para a pesquisa e tratamento do câncer), *Journal of the National Cancer Institute* 92 (2000): 1143–50; J. A. Jacobson et al., "Ten-Year Results of a Comparison of Conservation with Mastectomy in the Treatment of Stage I and II Breast Cancer" (Resultados de dez anos de uma comparação da conservação com a mastectomia no tratamento do câncer de mama estágios I e II), *New England Journal of Medicine* 332 (1995): 907–11; A. D. Morris et al., "Breast-Conserving Therapy vs Mastectomy in Early-Stage Breast Cancer: A Meta-analysis of 10-Year Survival" (Terapia de conservação da mama *versus* mastectomia no câncer de mama em estágio inicial: uma meta-análise de dez anos de sobrevida), *Cancer Journal from Scientific American* 3 (1997): 6–12; M. M. Poggi et al., "Eighteen-Year Results in the Treatment of Early Breast Carcinoma with Mastectomy Versus Breast Conservation Therapy" (Resultados de dezoito anos no tratamento de carcinoma da mama em estágio inicial com mastectomia *versus* terapia de conservação da mama), *Cancer* 98, n. 4 (2003): 697–702.

37. A. P. Kiess et al., "Adjuvant Trastuzumab Reduces Locoregional Recurrence in Women Who Receive Breast-Conservation Therapy for Lymph Node-Negative, Human Epidermal Growth Factor Receptor 2-Positive Breast Cancer" (O adjuvante trastuzumabe reduz recidiva locorregional em mulheres que recebem terapia de conservação da mama para câncer de mama de linfonodo negativo, receptor 2 de fator de crescimento epidérmico humano positivo), *Cancer* 118, n. 8 (2012): 1982–88.

38. P. L. Nguyen et al., "Breast Cancer Subtype Approximated by Estrogen Receptor, Progesterone Receptor, and HER-2 Is Associated with Local and Distant Recurrence After Breast-Conserving Therapy" (Subtipo de câncer de mama aproximado por receptor de estrogênio, receptor de progesterona e HER-2 está associado com recidiva local e distante após a terapia de conservação da mama), *Journal of Clinical Oncology* 26, n. 14 (2008): 2373–78.

39. J. Canavan et al., "Local Recurrence in Women with Stage I Breast Cancer: Declining Rates over Time in a Large, Population-Based Cohort" (Recidiva local em mulheres com câncer de mama no estágio I: índices decrescentes ao longo do tempo numa coorte grande, de base populacional), *International Journal of Radiation Oncology* Biology* Physics* 88, n. 1 (2014): 80–86.

40. N. Houssami et al., "The Association of Surgical Margins and Local Recurrence in Women with Early-Stage Invasive Breast Cancer Treated with Breast-Conserving Therapy: A Meta-analysis" (A associação de margens cirúrgicas e recidiva local em mulheres com câncer de mama invasivo em estágio inicial tratadas com terapia de conservação da mama: uma meta-análise), *Annals of Surgical Oncology* 21, n. 3 (2014): 717–30.

41. G. M. Freedman e B. L. Fowble, "Local Recurrence After Mastectomy or Breast-Conserving Surgery and Radiation" (Recidiva local após mastectomia ou cirurgia de conservação da mama e radiação), *Oncology-Huntington* 14, n. 11 (2000): 1561–80.

42. N. Houssami et al., "Meta-analysis of the Impact of Surgical Margins on Local Recurrence in Women with Early-Stage Invasive Breast Cancer Treated with Breast-Conserving Therapy" (Meta-análise do impacto de margens cirúrgicas na recidiva local em mulheres com câncer de mama invasivo em estágio inicial tratadas com terapia de conservação da mama), *European Journal of Cancer* 46, n. 18 (2010): 3219–32; O. Gentilini et al., "Conservative Surgery in Patients with Multifocal/Multicentric Breast Cancer" (Cirurgia de conservação em pacientes com câncer de mama multifocal/multicêntrico), *Breast Cancer Research and Treatment* 113, n. 3 (2009): 577–83; G. M. Freedman e B. L. Fowble, "Local Recurrence After Mastectomy or Breast-Conserving Surgery and Radiation" (Recidiva local após mastectomia ou cirurgia de conservação da mama e radiação), *Oncology-Huntington* 14, n. 11 (2000): 1561–80; A. C. Voogd et al., "Differences in Risk Factors for Local and Distant Recurrence After Breast-Conserving Therapy or Mastectomy for Stage I and II Breast Cancer: Pooled Results of Two Large European Randomized Trials" (Diferenças em fatores de risco para recidiva local e distante após terapia de conservação da mama ou mastectomia para estágios I e II de câncer de mama: resultados agrupados de duas grandes experiências europeias randomizadas), *Journal of Clinical Oncology* 19, n. 6 (2001): 1688–97; I. L.Wapnir et al., "Prognosis after Ipsilateral Breast Tumor Recurrence and Locoregional Recurrences in Five National Surgical Adjuvant Breast and Bowel Project Node-Positive Adjuvant Breast Cancer Trials" (Prognóstico após recidiva de tumor mamário ipsilateral e recidivas locorregionais em 5 experiências adjuvantes de câncer de mama com nódulo positivo do Projeto nacional de cirurgia adjuvante da mama e intestino), *Journal of Clinical Oncology* 24, n. 13 (2006): 2028–37.

43. I. L. Wapnir et al., "Long Term Outcomes of Invasive Ipsilateral Breast Tumor Recurrences After Lumpectomy in NSABPB-17 and B-24 Randomized Clinical Trials for DCIS" (Resultados de longo prazo de recidivas de tumor mamário ipsilateral após lumpectomia nas experiências clínicas randomizadas NSABPB-17 e B-24 para CDIS), *Journal of the National Cancer Institute* 103, n. 6 (2011): 478–88.

44. L. Kelley, M. Silverstein e L. Guerra, "Analyzing the Risk of Recurrence After Mastectomy for DCIS: A New Use for the USC/Van Nuys Prognostic Index" (Analisando o risco de recidiva após mastectomia para CDIS: um novo uso para o índice de prognóstico USC/Van Nuys), *Annals of Surgical Oncology* 18, n. 2 (2011): 459–62.

45. M. S. Moran et al., "Society of Surgical Oncology–American Society for Radiation Oncology Consensus Guideline on Margins for Breast-Conserving Surgery with Whole-Breast Irradiation in Stages I and II Invasive Breast Cancer" (Diretrizes de consenso da Sociedade de Oncologia Cirúrgica/Sociedade Norte-Americana deOoncologia de Radiação sobre Margens para Cirurgia de Conservação da Mama com Irradiação da Mama Inteira nos Estágios I e II do Câncer de Mama Invasivo), *International Journal of Radiation Oncology* Biology* Physics* 88, n. 3 (2014): 553–64.

46. G. M. Freedman e B. L. Fowble, "Local Recurrence After Mastectomy or Breast-Conserving Surgery and Radiation" (Recidiva local após mastectomia ou cirurgia de conservação da mama e radiação), *Oncology (Williston Park)* 14, n. 11 (novembro 2000): 1561–81; M. Colleoni et al., "Annual Hazard Rates of Recurrence for Breast Cancer During 24 Years of Follow-Up: Results from the International Breast Cancer Study Group Trials I to V" (Índices anuais de perigo de recidiva para câncer de mama durante 24 anos de acompanhamento: resultados das experiências I a V do Grupo de estudo internacional do câncer de mama), *Journal of Clinical Oncology* 34, n. 9 (2016): 927–35.

47. B. Gerber, M. Freund e T. Reimer, "Recurrent Breast Cancer: Treatment Strategies for Maintaining and Prolonging Good Quality of Life" (Câncer de mama recidivo: estratégias de tratamento

para manter e prolongar a boa qualidade de vida), *Deutsches Arzteblatt International* 107, n. 6 (2010): 85–91; Nick Mulcahy, "The Mystery of a Common Breast Cancer Statistic" (O mistério de uma estatística comum do câncer de mama), *Medscape*, 18 de agosto de 2015, https://www.medscape.com/viewarticle/849644#vp_1.

48. K. L. Kummerow et al., "Nationwide Trends in Mastectomy for Early-Stage Breast Cancer" (Tendências em escala nacional da mastectomia para câncer de mama em estágio inicial), *JAMA Surgery* 150, n. 1 (2015): 9–16.

49. C. S. Fisher et al., "Fear of Recurrence and Perceived Survival Benefit Are Primary Motivators for Choosing Mastectomy over Breast-Conservation Therapy Regardless of Age" (Medo da recidiva e benefício percebido de sobrevida são as principais motivações da preferência por mastectomia sobre terapia de conservação da mama independentemente de idade), *Annals of Surgical Oncology* 19, n. 10 (2012): 3246–50.

50. M. A. Warmuth et al., "Complications of Axillary Lymph Node Dissection for Carcinoma of the Breast: A Report Based on a Patient Survey" (Complicações da dissecção do linfonodo axilar para carcinoma mamário: um relatório baseado numa pesquisa com pacientes), *Cancer* 83 (1998): 1362–68; D. Ivens et al., "Assessment of Morbidity from Complete Axillary Dissection" (Avaliação da morbidade por dissecção axilar completa), *British Journal of Cancer* 66, n. 1 (1992): 136–38; E. K. Yeoh et al., "Primary Breast Cancer: Complications of Axillary Management" (Câncer de mama primário: complicações da administração axilar), *Acta Radiologica Oncology* 25, n. 2 (1986): 105–8.

51. A. Lucci et al., "Surgical Complications Associated with Sentinel Lymph Node Dissection (SLND) Plus Axillary Lymph Node Dissection Compared with SLND Alone in the American College of Surgeons Oncology Group Trial" (Complicações cirúrgicas associadas com dissecção de linfonodo sentinela [DLNS] mais dissecção de linfonodo axilar comparada com apenas DLNS na experiência do grupo de oncologia do Colégio Norte-Americano de Cirurgiões), *Journal of Clinical Oncology* 25 (2007): 3657.

52. L. G. Wilke et al., "Surgical Complications Associated with Sentinel Lymph Node Biopsy: Results from a Prospective International Cooperative GroupTrial" (Complicações cirúrgicas associadas com biópsia de linfonodo sentinela: resultados de uma experiência prospectiva de um grupo cooperativo internacional), *Annals of Surgical Oncology* 13, n. 4 (2006): 491–500; R. E. Mansel et al., "Randomized Multicenter Trial of Sentinel Node Biopsy Versus Standard Axillary Treatment in Operable Breast Cancer: The ALMANAC Trial" (Experiência multicêntrica randomizada de biópsia de nódulo sentinela *versus* tratamento axilar padrão em câncer de mama operável: a experiência ALMANAC), *Journal of the National Cancer Institute* 98, n. 9 (maio 2006): 599–609.

53. A. E. Giuliano et al., "Axillary Dissection vs No Axillary Dissection in Women with Invasive Breast Cancer and Sentinel Node Metastasis: A Randomized Clinical Trial" (Dissecção axilar *versus* não dissecção axilar em mulheres com câncer de mama invasivo e metástase de linfonodo sentinela: uma experiência clínica randomizada), *Journal of the American Medical Association* 305 (2011): 569–75.

54. T. W. F. Yen et al., "Predictors of Invasive Breast Cancer in Patients with na Initial Diagnosis of Ductal Carcinoma In Situ: A Guide to Selective Use of Sentinel Lymph Node Biopsy in Management of Ductal Carcinoma In Situ" (Indicadores de câncer de mama invasivo em pacientes com diagnóstico inicial de carcinoma ductal *in situ*: um guia para o uso seletivo de biópsia de linfonodo sentinela na administração do carcinoma ductal *in situ*), *Journal of the American College of Surgeons* 200, n. 4 (2005): 516–26.

55. I. A. Czyszczon, L. Roland e S. Sahoo, "Routine Prophylactic Sentinel Lymph Node Biopsy Is Not Indicated in Women Undergoing Prophylactic Mastectomy" (Biópsia profilática de rotina de linfonodo sentinela não é indicada em mulheres fazendo mastectomia profilática), *Journal of Surgical Oncology* 105, n. 7 (junho de 2012): 650–54; S. M. Nasser, S. G. Smith e A. B. Chagpar, "The Role of Sentinel Node Biopsy in Women Undergoing Prophylactic Mastectomy" (O papel da biópsia de linfonodo sentinela em mulheres fazendo mastectomia profilática), *Journal of Surgical Research* 164, n. 2 (2010): 188–92.

56. L. De La Cruz et al., "Overall Survival, Disease-Free Survival, Local Recurrence, and Nipple–Areolar Recurrence in the Setting of Nipple-Sparing Mastectomy: A Meta-analysis and Systematic Review" (Sobrevida geral, sobrevida livre da doença, recidiva local e recidiva mamilo-areolar no cenário da mastectomia de preservação do mamilo: uma meta-análise e revisão sistemática), *Annals of Surgical Oncology* 22, n. 10 (2015): 3241–49.

57. K. Jonsson et al., "Tissue Oxygen Measurements in Delayed Skin Flaps: A Reconsideration of the Mechanisms of the Delay Phenomena" (Medidas de oxigênio tecidual em retalhos de pele retardados: uma reconsideração dos mecanismos do fenômeno do retardamento), *Plastic and Reconstructive Surgery* 82 (1988): 328–35.

58. B. Palmieri et al., "Delayed Nipple-Sparing Modified Subcutaneous Mastectomy: Rationale and Technique" (Mastectomia subcutânea modificada de preservação retardada do mamilo: fundamentação e técnica), *Breast Journal* 11, n. 3 (2005): 173–78.

59. S. Ghali et al., "Vascular Delay Revisited" (Retardamento vascular revisitado), *Plastic and Reconstructive Surgery* 119 (2007): 1735–44.

60. J. A. Jensen et al., "Surgical Delay of the Nipple–Areolar Complex: A Powerful Technique to Maximize Nipple Viability Following Nipple-Sparing Mastectomy" (Retardamento cirúrgico do complexo mamilo-areolar: uma técnica poderosa para maximizar a viabilidade do mamilo após a mastectomia com preservação do mamilo), *Annals of Surgical Oncology* 19, n. 10 (2012): 3171–76.

61. S. L. Spear et al., "Breast Reconstruction Using a Staged Nipple-Sparing Mastectomy Following Mastopexy or Reduction" (Reconstrução da mama usando uma mastectomia com preservação do mamilo em fases após a mastopexia ou redução), *Plastic and Reconstructive Surgery* 129, n. 3 (2012): 572–81.

62. R. M. Leach, P. J. Rees e P. Wilmshurst, "ABC of Oxygen: Hyperbaric Oxygen Therapy" (O ABC do oxigênio: oxigenoterapia hiperbárica), *British Medical Journal* 317, n. 7166 (1998): 1140.

63. C. R. Albornoz et al., "A Paradigm Shift in U.S. Breast Reconstruction: Increasing Implant Rates" (Uma mudança de paradigma na reconstrução de mama nos EUA: índices crescentes de implantes), *Plastic and Reconstructive Surgery* 131, n. 1 (2013): 15–23.

64. A. K. Alderman et al., "Racial and Ethnic Disparities in the Use of Postmastectomy Breast Reconstruction: Results from a Population-Based Study" (Disparidades raciais e étnicas no uso da reconstrução mamária pós-mastectomia: resultados de um estudo de base populacional), *Journal of Clinical Oncology* 27, n. 32 (2009): 5325–30; L. Kruper et al., "Disparities in Reconstruction Rates After Mastectomy: Patterns of Care and Factors Associated with the Use of Breast Reconstruction in Southern California" (Disparidades nos índices de reconstrução após mastectomia: padrões de assistência e fatores associados com o uso de reconstrução da mama no sul da Califórnia), *Annals of Surgical Oncology* 18, n. 8 (2011): 2158–65.

65. M. Morrow et al., "Access to Breast Reconstruction After Mastectomy and Patient Perspectives on Reconstruction Decision Making" (Acesso à reconstrução da mama após a mastectomia e perspectivas da paciente sobre a tomada de decisão quanto à reconstrução), *JAMA Surgery* 149, n. 10 (2014): 1015–21.

66. R. J. Bleicher et al., "Time to Surgery and Breast Cancer Survival in the United States" (Tempo até a cirurgia e sobrevivência ao câncer de mama nos Estados Unidos), *JAMA Oncology* 2, n. 3 (2016): 330–39.

67. D. J. MacKay e A. L. Miller, "Nutritional Support for Wound Healing" (Suporte nutricional para cicatrização de feridas), *Alternative Medicine Review* 8, n. 4 (2003): 359–78.

68. P. H. Huang et al., "Emodin and Aloe-emodin Suppress Breast Cancer Cell Proliferation Through ERα Inhibition" (Emodina e aloe-emodina suprimem a proliferação de células mamárias cancerígenas por meio da inibição de ERα), *Evidence-Based Complementary and Alternative Medicine* (2013); L. Zhang e I. R.Tizard, "Activation of a Mouse Macrophage Cell Line by Acemannan: The Major Carbohydrate Fraction from Aloe Vera Gel" (Ativação de uma linha celular de macrófagos em camundongo por acemanana: a maior fração de carboidratos do gel de Aloe vera), *Immunopharmacology* 35, n. 2 (1996): 119–28.

69. B. Sweeney et al., "Evidence-Based Systematic Review of Dandelion (Taraxacum Officinale) by Natural Standard Research Collaboration" (Revisão sistemática baseada em evidência do dente-de-leão [*Taraxacum officinale*] por pesquisa colaborativa do padrão natural), *Journal of Herbal Pharmacotherapy* 5, n. 1 (2005): 79–93.

70. P. M. Kidd, "Phosphatidyl Choline as an Aid to Liver Function" (Fosfatidilcolina como auxiliar na função do fígado), *Nutrition Science News* 1 (1996): 54.

71. H. Greenlee et al., "Clinical Applications of Silybum Marianum in Oncology" (Aplicações clínicas de *Silybum marianum* na oncologia), *Integrative Cancer Therapies* 6, n. 2 (2007): 158–65.

72. D. J. MacKay e A. L. Miller, "Nutritional Support for Wound Healing" (Suporte nutricional para cicatrização de feridas), *Alternative Medicine Review* 8, n. 4 (2003): 359–78.

73. N. Chaiyakunapruk et al., "The Efficacy of Ginger for the Prevention of Postoperative Nausea and Vomiting: A Meta-analysis" (A eficácia do gengibre para a prevenção de náusea e vômito pós-operatórios: uma meta-análise), *American Journal of Obstetrics and Gynecology* 194 (2006): 95–99.

74. S. Prapaitrakool, A. Itharat e L. Morinda, "Citrifolia for Prevention of Postoperative Nausea and Vomiting" (Citrifolia para a prevenção de náusea e vômito pós-operatórios), *Journal of the Medical Association of Thailand* 93, n. 7 (2010): S204–9.

75. J. Webster e S. Osborne, "Preoperative Bathing or Showering with Skin Antiseptics to Prevent Surgical Site Infection" (Banho ou chuveirada pré-operatórios com antissépticos para a pele para prevenir infecção no local da cirurgia), *Cochrane Database of Systematic Reviews* 2 (2007).

76. S. M. Hatfield e M. Sitkovsky, "Oxygenation to Improve Cancer Vaccines, Adoptive Cell Transfer and Blockade of Immunological Negative Regulators" (Oxigenação para melhorar vacinas de câncer, transferência de célula adotiva e bloqueio de reguladores negativos imunológicos), *Oncoimmunology* 4, n. 12 (2015): e1052934.

77. M. L. Margolis et al., "Racial Differences Pertaining to a Belief About Lung Cancer Surgery: Results of a Multicenter Survey" (Diferenças raciais pertencentes a uma crença sobre cirurgia de câncer de pulmão: resultados de uma pesquisa multicêntrica), *Annals of Internal Medicine* 139, n. 7 (2003): 558–63.

78. A. James, C. M. Daley e K. A. Greiner, "'Cutting'on Cancer: Attitudes About Cancer Spread and Surgery Among Primary Care Patients in the USA" (Cortando o câncer: atitudes sobre disseminação do câncer e cirurgia entre pacientes da Atenção Básica nos EUA), *Social Science and Medicine* 73, n. 11 (2011): 1669–73.

79. H. V. Ratajczak, R. B. Sothern e W. J. M. Hrushesky, "Estrous Influence on Surgical Cure of a Mouse Breast Cancer" (A influência estrogênica na cura cirúrgica de um câncer de mama em camundongo), *Journal of Experimental Medicine* 168 (1988): 73–83.

80. R. A. Badwe et al., "Timing of Surgery During Menstrual Cycle and Survival of Premenopausal Women with Operable Breast Cancer" (Cronograma da cirurgia durante o ciclo menstrual e sobrevivência de mulheres na pré-menopausa com câncer de mama operável), *Lancet* 337 (1991): 1261–64; R. Sainsbury et al., "Timing of Surgery for Breast Cancer and Menstrual Cycle" (Cronograma da cirurgia de câncer de mama e ciclo menstrual), *Lancet* 338 (1991): 391–92.

81. U. Veronesi et al., "Effect of Menstrual Phase on Surgical Treatment of Breast Cancer" (Efeito da fase menstrual no tratamento cirúrgico do câncer de mama), *Lancet* 343 (1994): 1544–46; R. A. Badwe, I. Mittra e R. Havaldar, "Timing of Surgery During the Menstrual Cycle and Prognosis of Breast Cancer" (Cronograma da cirurgia durante o ciclo menstrual e prognóstico de câncer de mama), *Journal of Biosciences* 25, n. 1 (2000): 113–20; I. S. Fentiman, "Timing of Surgery for Breast Cancer" (Cronograma da cirurgia de câncer de mama), *International Journal of Clinical Practice* 56, n. 3 (2002): 188–90; D. Coradini et al., "Fluctuation of Intratumor Biological Variables as a Function of Menstrual Timing of Surgery for Breast Cancer in Premenopausal Patients" (Flutuação de variáveis biológicas intratumor como função do cronograma menstrual da cirurgia de câncer de mama em pacientes na pré-menopausa), *Annals of Oncology* 14, n. 6 (2003): 962–64; Z. Saad et al., "Timing of Surgery Influences Survival in Receptor-Negative as Well as Receptor-Positive Breast Cancer" (Cronograma da cirurgia influencia sobrevida em câncer de mama de receptor negativo bem como de receptor positivo), *European Journal of Cancer* 30A, n.

9 (1994): 1348–52; R. T. Senie et al., "Timing of Breast Cancer Excision During the Menstrual Cycle Influences Duration of Disease-Free Survival" (Cronograma da excisão do câncer de mama durante o ciclo menstrual influencia a duração da sobrevida livre de doença), *Annals of Internal Medicine* 115, n. 5 (1991): 337–42.

82. A. Goldhirsch et al., "Timing Breast Cancer Surgery" (Cronograma da cirurgia de câncer de mama), *Lancet* 338 (1991): 691–92; B. Nathan et al., "Timing of Surgery for Breast Cancer in Relation to the Menstrual Cycle and Survival of Premenopausal Women" (Cronograma da cirurgia de câncer de mama em relação ao ciclo menstrual e sobrevida de mulheres na pré-menopausa), *British Journal of Surgery* 80 (1993): 43; P. Pujol et al., "A Prospective Prognostic Study of the Hormonal Milieu at theTime of Surgery in Premenopausal Breast Carcinoma" (Um estudo prognóstico prospectivo do *milieu* hormonal no momento da cirurgia em carcinoma mamário na pré--menopausa), *Cancer* 91, n. 10 (2001): 1854–61; Y. Nomura et al., "Lack of Correlation Between Timing of Surgery in Relation to the Menstrual Cycle and Prognosis of Premenopausal Patients with Early Breast Cancer" (Ausência de correlação entre cronograma da cirurgia em relação ao ciclo menstrual e prognóstico de pacientes na pré-menopausa com câncer de mama em estágio inicial), *European Journal of Cancer* 35, n. 9 (1999): 1326–30; Y. Takeda et al., "Does the Timing of Surgery for Breast Cancer in Relation to the Menstrual Cycle or Geomagnetic Activity Affect Prognoses of Premenopausal Patients?" (O cronograma da cirurgia de câncer de mama em relação ao ciclo menstrual ou atividade geomagnética afeta os prognósticos de pacientes na pré-menopausa?), *Biomedicine and Pharmacotherapy* 57, n. 1 (2003): 96s–103s; A. Mangia et al., "Timing of Breast Cancer Surgery Within the Menstrual Cycle: Tumor Proliferative Activity, Receptor Status and Short-Term Clinical Outcome" (Cronograma da cirurgia do câncer de mama no ciclo menstrual: atividade proliferativa do tumor, *status* do receptor e resultado clínico de curto prazo), *Journal of Experimental and Clinical Cancer Research* 17, n. 3 (1998): 317–23; G. Mondini et al., "Timing of Surgery Related to Menstrual Cycle and Prognosis of Premenopausal Women with Breast Cancer" (Cronograma da cirurgia relacionado ao ciclo menstrual e prognóstico de mulheres na pré-menopausa com câncer de mama), *Anticancer Research* 17, n. 1B (1997): 787–90; K. Holli, J. Isola e M. Hakama, "Prognostic Effect of Timing of Operation in Relation to Menstrual Phase of Breast Cancer Patient — Factor Fallacy" (Efeito prognóstico do cronograma da operação em relação à fase menstrual da paciente de câncer de mama – falácia do fator), *British Journal of Cancer* 71, n. 1 (1995): 124–27; N. Kroman et al., "Timing of Surgery in Relation to Menstrual Cycle Does Not Predict the Prognosis in Primary Breast Cancer" (O cronograma da cirurgia em relação ao ciclo menstrual não prediz o prognóstico em câncer de mama primário), *European Journal of Surgical Oncology* 20, n. 4 (1994): 430–35; M. F. Gnant et al., "Breast Cancer and Timing of Surgery During Menstrual Cycle: A 5-Year Analysis of 385 Premenopausal Women" (Câncer de mama e cronograma da cirurgia durante o ciclo menstrual: uma análise de cinco anos de 385 mulheres na pré-menopausa), *International Journal of Cancer* 52, n. 4 (1992): 707–12.

83. W. L. McGuire, "The Optimal Timing of Mastectomy: Low Tide or High Tide" (O momento ideal para a mastectomia: maré baixa ou maré alta), *Annals of Internal Medicine* 115 (1991): 401–3.

84. H. Thorpe et al., "Timing of Breast Cancer Surgery in Relation to Menstrual Cycle Phase: No Effect on 3-Year Prognosis: The ITS Study" (Cronograma da cirurgia de câncer de mama em relação à fase do ciclo menstrual: sem efeito em prognóstico de três anos: o estudo ITS), *British Journal of Cancer* 98, n. 1 (2008): 39–44; C. S. Grant et al., "Menstrual Cycle and Surgical Treatment of Breast Cancer: Findings from the NCCTG N9431 Study" (Ciclo menstrual e tratamento cirúrgico de câncer de mama: descobertas do estudo N9431 do NCCTG), *Journal of Clinical Oncology* 27, n. 22 (2009): 3620–26; P. Pujol et al., "A Prospective Prognostic Study of the Hormonal Milieu at the Time of Surgery in Premenopausal Breast Carcinoma" (Um estudo prognóstico prospectivo do *milieu* hormonal no cronograma da cirurgia de carcinoma mamário na pré-menopausa), *Cancer* 91 (2001): 1854–61.

85. B. Fisher et al., "Reanalysis and Results After 12 Years of Follow-Up in a Randomized Clinical Trial Comparing Total Mastectomy with Lumpectomy with or Without Irradiation in the Treatment of Breast Cancer" (Reanálise e resultados após doze anos de acompanhamento numa experiência clínica randomizada comparando mastectomia total com lumpectomia com ou sem

irradiação no tratamento do câncer de mama), *New England Journal of Medicine* 333 (1995): 1456–61.

86. R. Holland et al., "Histologic Multifocality of Tis, T1–2 Breast Carcinomas: Implications for Clinical Trials of Breast-Conserving Surgery" (Multifocalidade histológica de carcinomas mamários Tis, T1-2: implicações para experiências clínicas de cirurgia de conservação da mama), *Cancer* 56 (1985): 979–90.

87. M. Clarke et al., "Effects of Radiotherapy and of Differences in the Extent of Surgery for Early Breast Cancer on Local Recurrence and 15-Year Survival: Na Overview of the Randomised Trials" (Efeitos da radioterapia e das diferenças de extensão da cirurgia para o câncer de mama em estágio inicial sobre a recidiva local e quinze anos de sobrevida – uma revisão geral das experiências randomizadas), *Lancet* 366 (2005): 2087–106.

88. J. Hastings et al., "Risk Factors for Locoregional Recurrence After Mastectomy in Stage T1N0 Breast Cancer" (Fatores de risco para a recidiva locorregional após a mastectomia no estágio T1 N0 de câncer de mama), *American Journal of Clinical Oncology* 37, n. 5 (2014): 486–91.

89. A. McBride et al., "Locoregional Recurrence Risk for Patients with T1, 2 Breast Cancer with 1–3 Positive Lymph NodesTreated with Mastectomy and Systemic Treatment" (Risco de recidiva locorregional para pacientes com câncer de mama T1, 2 com 1-3 linfonodos positivos tratadas com mastectomia e tratamento sistêmico), *International Journal of Radiation Oncology* Biology* Physics* 89, n. 2 (2014): 392–98.

90. G. Jacobson et al., "Randomized Trial of Pentoxifylline and Vitamin E vs Standard Follow-Up After Breast Irradiation to Prevent Breast Fibrosis, Evaluated by Tissue Compliance Meter" (Experiência randomizada de pentoxifilina e vitamina E *versus* acompanhamento padrão após irradiação da mama para prevenir fibrose mamária, avaliada pelo medidor de adequação do tecido), *International Journal of Radiation Oncology* Biology* Physics* 85, n. 3 (2013): 604–8; T. B.Chiao e A. J. Lee, "Role of Pentoxifylline and Vitamin E in Attenuation of Radiation-Induced Fibrosis" (O papel da pentoxifilina e vitamina E na atenuação da fibrose induzida por radiação), *Annals of Pharmacotherapy* 39, n. 3 (2005): 516–22.

91. T. J. Whelan et al., "Long-Term Results of Hypofractionated Radiation Therapy for Breast Cancer" (Resultados a longo prazo da terapia de radiação hipofracionada para câncer de mama), *New England Journal of Medicine* 362, n. 6 (2010): 513–20.

92. T. D. Smile et al., "Accelerated Partial-Breast Irradiation: an Emerging Standard of Care" (Irradiação acelerada parcial da mama: um padrão emergente de tratamento), *Applied Radiation Oncology*, http://appliedradiationoncology.com/articles/accelerated-partial-breast-irradiation-an-emerging-standard-of-care.

93. U. Veronesi et al., "Radiotherapy After Breast-Conserving Surgery in Small Breast Carcinoma: Long-Term Results of a Randomized Trial" (Radioterapia após cirurgia de conservação da mama em carcinoma de mama pequeno: resultados a longo prazo de uma experiência randomizada), *Annals of Oncology* 12 (2001): 997–1003.

94. F. Sedlmayer, F. Zehentmayr e G. Fastner, "Partial Breast Re-irradiation for Local Recurrence of Breast Carcinoma: Benefit and LongTerm Side Effects" (Reirradiação parcial da mama para recidiva local de carcinoma mamário: benefício e efeitos colaterais a longo prazo), *Breast* 22, n. 2 (agosto 2013): S141–46.

95. J. S.Vaidya et al., "Targeted Intraoperative Radiotherapy (TARGIT): an Innovative Approach to Partial-Breast Irradiation" (Radioterapia intraoperatória direcionada (TARGIT): uma abordagem inovadora à irradiação parcial da mama), *Seminars in Radiation Oncology* 15, n. 2 (abril 2005): 84–91; U. Veronesi et al., "Intraoperative Radiotherapy Versus External Beam Radiotherapy for Early Breast Cancer (ELIOT): A Randomised Controlled Equivalence Trial" (Radioterapia intraoperatória *versus* radioterapia externa para câncer de mama em estágio inicial [ELIOT]: uma experiência randomizada controlada de equivalência), *Lancet Oncology* 14, n. 13 (dezembro 2013): 1269–77.

96. C. Shah, J. Wobb e A. Khan, "Intraoperative Radiation Therapy in Breast Cancer: Still Not Ready for PrimeTime" (Terapia de radiação intraoperatória em câncer de mama: ainda não preparada para o horário nobre), *Annals of Surgical Oncology* 23, n. 6 (2016): 1796–98.

97. American Cancer Society, *Global Cancer Facts & Figures*, 3. ed. (Atlanta, GA: American Cancer Society, 2015), https://www.cancer.org/content/dam/cancer-org/research/cancer-facts-and-statistics/global-cancer-facts-and-figures/global-cancer-facts-and-figures-3rd-edition.pdf.

98. M. Clarke et al., "Effects of Radiotherapy and of Differences in the Extent of Surgery for Early Breast Cancer on Local Recurrence and 15-Year Survival: an Overview of the Randomised Trials" (Efeitos da radioterapia e das diferenças de extensão da cirurgia para o câncer de mama em estágio inicial sobre a recidiva local e quinze anos de sobrevida: uma revisão geral das experiências randomizadas), *Lancet* 366, n. 9503 (dezembro 2005): 2087–106.

99. E. Styring et al., "Radiation-Associated Angiosarcoma After Breast Cancer: Improved Survival by Excision of All Irradiated Skin and Soft Tissue of the Thoracic Wall? A Report of Six Patients" (Angiosarcoma associado a radiação após o câncer de mama: sobrevida melhorada por excisão de toda pele e tecido mole da parede torácica irradiados? Um relatório de 6 pacientes), *Acta Oncologica* 54, n. 7 (2015): 1078–80.

100. T. Grantzau e J. Overgaard, "Risk of Second Non-Breast Cancer Among Patients Treated with and Without Postoperative Radiotherapy for Primary Breast Cancer: A Systematic Review and Meta-analysis of Population-Based Studies Including 522,739 Patients" (Risco de segundo câncer não mamário entre pacientes tratadas com e sem radioterapia pós-operatória para câncer de mama primário: uma revisão sistemática e meta-análise de estudos de base populacional incluindo 522.739 pacientes), *Radiotherapy and Oncology* 121, n. 3 (2016): 402–13.

101. C. Shah et al., "Brachytherapy-Based Partial Breast Irradiation Is Associated with Low Rates of Complications and Excellent Cosmesis" (Irradiação parcial da mama baseada em braquiterapia está associada com índices baixos de complicações e excelente cosmese), *Brachytherapy* 12, n. 4 (2013): 278–84.

102. National Comprehensive Cancer Network (NCCN), "NCCN Clinical Practice Guidelines in Oncology: Breast Cancer" (Diretrizes de prática clínica em oncologia da NCCN: câncer de mama), https://www.nccn.org/professionals/physician_gls/default.aspx.

103. I. H. Kunkler et al., "Breast-Conserving Surgery with or Without Irradiation in Women Aged 65 Years or Older with Early Breast Cancer (PRIMEII): A Randomised Controlled Trial" (Cirurgia de conservação da mama com ou sem irradiação em mulheres com 65 anos de idade ou mais com câncer de mama em estágio inicial [PRIMEII]: uma experiência controlada randomizada), *Lancet Oncology* 16, n. 3 (2015): 266–73.

104. B. McCormick et al., "RTOG9804: A Prospective Randomized Trial for Good-Risk Ductal Carcinoma In Situ Comparing Radiotherapy with Observation" (RTOG9804: uma experiência randomizada prospectiva para bom risco de carcinoma ductal *in situ* comparando radioterapia com observação), *Journal of Clinical Oncology* 33, n. 7 (março 2015): 709–15.

105. M. Donker et al., "Breast-ConservingTreatment with or Without Radiotherapy in Ductal Carcinoma In Situ: 15-Year Recurrence Rates and Outcome After a Recurrence, from the EORTC10853 Randomized Phase III Trial" (Tratamento de conservação da mama com ou sem radioterapia em carcinoma ductal *in situ*: índices de recidiva e resultado de 15 anos após uma recidiva, da experiência da fase III randomizada EORTC10853), *Journal of Clinical Oncology* 31, n. 32 (2013): 4054–59.

106. L. J. Solin et al., "A Multi-Gene Expression Assay to Predict Local Recurrence Risk for Ductal Carcinoma In Situ of the Breast" (Um ensaio de expressão multigênica para prever o risco de recidiva local para carcinoma ductal *in situ* da mama), *Journal of the National Cancer Institute* 105, n. 10 (maio 2013): 701–10.

107. C. E. De Santis et al., "Breast Cancer Statistics, 2015: Convergence of Incidence Rates Between Black and White Women" (Estatísticas de câncer de mama, 2015: convergência das taxas de incidência entre mulheres negras e brancas), *CA: A CancerJournal for Clinicians* 66, n. 1 (2016): 31–42.

108. J. F. R. Robertson et al., "Fulvestrant 500 mg Versus Anastrozole 1 mg for Hormone Receptor-Positive Advanced Breast Cancer (FALCON): an International, Randomised, Double-Blind, Phase 3 Trial" (Fulvestrant 500 mg *versus* anastrozol 1 mg para câncer de mama avançado positivo para receptor hormonal [FALCON]: uma experiência internacional, randomizada, duplo-cego, da fase III), *Lancet* 388, n. 10063 (2016): 2997–3005.

109. Early Breast Cancer Trialists' Collaborative Group (Grupo colaborativo de investigadores do câncer de mama em estágio inicial), "Relevance of Breast Cancer Hormone Receptors and Other Factors to the Efficacy of Adjuvant Tamoxifen: Patient-Level Meta-analysis of Randomised Trials" (Relevância dos receptores hormonais do câncer de mama e outros fatores para a eficácia de tamoxifeno adjuvante: meta-análise no nível das pacientes de experiências randomizadas), *Lancet* 378, n. 9793 (2011): 771–84.

110. A. Howell et al., "Results of the ATAC (Arimidex, Tamoxifen, Alone or in Combination) Trial after Completion of 5 Years' Adjuvant Treatment for Breast Cancer" (Resultados da experiência ATAC [arimidex, tamoxifeno, isoladamente ou em combinação] após completados cinco anos de tratamento adjuvante para câncer de mama), *Lancet* 365, n. 9453 (2005): 60–62.

111. O. Pagani, M. M. Regan e P. A. Francis, "TEXT and SOFT Investigators; International Breast Cancer Study Group. Exemestane with Ovarian Suppression in Premenopausal Breast Cancer" (Investigação TEXT e SOFT; Grupo de estudo internacional do câncer der mama. Exemestano com supressão ovariana em câncer de mama na pré-menopausa), *New England Journal of Medicine* 371 (2014): 1358–59.

112. C. Davies et al., "Adjuvant Tamoxifen: Longer Against Shorter (ATLAS) Collaborative Group. Long-Term Effects of Continuing Adjuvant Tamoxifen to 10 Years Versus Stopping at 5 Years After Diagnosis of Oestrogen Receptor-Positive Breast Cancer: ATLAS, a Randomised Trial" (Tamoxifeno adjuvante: Grupo colaborativo mais longo contra mais curto [ATLAS]. Efeitos de longo prazo de continuação de tamoxifeno adjuvante por dez anos *versus* interrupção aos cinco anos após diagnóstico de câncer de mama com receptor de estrogênio positivo), *Lancet* 381(2013): 805–16.

113. P. E. Goss et al., "A Randomized Trial of Letrozole in Postmenopausal Women After Five Years of Tamoxifen Therapy for Early-Stage Breast Cancer" (Uma experiência randomizada de letrozole em mulheres na pós-menopausa depois de cinco anos de terapia com tamoxifeno para câncer de mama em estágio inicial), *New England Journal of Medicine* 349 (2003): 1793–802.

114. D. C. Allred et al., "Adjuvant Tamoxifen Reduces Subsequent Breast Cancer in Women with Estrogen Receptor-Positive Ductal Carcinoma In Situ: A Study Based on NSABP Protocol B-24" (Tamoxifeno adjuvante reduz câncer de mama subsequente em mulheres com carcinoma ductal *in situ* com receptor positivo de estrogênio: um estudo baseado no protocolo B-24 da NSABPP), *Journal of Clinical Oncology* 30, n. 12 (abril 2012): 1268–73.

115. L. Fallowfield et al., "Quality of Life of Postmenopausal Women in the Arimidex, Tamoxifen, Alone or in Combination (ATAC) Adjuvant Breast Cancer Trial" (Qualidade de vida de mulheres na pós-menopausa com arimidex e tamoxifeno, isolados ou em combinação [ATAC], na experiência adjuvante de câncer de mama), *Journal of Clinical Oncology* 22, n. 21 (novembro 2004): 4261–71.

116. D. Slamon et al., "Adjuvant Trastuzumab in HER2-Positive Breast Cancer" (Trastuzumab adjuvante no câncer de mama HER2 positivo), *New England Journal of Medicine* 365 (2011): 1273–83.

117. H. S. Rugo et al., "Heritage: A Phase III Safety and Efficacy Trial of the Proposed Trastuzumab Biosimilar Myl-1401O Versus Herceptin" (Heritage: uma experiência da fase III de segurança e eficácia do biosimilar de trastuzumab proposto Myl-1401O *versus* herceptin), *Journal of Clinical Oncology* 34, n. 18, LBA503.

118. R. S. Finn et al., "The Cyclin-Dependent Kinase 4/6 Inhibitor Palbociclibin Combination with Letrozole Versus Letrozole Alone as First-Line Treatment of Oestrogen Receptor-Positive, HER-2-Negative, Advanced Breast Cancer (PALOMA-1/TRIO-18): A Randomised Phase 2 Study" (A combinação de cinase dependente de ciclina 4/6 inibidor de palbociclibina com letrozol *versus* apenas letrozol como tratamento de primeira linha para câncer de mama avançado com receptor de estrogênio positivo, HER-2 negativo (PALOMA-1/trio18), *Lancet Oncology* 16, n. 1 (2015):

25–35; "Ribociclib Effective in Younger Breast Cancer Patients Too" (Ribociclib também é eficaz em pacientes de câncer de mama mais jovens), Medscape, 8 de dezembro de 2017, https://www.medscape.com/viewarticle/889777?nlid=119488_2202.

119. B. Warth et al., "Metabolomics Reveals That Dietary Xenoestrogens Alter Cellular Metabolism Induced by Palbociclib/Letrozole Combination Cancer Therapy" (Metabolômica revela que xenoestrogênios dietéticos alteram metabolismo celular induzidos por terapia de câncer de combinação de palbociclib/letrozol), *Cell Chemical Biology* (janeiro 2018), acessado em 30 de janeiro de 2018, https://doi.org/10.1016/j.chembiol.2017.12.010.

120. H. L. McArthur e D. B. Page, "Immunotherapy for the Treatment of Breast Cancer: Checkpoint Blockade, Cancer Vaccines, and Future Directions in Combination Immunotherapy" (Imunoterapia para o tratamento de câncer de mama: bloqueio de ponto de verificação, vacinas para câncer e futuras direções na imunoterapia de combinação), *Clinical Advances in Hematology and Oncology* 14, n. 11 (2016): 922–33.

121. E. M. Walker et al., "Acupuncture Versus Venlafaxine for the Management of Vasomotor Symptoms in Patients with Hormone Receptor-Positive Breast Cancer: A Randomized Controlled Trial" (Acupuntura *versus* venlafaxina para a administração de sintomas vasomotores em pacientes com câncer de mama com receptor de hormônio positivo: uma experiência randomizada controlada), *Journal of Clinical Oncology* 28, n. 4 (2009): 634–40.

122. T. Gansler et al., "A Population-Based Study of Prevalence of Complementary Methods Use by Cancer Survivors" (Um estudo de base populacional da prevalência de uso de métodos complementares por sobreviventes de câncer), *Cancer* 113, n. 5 (2008): 1048–57.

123. M. A. Richardson et al., "Complementary/Alternative Medicine Use in a Comprehensive Cancer Center and the Implications for Oncology" (Uso da medicina complementar/alternativa num centro de câncer abrangente e as implicações para a oncologia), *Journal of Clinical Oncology* 18, n. 13 (2000): 2505–14.

124. H. S. Boon, F. Olatunde e S. M. Zick, "Trends in Complementary/Alternative Medicine Use by Breast Cancer Survivors: Comparing Survey Data from 1998 and 2005" (Tendências no uso da medicina complementar/alternativa por sobreviventes de câncer: comparando dados de pesquisa de 1998 e 2005), *BMC Women's Health* 7, n. 1 (2007): 4.

125. A. Molassiotis et al., "Use of Complementary and Alternative Medicine in Cancer Patients: A European Survey" (Uso de medicina complementar e alternativa em pacientes de câncer: uma pesquisa europeia), *Annals of Oncology* 16, n. 4 (2005): 655–63.

Capítulo 10: E agora? A vida após o diagnóstico e tratamento

1. J. L. Khatcheressian et al., "Breast Cancer Follow-Up and Management After Primary Treatment: American Society of Clinical Oncology Clinical Practice Guideline Update" (Acompanhamento e administração do câncer de mama após o tratamento primário: atualização das diretrizes da prática clínica da Sociedade Norte-Americana de Oncologia Clínica), *Journal of Clinical Oncology* 31, n. 7 (2012): 961–65.

2. The GIVIO Investigators, "Impact of Follow-Up Testing on Survival and Health-Related Quality of Life in Breast Cancer Patients. A Multicenter Randomized Controlled Trial" (Impacto dos exames de acompanhamento na sobrevida e qualidade de vida relacionada à saúde em pacientes de câncer de mama. Um estudo multicêntrico controlado randomizado), *Journal of the American Medical Association* 271, n. 20 (maio 1994): 1587–92; S. De Placido et al., "Imaging Tests in Staging and Surveillance of Non-metastatic Breast Cancer: Changes in Routine Clinical Practice and Cost Implications" (Exames por imagem no estadiamento e vigilância do câncer de mama não metastático: mudanças na prática clínica de rotina e implicações de custo), *British Journal of Cancer* 116, n. 6 (2017): 821.

3. A. Lucci et al., "Circulating Tumour Cells in Non-metastatic Breast Cancer: A Prospective Study" (Células tumorais circulantes no câncer de mama não metastático: um estudo prospectivo), *Lancet Oncology* 13, n. 7 (julho 2012): 688–95.

4. S. J. Dawson et al., "Analysis of Circulating Tumor DNA to Monitor Metastatic Breast Cancer" (Análise de DNA circulante de tumor para monitorar o câncer de mama metastático), *New England Journal of Medicine* 368, n. 13 (2013): 1199–209.

5. E. Grunfeld et al., "Population-Based Longitudinal Study of Follow-Up Care for Breast Cancer Survivors" (Estudo longitudinal de base populacional dos cuidados continuados às sobreviventes de câncer de mama), *Journal of Oncology Practice* 6, n. 4 (julho 2010): 174–81.

6. LIVESTRONG, *How Cancer Has Affected Post-treatment Survivors: ALIVESTRONG Report* (Como o câncer afetou sobreviventes pós-tratamento: Relatório ALIVESTRONG), https://d1un1nybq8gi3x.cloudfront.net/sites/default/files/what-we-do/reports/LSSurvivorSurveyReport.pdf.

7. Z. Koak e J. Overgaard, "Risk Factors of Arm Lymphedema in Breast Cancer Patients" (Fatores de risco do linfedema no braço em pacientes de câncer de mama), *Acta Oncologica* 39 (2000): 389–92.

8. P. W. Whitworth e A. Cooper, "Reducing Chronic Breast Cancer-Related Lymphedema Utilizing a Program of Prospective Surveillance with Bioimpedance Spectroscopy" (Reduzindo o linfedema crônico relacionado ao câncer de mama utilizando um programa de vigilância prospectiva com espectroscopia de bioimpedância), *Breast Journal* 24, n. 1 (2017): 1–4, https://doi.org/10.1111/tbj.12939; Soran, et al., "The Importance of Detection of Subclinical Lymphedema for the Prevention of Breast Cancer-Related Clinical Lymphedema After Axillary Lymph Node Dissection: A Prospective Observational Study" (A importância da detecção de linfedema subclínico para a prevenção de linfedema clínico relacionado a câncer de mama após a dissecção de linfonodo axilar), *Lymphatic Research and Biology* 12, n. 4 (2014): 289–94; A. Laidley e B. Anglin, "The Impact of L-Dex Measurements in Assessing Breast Cancer-Related Lymphedema as Part of Routine Clinical Practice" (O impacto das medições L-Dex na avaliação do linfedema relacionado ao câncer de mama como parte da prática clínica de rotina), *Frontiers in Oncology* 6 (2016); M. T. Lacomba et al., "Effectiveness of Early Physiotherapy to Prevent Lymphoedema After Surgery for Breast Cancer: Randomised, Single Blinded, Clinical Trial" (Eficácia da fisioterapia precoce para prevenir linfedema após cirurgia de câncer de mama: estudo clínico randomizado, simples-cego), *BMJ* 340 (2010): b5396.

9. T. Di Sipio et al., "Incidence of Unilateral Arm Lymphoedema After Breast Cancer: A Systematic Review and Meta-analysis" (Incidência de linfedema de braço unilateral após cirurgia de câncer de mama: uma revisão sistemática e meta análise), *Lancet Oncology* 14, n. 6 (2013): 500–15.

10. M. T. Lacomba et al., "Effectiveness of Early Physiotherapy to Prevent Lymphoedema After Surgery for Breast Cancer: Randomised, Single Blinded, Clinical Trial" (Eficácia da fisioterapia precoce para prevenir linfedema após cirurgia de câncer de mama: estudo clínico randomizado, simples-cego), *British Medical Journal* 340 (janeiro 2010): b5396.

11. International Society of Lymphology, "The Diagnosis and Treatment of Peripheral Lymphedema 2009 Concensus Document of the International Society of Lymphology" (O diagnóstico e tratamento de linfedema periférico. Documento de consenso de 2009 da Sociedade Internacional de Linfologia), *Lymphology* 42, n. 2 (2009): 51–60.

12. R. Ito e H. Suami, "Overview of Lymphnode Transfer for Lymphedema Treatment" (Visão geral da transferência de linfonodo para tratamento de linfedema), *Plastic and Reconstructive Surgery* 134, n. 3 (2014): 548–56.

13. S. L. Showalter et al., "Lifestyle Risk Factors Associated with Arm Swelling Among Women with Breast Cancer" (Fatores de risco relacionados ao estilo de vida associados ao inchaço do braço entre mulheres com câncer de mama), *Annals of Surgical Oncology* 20, n. 3 (março 2013): 842–49.

14. C. M. Ferguson et al., "Impact of Ipsilateral Blood Draws, Injections, Blood Pressure Measurements, and Air Travel on the Risk of Lymphedema for Patients Treated for Breast Cancer" (Impacto de coletas de sangue ipsilaterais, injeções, medições de pressão arterial e viagem aérea sobre o

risco de linfedema em pacientes tratadas para câncer de mama), *Journal of Clinical Oncology* 34, n. 7 (2015): 691–98.

15. S. Dhesy-Thind et al., "Use of Adjuvant Bisphosphonates and Other Bone-Modifying Agents in Breast Cancer" (Uso de bifosfonatos adjuvantes e outros agentes modificadores dos ossos no câncer de mama), *Journal of Clinical Oncology* 35, n. 18 (junho 2017): 2062–81.
16. K. D. Crew, "Prevalence of Joint Symptoms in Postmenopausal Women Taking Aromatase Inhibitors for Early-Stage Breast Cancer" (Prevalência de sintomas articulares em mulheres na pós-menopausa tomando inibidores de aromatase para câncer de mama em estágio inicial), *Journal of Clinical Oncology* 25, n. 25 (setembro 2007): 3877–83.
17. M. Seretny et al., "Incidence, Prevalence, and Predictors of Chemotherapy-Induced Peripheral Neuropathy: A Systematic Review and Meta-analysis" (Incidência, prevalência e indicadores de neuropatia periférica induzida por quimioterapia: uma revisão sistemática e meta-análise), *PAIN* 155, n. 12 (2014): 2461–70.
18. D. Irvine et al., "The Prevalence and Correlates of Fatigue in Patients Receiving Treatment with Chemotherapy and Radiotherapy" (A prevalência de fadiga e correlatos em pacientes recebendo tratamento com quimioterapia e radioterapia), *Cancer Nursing* 17, n. 5 (outubro 1994): 367–78.
19. J. E. Bower et al., "Fatigue in Breast Cancer Survivors: Occurrence, Correlates, and Impact on Quality of Life" (Fadiga em sobreviventes de câncer de mama: ocorrência, correlatos e impacto na qualidade de vida), *Journal of Clinical Oncology* 18, n. 4 (fevereiro 2000): 743–53.
20. D. S. Dizon, "Quality of Life After Breast Cancer: Survivorship and Sexuality" (Qualidade de vida após o câncer de mama: sobrevivência e sexualidade), *Breast Journal* 15, n. 5 (setembro–outubro 2009): 500–504.
21. J. E. Dew, B. G.Wren e J. A. Eden, "A Cohort Study of Topical Vaginal Estrogen Therapy in Women Previously Treated for Breast Cancer" (Um estudo de coorte da terapia vaginal tópica com estrogênio em mulheres anteriormente tratadas para câncer de mama), *Climacteric* 6, n. 1 (março 2003): 45–52.
22. A. Kendall et al., "Caution: Vaginal Estradiol Appears to Be Contraindicated in Postmenopausal Women on Adjuvant Aromatase Inhibitors" (Cuidado: o estradiol vaginal parece ser contraindicado em mulheres na pós-menopausa usando adjuvantes inibidores da aromatase), *Annals of Oncology* 17, n. 4 (abril 2006): 584–87.
23. A. Chang et al., "The Effect of Herbal Extract (EstroG-100) on Pre-, Peri- and Post-Menopausal Women: A Randomized Double-Blind, Placebo-Controlled Study" (O efeito do extrato de erva [EstroG-100] em mulheres na pré, peri e pós-menopausa: um estudo randomizado duplo-cego, controlado por placebo), *Phytotherapy Research* 26, n. 4 (2012): 510–16.
24. V. D. E. Simone e O. Pagani, "Pregnancy After Breast Cancer: Hope After the Storm" (Gravidez após o câncer de mama: esperança depois da tempestade), *Minerva Ginecologica* 69, n. 6 (dezembro 2017): 597–607.
25. H. A. Azim et al., "Safety of Pregnancy Following Breast Cancer Diagnosis: A Meta-analysis of 14 Studies" (Segurança da gravidez em seguida ao diagnóstico de câncer de mama: uma meta-análise de 14 estudos), *European Journal of Cancer* 47, n. 1 (2011): 74–83.
26. P. Fani, "Breastfeeding and Breast Cancer" (Amamentação e câncer de mama), *Health Science Journal* 6, n. 4 (outubro–dezembro 2012): 610.
27. O. G. Palesh et al., "A Longitudinal Study of Depression, Pain, and Stress as Predictors of Sleep Disturbance Among Women with Metastatic Breast Cancer" (Um estudo longitudinal da depressão, dor e estresse como indicadores de distúrbio do sono em mulheres com câncer de mama metastático), *Biological Psychology* 75, n. 1 (abril 2007): 37–44.
28. N. Bokhari et al., "Pilot Study of a Survey to Identify the Prevalence of and Risk Factors for Chronic Neuropathic Pain Following Breast Cancer Surgery" (Estudo piloto de uma pesquisa para identificar a prevalência e os fatores de risco da dor neuropática crônica após a cirurgia de câncer de mama), *Oncology Nursing Forum* 39, n. 2 (março 2012): E141–49.

29. M. C. Lauridsen, P. Christiansen e I. B. Hessov, "The Effect of Physiotherapy on Shoulder Function in Patients Surgically Treated for Breast Cancer: A Randomized Study" (O efeito da fisioterapia na função do ombro em pacientes tratadas cirurgicamente para câncer de mama: um estudo randomizado), *Acta Oncologica* 44, n. 5 (2005): 449–57.

30. M. T. Lacomba et al., "Axillary Web Syndrome After Axillary Dissection in Breast Cancer: A Prospective Study" (Síndrome da rede axilar após dissecção axilar no câncer de mama: um estudo prospectivo), *Breast Cancer Research and Treatment* 117, n. 3 (2009): 625–30.

31. K. M. Mustian et al., "A 4-Week Home-Based Aerobic and Resistance Exercise Program During Radiation Therapy: A Pilot Randomized Clinical Trial" (Um programa de exercícios aeróbicos e de resistência de quatro semanas baseados em casa durante a radioterapia: uma experiência clínica piloto randomizada), *Journal of Supportive Oncology* 7, n. 5 (setembro–outubro 2009): 158–67; I. Cantarero Villanueva et al., "Effectiveness of Water Physical Therapy on Pain, Pressure Pain Sensitivity, and Myofascial Trigger Points in Breast Cancer Survivors: A Randomized, Controlled Clinical Trial" (Eficácia de fisioterapia aquática na dor, sensibilidade à dor da pressão e ponto-gatilho miofascial em sobreviventes de câncer de mama: uma experiência clínica controlada, randomizada), *Pain Medicine* 13, n. 11 (novembro 2012): 1509–19.

32. P. F. Pradat et al., "Radiation-Induced Neuropathies: Collateral Damage of Improved Cancer Prognosis" (Neuropatias induzidas por radiação: dano colateral do prognóstico melhorado do câncer), *Revue Neurologique* 168 (2012): 939–50.

33. C. P. Watson e R. J. Evans, "The Postmastectomy Pain Syndrome and Topical Capsaicin: A Randomized Trial" (A síndrome da dor pós-mastectomia e capsaicina tópica: uma experiência randomizada), *Pain* 51, n. 3 (dezembro 1992): 375–79.

34. H. S. Smith e S. X. Wu, "Persistent Pain After Breast Cancer Treatment" (Dor persistente após o tratamento do câncer de mama), *Annals of Palliative Medicine* 1, n. 3 (2013): 182–94.

35. T. S. Alster e E. L.Tanzi, "Hypertrophic Scars and Keloids" (Cicatrizes e queloides hipertróficos), *American Journal of Clinical Dermatology* 4, n. 4 (2003): 235–43.

36. M. G. Khouri et al., "Cancer Therapy–Induced CardiacToxicity in Early Breast Cancer" (Toxicidade cardíaca induzida por terapia para câncer no câncer de mama em estágio inicial), *Circulation* 126, n. 23 (2012): 2749–63.

37. I. F. Tannock et al., "Cognitive Impairment Associated with Chemotherapy for Cancer: Report of a Workshop" (Comprometimento cognitivo associado com quimioterapia para câncer: relatório de uma oficina), *Journal of Clinical Oncology* 22, n. 11 (2004): 2233–39.

38. M. Ramalho et al., "Cognitive Impairment in the First Year After Breast Cancer Diagnosis: A Prospective Cohort Study" (Comprometimento cognitivo no primeiro ano após o diagnóstico de câncer de mama: um estudo de coorte prospectivo), *Breast* 32 (2017): 173–78.

39. D. H. Silverman et al. "Abnormal Regional Brain Metabolism in Breast Cancer Survivors After Adjuvant Chemotherapy Is Associated with Cognitive Changes" (Metabolismo anormal da região do cérebro em sobreviventes de câncer de mama depois da quimioterapia adjuvante está associado com alterações cognitivas), *Proceedings of the American Society of Clinical Oncology* 22 (2003).

40. S. B. Schagen et al., "Change in Cognitive Function After Chemotherapy: A Prospective Longitudinal Study in Breast Cancer Patients" (Alteração da função cognitiva após a quimioterapia: um estudo longitudinal prospectivo em pacientes de câncer de mama), *Journal of the National Cancer Institute* 98, n. 23 (2006): 1742–45.

41. X. Chen et al., "Decision-Making Impairments in Breast Cancer Patients Treated with Tamoxifen" (Deficiências da tomada de decisão em pacientes de câncer de mama tratadas com tamoxifeno), *Hormones and Behavior* 66, n. 2 (2014): 449–56.

42. T. A. Ahles e A. J. Saykin, "Candidate Mechanisms for Chemotherapy-Induced Cognitive Changes" (Mecanismos candidatos a alterações cognitivas induzidas por quimioterapia), *Nature Reviews: Cancer* 7, n. 3 (março 2007): 192–201.

43. R. J. Ferguson et al., "Cognitive-Behavioral Management of Chemotherapy-Related Cognitive Change" (Administração cognitivo-comportamental da alteração cognitiva relacionada à quimioterapia), *Psycho-Oncology* 16, n. 8 (2007): 772–77.

44. Early Breast Cancer Trialists' Collaborative Group (Grupo colaborativo de investigadores do câncer de mama em estágio inicial), "Tamoxifen for Early Breast Cancer: An Overview of the Randomised Trials" (Tamoxifeno para o câncer de mama em estágio inicial: uma visão geral das experiências randomizadas), *Lancet* 351, n. 9114 (maio 1998): 1451–67.

45. M. Schaapveld et al., "Risk of New Primary Nonbreast Cancers After Breast Cancer Treatment: A Dutch Population-Based Study" (Risco de novo câncer primário não mamário após o tratamento para câncer de mama: um estudo holandês de base populacional), *Journal of Clinical Oncology* 26, n. 8 (março 2008): 1239–46.

46. E. Diamandidou et al., "Treatment-Related Leukemia in Breast Cancer Patients Treated with Fluorouracil-doxorubicin cyclophosphamide Combination Adjuvant Chemotherapy: The University of Texas M. D. Anderson Cancer Center Experience" (Leucemia relacionada ao tratamento em pacientes de câncer de mama tratadas com quimioterapia adjuvante de combinação de ciclofosfamida, fluorouracil e doxorrubicina: a experiência do Centro de Câncer MD Anderson da Universidade do Texas), *Journal of Clinical Oncology* 14, n. 10 (outubro 1996): 2722–30.

47. T. Grantzau e J. Overgaard, "Risk of Second Non-breast Cancer Among Patients Treated with and Without Postoperative Radiotherapy for Primary Breast Cancer: A Systematic Review and Meta--analysis of Population-Based Studies Including 522,739 Patients" (Risco de segundo câncer não mamário entre pacientes tratadas com e sem radioterapia pós-operatória para câncer de mama primário: uma revisão sistemática e meta-análise de estudos de base populacional incluindo 522.739 pacientes), *Radiotherapy and Oncology* 121, n. 3 (2016): 402–13.

48. H. G. Björneklett et al., "A Randomised Controlled Trial of Support Group Intervention After Breast Cancer Treatment: Results on Anxiety and Depression" (Uma experiência controlada randomizada de intervenção de grupo de apoio após tratamento de câncer de mama: resultados sobre a ansiedade e depressão), *Acta Oncologica* 51, n. 2 (fevereiro 2012): 198–207; H. G. Björneklett et al., "Long-Term Follow-Up of a Randomized Study of Support Group Intervention in Women with Primary Breast Cancer" (Acompanhamento a longo prazo de um estudo randomizado de intervenção de grupo de apoio em mulheres com câncer de mama primário), *Journal of Psychosomatic Research* 74, n. 4 (abril 2013): 346–53.

49. R. Jagsi et al., "Patient-Reported Quality of Life and Satisfaction with Cosmetic Outcomes After Breast Conservation and Mastectomy with and Without Reconstruction: Results of a Survey of Breast Cancer Survivors" (Qualidade de vida e satisfação com os resultados cosméticos relatados pela paciente após a conservação de mama e a mastectomia com e sem reconstrução: resultados de uma pesquisa sobre sobreviventes de câncer de mama), *Annals of Surgery* 261, n. 6 (2015): 1198.

50. M. E. Mast, "Survivors of Breast Cancer: Illness Uncertainty, Positive Reappraisal, and Emotional Distress" (Sobreviventes de câncer de mama: incerteza de doença, reavaliação positiva e angústia emocional), *Oncology Nursing Forum* 25, n. 3 (abril 1998): 555–62.

51. R. R. Bouknight, C. J. Bradley e Z. Luo, "Correlates of Return to Work for Breast Cancer Survivors" (Correlatos da volta ao trabalho para sobreviventes de câncer de mama), *Journal of Clinical Oncology* 24, n. 3 (2006): 345–53.

52. J. H. Lee et al., "US Screening for Detection of Nonpalpable Locoregional Recurrence After Mastectomy" (Rastreamento para detecção de recidiva não palpável locorregional após mastectomia nos EUA), *European Journal of Radiology* 82, n. 3 (2013): 485–89; Early Breast Cancer Trialists' Collaborative Group (Grupo colaborativo de investigadores do câncer de mama em estágio inicial), "Effects of Radiotherapy and of Differences in the Extent of Surgery for Early Breast Cancer on Local Recurrence and 15-Year Survival: An Overview of the Randomised Trials" (Efeitos da radioterapia e das diferenças de extensão da cirurgia para o câncer de mama em estágio inicial sobre a recidiva local e quinze anos de sobrevida – uma revisão geral das experiências randomizadas), *Lancet* 366, n. 9503 (2006): 2087–2106.

53. I. L. Wapnir et al., "Prognosis After Ipsilateral Breast Tumor Recurrence and Locoregional Recurrences in Five National Surgical Adjuvant Breast and Bowel Project Node-Positive Adjuvant Breast Cancer Trials" (Prognóstico após recidiva de tumor mamário ipsilateral e recidivas locorregionais em 5 experiências adjuvantes de câncer de mama de linfonodo positivo do Projeto Nacional de Cirurgia Adjuvante da Mama e Intestino), *Journal of Clinical Oncology* 24, n. 13 (maio 2006): 2028–37.

54. S. J. Anderson et al., "Prognosis After Ipsilateral Breast Tumor Recurrence and Locoregional Recurrences in Patients Treated by Breast-Conserving Therapy in Five National Surgical Adjuvant Breast and Bowel Project Protocols of Node-Negative Breast Cancer" (Prognóstico após recidiva de tumor mamário ipsilateral e recidivas locorregionais em 5 protocolos de câncer de mama de nódulo negativo do Projeto Nacional de Cirurgia Adjuvante da Mama e Intestino), *Journal of Clinical Oncology* 27, n. 15 (2009): 2466–73.

55. M. Trombetta et al., "Breast Conservation Surgery and Interstitial Brachytherapy in the Management of Locally Recurrent Carcinoma of the Breast: The Allegheny General Hospital Experience" (Cirurgia de conservação da mama e braquiterapia instersticial na administração da recidiva local do carcinoma mamário: a experiência do Hospital Geral Allegheny), *Brachytherapy* 7, n. 1 (janeiro-março 2008): 29–36; T. E. Alpert et al., "Ipsilateral Breast Tumor Recurrence After Breast Conservation Therapy: Outcomes of Salvage Mastectomy vs. Salvage Breast-Conserving Surgery and Prognostic Factors for Salvage Breast Preservation" (Recidiva de tumor mamário ipsilateral após terapia de conservação da mama: resultados da mastectomia de resgate *versus* cirurgia de conservação de mama resgate e fatores prognósticos para a preservação de mama resgate), *International Journal of Radiation Oncology* Biology* Physics* 63 (2005): 845–51.

56. J. O'Shaughnessy, "Extending Survival with Chemotherapy in Metastatic Breast Cancer" (Prolongando a sobrevida com quimioterapia no câncer de mama metastático), *Oncologist* 10, n. 3 (2005): 20–29; S. Saadatmand et al., "Influence of Tumour Stage at Breast Cancer Detection on Survival in Modern Times: Population Based Study in 173,797 Patients" (Influência do estágio do tumor na detecção do câncer de mama na sobrevida nos tempos modernos: estudo de base populacional de 173.797 pacientes), BMJ 351: (2015) h4901; B. Gerber, M. Freund e T. Reimer, "Recurrent Breast Cancer: Treatment Strategies for Maintaining and Prolonging Good Quality of Life" (Câncer de mama recidivo: estratégias de tratamento para manter e prolongar a boa qualidade de vida), *Deutsches Arzteblatt International* 107, n. 6 (2010): 85–91; Nick Mulcahy, "The Mystery of a Common Breast Cancer Statistic" (O mistério de uma estatística comum do câncer de mama), *Medscape*, 18 de agosto de 2015, https://www.medscape.com/viewarticle/849644#vp_1.

57. A. B. Mariotto et al., "Estimation of the Number of Women Living with Metastatic Breast Cancer in the United States" (Estimativa do número de mulheres vivendo com câncer de mama metastático nos Estados Unidos), *Cancer Epidemiology and Prevention Biomarkers* 26, n. 6 (2017): 809–15.

58. Early Breast Cancer Trialists' Collaborative Group (Grupo colaborativo de investigadores do câncer de mama em estágio inicial), "Effects of Chemotherapy and Hormonal Therapy for Early Breast Cancer on Recurrence and 15-Year Survival: an Overview of the Randomised Trials" (Efeitos da quimioterapia e da terapia hormonal para o câncer de mama em estágio inicial sobre a recidiva e quinze anos de sobrevida – uma revisão geral das experiências randomizadas), *Lancet* 365, n. 9472 (2005): 1687–17.

59. F. J. Esteva et al., "Molecular Prognostic Factors for Breast Cancer Metastasis and Survival" (Fatores prognósticos moleculares para metástase de câncer de mama e sobrevida), *Seminars in Radiation Oncology* 12, n. 4 (Filadélfia: W. B. Saunders, 2002).

60. L. Natarajan et al., "Time-Varying Effects of Prognostic Factors Associated with Disease-Free Survival in Breast Cancer" (Efeitos variáveis com o tempo de fatores prognósticos associados com sobrevida livre de doença no câncer de mama), *American Journal of Epidemiology* 169, n. 12 (2009): 1463–70.

61. W. F. Anderson, I. Jatoi e S. S. Devesa, "Distinct Breast Cancer Incidence and Prognostic Patterns in the NCI's SEER Program: Suggesting a Possible Link Between Etiology and Outcome" (Incidência de câncer de mama e padrões prognósticos distintos no programa SEER do NCI: sugerindo

um elo possível entre etiologia e resultado), *Breast Cancer Research and Treatment* 90, n. 2 (2005): 127–37.

62. C. Fan et al., "Concordance Among Gene-Expression-Based Predictors for Breast Cancer" (Concordância entre indicadores com base em expressão gênica para câncer de mama), *New England Journal of Medicine* 355, n. 6 (2006): 560–69.

63. S. Paik et al., "A Multigene Assay to Predict Recurrence of Tamoxifen-Treated, Node-Negative Breast Cancer" (Uma experiência multigênica para prever a recidiva de câncer de mama de linfonodo negativo tratado com tamoxifeno), *New England Journal of Medicine* 351, n. 27 (2004): 2817–26.

64. C. Desmedt et al., "Strong Time Dependence of the 76-Gene Prognostic Signature for Node--Negative Breast Cancer Patients in the TRANSBIG Multicenter Independent Validation Series" (Forte dependência do tempo da assinatura prognóstica de 76 genes para pacientes de câncer de mama negativo na série multicêntrica de validação independente TRANSBIG), *Clinical Cancer Research* 13, n. 11 (junho 2007): 3207–14.

65. S. Friberg e S. Mattson, "On the Growth Rates of Human Malignant Tumors: Implications for Medical Decision Making" (Sobre os índices de crescimento dos tumores malignos humanos: implicações para a tomada de decisão médica), *Journal of Surgical Oncology* 65, n. 4 (1997): 284–97.

66. M. Colleoni et al., "Annual Hazard Rates of Recurrence for Breast Cancer During 24 Years of Follow-Up: Results from the International Breast Cancer Study Group Trials I to V" (Índices anuais de perigo de recidiva para câncer de mama durante 24 anos de acompanhamento: resultados das experiências I a V do Grupo de Estudo Internacional do Câncer de Mama), *Journal of Clinical Oncology* 34, n. 9 (2016): 927–35.

67. S. H. Giordano et al., "Is Breast Cancer Survival Improving?" (A sobrevivência ao câncer de mama está melhorando?), *Cancer* 100, n. 1 (2004): 44–52.

68. S. K. Chia et al., "The Impact of New Chemotherapeutic and Hormone Agents on Survival in a Population-Based Cohort of Women with Metastatic Breast Cancer" (O impacto de novos quimioterápicos e agentes hormonais na sobrevida de uma coorte de base populacional de mulheres com câncer de mama metastático), *Cancer* 110, n. 5 (2007): 973–79.

69. H. Kennecke et al., "Metastatic Behavior of Breast Cancer Subtypes" (Comportamento metastático de subtipos de câncer de mama), *Journal of Clinical Oncology* 28, n. 20 (julho 2010): 3271–77.

70. G. N. Hortobagyi, "Can We Cure Limited Metastatic Breast Cancer?" (Podemos curar o câncer de mama metastático limitado?), *Journal of Clinical Oncology* 20, n. 3 (fevereiro 2002): 620–23.

71. E. O. Hanrahan et al., "Combined-Modality Treatment for Isolated Recurrences of Breast Carcinoma" (Tratamento de modalidade combinada para recidivas isoladas de carcinoma de mama), *Cancer* 104, n. 6 (2005): 1158–71.

72. M. T. Milano et al., "Oligometastases Treated with Stereotactic Body Radiotherapy: Long-Term Follow-Up of Prospective Study" (Oligometástases tratadas com radioterapia estereotáxica corporal: acompanhamento a longo prazo de estudo prospectivo), *International Journal of Radiation Oncology* Biology* Physics* 83, n. 3 (2012): 878–86.

73. M. Gerlinger et al., "Intratumor Heterogeneity and Branched Evolution Revealed by Multiregion Sequencing" (Heterogeneidade intratumoral e evolução ramificada revelada por sequenciamento multiregião), *New England Journal of Medicine* 366, n. 10 (2012): 883–92.

74. L. A. Diaz Jr. e A. Bardelli, "Liquid Biopsies: Genotyping Circulating Tumor DNA" (Biópsias líquidas: genotipagem de DNA tumoral circulante), *Journal of Clinical Oncology* 32, n. 6 (2014): 579–86.

75. J. Giese-Davis et al., "Decrease in Depression Symptoms Is Associated with Longer Survival in Patients with Metastatic Breast Cancer: A Secondary Analysis" (Redução dos sintomas de depressão está associado a sobrevida mais longa em pacientes com câncer de mama metastático: uma análise secundária), *Journal of Clinical Oncology* 29, n. 4 (2010): 413–20.

76. C. S. Cleeland et al., "Pain Outcomes in Patients with Advanced Breast Cancer and Bone Metastases" (Resultados de dor em pacientes com câncer de mama avançado e metástases ósseas), *Cancer* 119, n. 4 (2013): 832–38.

77. O. Pagani et al., "International Guidelines for Management of Metastatic Breast Cancer: Can Metastatic Breast Cancer Be Cured?" (Diretrizes internacionais para a administração de câncer de mama metastático: o câncer de mama metastático pode ser curado?), *Journal of the National Cancer Institute* 102, n. 7 (2010): 456–63.

78. O. Pagani et al., "International Guidelines for Management of Metastatic Breast Cancer: Can Metastatic Breast Cancer Be Cured?" (Diretrizes internacionais para a administração de câncer de mama metastático: o câncer de mama metastático pode ser curado?), *Journal of the National Cancer Institute* 102, n. 7 (2010): 456–63.

79. L. Ross, "The Spiritual Dimension: Its Importance to Patients' Health, Well-Being and Quality of Life and Its Implications for Nursing Practice" (A dimensão espiritual: sua importância para saúde, bem-estar e qualidade de vida dos pacientes e suas implicações para a prática da enfermagem), *International Journal of Nursing Studies* 32, n. 5 (outubro 1995): 457–68.

80. L. E. Ross et al., "Prayer and Self-Reported Health Among Cancer Survivors in the United States (A oração e a saúde autorrelatada entre sobreviventes de câncer nos Estados Unidos), National Health Interview Survey, 2002", *Journal of Alternative and Complementary Medicine* 14, n. 8 (2008): 931–38.

81. W. Breitbart, "Balancing Life and Death: Hope and Despair" (Equilibrando vida e morte: a esperança e o desespero), *Palliative and Supportive Care* 3, n. 1 (2005): 57–58.

82. G. T. Reker, E. J. Peacock e P. T. Wong, "Meaning and Purpose in Life and Well-Being: A Life-Span Perspective" (Significado e propósito na vida e bem-estar: uma perspectiva de vida), *Journal of Gerontology* 42, n. 1 (janeiro 1987): 44–49.

83. S. E. Sephton et al., "Spiritual Expression and Immune Status in Women with Metastatic Breast Cancer: An Exploratory Study" (Expressão espiritual e *status* imunológico em mulheres com câncer de mama metastático: um estudo exploratório), *Breast Journal* 7, n. 5 (2001): 345–53.

84. S. C. Thompson e J. Pitts, "Factors Relating to a Person's Ability to Find Meaning After a Diagnosis of Cancer" (Fatores relacionados com a capacidade de uma pessoa de encontrar significado após um diagnóstico de câncer), *Journal of Psychosocial Oncology* 11, n. 3 (1993): 1–21.

85. M. Preau, A. D. Bouhnik e A. G. Le Coroller Soriano, "Two Years After Cancer Diagnosis, What Is the Relationship Between Health-Related Quality of Life, Coping Strategies and Spirituality?" (Dois anos após o diagnóstico de câncer, qual é a relação entre qualidade de vida relacionada à saúde, estratégias para lidar com a situação e espiritualidade?), *Psychology, Health and Medicine* 18 (2013): 375–86.

86. B. Skinn, "The Relationship of Belief in Control and Purpose in Life to Adult Lung Cancer Patients' Information to Use Unproven Cancer Therapies" (A relação de crença no controle e propósito na vida na informação de pacientes de câncer de pulmão adultos sobre o uso de terapias não comprovadas para o câncer), *Canadian Oncology Nursing Journal* 4 (1994): 66–71; E. J. Taylor, "Factors Associated with Meaning In Life Among Women with Recurrent Cancer" (Fatores associados ao significado da vida entre mulheres com recidiva de câncer), *Oncology Nursing Forum* 9 (1993): 1399–405.

87. T. L. Galland e M. W. Cornblat, "Breast Cancer Survivors Give Voice: A Qualitative Analysis of Spiritual Factors in Long-Term Adjustment" (Sobreviventes de câncer de mama se manifestam: uma análise qualitativa dos fatores espirituais no ajuste de longo prazo), *Psycho-Oncology* 11, n. 6 (novembro–dezembro 2002): 524–35.

88. H. S. L. Jim et al., "Religion, Spirituality, and Physical Health in Cancer Patients: A Meta-analysis" (Religião, espiritualidade e saúde física em pacientes de câncer: uma meta-análise), *Cancer* 121, n. 21 (2015): 3760–68.

89. L. H. Powell, L. Shahabi e C. E. Thoresen, "Religion and Spirituality: Linkages to Physical Health" (Religião e espiritualidade: elos com a saúde física), *American Psychologist* 58 (2003): 36–52.

90. N. Bolger et al., "Close Relationships and Adjustment to a Life Crisis: The Case of Breast Cancer" (Relacionamentos próximos e ajuste a uma crise na vida: o caso do câncer de mama), *Journal of Personality and Social Psychology* 70, n. 2 (1996): 283–94.

91. N. Pistrang e C. Barker, "The Partner Relationship in Psychological Response to Breast Cancer" (O relacionamento do parceiro na resposta psicológica ao câncer de mama), *Social Science and Medicine* 40, n. 6 (1995): 789–97.

92. S. M. Bigatti et al., "Breast Cancer in a Wife: How Husbands Cope and How Well It Works" (Câncer de mama da esposa: como os maridos lidam com isso e com que sucesso), *Cancer Nursing* 34, n. 3 (maio–junho 2011): 193–201; C. D. Wagner, S. M. Bigatti e A. M. Storniolo, "Quality of Life of Husbands of Women with Breast Cancer" (Qualidade de vida de maridos de mulheres com câncer de mama), *Psycho-Oncology* 15, n. 2 (2006): 109–20.

93. E. H. Zahlis e F. M. Lewis, "Coming to Grips with Breast Cancer: The Spouse's Experience with His Wife's First Six Months" (Enfrentando o câncer de mama: a experiência do cônjuge com os primeiros 6 meses da esposa), *Journal of Psychosocial Oncology* 28, n. 1 (2010): 79–97.

94. M. Dorval et al., "Marital Stability After Breast Cancer" (Estabilidade conjugal após o câncer de mama), *Journal of the National Cancer Institute* 91, n. 1 (1999): 54–59.

95. F. M. Lewis, M. A. Hammond e N. F. Woods, "The Family's Functioning with Newly Diagnosed Breast Cancer in the Mother: The Development of an Explanatory Model" (A família está funcionando com um câncer de mama recém-diagnosticado na mãe: o desenvolvimento de um modelo explicativo), *Journal of Behavioral Medicine* 16, n. 4 (1993): 351–70.

96. T. Weiss, "Correlates of Posttraumatic Growth in Husbands of Breast Cancer Survivors" (Correlatos de crescimento pós-traumático nos maridos de sobreviventes de câncer de mama), *Psycho-Oncology* 13, n. 4 (2004): 260–68.

97. R. R. Lichtman, S. E. Taylor e J. V. Wood, "Social Support and Marital Adjustment After Breast Cancer" (Apoio social e ajuste conjugal após câncer de mama), *Journal of Psychosocial Oncology* 5, n. 3 (1988): 47–74.

98. S. Hughes et al., "Social Support Predicts Inflammation, Pain, and Depressive Symptoms: Longitudinal Relationships Among Breast Cancer Survivors" (Apoio social como indicador de inflamação, dor e sintomas depressivos: relacionamentos longitudinais entre sobreviventes de câncer de mama), *Psychoneuroendocrinology* 42 (abril 2014): 38–44.

99. E. Durá-Ferrandis et al., "Personality, Coping, and Social Support as Predictors of Long-Term Quality-of-Life Trajectories in Older Breast Cancer Survivors: CALGB Protocol 369901 (Alliance)" (Personalidade, formas de lidar com a situação e apoio social como indicadores de trajetórias de longo prazo com qualidade de vida em sobreviventes de câncer de mama mais idosas: protocolo 369901 de CALGB [Alliance]), *Psycho-Oncology* 26, n. 11 (novembro 2017): 1914–21.

100. C. H. Kroenke et al., "Social Networks, Social Support, and Burdening Relationships, and Mortality After Breast Cancer Diagnosis in the Life After Breast Cancer Epidemiology (LACE) Study" (Redes sociais, apoio social e relacionamentos que implicam sobrecarga e mortalidade após o diagnóstico de câncer de mama no estudo epidemiológico Vida após o câncer de mama [LACE]), *Breast Cancer Research and Treatment* 137, n. 1 (2013): 261–71.

101. D. M. Crookes et al., "Social Networks and Social Support for Healthy Eating Among Latina Breast Cancer Survivors: Implications for Social and Behavioral Interventions" (Redes sociais e apoio social à alimentação saudável entre as sobreviventes de câncer de mama do Latina: implicações para intervenções sociais e comportamentais), *Journal of Cancer Survivorship* 10, n. 2 (2016): 291–301.

102. D. J. Attai et al., "Twitter Social Media Is an Effective Tool for Breast Cancer Patient Education and Support: Patient-Reported Outcomes by Survey" (A mídia social twitter é uma ferramenta eficaz para educação e apoio do paciente de câncer: resultados reportados pelo paciente por pesquisa), *Journal of Medical Internet Research* 17, n. 7 (julho 2015): e188.

103. L. Norton e J. Massagué, "Is Cancer a Disease of Self-Seeding?" (O câncer é uma doença de autossemeadura?), *Nature Medicine* 12, n. 8 (agosto 2006): 875–78.

104. S. Paget, "The Distribution of Secondary Growths in Cancer of the Breast" (A distribuição de crescimentos secundários no câncer de mama), *Cancer and Metastasis Reviews* 8, n. 2 (1989): 98–101.

105. T. P. Butler e P. M. Gullino, "Quantitation of Cell Shedding into Efferent Blood of Mammary Adenocarcinoma" (Quantificação do derramamento de células no sangue eferente do adenocarcinoma mamário), *Cancer Research* 35, n. 3 (1975): 512–16.

106. L. U. Thompson et al., "Dietary Flaxseed Alters Tumor Biological Markers in Post-menopausal Breast Cancer" (Linhaça dietética altera marcadores biológicos de tumores no câncer de mama na pós-menopausa), *Clinical Cancer Research* 11, n. 10 (maio 2005): 3828–35.

107. U. W. Nilsson Åberg et al., "Tamoxifen and Flaxseed Alter Angiogenesis Regulators in Normal Human Breast Tissue In Vivo" (Tamoxifeno e linhaça alteram reguladores de angiogênese em tecido mamário humano normal *in vivo*), *PLoS One* 6, n. 9 (2011): e25720.

108. K. Buck et al., "Serum Enterolactone and Prognosis of Postmenopausal Breast Cancer" (Enterolactona sérica e prognóstico de câncer de mama na pós-menopausa), *Journal of Clinical Oncology* 29, n. 28 (2011): 3730–e 38; S. E. McCann et al., "Dietary Lignan Intakes in Relation to Survival Among Women with Breast Cancer: The Western New York Exposures and Breast Cancer (WEB) Study" (Ingestão de lignana dietética em relação à sobrevida entre mulheres com câncer de mama no estudo das Exposições no oeste de Nova York e câncer de mama [WEB]), *Breast Cancer Research and Treatment* 122, n. 1 (2010): 229–35; P. Guglielmini, A. Rubagotti e F. Boccardo, "Serum Enterolactone Levels and Mortality Outcome in Women with Early Breast Cancer: A Retrospective Cohort Study" (Níveis de enterolactona sérica e resultado da mortalidade em mulheres com câncer de mama em estágio inicial: um estudo de coorte retrospectivo), *Breast Cancer Research and Treatment* 132, n. 2 (2012): 661–68.

109. N. Guha et al., "Soy Isoflavones and Risk of Cancer Recurrence in a Cohort of Breast Cancer Survivors: The Life After Cancer Epidemiology Study" (Isoflavonas de soja e risco de recidiva de câncer numa coorte de sobreviventes de câncer de mama: o estudo epidemiológico Vida após o câncer), *Breast Cancer Research and Treatment* 118, n. 2 (2009): 395–405; X. O. Shu et al., "Soy Food Intake and Breast Cancer Survival" (Ingestão de alimentos de soja e sobrevida do câncer de mama), *Journal of the American Medical Association* 302, n. 22 (dezembro 2009): 2437–43.

110. Y. Li et al., "Sulforaphane, a Dietary Component of Broccoli/Broccoli Sprouts, Inhibits Breast Cancer Stem Cells" (Sulforafano, um componente dietético de brócolis/brotos de brócolis, inibe as células-tronco do câncer de mama), *Clinical Cancer Research* 16, n. 9 (2010): 2580–90.

111. B. S. Cornblatt et al., "Preclinical and Clinical Evaluation of Sulforaphane for Chemoprevention in the Breast" (Avaliação pré-clínica e clínica do sulforafano para a quimioprevenção na mama), *Carcinogenesis* 28, n. 7 (2007): 1485–90.

112. M. L. Neuhouser et al., "Vitamin D Insufficiency in a Multiethnic Cohort of Breast Cancer Survivors" (Insuficiência de vitamina D numa coorte multiétnica de sobreviventes de câncer de mama), *American Journal of Clinical Nutrition* 88, n. 1 (2008): 133–39.

113. J. M. Beasley et al., "Post-diagnosis Dietary Factors and Survival After Invasive Breast Cancer" (Fatores dietéticos pós-diagnóstico e sobrevivência depois do câncer de mama invasivo), *Breast Cancer Research and Treatment* 128, n. 1 (2011): 229–36.

114. S. Nechuta et al., "A Pooled Analysis of Post-diagnosis Lifestyle Factors in Association with Late Estrogen-Receptor–Positive Breast Cancer Prognosis" (Uma análise agrupada dos fatores de estilo de vida pós-diagnóstico em associação com o prognóstico de câncer de mama de receptor de estrogênio positivo avançado), *International Journal of Cancer* 138, n. 9 (2016): 2088–97.

115. M. D. Holmes et al., "Aspirin Intake and Survival After Breast Cancer" (Ingestão de aspirina e sobrevida após o câncer de mama), *Journal of Clinical Oncology* 28, n. 9 (2010): 1467–72.

116. M. L. Kwan et al., "NSAIDs and Breast Cancer Recurrence in a Prospective Cohort Study" (Anti-inflamatórios não esteroides e recidiva de câncer de mama num estudo de coorte prospectivo), *Cancer Causes and Control* 18, n. 6 (agosto 2007): 613–20.

117. B. L. Andersen et al., "Psychologic Intervention Improves Survival for Breast Cancer Patients" (Intervenção psicológica melhora a sobrevida para pacientes de câncer de mama), *Cancer* 113, n. 12 (2008): 3450–58.

118. V. E. Frankl, *The Will to Meaning: Foundations and Applications of Logotherapy* (A vontade de significado: fundamentos e aplicações da logoterapia),(Nova York: Meridian Books, 1988.

ÍNDICE REMISSIVO

Note que *f se* refere a figura; *t*, a tabela.

S

T

SOBRE A AUTORA

Dra. Kristi Funk, cirurgiã diplomada em câncer de mama e cofundadora do Centro da Mama Pink Lotus, é perita em diagnóstico minimamente invasivo e métodos de tratamento para todos os tipos de doença das mamas. Ela ajudou milhares de mulheres, incluindo celebridades como Angelina Jolie e Sheryl Crow, que a consultaram em função de sua habilidade cirúrgica, a atravessar o tratamento de mamas.

Depois de concluir com distinção a Universidade de Stanford, em 1991, dra. Funk recebeu o diploma de Medicina da Escola de Medicina Davis, da Universidade da Califórnia. Após a residência cirúrgica no Centro Médico Virginia Mason, em Seattle, Washington, ela terminou um programa de fellowship de cirurgia de mama/mastologia no Centro Médico Cedars-Sinai, em Los Angeles, onde, além de atuar como excelente cirurgiã, foi diretora do Centro de Mama durante sete anos. Em 2009, dra. Funk, em parceria com seu marido empreendedor, Andy Funk, abriu o Centro da Mama Pink Lotus em Beverly Hills, quecombina o estado da arte de exames, testes genéticos, diagnóstico e tratamento com estratégias preventivas e holísticas, bem como assistência compassiva.

Além de fundadora, dra. Funk também é embaixadora da Fundação Pink Lotus, que tem por missão prover a mulheres de baixa renda, sem seguro-saúde ou com seguro-saúde limitado, acesso gratuito a exames e cuidados relativos ao câncer de mama.

Quando não está em evidência como perita em mamas e personalidade da TV em centenas de programas televisivos, documentários, artigos e histórias na mídia, dra. Funk aprecia corridas de triatlo de meia distância, culinária vegana e jogos de cartas. Vive com Andy e os 3 filhos do casal em Santa Monica, um subúrbio tranquilo de Los Angeles.

Acreditamos
nos livros

Este livro foi composto em
Fairfield LT Std e impresso pela
Geográfica para a Editora Planeta
do Brasil em setembro de 2019